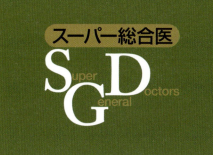

予防医療のすべて

専門編集●岡田唯男
監修●垂井清一郎／総編集●長尾和宏

中山書店

＜スーパー総合医＞

監　　修　　垂井清一郎　大阪大学名誉教授

総 編 集　　長 尾 和 宏　長尾クリニック

編集委員　　太 田 秀 樹　医療法人アスムス

　　　　　　名 郷 直 樹　武蔵国分寺公園クリニック

　　　　　　和 田 忠 志　いらはら診療所

シリーズ〈スーパー総合医〉
刊行に寄せて

　日本医師会では，地域医療の提供に最大の責任を持つ団体として，「かかりつけ医」を充実させる施策を実行してきており，今後も「かかりつけ医」を中心とした切れ目のない医療・介護を安定的に提供することが，社会保障の基盤を充実させ，国民の幸福を守ることに繋がると考え，会務を運営しているところです．

　日本が超高齢社会を迎えたことに伴い，国民の健康を守るため，医療がその人口構造・社会構造の変化に柔軟に対応する必要があることは言うまでもありません．

　社会情勢の変化に対応するために，医療界では，いわゆる患者さんを総合的に診察することができる医師の必要性が高まってきており，さまざまな場面で「総合的に診られる医師」を育成すべきとする意見が出され，それに対する対応が急務となっています．

　この「総合的に診られる医師」は，日常診療のほかに，疾病の早期発見，重症化予防，病診連携・診診連携，専門医への紹介，健康相談，健診・がん検診，母子保健，学校保健，産業保健，地域保健に至るまで，医療的な機能と社会的な機能を担っており，幅広い知識を持ち，また，それを実践できる力量を備えなければなりません．

　本シリーズ〈スーパー総合医〉は，従来の診療科目ごとの編集ではなく，医療活動を行う上で直面する場面から解説が加えられるということで，これから地域医療を実践されていく医師，また，すでに地域医療の現場で日々の診療に従事されている医師にも有用な書となると考えております．

　地域医療の再興と質の向上は，現在の日本医師会が取り組んでいる大きな課題でもありますので，本シリーズが，「かかりつけ医」が現場で必要とする実践的知識や技術を新たな視点から解説する診療ガイドとして，地域医療の最前線で活躍される先生方の一助となり，地域医療の充実に繋がることを期待いたします．

2014年2月

日本医師会会長
横倉義武

シリーズ〈スーパー総合医〉刊行にあたって
「人」を診て生活に寄り添う総合医を目指して

　プライマリ・ケアや総合医の必要性が叫ばれて久しいにもかかわらず，科学技術の進歩に伴う臓器別縦割り，専門分化の勢いに押されて，議論も実践もあまり進んでいません．その結果，たいへん残念ながら，ともすれば木を見て森を見ず，あるいは病気を診て人を診ず，となりがちなのが臨床現場の実状です．今，超高齢社会の日本に求められているのは，人間も診てくれる，さらにその人の生活にも寄り添ってくれる「総合医」であることは，間違いありません．

　「プライマリ・ケア」「総合医」という言葉は決して新しいものではなく，本来あるべき医療の姿のはずです．初診医の専門科によって患者さんの運命が大きく変わってしまう現状は，すべての医療の土台を総合医マインドとすることで変えることができます．日常ありふれた病気を，その背景をも十分に探索したうえで，薬物療法だけでなく，根本的な解決策をアドバイスできるのが総合医であると考えます．臓器別縦割りの専門医を縦糸とするならば，総合医は横糸に相当します．縦糸と横糸が上手く織り合ってこそ，患者さんが満足する，納得する医療を提供できるはずです．

　本シリーズは，超高齢社会を迎えた日本の医療ニーズに応えるべく，こうした横糸を通すことを目的に企画されました．現代版赤ひげ医学書シリーズともいえる，本邦初の大胆な企画です．執筆者は第一線の臨床現場でご活躍中の先生方ばかりで，「現場の目線」からご執筆いただきました．開業医のみならず，勤務医，そして医学生にも読んでいただけるよう，今日からすぐに役立つ情報を満載しさまざまな工夫を施して編集されています．

　本来，「総合医という思想」は，開業医であるとか勤務医であるとかにかかわらず，すべての臨床現場に必須であると考えます．また内科系，外科系を問いません．このシリーズ〈スーパー総合医〉が，手に取っていただいた先生方の日常診療のお役に立ち，そしてなによりも目の前におられる患者さんのお役に立てることを期待しています．

2014年2月

総編集　長尾和宏
長尾クリニック院長

『予防医療のすべて』
序

シリーズ〈スーパー総合医〉の企画が立ち上がり，そのなかの予防医療に関する巻の責任編集のお話をいただいたのは 2012 年 9 月のことで，そこから 6 年越しの刊行となる．全 10 冊中 9 冊目ということで，先に刊行された他の諸先輩がたの巻を毎回拝読しながら，それらに劣らない書籍になるだろうかと，毎回身の引き締まる思いをして，構想を練っていた．また，企画着手当時は予防医療に関する優れた日本語の本はあまり多くなかったが，素晴らしいと思われるアイデアは大体他人も思いついているもので，スクリーニングの理論的基盤を包括的に解説する随一の教科書は 2009 年に日本語になっており，USPSTF の推奨を中心にその背景を概説する書籍が 2015 年に，また，EPG（evidence-practice gap；エビデンス-診療ギャップ）を埋める際に，実運用の段階で患者さんに伝える際に肝となるヘルスリテラシーについては，これも素晴らしいまとめが 2016 年に発行されたのち，翌年には「全く違う視点で」ということで，EPG を埋めるための全体像と各段階での工夫という視点から雑誌の特集をまとめる機会を他所で得てしまい，山手線ゲームの辛さというか，後になればなるほど，「me too」本，二番煎じにならないためのハードルが上がり，もっと早くに出版してしまえばよかった，と後悔しながらの本書の構想である．

そのような中で，本書のユニークな点は従来の health maintenance の範疇にとどまらず，発生予防（2 章），救急受診・重症化予防（3 章）の章を設けたことである．特に，3 章の ACSC（ambulatory care sensitive conditions）の考え方は，海外では，ACSC をモニタリングすることで間接的にその地域のプライマリ・ケアの質を測定するということが取り組まれているにもかかわらず，まだ日本での浸透は不十分である．おそらく本書が日本で最初に ACSC について詳述された書籍ではないかと自負している．

ACSC は「質の高いプライマリ・ケアによってある程度予防可能な疾患」のことを指し，ある地域の急性期病院で，ACSC に含まれる病態による救急受診や予定しない入院が他の地域に比べて多いということは，その地域のそれらの疾患をマネジメントしているプライマリ・ケアの質が他地域よりも貧弱かもしれないということを示す．今回 ACSC として挙げられた各疾患の項目は，Bardsley（2013）によるリストを元に構成している．一部違和感のある項目が挙げられているかもしれないが，その構成要素についてはまだ十分なコンセンサスの得られていない概念であり，このリストを元に，今後洗練されてゆくことを期待している．病院の医師も地域の家庭医・かかりつけ医も是非本書で ACSC に含まれるのがどのような病態かを理解してほしい．病院の医師が自院の ACSC の疾患をモニタリングし，その質や量に応じて，地域のプライマリ・ケアを担う医師・医療機関とカンファレンス，フィードバックなどをすることで，地域のかかりつけ医の患者の予防可能な病態による救急受診や入院を減らすことができ，また，病院もそれらの予定外受診や入院が減ることにより待機的な検査，手術，診療が可能となり，それらの待ち時間が減る，また，さまざまな緊急対応，臨時対応が少なくなることでストレスの軽減となる．

一方で，救急受診・重症化予防というのは，しっかりと原疾患を治療するということでもあり，本書中の記述内容がいわゆる疾患治療マニュアルの域を出なくなった項も存在する．本来は，救急受診・重症化予防の視点から，各病態において，外来でのフォロー頻度と重症化との関係や，経済的に割に合うのかなども検討すべきであったが，まだ研究が十分になされていない領域でもあり，これは，私から各著者への依頼の際に十分に言葉を尽くせなかったことによるためどうかご容赦願いたい．

既出の書籍でも取り上げられた内容を含む1章（予防医療と健康維持），4章（予防医療の実践）についてはできる限り情報を最新のものにしたことと，項目の立て方を切り口の違うものにしているため，新たな視点が得られるものと信じている．しかしながら，予防医療の扱う領域は極めて広く，小児予防接種，がん以外の検診，社会的処方，多疾患併存，パネルマネジメントなど，本書で取り上げられなかったり，十分な紙数が割けなかったものも多い．

執筆陣は，現時点で私が考えるその領域のベストである方々にお願いした．私のコミュニケーション不足やリーダーシップ不足により，執筆陣の最大限を引き出せなかった部分もあると思われるが，皆，期待以上の玉稿を多忙の中からいただいている．この場を借りて改めて深謝申し上げる．また，企画から出版まで，私の処理能力の低さに我慢強く付き合いサポートしていただいた中山書店編集部の皆様には，感謝してもしきれない．

この本を通じて，徹底的な予防医療の実践ありきではなく，個々の患者，住民が望む人生を全うするための手段としての良質な予防医療が十分に提供され，より多くの人が幸せになることを期待するものである．

2018年5月

専門編集
岡田唯男
鉄蕉会 亀田ファミリークリニック館山院長

予防医療の実践にあたり，本書に加えて下記の既刊書および最新の文献を参考に供されたい
- Raffle AE, Gray JAM. Screening：Evidence and Practice. Oxford University Press；2007／アンジェラ・ラッフル，ミュアー・グレイ（著），福井次矢ほか（監訳）．スクリーニング─健診，その発端から展望まで．同人社；2009.
- 小嶋一，本村和久，徳田安春（編集）．〈特集〉外来における予防医療. Hospitalist（ホスピタリスト）2015；3（No.2）：275-522.
- 福田洋，江口泰正（編著），ヘルスリテラシー─健康教育の新しいキーワード．大修館書店；2016.
- 岡田唯男（編集）．〈特集〉患者にきちんと届く！ 届ける！ 予防医療プラクティス．Gノート 2017：4（3）：533-619.

〈スーパー総合医〉『予防医療のすべて』

CONTENTS

1章　予防医療と健康維持

予防医療とは ……………………………………………… 香田将英，岡田唯男　2

予防医療（ヘルスメインテナンス）の4領域 ……………………… 岡田唯男　5

スクリーニング

　スクリーニングプログラム ………………………………………… 宮﨑景　8

　良いスクリーニングの条件，予防医療のバイアス ……………… 岡田唯男　15

　乳幼児健診，学校健診
　　疾患の早期発見により，発育発達への影響を最小限に ……………… 勝丸雅子　19

　妊婦のスクリーニング ……………………………………………… 池田裕美枝　22

　高齢者のスクリーニング 余命，タイムラグ，価値観をふまえた意思決定を
　　　　　　　　　　　　　　　　　　　　　　　　　　　…………… 関口健二　26

COLUMN　高齢者予防医療のやめどき ……………………………… 岡田唯男　30

　がん検診 推奨グレードA，B（一般成人）……………………………… 塩田正喜　32

　がん検診 推奨グレードD（一般成人）………………………………… 中山明子　36

　がん検診 I声明（一般成人）…………………………………………… 宮﨑景　39

　胃がんのスクリーニング …………………………………………… 大竹真一郎　42

予防接種

　予防接種 総論 予防接種における誤解とその対応 ……………………… 菅長麗依　47

　日本脳炎ワクチン …………………………………………………… 中山久仁子　52

　百日咳ワクチン 思春期，成人の流行予防を中心に ……………………… 菅長麗依　57

　インフルエンザワクチン ………………………………… 黒田浩一，細川直登　61

　HPVワクチン ……………………………………………………… 中山久仁子　66

　麻疹風疹混合（MR）ワクチン，おたふくかぜ（ムンプス）ワクチン
　　先天性風疹症候群の予防を中心に ……………………………………… 岡田悠　70

　破傷風トキソイドワクチン ………………………………………… 千葉大　73

　帯状疱疹ワクチン …………………………………………………… 千葉大　77

　高齢者肺炎球菌ワクチン …………………………………………… 吉田真徳　80

CONTENTS

カウンセリング

行動変容とカウンセリングのための理論 TTM (Transtheoretical Model) を中心に
―――――――――― 岡田唯男　84

タバコのカウンセリング ―――――――――― 岡田唯男　90

アルコールのカウンセリング ―――――――――― 吉本尚　95

依存性物質のカウンセリング ―――――――――― 吉本尚　98

その他の予防医療 ―――――――――― 坂井雄貴，岡田唯男　100

予防医療の費用対効果 ―――――――――― 田中豪人　103

COLUMN　健診/検診を受けるかどうか論理的に考えると ―――――――――― 名郷直樹　108

2章　発生予防

小児の虐待・事故の予防 ―――――――――― 小橋孝介　110

望まない妊娠・異常妊娠の予防 ―――――――――― 水谷佳敬　114

更年期症状・骨盤臓器脱の予防 ―――――――――― 柴田綾子　118

サプリメント，栄養補助食品などの摂取 ―――――――――― 濱井彩乃　121

運動による予防　ベネフィットとリスク ―――――――――― 小嶋秀治　124

スポーツ障害の予防 ―――――――――― 服部惣一　127

糖尿病・メタボリックシンドロームの予防
生活習慣改善支援 ―――――――――― 布施恵子，森野勝太郎，藤吉朗　130

Special Lecture　アスピリンの予防的内服 ―――――――――― 岡田唯男　133

COLUMN　忘れられた万能の予防薬？ Polypill ―――――――――― 岡田唯男　139

プレホスピタルケア　医療のフォーカスを院外へ ―――――――――― 石見拓　141

アドバンス・ケア・プランニング (ACP)　急性期医療との連携 ―――――――――― 吉田真徳　145

高齢者総合機能評価 (CGA)　高齢者は「歳をとった大人」ではない ―――――――――― 岡田唯男　148

認知症の発生予防 ―――――――――― 中村琢弥　155

廃用症候群・サルコペニアの予防 ―――――――――― 若林秀隆　158

褥瘡の予防 ―――――――――― 織田暁寿　161

高齢者の骨粗鬆症・転倒の予防 ―――――――――― 山下洋充　165

施設での転倒・せん妄の予防 ———————————————————————— 本田美和子　169

介護予防 ———————————————————————————— 曽我雄吾，加藤光樹　172

高齢者虐待の予防 ——————————————————————————— 小野沢滋　174

がんと診断された時からの緩和ケア 早期緩和ケアの導入によって何が予防されるのか
——————————————————————————————————————— 西智弘　178

正常な死別の悲しみに寄り添う面接 ————————————————— 今村弥生　181

不眠予防 ———————————————————————————————— 澤滋　184

自殺予防 ——————————————————————————————— 今村弥生　188

労働者の疲労と睡眠 過労リスクとオンとオフのメリハリの重要性 —————— 久保智英　191

交通事故予防 運転者として 歩行者として ———————————————— 市川政雄　194

周術期合併症予防 ——————————————————————— 遠藤慶太，平岡栄治　197

感染症の曝露後予防 —————————————————————————— 海老沢馨　203

地域での耐性菌発生予防 ———————————————————————— 大倉敬之　210

Choosing Wisely キャンペーン 過剰医療がもたらす健康リスクを問う ——— 小泉俊三　212

3章　救急受診・重症化予防—ACSC の考え方

ACSCとは ————————————————————————— 篠塚愛未，岡田唯男　216

ACSC 関連因子

　　医療提供体制との関連 ———————————————————————— 家研也　220

　　危険因子としての "SDH" 健康の社会的決定要因 —————————— 長嶺由衣子　224

Acute ACSC

　　胃腸炎 —————————————————————————————— 遠井敬大　228

　　脱水/栄養不良 小児の場合 ——————————————————————— 岡田悠　231

　　脱水/栄養不良 成人・高齢者の場合 ——————————————————— 若林秀隆　234

　　歯科疾患 総合診療医に知ってほしい予防歯科 ——————————————— 蓮池聡　237

　　耳鼻咽喉科感染症 Airwayを制する ——————————————————— 小山泰司　242

　　穿孔性・出血性潰瘍 ———————————————————————— 大竹真一郎　245

　　虫垂炎穿孔 ————————————————————————————— 松田諭　248

CONTENTS

尿路感染症 腎盂腎炎はどう予防する？ ———————— 長田学 251

蜂窩織炎 ———————————————————— 村上義郎 254

壊疽 ————————————————————————— 村上義郎 258

骨盤内炎症性疾患 ————————————————— 水谷佳敬 261

Chronic ACSC

高血圧 ————————————————————————— 張耀明 264

狭心症 ————————————————————————— 水上暁 268

うっ血性心不全 ————————————————— 末永祐哉 271

末梢動脈疾患による下肢切断 —————————— 織田暁寿 274

糖尿病合併症 —————————————— 三好優香，小川理 278

鉄欠乏性貧血 ————————————————— 内堀善有 284

喘息 ————————————————————————— 小宮山学 286

総合診療医が診る慢性閉塞性肺疾患 (COPD)
　早期発見から確定診断までのアプローチ ————— 川島篤志 290

てんかん ———————————————————— 園田真樹 294

Vaccine preventable ACSC

インフルエンザ ————————————————— 海老沢馨 298

肺炎 ————————————————————————— 米本仁史 302

結核 ————————————————————————— 大倉敬之 305

低出生体重児 ——————————————————— 池田裕美枝 307

熱性けいれん ——————————————————— 岡田悠 309

不定愁訴 ————————————————————— 國松淳和 311

4章　予防医療の実践

予防を診療の中に組み込む

エビデンス-診療ギャップとエビデンス・パイプライン ———— 岡田唯男 316

いつ行い，その効果をどのように伝えるか —————————— 堀越健 326

医療者のアプローチ CQIの実践を多職種で楽しむ文化醸成を

小坂鎮太郎, 松村真司　329

予防医療のシステムズ・アプローチ 青木拓也　335

Health Promotion ── 地域へ出よう

地域アセスメント 環境に潜むリスクのスクリーニング 山田康介　338

Social Capital 予防としての地域づくり 井階友貴　344

予防医学の住民教育と医療者の教育 ヘルスリテラシーと早期発見, 予防

稲葉崇, 阪本直人　348

予防医療のジレンマ

予防医療における臨床倫理 向原圭　359

保険診療, 診療報酬制度との兼ね合い 富塚太郎　364

COLUMN　価値に基づく診療 (value-based practice：VBP) と予防

尾藤誠司　367

索引　368

【読者の方々へ】

本書に記載されている診断法・治療法については，出版時の最新の情報
に基づいて正確を期するよう最善の努力が払われていますが，医学・医
療の進歩からみて，その内容が全て正確かつ完全であることを保証する
ものではありません．したがって読者ご自身の診療にそれらを応用され
る場合には，医薬品添付文書や機器の説明書など，常に最新の情報に当
たり，十分な注意を払われることを要望いたします．

中山書店

■執筆者一覧 （執筆順）

香田将英　熊本大学大学院生命科学研究部
公衆衛生学分野（熊本県）

岡田唯男　医療法人鉄蕉会亀田ファミリークリニック
館山（千葉県）

宮﨑　景　みえ医療福祉生活協同組合高茶屋診療所
（三重県）

勝丸雅子　慶應義塾大学医学部小児科学教室
（東京都）

池田裕美枝　京都大学大学院医学研究科社会健康医学系
専攻健康情報学分野（京都府）

関口健二　信州大学医学部附属病院総合診療科/
市立大町総合病院総合診療科（長野県）

塩田正喜　社会医療法人河北医療財団河北家庭医療学
センター家庭医療科（東京都）

中山明子　大津ファミリークリニック（滋賀県）

大竹真一郎　おおたけ消化器内科クリニック（東京都）

菅長麗依　医療法人鉄蕉会亀田ファミリークリニック
館山家庭医診療科/亀田幕張クリニック
（千葉県）

中山久仁子　医療法人メファ仁愛会マイファミリー
クリニック蒲郡（愛知県）

黒田浩一　医療法人鉄蕉会亀田総合病院感染症科
（千葉県）

細川直登　医療法人鉄蕉会亀田総合病院感染症科
（千葉県）

岡田　悠　医療法人鉄蕉会亀田ファミリークリニック
館山家庭医診療科（千葉県）

千葉　大　サンライズジャパン病院
（カンボジア プノンペン）

吉田真徳　医療法人鉄蕉会亀田森の里病院総合診療科
（神奈川県）

吉本　尚　筑波大学医学医療系地域総合診療医学
（茨城県）

坂井雄貴　医療法人鉄蕉会亀田ファミリークリニック
館山家庭医診療科（千葉県）

田中豪人　元 国立国際医療研究センター
国際医療協力局（東京都）

名郷直樹　医療法人社団実幸会
武蔵国分寺公園クリニック（東京都）

小橋孝介　松戸市立総合医療センター
小児医療センター小児科（千葉県）

水谷佳敬　地方独立行政法人さんむ医療センター総合診
療科・産婦人科/医療法人鉄蕉会亀田ファミ
リークリニック館山家庭医診療科（千葉県）

柴田綾子　宗教法人在日本南プレスビテリアン
ミッション淀川キリスト教病院産婦人科
（大阪府）

濱井彩乃　安房地域医療センター総合診療科/医療法
人鉄蕉会亀田ファミリークリニック館山家庭
医診療科（千葉県）

小嶋秀治　公立種子島病院（鹿児島県）

服部惣一　医療法人鉄蕉会亀田メディカルセンター
スポーツ医学科（千葉県）

布施恵子　滋賀医科大学内科学講座
糖尿病内分泌・腎臓内科（滋賀県）

森野勝太郎　滋賀医科大学内科学講座
糖尿病内分泌・腎臓内科（滋賀県）

藤吉　朗　滋賀医科大学社会医学講座公衆衛生学部門
（滋賀県）

石見　拓　京都大学環境安全保健機構健康管理部門
健康科学センター（京都府）

中村琢弥　医療法人社団弓削メディカルクリニック
滋賀家庭医療学センター（滋賀県）

若林秀隆　横浜市立大学附属市民総合医療センター
リハビリテーション科（神奈川県）

織田暁寿　医療法人社団あかつき ホームクリニック柏
（千葉県）

山下洋充　医療法人鉄蕉会亀田ファミリークリニック
館山家庭医診療科（千葉県）

本田美和子　国立病院機構東京医療センター総合内科
（東京都）

曽我雄吾　医療法人社団豊泉会
まどかファミリークリニック（福岡県）

加藤光樹　医療法人社団豊泉会
まどかファミリークリニック（福岡県）

小野沢滋　みその生活支援クリニック（神奈川県）

西　智弘　川崎市立井田病院かわさき総合ケアセンター
緩和ケア内科（神奈川県）

今村弥生　杏林大学医学部精神神経科学教室
（東京都）

澤　　　滋	社会医療法人北斗会さわ病院精神科 （大阪府）	三好優香	医療法人鉄蕉会亀田総合病院糖尿病内分泌 内科（千葉県）/自衛隊中央病院代謝内科 （東京都）
久保智英	独立行政法人労働者健康安全機構労働安全 衛生総合研究所産業ストレス研究グループ （神奈川県）	小川　　理	医療法人鉄蕉会亀田総合病院 糖尿病内分泌内科（千葉県）
市川政雄	筑波大学医学医療系国際社会医学分野 （茨城県）	内堀善有	みえ医療福祉生活協同組合高茶屋診療所 （三重県）
遠藤慶太	東京ベイ・浦安市川医療センター総合内科 （千葉県）	小宮山学	ありがとうみんなファミリークリニック 平塚（神奈川県）
平岡栄治	東京ベイ・浦安市川医療センター総合内科 （千葉県）	川島篤志	市立福知山市民病院総合内科（京都府）
海老沢馨	神戸大学医学部附属病院感染症内科 （兵庫県）	園田真樹	横浜市立大学医学部脳神経外科（神奈川県） ミシガン州立ウェイン大学小児科および 神経内科（米国）
大倉敬之	大阪急性期・総合医療センター総合内科 （大阪府）	米本仁史	神戸大学医学部附属病院感染症内科 （兵庫県）
小泉俊三	一般財団法人東光会七条診療所（京都府）	國松淳和	医療法人社団永生会南多摩病院総合内科 （東京都）
篠塚愛未	社会医療法人社団千葉県勤労者医療協会 南浜診療所家庭医総合診療科（千葉県）	堀越　　健	医療法人社団家族の森多摩ファミリー クリニック（神奈川県）
家　　研也	川崎市立多摩病院総合診療内科/聖マリア ンナ医科大学総合診療内科（神奈川県）	小坂鎮太郎	地域医療振興協会練馬光が丘病院 総合診療科（東京都）
長嶺由衣子	千葉大学予防医学センター（千葉県） 元 沖縄県立粟国診療所（沖縄県）	松村真司	松村医院（東京都）
遠井敬大	東京医科大学総合診療科（東京都）	青木拓也	京都大学大学院医学研究科社会健康医学系 専攻医療疫学分野（京都府）
蓮池　　聡	日本大学歯学部歯科保存学第Ⅲ講座 （東京都）	山田康介	更別村国民健康保険診療所/ 北海道家庭医療学センター（北海道）
小山泰司	神戸大学医学部附属病院腫瘍・血液内科 （兵庫県）	井階友貴	福井大学医学部地域プライマリケア講座/ 福井県高浜町国民健康保険和田診療所 （福井県）
松田　　諭	医療法人鉄蕉会亀田総合病院小児外科 （千葉県）	稲葉　　崇	筑波大学附属病院総合診療グループ （茨城県）
長田　　学	神戸大学医学部附属病院感染症内科 （兵庫県）	阪本直人	筑波大学附属病院総合診療グループ 地域医療教育学（茨城県）
村上義郎	社会医療法人生長会 府中病院総合診療センター（大阪府）	向原　　圭	久留米大学医療センター総合診療科 （福岡県）
張　　耀明	東京都新島村国民健康保険本村診療所 （東京都）	富塚太郎	医療法人社団プラタナス桜新町アーバン クリニック/国立がん研究センターがん対 策情報センター（東京都）
水上　　暁	医療法人鉄蕉会亀田総合病院循環器内科 （千葉県）	尾藤誠司	国立病院機構東京医療センター総合内科 （東京都）
末永祐哉	フローニンゲン大学循環器内科 （オランダ フローニンゲン）		

本書では米国予防医療サービス専門作業部会（U. S. Preventive Services Task Force：USPSTF）の推奨グレードを参考にしている

USPSTFの推奨グレードとその臨床の現場での解釈

グレード	定義／意味	臨床において
A推奨	正味利益：大 (substantial)　かつ 確実性：高	推奨
B推奨	正味利益：大　かつ 確実性：中等度 　　もしくは 正味利益：中等度 (moderate)　かつ 確実性：高	推奨
C推奨	正味利益：小　かつ 確実性：中等度	状況，患者の希望，医師としての個別判断において，患者を選んで推奨
D推奨	正味利益：なし，もしくはマイナス 　　　　　（害が上回る） 確実性：中等度〜高	推奨しない／やってはいけない
I 声明	結論が出せない 利益と害のエビデンスが拮抗もしくは十分なエビデンスがない	なぜI 声明 (statement) かの根拠を読むこと． <u>患者に提示する場合は，患者に利益と害のバランスがはっきりしていないことを説明するべき</u>

正味利益 (net benefit) ＝利益と害の差

推奨グレードは改定されることがあるので常に最新の情報を確認することが望まれる．
Grade Definitions. U.S. Preventive Services Task Force. November 2017.
https://www.uspreventiveservicestaskforce.org/Page/Name/grade-definitions.

（本巻専門編集・岡田唯男）

予防医療と健康維持

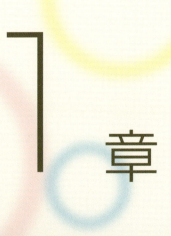

1章

予防医療と健康維持

予防医療とは

香田将英[1], **岡田唯男**[2]
[1]熊本大学大学院生命科学研究部公衆衛生学分野
[2]医療法人鉄蕉会 亀田ファミリークリニック館山院長

◆ 予防は，一次予防（病気になることを防ぐ），二次予防（早期発見・発症予防），三次予防（発症後の合併症を予防する）の3段階に分けられる.
◆ 対象者へのアプローチ法として，ポピュレーションアプローチと，ハイリスクアプローチの2つの方法がある.
◆ 効果的な予防医療の実践には，予防医療のパラドックスを認識し，ポピュレーションアプローチと，ハイリスクアプローチの適切な組み合わせが重要になる.

予防と治療の違い

● 予防医学とは，「疾病の予防，生命の延長，身体的・精神的な健康と能率の増進をはかるための科学と技術」である[1].
● 治療は，既に発症した病気に対して治癒あるいは軽快させることであるのに対し，予防は，病気の発症前または発症早期に病気を発見し，病状の発現や増悪を防ぐことを目的としている.

疾患の各段階──どこからを予防と呼ぶのか

● 疾病は，その進行段階（自然史）から，疾病前（感受性期），疾病段階前期（不顕性期～顕性期），疾病段階後期（顕性期～回復期）に分けられ，各々の段階に対して，予防の手段がある.

prevention, maintenance, promotionの違い

● prevention（予防介入）は，疾病罹患前に障害の発生を予防あるいは障害のリスクを軽減することを目的とした介入を指す.
● maintenance（健康維持）は，回復期において再発や増悪を防ぐための長期治療および機能維持・回復，生産的な生活を送るための支援を指す. ただし，maintenance についてプライマリ・ケアの領域では，再発・合併症予防のニュアンスよりも，予防接種，検診/健診，カウンセリング（禁煙，運動，コンドーム）などを含む予防・健康増進活動というニュアンスを含む概念として捉えられることが多い.
● promotion（健康増進）は，人々が自分の健康をコントロールし，健康水準を高めることを促進する体系的なプログラムや全体の仕組みを指す.

1 一次予防，二次予防，三次予防

	一次予防	二次予防	三次予防
疾病の自然史	疾病前（感受性期）	疾病段階（前期） 不顕性期〜顕性期	疾病段階（後期） 顕性期〜回復期
予防手段	健康増進・特異的予防	早期発見・早期治療	機能障害防止・リハビリテーション
	①健康増進 　健康教育，栄養指導，環境整備 ②特異的予防 　予防接種，職業病予防，事故防止	③早期発見・早期治療 　選択検診，スクリーニング検査	④機能障害防止 　合併症・後遺症の予防，適切な治療（増悪防止） ⑤リハビリテーション 　機能回復訓練，職業訓練，雇用促進，社会復帰

(Fletcher RH, et al. Clinical Epidemiology : the Essentials, 5th ed. Lippincott Williams & Wilkins ; 2014[2] より)

スクリーニング，カウンセリング，予防接種，予防的内服

- 予防医療は，大きく4項目に分類される（スクリーニング，カウンセリング，予防接種，予防的内服，次項「予防医療（ヘルスメインテナンス）の4領域」〈p5〉参照）[2].
- スクリーニングは，無症状の病気や病態または病気のリスクを発見して，何らかの介入を行うものである．がん検診などの検査だけでなく，病歴情報や医療面接を通してうつやアルコール問題を調べることもスクリーニングに含まれる．
- カウンセリングは，面接を通して行動変容を促すことで健康を増進させ，病気を予防しようというものを指す．アルコールや，肥満，喫煙，食生活などといった，行動変容が疾患リスクを軽減するものが代表的なカウンセリングの対象となる．
- 予防接種は，小児における定期接種のほか，成人対象のインフルエンザや肺炎球菌，破傷風の予防接種なども含まれる．
- 予防的内服は，病気を予防するために薬物を使用することを指し，神経管閉鎖障害予防のための妊娠中の葉酸服用などが含まれる．

一次予防，二次予防，三次予防

- 予防目的は，一次予防（病気になることを防ぐ，病気の原因を取り除く），二次予防（すでに生じた病気を早期に発見し，発症を予防する），三次予防（発症後の合併症を予防する）の3段階に分けられる（**1**）[2].
- 予防の区別は，どこからの視点でみるかによって解釈が変わることがある．例えば高血圧，喫煙，肥満，脂質異常症，糖尿病などはそれぞれ病名がつくという意味ではその治療は二次予防となるが，動脈硬化性疾患（atherosclerotic cardiovascular disease：ASCVD）から見た場合は，危険因子であり，それらを減らすのはASCVDの一次予防を行うということになる．

ハイリスクアプローチとポピュレーションアプローチ──予防医療のパラドックス

- リスク要因を多く抱えた人々を同定し，ハイリスク集団を対象に予防医学や健康増進活動を効率的に実行しリスクを減らすよう試みるのがハイリスクアプローチであり，地域住民全体に向けて集団への啓発活動などを行いリスクの低い方向へ移動するよう試みるのがポピュレーションアプローチである（**2**）[3].

2 ポピュレーションアプローチとハイリスクアプローチの患者数とリスクの関係

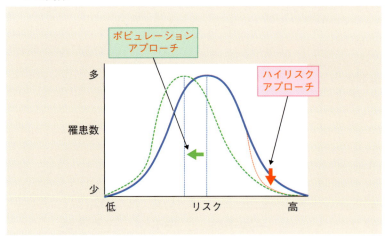

リスクの高い集団に予防医学的介入を実行してハイリスク集団の罹患数を減らすアプローチをハイリスクアプローチ（赤矢印）と呼ぶ．一方，地域住民全体，集団全体の分布をリスクの低い方へシフトさせる（緑矢印）ことにより，ハイリスク，境界域，正常高値の集団を減少させることで，全体の罹患数を減少させる介入をポピュレーションアプローチと呼ぶ．
(Rose G「予防医学のストラテジー──生活習慣病対策と健康増進」医学書院；1998[3] より)

3 予防医療のパラドックス（脳卒中の例）

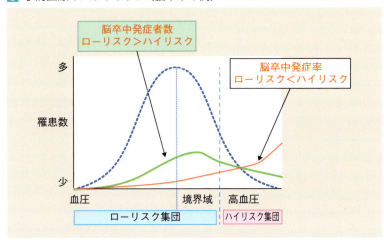

脳卒中の発症率（赤線）は，高血圧群で高い．しかし，母集団の多さから，実際の脳卒中発症者数（緑線）は，境界域・それ以下の群のほうが多い．
(Rose G「予防医学のストラテジー──生活習慣病対策と健康増進」医学書院；1998[3] より)

- 多くの疾患で，発症率はハイリスク集団で高い一方で，母集団の多さから，発症者数はローリスク集団が多いという逆説的な事実が知られており（ジェフリー・ローズの予防医学パラドックス，3），ハイリスクアプローチだけでは，効果的な予防医療は提供できないことに注意が必要である[3]．

文献

1) Winslow CE. The untilled fields of public health. Science 1920；51（1306）：23-33.
2) Fletcher RH, et al. Clinical Epidemiology：the Essentials, 5th ed. Lippincott Williams & Wilkins；2014. pp152-154.
3) Rose G（著）／曽田研二，田中平三（監訳），水嶋春朔ほか（訳）．予防医学のストラテジー──生活習慣病対策と健康増進．医学書院；1998.

予防医療と健康維持

予防医療（ヘルスメインテナンス）の4領域

岡田唯男
医療法人鉄蕉会 亀田ファミリークリニック館山院長

◆「予防医療」と「ヘルスメインテナンス」は，ほぼ同義に使用されるが，本書では，①スクリーニング，②カウンセリング，③予防接種，④予防的内服，の4つのカテゴリーで考える.
◆ヘルスメインテナンス実践にあたり，USPSTFや「科学的根拠に基づくがん検診推進のページ」などの［推奨］を，医学的根拠の参考とする.

●ヘルスメインテナンス（health maintenance）の定義については前項（「予防医療とは」〈p2〉）で述べたが，その中には以下の4つのカテゴリーが含まれる.
①スクリーニング
②カウンセリング
③予防接種
④予防的内服（preventive medication）
（USPSTF〈後述〉[1]のサイトでは，予防接種は予防的内服の中に含められ，3つのカテゴリーとされているが，本書では上記の分類で取り扱う）.
●④の予防的内服には基本的には多くのビタミンやサプリメントが含まれるが，それ以外には，乳がんのリスク減少目的の予防的タモキシフェン投与，心血管イベントや大腸がん発症予防のためのアスピリン，心血管イベント減少のためのスタチン（一次予防）などもある.
●病歴と身体診察の最も信頼される教科書[2]でも，成人の包括的な病歴（health history）の要素として既往歴の中にこれまで受けた予防接種やスクリーニングなどのhealth maintenanceを含めるとされている.

●予防医療は優先度が高いが緊急度が高くないことが多いため，別稿（「エビデンス–診療ギャップとエビデンス・パイプライン」〈p316〉）で示した通り，眼前のより緊急度の高い問題に押し出されて後回しとなりがちである.
●そもそも，「やることリスト」に挙げられていなければ，実施の検討すらされないため，患者ごとのプロブレムリストの最後に必ず「#ヘルスメインテナンス」としてやるべきことを項目立てしておくことを推奨する（**1**）.
●「やるべきこと」が多く挙げられることは，良くも悪くも経営的にプラスとなる.

どのような「検診／スクリーニング」を勧めればよいのか それをどうやって調べるか

●USPSTFのePSS[3]や「科学的根拠に基づくがん検診推進のページ」[4]などのwebサイトを利用する.

USPSTF

●USPSTF（U.S. Preventive Service Task

1 カルテ記載（プロブレムリスト）の例（ePSSで推奨されるものから抜粋）

40歳女性
既婚　喫煙者 性交渉あり BMI 26
月経困難症，職場のストレス（適応障害）で通院中　挙児希望あり他院にて不妊治療中
本人の主訴は2つしかないが，推奨される予防医療の数がいかに多いかに注目

#月経困難症　○○○○‥‥
#職場のストレス（適応障害）　○○○○‥‥
#不妊治療中（他院にて）　○○○○‥‥
#喫煙　無関心期　禁煙のアドバイスのみ（厳密にはヘルスメインテナンスに含まれるがより優先度を上げるためプロブ
　レムの一つとして記載）
#体重過多（厳密にはヘルスメインテナンスに含まれるがより優先度を上げるためプロブレムの一つとして記載）
#ヘルスメインテナンス
　#子宮頸がん検診　昨年11月に自治体検診で済み
　#乳がん検診　USPSTFではC推奨，日本ではグレードB　まだ受けたことがないとのこと．情報提供まだ．近日中に
　　実施予定
　#クラミジア　不妊治療先で調べられているか確認が必要
　#血圧　毎回問題なし
　#飲酒　不妊治療中のためやめているとのこと
　#葉酸の推奨　不妊治療先では言われていないとのこと．情報提供済み
　#うつ病スクリーニング　陰性（初診時）
　#血糖　正常（初診時）
　#スタチン　非対象
　#予防接種
　　#風疹　1回しか接種していない．近日中に2回目検討（不妊治療との兼ね合いあり）
　　#インフルエンザ　今シーズン接種済み

2 USPSTFの推奨グレード

A推奨	正味利益が相当かつ高い確実性	臨床においては推奨
B推奨	正味利益が相当かつ中等度の確実性 or 正味利益が中等度かつかなり高い確実性	臨床においては推奨
C推奨	正味利益が小さいかつ中等度の確実性以上	状況，患者の希望，医師としての個別判断において，患者を選んで推奨
D推奨	正味利益が存在しないか害が上回ることがある	やってはいけない
I 声明	「推奨するにも，反対するにも根拠不十分．したがって，患者に提示する場合は，患者に利益と害のバランスがはっきりしていない事を説明するべき」といった推奨も含まれる	

Force；米国予防医療サービス専門作業部会）は，予防医療に関して，最もevidence-based/cost effectiveな標準的診療についての「推奨」を作成している団体である．
● オンラインもしくはスマートフォン等で年齢性別等を入れると「推奨」を出してくれるePSSというサービスがある[3]．
● 現在の重点は小児，高齢者領域である．

■ 長所
● 最も厳密に，客観的にエビデンスのレビューを行い，相当保守的な推奨を行っている（相

当の根拠がないとA，B，Dを付けないため，A，B，Dは基本的にそのまま信頼してもよい）．
● 正味利益（＝利益−害）の大きさと，その利益の確実性との組み合わせによって推奨度が決まる（**2**）．
● がん以外の様々な疾患も取り扱っている．
● 何歳から開始する，何年ごとに行う，最近は何歳でやめるというところまで記載している．

■ 短所
● 米国の疫学を元に作成されているため日本の

実状と合わない箇所がある（日本人より寿命が短いのでスクリーニングをやめる年齢が早すぎる場合がある，胃がんは推奨がついていない，など）．

科学的根拠に基づくがん検診推進のページ

■長所
- 対策型検診と任意型検診を分けて推奨している．日本のデータも十分加味している．

■短所
- 主要ながんしか取り扱っていない．
- いつ始めるか，何年ごとにやるかについては言及がない．

- 個別の疾患ごとでは関連学会等のガイドラインなどもあるが，エビデンスレビューの厳密さのレベルが通常は上記の2つより低い．

推奨が見つからない，ガイドラインが存在しない検査，検診/健診項目はどうすればよいか

- 「病気がより多く発見されるから良いだろう」ではなく，推奨すべき予防医療，検診項目は厳密な基準にのっとって判断されるべきである．
- 検診をしない場合に比べ，やればたくさん見つかるのは当然であるから，最近は疾患の発見率はアウトカムとしては適さず，その検診による寿命延長効果などをアウトカムとすべきと考えられるようになってきている．
- その他の考慮すべき基準などは，別項（「スクリーニングプログラム」〈p8〉）および文献5）を参照．
- いつ勧めるのかについては「エビデンス‒診療ギャップとエビデンス・パイプライン」（p316）に詳述したのでそちらを参照されたい．

引用文献

1) USPSTF. Published Recommendations.
   https://www.uspreventiveservicestaskforce.org/BrowseRec/Index
2) Lynn S Bickley. Bates'Guide to Physical Examination and History Taking, 11th ed. LWW；Eleventh, North American edition, 2012. p6.
3) AHRQ. ePSS Electronic Preventive Services Selector.
   https://epss.ahrq.gov/PDA/index.jsp
4) 国立がん研究センター社会と健康研究センター検診研究部検診評価研究室．科学的根拠に基づくがん検診推進のページ
   http://canscreen.ncc.go.jp/
5) 笠井祥子，南郷栄秀．〈特集 患者にきちんと届く！ 届ける！ 予防医療プラクティス〉予防医療の推奨がどのようにしてつくられるのか？―USPSTFと科学的根拠に基づくがん検診を例に．Gノート 2017；4（3）：549-556.

参考文献

- 岡田唯男．一目で分かる予防医学：health maintenance→スクリーニング（検診／健診）を中心に（One Pager）．2014/8.
   https://ja.scribd.com/document/338731043（最終アクセス2018/5/2）

予防医療と健康維持／スクリーニング

スクリーニングプログラム

宮﨑　景

みえ医療福祉生活協同組合高茶屋診療所所長

◆ スクリーニングは「ふるい」である.
◆ スクリーニングの検査成績と，スクリーニングシステムの転帰を分けて考える.
◆ スクリーニングシステムの利益が害を上回るべきである.
◆ スクリーニングプログラムマップを用いて，質の高いスクリーニングプログラムを組織的に提供する.
◆ スクリーニングの害として，直接的な健康被害以外に，過剰診断によるヒューマン・シールドについて知っておくとよい.
◆ 人間ドック，検診，健診は分類が多彩かつ曖昧であるが，法定健診，任意健診にわけて考えると理解しやすい.

検査成績ではなくシステムの転帰として考える

■スクリーニングの定義

● スクリーニングプログラムについて考えるにあたり，「スクリーニング」という言葉が，複数の異なる意味（段階）で使われており，それが混乱を生み出していることを知る必要がある.

● スクリーニングは以下のような意味で使われている.
　① 定期的に行われるスクリーニング検査.
　② ある集団に対して計画的に行われるスクリーニング検査.
　③ スクリーニング検査からその後の介入まで一連の流れを含むプログラム.
　④ リスク低減を目的として，根拠に基づき，プロセスの全ての段階で質が保証されたスクリーニングプログラム.

● スクリーニングは，①で表されるような単な

1 スクリーニングの定義

健康（無症候）な人々から，ある病態に対してハイリスクの状態にある個人を特定するプロセスであり，特定された個人には，リスクや合併症を軽減するために，必要な情報，さらなる検査や治療が提供されるシステム，プログラムまで含む.

(UK National Screening Committee, 2013[1] より)

る「スクリーニング検査」ではなく，④のようにプロセス全体を含んだ「スクリーニングプログラム」として捉えるとよい.

● スクリーニングの公的な定義は複数提唱されているが 1 [1] のような定義を推奨する.

■スクリーニングの流れ

● スクリーニングを受けた個人がたどる手順を簡略に示すと 2 のようになる.

● スクリーニング検査は「ふるい」にかける状態であり，そこで陽性となった受診者はさらに選り分けるための検査等を受け，治療行為などの介入を受けるかどうかの判断をすることになる.

2 スクリーニングの流れ

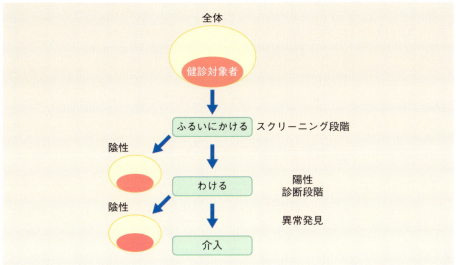

■ スクリーニングの検査成績とシステムの転帰
- スクリーニング検査の感度，特異度，陽性的中率，陰性的中率，ROC（受診者動作特性）曲線などによってあらわされる検査成績は，「ふるい」としてのスクリーニング検査の優劣を示しているが，スクリーニングプログラムによる利益と害のバランスを表しているわけではない．
- 「ふるい」にかけられた受診者が，その後に適切な検査を受け，適切な介入を受けた結果として「その疾病によって死亡もしくは重篤な転帰をたどるはずであった者の転帰が改善されて」初めて，スクリーニング検査による利益を得たことになる．
- スクリーニングの検査成績がよいことは，優れたスクリーニングプログラムの必要条件であるが，十分条件とはいえない．しかし，スクリーニングプログラムのシステムとしての転帰が重要であることを理解せずに，スクリーニングの検査成績がよいことのみを基にスクリーニングを正当化する動きは洋の東西を問わない．
- PSA（prostate specific antigen：前立腺特異抗原）検査や最新の遺伝検査などがその代表格であるが，人間ドックなどで日々導入されている多くの新しい検査も同様であることは論を俟たない．
- わかりやすい例として，米国におけるPSAによる前立腺がん検診をあげる．3では，55～69歳の米国人男性1,000人がPSA検査を受けたあとの10～15年間における利益と害を，米国における前立腺がんスクリーニングシステムの転帰として示している[2]．1,000人中240人がPSAによるスクリーニング検査で陽性とされ，その多くが前立腺の生検を受ける．100人が前立腺がんと診断され，80人が何らかの治療を選択し，3人が前立腺がんの転移を逃れ，1～2人が前立腺がんによる死亡を逃れることができる．

■ 組織的なスクリーニングプログラムの提供
- スクリーニングの検査成績が優れていて，その後の検査や介入によってもたらされるスクリーニングプログラムの利益が害を明らかに上回っていると臨床研究で示されていても，現実の世界でスクリーニングプログラムが成果を生み続けるには，システムが機能するために組織的で継続的な活動が必要である．
- 高品質のスクリーニングプログラムを実施す

3 55〜69歳の米国人男性1,000人がPSA検診を受けた場合の10〜15年における利益と害

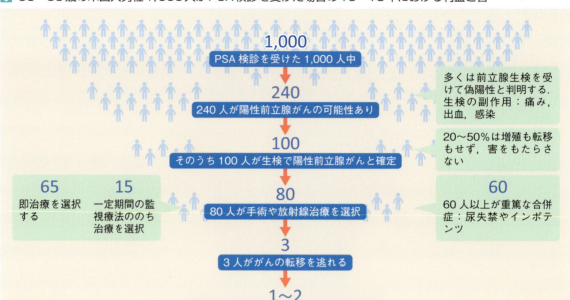

(U.S. Preventive Services Task Force, April[2] より)

るにあたり必要なプロセスとして,
- スクリーニング対象者の同定と周知,勧誘
- 有病者の定義と境界領域の方針の統一
- 検査や有病者の治療を行う施設の確保
- 異常が見つかったものへのフォローアップや治療介入
- スクリーニングを受けても発症したものへのサポート
- プログラムの効果監視体制
- プログラムの費用効果分析

などが含まれる.
- 質の高いプログラムを実現するために必要な活動をまとめたものをスクリーニングプログラムマップ（4）と呼ぶ．プログラムマップの中央の黄色楕円内はプログラムの要点であり現場の組織が行うことで，外の緑色楕円内の赤字の項目はプログラムを支えるための作業で，地域の組織や自治体が実施する．
- 前述の前立腺がんスクリーニングシステムの利益と害の試算（3）も，現状で予測される

組織的なスクリーニングプログラムの運用をしたと仮定した場合の数字であり，ずさんな運用がなされれば成績は悪化し，プログラムの運用で大幅な改善がなされれば，利益と害のバランスはさらに好転するかもしれない．

スクリーニングの害とヒューマン・シールド

- スクリーニングプログラムを実施する際に，もたらされる利益が害を上回らなければならないことは自明であるが，スクリーニングプログラムによってもたらされる利益と比較して害は過小評価，もしくは意識されないことが多い．

■ スクリーニングの害
- スクリーニングの害として下記があげられる．
  - 検査による不快感（例：胃カメラや大腸カメラに伴う疼痛など）．

4 スクリーニングプログラムマップ

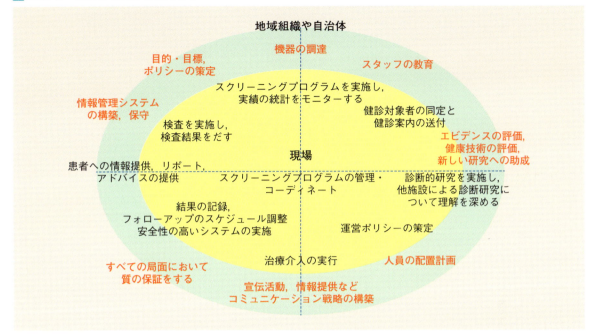

- 検査に由来する身体への害（例：放射線検査による被曝，内視鏡検査における穿孔など）．
- 偽陽性による不必要な精査（例：肺がん検診の精査として行う肺生検による気胸など）．
- 陰性のラベリング効果（negative labeling effect，例：がん検診における要精査結果を受けて「自分はがんではないか？」という心配から抑うつになる）．
- 過剰診断（無症候で推移し生命を脅かさない病変を発見され，不必要な治療を受けること，例：前立腺がん検診における無症候で推移する前立腺がんの診断）．
- 偶発腫瘍（incidentaloma）．ターゲットとした臓器以外で腫瘍が見つかった場合．広義には，過剰診断に含まれる（例：腹部CTでみつかる副腎腫瘍）．
- 3 の前立腺がん検診における害としては，PSA検診で陽性となった240人の多くが前立腺生検を受けるが，そのうち140人は偽陽性による不要な検査を受けたことになり，前立腺生検による疼痛，出血，感染などが検査による身体への害となる．前立腺がんと診断された100人のうち20〜50％，すなわち20〜50人が無症候で推移し生命を脅かさない前立腺がんを診断された，過剰診断であるといえる．

■ 過剰診断とヒューマン・シールド

- がん検診で発見されるがんには，進行がんにならずに消えてしまったり，そのままの状況に留まったりするため，生命を脅かすことがないものもある．
- 5 のように，例えば前立腺がん検診において，PSA検査が異常で，かつ治療されなかった場合，将来症状のある前立腺がんを発症する人々を「本当の真陽性」と呼び，無症

Key words
ヒューマン・シールド
本稿での「ヒューマン・シールド」とは，敵の爆撃のターゲットとなった軍用基地で「人間の盾」として罪のない一般市民や人質を配置する戦略に似て，臨床的に症状が出ることのないがんを持つ男性が人間の盾のようになることを示す．

5 前立腺がんのPSA検診による本当の真陽性・真陽性・偽陽性

	症状のある前立腺がんに進展	無症候で推移する前立腺がん	前立腺に病気がなく，次のスクリーニングまでに症状のある病気を発症しない
PSA検診陽性	本当の真陽性	真陽性	偽陽性
PSA検診陰性	本当の偽陰性	偽陰性	真陰性

6 対策型検診と任意型検診

検診分類	対策型がん検診 （住民検診型）	任意型がん検診 （個別型，人間ドック型）
基本条件	当該がんの死亡率を下げることを目的として，公共政策として行うがん検診	対策型がん検診以外のもの
検診対象者	検診対象として特定された集団構成員の全員（一定の年齢範囲の住民など） ただし，無症状であること．症状があり，診療の対象となる者は該当しない	定義されない．ただし，無症状であること．症状があり，診療の対象となる者は該当しない
検診方法	当該がんの死亡率減少効果が確立している方法を実施する	当該がんの死亡率減少効果が確立している方法が選択されることが望ましい
利益と不利益	利益と不利益のバランスを考慮する．利益が不利益を上回り，不利益を最小化する	検診提供者が適切な情報を提供したうえで，個人のレベルで判断する
具体例	健康増進事業による市区町村の住民対象のがん検診（特定の検診施設や検診車による集団方式と，検診実施主体が認定した個別の医療機関で実施する個別方式がある）	検診機関や医療機関で行う人間ドックや総合健診保険者が福利厚生を目的として提供する人間ドック

（科学的根拠に基づくがん検診 推進のページ［HP］[4]より）

候で推移する前立腺がんを見つけた場合，すなわち「過剰診断」を受けた場合を「真陽性」と分けて呼んでいる．

- 「本当の真陽性」と「真陽性」を見分けることは難しく，ともに治療を選択肢として提供されることが多い．現実にこうした過剰診断が行われていることは乳がん検診を含めた多くのがん検診で指摘されている[3]．
- **3**の前立腺がん検診においては，1〜2人の生命を救うために，過剰診断を受けた20〜50人のうち16〜40人がなんらかの治療を受け，12〜30人以上が重篤な合併症（尿失禁，インポテンツなど）を被るヒューマン・シールドになっている．そして，ヒューマン・シールドとなった人々の大多数は，前立腺がん検診によって命を救われたと思っており，自分が不要な治療により健康被害を受けたとは自覚していない．

人間ドック，検診，健診（対策型，任意型）

- 日本で行われているスクリーニングプログラムには，人間ドック，検診，健診があるが，まずは対策型，任意型という分類を先に考えるとよい．

■対策型と任意型

- 対策型，任意型のスクリーニングプログラムを比較するには，がん検診で考えるとわかりやすい（**6**[4]）．
- 対策型がん検診（住民検診）は，集団全体としてがんの死亡率を下げるために，公共政策として行われる検診であり，前項で述べたスクリーニングプログラムの「利益が害を上回るべきである」という原則に則り，わが国では市区町村が住民検診として一部費用を負担して行っている．

7 健診（健康診断，健康診査）の分類

法定健診（一般健康診断） （被保険者が対象）	任意健診	
• 雇用時健康診断 • 定期健康診断	日帰り型	宿泊型
	• 総合健診（日帰り人間ドック） • 成人病検診 • 集団検診 • 生活習慣病検診（被保険者が対象） • 特定健康診査（被扶養者が対象）	• 1泊人間ドック • 2泊人間ドック

● 一方で，任意型がん検診（個別型，人間ドック型）は，基本的には個人の判断で行うものであり，ほとんどは自己負担か，一部保険者等が一定の補助を行っている．

■ **人間ドック**

● 人間ドックは，1950年代より始められた，生活習慣病の予防や，がんの早期発見などを含めた健康管理を目的として，無症候の一般市民に対して，定期的に各種検査，医師の問診，診察を行うプログラムである．

● 人間ドックは，7のように健康診断（健診）に含まれ，任意型で宿泊型のものを人間ドックと呼ぶことが多いが，日帰り人間ドックという表現もあり，定義も曖昧である．

● 狭義の健診，すなわち法定健診の項目が法律で規定されていることと比較すれば，検査項目の任意性はより高く，項目数も相対的に多い．

● 人間ドックは任意が原則であり，費用は原則自費であるが，加入している健康保険組合によっては年齢などの条件（35歳あるいは40歳以上）を満たせば一定額の補助が出る．

● 利益と不利益のバランスについては，その任意性より「検診提供者が適切な情報を提供したうえで，個人のレベルで判断する」とされているが，予防医療全般が無症候者への介入である以上，「利益が害を上回らなければいけない」という原則を逃れることはできない[5]．

● また情報の非対称性を考えれば，現状で「適切な情報を提供している」とも言えず，「利益が害を上回っている」とは言えない検査が多く提供されている現状は好ましいとはいえない．

■ **検診**

● 検診とは特定の疾病を早期発見，早期治療することを目的としており，がん検診，骨粗鬆症検診などがある．

■ **健診（健康診断，健康診査）**

● 健診（健康診断，健康診査）は，7に示すように，診察や各種検査で健康状態を評価し，健康維持や，疾患の予防，早期発見を目指すもので，広義には検診や人間ドックを含む．

● 健診の分類は曖昧で，時代とともに呼称もうつりかわっているが，法令により実施が義務付けられている法定健診と任意に行われる任意健診にわかれる．

● 狭義の健診は法定健診の雇用時健康診断と定期健康診断をさすことが多い．

● 任意健診は日帰り人間ドックと同義である総合健診や宿泊型の人間ドック，メタボ健診とも称される特定健康診査など多彩である．

● いわゆる健診やドックと同義として扱われるGeneral Health Checksの有用性に関しては以前より否定的な研究が多く，2012年にはシステマティックレビューがなされ，受診者の予後に関する有用性は示せないとの結論が出ている[6]．その結果，1920年代から1980年代に北米を中心に盛んに行われていたGeneral Health Checksは，欧米では広く行われていない．もちろんこれは，個々のがん検診などの有用性を否定するものではなく，

欧米では日常の受診のついでに，各自のリスクに応じて個別のスクリーニングを受ける case-finding approach という方式が推奨されている[7]．

引用文献

1) UK National Screening Committee. Public Health England. Screening and quality assurance (all programmes). 2013, Feb.1.

2) U.S. Preventive Services Task Force. April. Draft Recommendation Statement：Screening for Prostate Cancer. Is Prostate Cancer Screening Right for You? Understanding the Potential Benefits vs. Risks for Men 55 and Older.
www.screeningforprostatecancer.org（2018年5月現在 "Prostate Cancer Screening Final Recommendation" に更新）

3) Jørgensen KJ, et al. Breast Cancer Screening in Denmark：A Cohort Study of Tumor Size and Overdiagnosis. Ann Intern Med 2017；166(5)：313-323.

4) 科学的根拠に基づくがん検診 推進のページ[HP]．がん検診ガイドラインの考え方
http://canscreen.ncc.go.jp/kangae/kangae7.html

5) Sackett DL. The arrogance of preventive medicine. CMAJ 2002；167：363-364.

6) Krogsbøll LT,et al. General health checks in adults for reducing morbidity and mortality from disease. Cochrane Database Syst Rev 2012；10：CD009009.

7) U.S. Preventive Services Task Force. Guide to Clinical Preventive Services：Report of the U.S. Preventive Services Task Force. 2nd ed. Williams & Wilkins；1996.

参考文献

● Raffle AE, Gray JAM(著)／福井次矢ほか(監訳)．スクリーニング—健診，その発端から展望まで．同人社；2009.

予防医療と健康維持／スクリーニング

良いスクリーニングの条件，
予防医療のバイアス

岡田唯男
医療法人鉄蕉会 亀田ファミリークリニック館山院長

◆ 日常診療において，患者からたずねられたスクリーニング検査について推奨/ガイドラインがない場合，どのように判断すべきであろうか．
◆ 本稿ではそのような時の良いスクリーニングの条件，および予防医療のエビデンスを吟味する際に入り込みやすいバイアスの2つの視点から考え方を提示する．

どこにも推奨/ガイドラインがないスクリーニング検査はどう判断すればよいか

● 日常診療において，スクリーニングとしてこのような検査・診察はするべきか，と疑問に思ったり，患者から「テレビでやっていたの

ですが……」と問われた時に，USPSTFのような信頼できる団体によって，すでに十分な吟味がされ推奨レベルがつけられていればよいが，そうではない場合もしばしばある．
● その場合，**1**[1] や **2**[2] の基準を参考に，スクリーニングとして適切な検査/プログラムの

1 WilsonとJungnerの基準

1. 対象となる疾患は健康上重要な問題である
2. 疾患が発見された場合，適切な (accepted) 治療が存在しなければならない
3. 診断や治療のための施設が存在していなければならない
4. 潜伏期や発症初期が十分な時間存在している必要がある (進行の早いものではない)
5. 適切な検査や診察法が存在していなければならない
6. 住民にとって検査は常識的に受け入れ可能なもの (acceptable) でなければならない
7. 潜伏期から発症までの時期も含めて，疾患の自然史が適切に理解されていなければならない
8. 誰を治療するかに関して合意された政策が存在しなければならない
9. (診断と治療を含む) 疾患発見 (case-finding) のための費用は全体の想定される医療費に対して経済的にバランスがとれていなければならない
10. 疾患発見 (case-finding) は継続的プロセスであるべきで，「1回調べておしまい」というプロジェクトであってはならない

(Wilson JMG, Jungner G. Public Health Papers no.34. WHO；1968[1] より．筆者訳および付記)

2 Frame と Carlson の基準

1. 問題となる疾病が量的にも (余命など) 質的にも (ADL) 患者の人生に多大な影響を与える
2. 問題となる疾病に対して常識的な治療が受けられる
3. その疾病において早期発見，治療によって疾病の発生，合併症，死亡率などを減少させることができるだけの十分な無症状期が存在する
4. 無症状期における治療や予防活動の結果，症状発現まで待つよりも良好な結果が得られる
5. スクリーニングのための検査が，患者にとって受けやすいものであり，常識的な費用で受けられる
6. 疾病の発生率が，スクリーニングにかかる費用を正当化するに十分である

(Frame P, Carlson S. J Fam Pract 1975[2] より)

3 lead-time bias（先行期間バイアス，リードタイム効果）

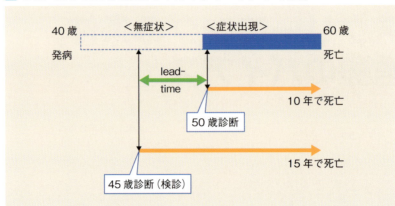

4 length bias（length time bias，レングスタイム効果）

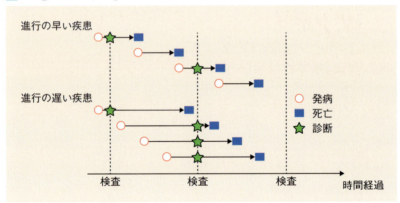

クライテリアを満たすかどうか検討する．

エビデンスを検証する際に，スクリーニングの研究に入り込みやすいバイアスを考慮する

- 最近の検査，スクリーニングの研究のアウトカムは，診断率ではなく，予後延長をするかどうかで判断する[3-5]．

■ lead-time bias（先行期間バイアス，リードタイム効果）
- 検診により診断の時間は早められるが，死亡時間は変わらないため，病名が付いてから死ぬまでの生存期間が，見かけ上延長して，検診の効果があったように解釈される（3）．

当然病名をかかえて生きる期間は延びる．

■ length bias（length time bias，レングスタイム効果）
- 検診で見つかるのは無症状期の長い，より悪性でない病変が多く，それらの患者は長生きするので何度も検診でひっかかり，診断率，有病率を見かけ上高くしてしまう．また，生存率は検診でがんと「診断された」もののうち，一定期間生存したものの割合であるため，住民検診が1年おきの場合その間に発病して12か月未満で亡くなってしまうような進行の早い症例は生存率の分母にはカウントされず，見かけ上生存率を上げてしまう．結果，検診で見つかった患者（そもそも進行の遅い症例が多い）は，検診で見つからず発病

で見つかった患者（そもそも進行の早い症例が多い）よりも長生きするという解釈になってしまう（**4**）.

■ self selection bias（自己選択バイアス，予後選択バイアス，prognostic selection bias，志願者バイアス，健康人スクリーニング効果など）

- 検診を受ける人のほうが健康への関心が強く，他因子（喫煙・食事・運動など）も良い条件に傾いている可能性があり，予後良好という結果が出てしまう．検診の受診が「任意」のため，検診を受ける，という選択をしている時点で，その選択をしない住民と背景因子が異なる．
- 検診を受けないという選択をする時点で健康に興味がなく，喫煙や飲酒，運動不足なども多い可能性があるし，また，貧困やヘルスリテラシーその他のSDH（social determinants of health；健康の社会的決定要因，「危険因子としての"SDH"」の項〈p224〉参照）の影響で，受けたくても受けられない可能性もある（通常SDHの因子が悪いだけで健康アウトカムも悪い）.
- つまり，スクリーニングを受けた人たちのアウトカムが，スクリーニングの効果によるものか，その他の要因の効果なのかが（同様の背景因子を持つ比較対象がなければ）知ることができない．

スクリーニングと法律に関連する用語を識る

■ アウトカムバイアス

- 特定の事例に関してのスクリーニングの効果を判断するように後から依頼されるエキスパートは，その事例の転帰を知っている（手遅れで死んだ等）ため，「あの時ここでかすかな異常が出ていたのを拾っていれば」など，検査結果の解釈に影響を与えることがある．

リアルタイムで患者に接している臨床家は，その後患者に生じる転帰を知らない状態でその検査結果を判断しなければならない．いわゆる「後医は名医」.

■ コンテキストバイアス

- 同様に，特定の事例に関してのスクリーニングの効果を判断するように後から依頼されるエキスパートは，彼らの好きなだけ，その検査結果の解釈に時間をかけることが可能である．一方，リアルタイムで限られた時間内に多くの診療や検査結果の判断をしなければならない状況で，一定数過剰診断（偽陽性）や見過ごし（偽陰性）も生じうる．

■ detection bias（検出バイアス/過剰診断バイアス）

- 甲状腺がんの例がよく知られているが，剖検の際のスライドの作成の間隔を細くすればするほどがんは多く発見される（CTのスライス間隔と同じ）[6]．また微小病変の定義[7]を小さくすればするほど，がんは多く報告される．
- テクノロジーの進歩（解像度向上）などによって，検出力が向上した結果，疾患の発見が増えているのを「最近，○○の疾患が増加傾向である」と結論付けてしまう．細かく見れば見るほど見つけてしまうのは当然のことである．そのため，冒頭で述べた通り，スクリーニングのアウトカムは「発見率」ではダメなのである[4].

スクリーニングはいつやるのか

- McWhinneyら[8]の示す「家庭医の9つの原理」の中の3番目と4番目に，
  ③ 家庭医は自分の患者との接触の全てを，疾患予防や健康増進のチャンスととらえる
  ④ 家庭医は自らの診療対象を「population at risk」ととらえる

というものがある（「いつ行い，その効果をどのように伝えるか」の項〈p326〉参照）．

● 特に，検診目的で医療期間を受診することの少ない日本では，すべての受診を予防医療や健康増進のチャンスと常にとらえ，opportunistic health maintenance を行う（「エビデンス-診療ギャップとエビデンス・パイプライン」の項，column「opportunistic prevention」〈p321〉を参照）ことが重要である．

本稿は，筆者がwebで公開している資料「一目で分かる予防医学：health maintenance→スクリーニング（検診/健診）を中心に」（One Pager）https://ja.scribd.com/document/338731043をもとに再構成したものである．

引用文献

1) Wilson JMG, Jungner G. The principles and practice of screening for disease. Public Health Papers no.34. World Health Organization；1968.
   http://apps.who.int/iris/bitstream/handle/10665/37650/WHO_PHP_34.pdf?sequence=17
2) Frame P, Carlson S. A Critical Review of Periodic Health Screening Using Specific Screening Criteria. Part 2：Selected Endocrine, Metabolic and Gastrointestinal Diseases. J Fam Pract 1975；2（2）：123-129.
3) 科学的根拠に基づくがん検診推進のページ［HP］．がん検診Q＆A 医療従事者向け．
   http://canscreen.ncc.go.jp/qanda/iryou.html
4) 科学的根拠に基づくがん検診推進のページ［HP］．がん検診ガイドラインの考え方―なぜ「発見率」ではだめなのか．
   http://canscreen.ncc.go.jp/kangae/kangae2.html
5) 科学的根拠に基づくがん検診推進のページ［HP］．がん検診ガイドラインの考え方―なぜ「生存率」ではだめなのか．
   http://canscreen.ncc.go.jp/kangae/kangae3.html
6) 宮内昭．甲状腺検診．臨牀と研究1997；74（7）：1745-1748.
7) 武部晃司ほか．超音波検査を用いた甲状腺癌検診の実際とその問題点．KARKINOS 1994；7（4）：309-317.
8) McWhinney IR, Freeman T. Textbook of Family Medicine. 3rd ed. Oxford University Press；2009.

参考文献

● Raffle AE, Gray JAM（著）/福井次矢ほか（監訳）．スクリーニング―健診，その発端から展望まで．同人社；2009.

予防医療と健康維持／スクリーニング

乳幼児健診，学校健診
疾患の早期発見により，発育発達への影響を最小限に

勝丸雅子
慶應義塾大学医学部小児科学教室

◆ 近年の乳幼児健診は，疾患の早期発見だけでなく，子どもの心の問題や育児支援なども考慮に入れる必要がある．
◆ 小児の健診では必ず成長曲線を記入して成長を確認する．

乳幼児健診

● 母子保健法により，市町村が1歳6か月児健診，3歳児健診を実施する．多くの市町村ではそれに加えて1か月，3〜4か月，6〜7か月，9〜10か月児健診を行っている．
● 健診の目的はスクリーニングであり，診断をつけることではない．異常がある場合は精密検査のため医療機関に紹介する．
● 多職種（看護師，保健師，栄養士，心理士など）が連携した保健指導による支援も利用する．
● 他職種紹介の前には，保護者の心情に配慮してはっきりとした診断名を告げることは避け

ながら現状の心配な点を伝え，受診を勧める．
● 身長・体重・頭囲は母子手帳の成長曲線に記載し，保護者と一緒に確認する．何らかの疾患による failure to thrive（成長障害）の状態を見逃さないことが重要である．
● 問診票から生育歴をチェック（母体疾患・分娩時異常・早産・新生児仮死・既往歴などの発達遅滞のリスク因子の確認）をしたあと，一般理学的所見の診察，発達診断学的診察を行う．
● それぞれの健診時期に発見されやすい異常と疾病を **1** に挙げる．

1 乳幼児健診時期に発見されやすい異常と疾病

1か月児健診	泌尿器系形態異常（尿道下裂，停留精巣），顔面の形態異常（口蓋裂，耳形態異常，先天性白内障など），内臓疾患（先天性心疾患，胆道閉鎖症，幽門狭窄症），頭蓋の異常（小頭症，水頭症），先天性代謝異常症，染色体異常（ダウン症など）
3〜4か月児健診	内臓疾患（先天性心疾患），整形外科的疾患（先天性股関節脱臼，内反足，筋性斜頸），外科的疾患（鼠径ヘルニア），泌尿器系疾患（停留精巣，陰嚢水腫），脳性麻痺（中等症）
6〜7か月児健診	てんかん（点頭てんかん，他のてんかん），聴力障害，視力障害，斜視，運動発達遅滞，精神発達遅滞（重症）
9〜10か月児健診	精神発達遅滞，運動発達遅滞，聴力障害，視力障害，鉄欠乏性貧血
1歳6か月児健診	脳性麻痺（軽症），精神発達遅滞（軽症），言語発達遅滞，鉄欠乏性貧血
3歳児健診	脳性麻痺（軽症），精神発達遅滞（軽症），言語発達遅滞，情緒障害（自閉症スペクトラム障害，注意欠陥／多動性障害），構音障害

2 学校健診時に注意すべき疾病および異常

部位	疾病および異常
内科関連	肥満，やせ 心疾患（心房中隔欠損，不整脈），腎疾患（腎炎，ネフローゼ，糖尿病）
整形外科関連	脊柱側彎症，腰椎分離（すべり症） 歩行の異常，ペルテス病，大腿骨頭すべり症，先天性股関節脱臼，オスグッド病
眼科関連	結膜炎，屈折異常（遠視，近視，乱視），斜視，色覚異常
耳鼻咽喉科関連	難聴，中耳炎，アレルギー性鼻炎，副鼻腔炎，アデノイド，扁桃肥大 機能性発声障害，吃音，めまい症
皮膚科関連	感染症（尋常性疣贅，伝染性軟属腫，伝染性膿痂疹，トンズランス，アタマジラミ，疥癬） アトピー性皮膚炎，尋常性痤瘡，母斑，円形脱毛症
歯科口腔外科関連	萌出遅延，過剰歯，位置異常，う歯，歯周病，顎関節症，歯列不正，咬合異常 舌小帯異常，エナメル質形成不全，着色歯，口腔粘膜疾患

3 横断的標準身長・体重曲線（0〜18歳，SD表示）左：男子・右：女子

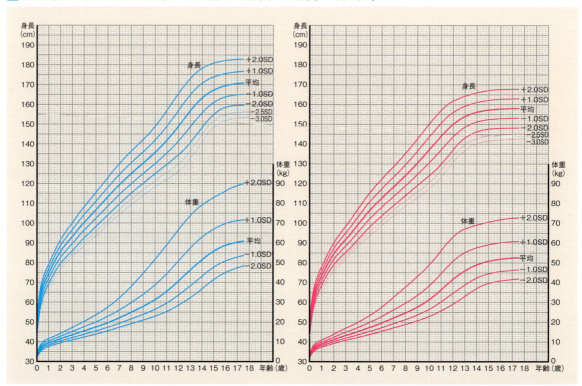

2000年度乳幼児身体発育調査・学校保健統計調査より．本成長曲線は，LMS法を用いて各年齢の分布を正規分布に変換して作成した．そのためSD値はZ値を示す．−2.5 SD，−3.0 SDは小児慢性特定疾病の成長ホルモン治療開始基準を示す．標準身長・体重曲線は日本小児内分泌学会HP〈http://jspe.umin.jp/medical/chart_dl.html〉からダウンロードできる．
（著作権：日本小児内分泌学会/著者：加藤則子ほか．Clin Pediatr Endocrinol 2016；25：71-76より）

1歳半〜3歳にかけては一般的に「イヤイヤ期」と呼ばれ，子どもの自己主張が強くなり親に反抗することが多くなる．子どもは，自分ひとりで何でもやりたい反面，何でもやってもら

いたいし甘えたくもある，という両価的な感情を味わっている．こころの安全基地である親に両方の感情を思い切り出し，そして受け止めてもらうことで，子どもは良い感情も悪い感情も両方あって良いのだと思えるようになる．この時期は心理

的発達において非常に重要である．しかし実際のところ，親は強くだだをこねる子どもに疲れ果てていることも多い．なかなか言うことを聞かない子どもを見た時は，それにずっと対応している親の苦労に思いをはせ，ねぎらいの言葉をかけたいものである．医師からのねぎらいは，親に安心感を与え，子どものより良い発達につながる．

学校健診

● 学校健診時に注意すべき疾病および異常を**2**に挙げる．
● 学校定期健診は，学校保健法に基づき学校が責任をもって実施する事業であり，基本的に1年に1回行われる．学校・校医・地域の健診協力医が協力して行う．精密検査を必要とする生徒を拾い上げることが目的である．

■一般的な検査項目
● 問診票，身長・体重の計測，運動器（脊柱・胸郭・四肢・骨・関節），視力，眼科疾患，聴力，耳鼻科疾患，皮膚疾患，歯科口腔疾患，結核，心臓，尿，そのほかの内科疾患．
● 心電図検査は小学校1年生，中学校1年生，高等学校1年生を対象として行う．
● 学校検尿は毎年行う．尿蛋白・糖の試験紙法での検査が義務づけられており，地域によっては血尿など他の項目も行われている．

■その他の注意すべき項目
● 産婦人科関連の性感染症や月経に関する問題，精神科関連の発達障害やうつ，暴力などは，早期介入が望ましいため，検査項目には定められていなくても個々の児童・生徒や学校関係者の相談に応じ，受診の必要性を判断する．

■成長曲線
● 成長曲線（**3**）は必ず確認する．肥満，やせまたは急激な成長曲線のシフトを認める場合には受診を指示する．近年，小児の肥満・やせともに増加しており，早期介入は重要である．
● シフトがなくても身長・体重増加の停滞，体重の急激な増加・減少のある場合には，学校にフォローアップを指示する．

● 本稿は法令によって求められている健診・スクリーニング項目，また，日本で一般的に行われている項目を中心に記載したが，小児のスクリーニングにおいて科学的根拠によってその効果が確認されているものは多くない．法令で求められているものは省略できないが，それぞれに科学的根拠があるかどうかを知っておくことで，より効率的な診療が可能となるはずである（たとえば側彎症のスクリーニングはI声明）．逆に法令では定められておらず日本では一般的に行われていないものでも科学的に実施が推奨される項目もあるため，それらは意識的に診療の中に取り入れたい．
● 科学的根拠に基づいた推奨がつけられているものは https://www.uspreventiveservicestaskforce.org/BrowseRec/Index などを参照されたい（右端の「Refine your search:」から「Pediatric」を選択することで27の推奨がみられる）．

参考文献
● 乳幼児健康診査の実施と評価ならびに多職種連携による母子保健指導のあり方に関する研究班．標準的な乳幼児期の健康診査と保健指導に関する手引き—「健やか親子21（第2次）」の達成に向けて．2015. http://sukoyaka21.jp/pdf/H27manyual_yamazaki.pdf
● 福岡地区小児科医会 乳幼児保健委員会（編）．乳幼児健診マニュアル 第5版．医学書院；2015.
● 文部科学省スポーツ・青少年局学校健康教育課（監修）．児童生徒等の健康診断マニュアル 平成27年度改訂．日本学校保健会：2015. http://www.gakkohoken.jp/books/archives/187

予防医療と健康維持／スクリーニング

妊婦のスクリーニング

池田裕美枝
京都大学大学院医学研究科社会健康医学系専攻健康情報学分野

- 妊婦のスクリーニングは，母体の健康と児の健康をそれぞれ守るためのものである．
- 母体スクリーニングは身体的，心理的，社会的状態を網羅する．
- 胎児スクリーニングは，分娩施設の選択や，母や周囲による胎児疾患の受け入れなどに生かされる．

一般的な注意事項

■母体の健康のために──ライフコースアプローチ

- 妊娠は人生の負荷試験と言われる．妊娠糖尿病，妊娠高血圧症候群はその後の2型糖尿病，本態性高血圧症の発症リスクを高める．
- 社会的健康もまた然りで，妊娠，出産は経済負担，精神負担を増加させる．
- 妊婦に対して適切に精神疾患，社会的リスクに関するスクリーニングを行い援助につなげることは，児の健康のためにも重要である．

■児の健康のために──先天性疾患予防，エピジェネティクスにも

- 妊娠高血圧症候群は母子ともに周産期死亡のリスクを上げるため，早期に見つけて治療する．

- 母体の感染症，血液型不適合，糖尿病など，母体への治療により児の先天性疾患や後天性疾患を予防できるものは問診や検査で必ずスクリーニングする．
- 低出生体重児として産まれたときエピジェネティクス変化により児が肥満，糖尿病，心血管系疾患を発症しやすくなる可能性が指摘されている．

妊婦健診

- 妊婦健診は自費であるが，市町村が発行する妊婦健診補助券により，**1**の範囲はほぼカバーされている．

■妊娠高血圧症候群の早期発見，予防

- 妊娠高血圧症候群は妊娠20週以降の血圧上昇をいう．治療は妊娠の終了である．早期に発見して適切に母児を管理し，分娩のタイミングを決断することが必要になるので，周産期医療センターに紹介する．

妊婦をみたら血圧を測定する．140/90以上は妊娠高血圧症候群であり，早期介入を要する．

Key words

ライフコースアプローチ
胎児期，幼少期，思春期，青年期およびその後の成人期における物理的・社会的曝露による成人疾病リスクへの長期的影響に関する学問[1]

エピジェネティクス
DNAの配列変化によらない遺伝子発現を制御・伝達するシステム

1 特にリスクのない妊婦にも勧められている検査や情報提供

検査など	妊娠週数	推奨レベル
問診票を用いた情報収集	初診時/なるべく早期に	B
体重測定	妊娠初期，健診ごと	B
浮腫評価	健診ごと	B
尿中蛋白・糖定量	妊娠初期，健診ごと	B
血圧	妊娠初期，健診ごと	B
子宮底長	妊娠後期健診ごと	B
胎児心拍確認	妊娠初期（8〜10週），健診ごと	B
子宮頸がん細胞診	妊娠初期	C
血液検査		
血算	妊娠初期，30週，37週	A
血液型（Rh含む）	妊娠初期	A
不規則抗体	妊娠初期	A
風疹（HI）	妊娠初期	A
HBs抗原	妊娠初期	A
HCV抗体	妊娠初期	A
HTLV-1抗体	妊娠初期もしくは中期以降	A
HIV抗体	妊娠初期	A
梅毒検査	妊娠初期	A
トキソプラズマ抗体	妊娠初期	C
随時血糖	妊娠初期	B
50 gGCTもしくは随時血糖	24〜28週	B
通常超音波検査		
妊娠確認・予定日決定	第1三半期	B
子宮頸管長	20〜24週	C
胎児発育	20週頃，30週頃，37週頃	B
胎盤位置・羊水量	20週頃，30週頃	C
胎位	20週頃，30週頃，37週頃	B
胎児well-being確認	41週以降	B
細菌性腟症	10〜15週	C
クラミジア	初診〜30週頃	B
B群溶連菌	33〜37週	B
情報提供（説明）		
トキソプラズマ・サイトメガロウイルス感染予防	なるべく早期	C
常位胎盤早期剝離初発症状	30週頃までに	C

推奨レベルA：（実施すること等が）強く勧められる，B：（実施すること等が）勧められる，C：（実施すること等が）考慮される（考慮の対象となるが，必ずしも実施が勧められているわけではない）．
（日本産科婦人科学会，日本産婦人科医会（編）「産婦人科診療ガイドライン産科編2017」[2])を参考に作成．USPSTFの基準とは異なるため注意）

- 妊娠高血圧症候群があると，常位胎盤早期剝離や子癇発作，HELLP症候群や妊娠性脂肪肝など，母体を生命の危機に晒す妊娠合併症のリスクが上昇する．また，妊娠高血圧症候

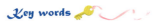

HELLP症候群

HELLP症候群とは，Hemolysis（溶血），Elevated Liver enzymes（肝酵素上昇），Low Platelet（血小板減少）の3徴を示す症候群である．妊娠後期の心窩部痛では，HELLP症候群を念頭に採血（血算，肝酵素，AT活性）の閾値を下げる．

群があると胎児への血流が減り，胎児発育不全や胎児死亡につながることもある．

- 妊娠32週未満発症例は早発型と分類され，重症化することが多い，多くは妊娠後期に発症する．妊婦健診は妊娠25週以降2週間ごと，妊娠35週以降1週間ごとと頻度が増すが，これは主に妊娠高血圧症候群の早期発見のためである．

■先天性疾患や産道感染の予防

- 先天性疾患や産道感染を予防するため，器官形成期である妊娠初期までもしくは出産までに以下をスクリーニングし，治療可能なものは治療する．胎児感染のリスクがあれば高次医療機関に送る．

妊娠初期

梅毒，HIV（ヒト免疫不全ウイルス），風疹，糖尿病，HBV（B型肝炎ウイルス），サイトメガロウイルス，トキソプラズマ，HCV（C型肝炎ウイルス）．

出産まで

クラミジア，HSV（単純ヘルペスウイルス；視診），コンジローマ（視診），腟内B群溶連菌（妊娠後期に腟培養する）．

■血液型不適合妊娠の予防

- 血液型不適合妊娠を予防するため，妊娠28週までに血液型を確認し，Rh（-）であれば抗Dグロブリンを投与する．

■糖尿病合併妊娠，妊娠糖尿病スクリーニング

- 糖尿病合併妊娠，妊娠糖尿病をスクリーニングし治療することは，胎児の予後改善や帝王切開の予防を目的としている．

■胎児エコー

- 妊婦健診時の胎児エコーは，発育異常や形態異常をスクリーニングするために行われており，分娩施設の選択や，母や周囲による胎児疾患の受け入れなどに生かされる．

■出生前診断

- 出生前診断（トリプルマーカー，non-invasive prenatal testing〈NIPT〉，nucal

2 NICEのガイドライン[3]で推奨されるうつ病に関する2項目質問票

1. 過去1か月の間に，気分が落ち込んだり，元気がなくなる，あるいは絶望的になって，しばしば悩まされたことがありますか？
2. 過去1か月の間に，物事をすることに興味あるいは楽しみをほとんど無くして，しばしば悩まされたことがありますか？

3 NICEのガイドライン[3]で推奨される全般性不安障害に関する2項目質問票

1. 過去1か月の間に，ほとんど毎日緊張感，不安感または神経過敏を感じることがありましたか？
2. 過去1か月の間に，ほとんど毎日心配することをやめられない，または心配をコントロールできないようなことがありましたか？

translucencyなどのエコー検査，羊水検査，絨毛検査）は，本邦では希望者にのみカウンセリングとともに行っており，いかなる年齢の妊婦に対してもスクリーニングとしては行っていない．

精神疾患やDVについてのスクリーニング

- 日本産科婦人科学会のガイドライン[2]では，全妊婦に対して精神疾患既往について問診することを推奨し，NICE（英国国立医療技術評価機構）ガイドライン[3]の2項目質問法（2，3）を紹介している．
- また，NICEガイドラインでは，妊婦健診はDV（domestic violence）についても話せるよう配慮した環境を整えること，医療者はDVのサインに気づけるように注意することを推奨している．

特定妊婦

- 日本産婦人科医会の「妊産婦メンタルヘルスケアマニュアル」[4]では，①望まない妊娠，

②悩んでいることを打ち明けられる相談相手がいない，③精神症状があり生活に支障をきたしている，④その他特に支援が必要と考えられる（経済的に困難など）に関しては，子育て世代包括支援センター（2020年までに全国に整備される予定，当面は市町村母子保健課，児童福祉課などが担当）に医療者から情報提供を行い，社会的支援が受けられるようにするよう呼びかけている．

妊婦健診以外で受診する妊婦に対して

● 妊婦健診を実施していない医療機関，または

4 妊婦健診目的以外の妊婦に確認すべきこと

- 妊婦健診を受けているか
- 血圧を測定する
- HELLP症候群と関連する主訴がないか
- DVのサインはないか
- 特定妊婦（望まない妊娠，精神疾患，子育ての支援不足，経済的困窮）ではないか

妊婦健診以外の目的で妊婦が受診した場合，主訴には関係なく **4** について確認することが望まれる．

文献

1）Kuh D, Ben-Shlomo Y. A Life Course Approach to Chronic Disease Epidemiology：Tracing the Origins of Ill-Health from Early to Adult Life. Oxford University Press；1997.
2）日本産科婦人科学会，日本産婦人科医会（編）．産婦人科診療ガイドライン産科編2017．日本産科婦人科学会：2017.
　　http://www.jsog.or.jp/activity/pdf/gl_sanka_2017.pdf
3）National Institute for Health and Care Excellence（NICE）［HP］. Antenatal and postnatal mental health：clinical management and service guidance Clinical guideline［CG192］published date：December 2014, last updated：April 2018.
　　https://www.nice.org.uk/guidance/cg192
4）日本産婦人科医会（編）．妊産婦メンタルヘルスケアマニュアル─産後ケアへの切れ目ない支援に向けて．日本産婦人科医会；2017.

予防医療と健康維持／スクリーニング

高齢者のスクリーニング
余命，タイムラグ，価値観をふまえた意思決定を

関口健二
信州大学医学部附属病院総合診療科長/特任教授
市立大町総合病院総合診療科

◆ 余命推定ツールを用いて，目の前の患者の余命を推定する．
◆ 行おうとしているスクリーニングの有効性・負の側面に加えて，利益をもたらすまでのタイムラグを知る．
◆ 患者の価値観に焦点を当て，ケアのゴールを共有する．
◆ EBMの視点を持って，ケアゴールに沿った意思決定支援を行う．

高齢者へのスクリーニングの原則

● わが国では検診や健診，人間ドック，脳ドックなど，他国に比べると多彩なスクリーニングが行われているが，それらの高齢者への利益が明らかにされているものは実は少ない．

● スクリーニングの基本原則として，その検査による利益が不利益を明らかに上回るという根拠が必要である．

● その根拠として，ランダム化比較試験（RCT）での有効性を示すエビデンスがあることが望ましいが，高齢者を含むスタディは非常に少なく，特にフレイルな高齢者に対しては皆無であるといってよい．良質なデータが乏しいということは，利益の根拠がはっきりしていないということであり，その実践は

慎重を期する．

● スクリーニングの利益と不利益を **1** に示す．疾病の早期発見そのものに利益があるわけではないことを常に意識する必要がある．

目の前の高齢者の余命を推定する

● 目の前の高齢者にこれから行おうとするスクリーニングが適切であるかどうかを判断するためには，その高齢者の臨床状態把握が欠かせない．

● 高齢になるほど生物学的差異は広がり，暦年齢のみでスクリーニングの是非を決定することはできないし不適切である．厚生労働省の「主な年齢の平均余命」（**2**）は参考にしてもよいが適用するべきでない．

1 スクリーニングの利益・不利益

スクリーニングの利益	スクリーニングの不利益
• 疾病を早期に発見し早期に治療を行うことで，その疾病による重篤な合併症や死亡を避けることができる	• 検査そのものによる合併症 • 偽陽性であった時の更なる診断的検査とその合併症 • 偽陰性であった時の偽りの安心 • 患者の機能予後・生命予後に関与しない疾病の発見（過剰診断）とその治療 • 心理的ストレス • 経済的負担

2 主な年齢の平均余命（平成27年，厚生労働省）

年齢	男	女
75	12.09年	15.71年
80	8.89年	11.79年
85	6.31年	8.40年
90	4.38年	5.70年

- 生物学的差異を決定する主な要素として，併存疾患数，身体機能障害，認知機能障害，栄養障害の有無が重要とされている[1]．これらの要素から余命を推定することが可能であり，「利益をもたらすまでのタイムラグ」をふまえたスクリーニングの妥当性を検討するうえで非常に有用である．

利益をもたらすまでの疾患ごとのタイムラグを知る

- 上述したスクリーニングの不利益や，発見された疾病に対する治療で生じる苦痛や負担を考慮することはもちろんだが，高齢者の場合は特に，その疾病が重篤な合併症を来したり死をもたらしたりするまでの期間（利益をもたらすまでのタイムラグ）をふまえた判断が必須である．

- 例えばスタチン製剤であれば，治療開始から利益を期待できるまでに約2年と報告している研究があるし[3]，急性冠症候群（acute coronary syndrome：ACS）に対しては数日から数週で利益を期待できるとする報告もある[4]．一方で，例えば大腸がんであれば，

Memo

余命推定のためのオンラインツールにePrognosis (https://eprognosis.ucsf.edu/) がある．外来を含む様々な診療セッティングでの生命予後に関する観察研究を統合して作成されており，日本人を含む研究は多くないものの，参考になる．また，臓器障害を有する患者の予後予測は困難で正確性に欠けるが，慢性閉塞性肺疾患（COPD）に対してのBODE index[2]*や心不全に対してのSeattle Heart Failure Model (https://depts.washington.edu/shfm/) などは大まかな予測の参考になる．

*B：body-mass index（肥満度），O：the degree of airflow obstruction（気道閉塞の程度），D：dyspnea（呼吸困難），E：exercise capacity（運動能力）．

3 高齢者に推奨される予防的医療介入—USPSTF推奨を参考に作成された米国老年科学会のエキスパートパネルによる推奨（がんスクリーニングのみ抜粋）

スクリーニング	推定余命10年以上	推定余命5〜10年	中等度認知症*	コメント
乳がん検診：マンモグラフィ	2年毎	推奨しない	推奨しない	74歳までは強い推奨 80歳を超えても10年以上の推定余命があれば費用対効果があるかも知れない
子宮頸がん検診：細胞診	65歳で終了	推奨しない	推奨しない	中止することが費用対効果的
前立腺がん検診：PSA	利益・不利益を協議して決定する	推奨しない	推奨しない	費用対効果は明らかでない
大腸がん検診	10年以上の推定余命があれば強い推奨			
便潜血	毎年，75歳で終了考慮	推奨しない	推奨しない	
大腸内視鏡	10年毎，75歳で終了考慮	推奨しない	推奨しない	
肺がん検診：低線量CT	リスクあれば毎年，80歳で終了	リスクあれば毎年考慮	推奨しない	禁煙後15年経過すれば終了

*中等度認知症：手段的ADLが障害され，日常生活における基本的な仕事，例えば適切な衣服の選択などを行う能力の低下がある状態．
USPSTF：U.S. Preventive Services Task Force，PSA：前立腺特異抗原，ADL：日常生活動作．
(Medina-Walpole A, et al〈eds〉. Geriatrics Review Syllabus. 9th ed. American Geriatrics Society；2016[6]より)

4 エビデンスに基づいた意思決定（EBM）を行うための4要素

周囲環境・患者の病状

臨床経験

患者の好み・価値観

エビデンス

(Haynes RB, et al. BMJ 2002[7] より)

5 多岐にわたるケアのゴール

• 病気の治癒 （希望を失いたくない）	• 長生き （必要なことは全てしていると感じたい）
• 機能の維持 （自分のことは自分でコントロールできる）	• 延命
• 苦しみからの解放 （疼痛，呼吸困難，倦怠感がない）	• QOLの改善 （他人に依存することなく自分でできる）
• 自分で思い通りにすること （大切なイベントへの参加，場所，ひと）	• 望ましい死 （good death，終末期のQOL）
• 家族と愛する人を支える （家族と良い関係を保つ，家族の負担にならない，家族が悲嘆にくれないようにする）	

(Stone MJ. Proc〈Bayl Univ Med Cent〉2001[8] より)

1,000人スクリーニングを行って1人の死亡を避けるために10.3年の期間が，乳がんであれば，10.7年の期間が必要との報告がある[5]．つまり，いずれのスクリーニングも推定余命10年未満の高齢者にとっては利益は極めて限定的と言ってよいだろう．

● 高齢者の場合，治療の負担，治療効果の大きさに加えて，「いつ利益をもたらすのか？」を常に意識してその妥当性を評価する必要がある．

● **3**[6] に，高齢者の推定余命とスクリーニングが利益をもたらすまでのタイムラグをふまえた米国老年科学会のエキスパートパネルによる推奨を示す．

患者の価値観をふまえて意思決定する

● これまで説明してきた，高齢者の臨床状態や生命予後は「患者の病状」に，そして利益をもたらすまでのタイムラグやスクリーニングの有効性は「エビデンス」にあたる．いずれもその根拠は不十分なことが多いが，その限界を理解したうえで，EBM（evidence based medicine：エビデンスに基づく医療）の考え方（**4**[7]）に沿って対応することが望まれる．

● 高齢者においては「患者の好み・価値観」は特に重要な要素であり，意思決定に大きな影響を与える．患者の価値観を引き出すことで患者の医療介入に対する期待（ケアのゴール）を共有することができる．

● われわれ医療者はとかく生命予後のみに固執する傾向があるが，ケアのゴールは多岐にわたる（**5**[8]）．

● 高齢者のQOL（quality of life：生活の質，生命の質）に直結するのは，生命予後よりもむしろ機能的予後（身体機能，認知機能）や症

状的予後（疼痛，呼吸苦，うつなど）である．
- 患者への「○○○はやりたいですか？」との問いは，一見「患者中心」のようにみえるが，スクリーニングの有効性や負の側面，患者の余命をふまえることなくして，患者中心の意

思決定はあり得ない．われわれ医療者が，EBMの視点をもってそれらを把握し，患者の価値観に焦点を当てつつ意思決定支援をして初めて，患者中心の意思決定がなされることを肝に銘じたい．

文献

1） Yourman LC, et al. Prognostic indices for older adults : a systematic review. JAMA 2012 ; 307 (2) : 182-192.
2） Celli BR, et al. The body-mass index, airflow obstruction, dyspnea, and exercise capacity index in chronic obstructive pulmonary disease. N Engl J Med 2004 ; 350 (10) : 1005-1012.
3） Holmes HM, et al. Rationalizing prescribing for older patients with multimorbidity : considering time to benefit. Drugs Aging 2013 ; 30 (9) : 655-666.
4） Vollrath AM, et al. Discontinuing cardiovascular medications at the end of life : lipid-lowering agents. J Palliat Med 2005 ; 8 (4) : 876-881.
5） Lee SJ, et al. Time lag to benefit after screening for breast and colorectal cancer : meta-analysis of survival data from the United States, Sweden, United Kingdom, and Denmark. BMJ 2013 ; 346 : e8441.
6） Medina-Walpole A, et al (eds). Geriatrics Review Syllabus. 9th ed. American Geriatrics Society ; 2016. pp85-100.
7） Haynes RB, et al. Physicians' and patients' choices in evidence based practice. BMJ 2002 ; 324 (7350) : 1350.
8） Stone MJ. Goals of care at the end of life. Proc (Bayl Univ Med Cent) 2001 ; 14 (2) : 134-137.

COLUMN

高齢者予防医療のやめどき

ここでは，高齢者の予防医療におけるUSPSTFに基づく年齢別推奨を呈示する．

健康寿命（70 vs 76），平均寿命（78.24〈2010〉vs 82.93〈2010〉）ともに，日本より短い国での推奨であること，高齢者の場合，同じ年齢でも活動度，自立度や期待される余命は個体差が大きいので，あくまで参考にとどめ，アドバンス・ケア・プランニング（ACP）の中で，個人の健康観も踏まえて個別化を目指すことが望まれる．

50歳未満に対する推奨と区別なく同様に適応されるものは含まれていない．また，年齢のカットオフで65歳が両方に入っているのは，推奨によって65歳が若いほうのカテゴリーに含まれるものと，65〜75歳に含まれるものがあるためである．65歳の場合は個々の推奨を確認してほしい．

（それぞれの出典は，USPSTF〈http://www.uspreventiveservicestaskforce.org/BrowseRec/Index〉の右端のコラム→Refine your search→Filter Age Group→Seniorを選択．頻回に更新されるので常に最新情報を確認すること）

岡田唯男（亀田ファミリークリニック館山）

	50〜65	65〜75	76〜85	85〜
がんのスクリーニング				
前立腺がん（2018）	C（55〜69歳）	D（70歳以上）		
乳がん（2016）	B（50歳から2年毎）		I声明	
大腸がん（2016）	A		C	推奨なし（2008の推奨ではD）
子宮頸がん（2012）	A	D（条件付き*1）		
卵巣がん（2012）	D（再推奨）			
血管病変のスクリーニング				
腹部大動脈瘤（2014）	D：喫煙歴のない女性	B：喫煙歴のある男性 C：喫煙歴のない男性 I：喫煙歴のある女性 D：喫煙歴のない女性	D：喫煙歴のない女性	
末梢動脈疾患（2013）	I声明			
虚血性心疾患（心電図2012/非古典的因子でのリスク評価2009）	心電図　低リスク：D　中等度or高リスク：I 非古典的因子でのリスク評価：I （高感度CRP，ABI，白血球，空腹時血糖，歯周病，頸動脈IMT，EBCTでの冠動脈石灰化スコア，ホモシステイン，リポプロテイン（a））			
頸動脈狭窄（2007）	D			

高齢者予防医療のやめどき　**31**

	50〜65	65〜75	76〜85	85〜
その他の疾患，症状のスクリーニング				
内診による婦人科系病態の定期的スクリーニング (2017)	Ｉ（症状のない女性における婦人科疾患検出目的での内診）			
高齢者における視力障害 (2009, 2016)	Ｉ声明			
血糖異常と2型糖尿病 (2015)	Ｂ（70歳まで） それ以降は推奨なし			
認知機能障害 (2014)	Ｉ声明			
自殺リスク (2014)	Ｉ声明			
高齢者虐待 (2013)	Ｉ声明			
骨粗鬆症 (2012)	Ｂ：65歳以上の女性と同じかそれ以上のリスクのある女性		Ｂ：女性 Ｉ：男性	
高齢者の聴力低下 (2012)	Ｉ声明			
甲状腺疾患 (2004)	Ｉ声明			
予防的内服 / 予防的介入 / カウンセリング				
非入院，非入所高齢者での骨折の一次予防目的でのビタミンD，カルシウム，その両方の補充 (2018)	Ｉ：男性と閉経前女性 Ｉ：閉経後女性での400 IU以上のビタミンDと1,000 mg以上のカルシウム補充 Ｄ：閉経後女性での上記量未満の補充			
高齢者での転倒予防 (2018)	推奨なし	地域で生活する高齢者で転倒リスクの増加した人に対しての Ｂ：運動処方 Ｃ：多要素的介入 Ｄ：ビタミンD補充		
ホルモン補充用法 (2012, 2017)	Ｄ（慢性疾患の予防に関して，再推奨）			
心血管病変のない成人での心血管疾患一次予防のためのスタチンの使用 (2016)	Ｂ：心血管リスクが1個以上，かつ，10年の心血管イベントリスクが10％以上 Ｃ：心血管リスクが1個以上，かつ，10年の心血管イベントリスクが10％以上7.5％ to 10％ ただし，日米での考え方が大幅に異なるため丸呑みしないこと（「その他の予防医療」の項参照）		Ｉ声明	
心血管疾患と大腸がん予防のためのアスピリンの使用 (2016)	Ｂ：50〜59歳で10年の心血管イベントリスクが10％以上 Ｃ：60〜69歳で10年の心血管イベントリスクが10％以上 Ｉ声明：70歳以上 （詳細は「アスピリンの予防的内服」の項〈p133〉参照）			
予防接種	予防接種の推奨を参照，USPSTFは重複を避けるためACIP[2]の推奨に賛同し，そちらに譲るとしている．			

[1] ハイリスクではなく，適切な検診を受けているという条件：検診中止直前からさかのぼって10年間の間に3回連続の正常スメア，もしくは2回連続のHPV検査陰性かつ，最終検査が5年以内であること
高グレード前がん病変の自然寛解例については，65歳を過ぎていても20年間検診を受ける必要がある．
[2] ACIP：Advisory Committee on Immunization Practices https://www.cdc.gov/vaccines/acip/index.html

予防医療と健康維持／スクリーニング

がん検診 推奨グレードＡ,Ｂ（一般成人）

塩田正喜
社会医療法人 河北医療財団 河北家庭医療学センター家庭医療科科長

◆ 本稿では検診の有効性が示されている（USPSTFでGrade AまたはBとgradingされている）大腸がん，子宮頸がん．乳がん，肺がんの4つについて述べる．
◆ 大腸がん，子宮頸がん，乳がんについては，国内で現在行われている対策型検診はほぼ国際的に標準的なものである．
◆ 胸部Ｘ線での肺がん検診は世界的にはあまり推奨されていない検診方法である．
◆ 特に技術の進歩に伴って起こる国際的に推奨される検診方法の変遷にも留意しつつ，対策型検診，時に任意型検診を用いて対象患者群にもれなく検診を薦めていきたい．

大腸がん検診

● 大腸がん検診を行うことによって得られる利益は，対象となる年齢（50〜74歳）の標準的リスクの患者に対する1,000スクリーニングで，221〜270獲得生存年数，20〜24の大腸がん死亡の抑制とされ，一方，害として9〜15の合併症（消化管ないし心血管イベント）があげられる[1]．

● 大腸がん検診に関する主要なガイドラインの「開始年齢」，「推奨される検診方法」（Gradeなどの評価があるものは記載），「検査間隔」について俯瞰する[1-5]（**1**）．

● 近年普及しつつあるCT colonographyは，既にいくつかのガイドラインでは推奨されている[1,4,5]一方で，害についての検討がまだ不足しているとの意見もある[1]．

● USPSTF（U.S. Preventive Services Task Force）は，特に4つのスクリーニング方法を利益と害のバランスから推奨している（10年毎の全大腸内視鏡，逐年の便潜血〈免疫法〉，10年に1回のS状結腸鏡＋逐年の便潜血〈免

疫法〉，5年毎のCT colonography）[1]．

● 現状では明らかに他の検査より有効性が高いとされる検査はなく，日本の検診事業の実際に，患者の嗜好などを勘案した任意型検診を合わせて検討するのが望ましい．

子宮頸がん検診

● コホート研究のメタ解析[7]によれば，細胞診でのスクリーニングを行うことで侵襲性子宮頸がんと診断される危険性は著減し（相対リスク〈RR〉＝0.38；95％信頼区間〈95％CI〉＝0.23-0.63），細胞診にヒトパピローマウイルス（HPV）検査を合わせた解析では死亡率の減少も認められている（RR＝0.65；95％CI＝0.47-0.90）．

● 各国において推奨される年齢と検診方法，間隔を示す[8-11]（**2**）．

● 他のスクリーニングに比べて若年（20歳）からのスクリーニングが推奨されているが，子宮頸がん検診の受診率は42.4％（過去2年での受診率）と低く[6]，特に20代女性の受診率

1 大腸がん検診の推奨度と検診間隔

	大腸ポリープ診療ガイドライン2014[2)]（推奨Gradeなし）	有効性評価に基づく大腸がん検診ガイドライン2005[3)]	USPSTF 2016[1)]（推奨Gradeなし）	ACS/USMSTF/ACR 2008[4)]（推奨Gradeなし）	ACG 2008[5)]
開始年齢	40歳	40歳	50歳	50歳	50歳（黒人は45歳）
終了年齢	記載なし	明確な記載なし	・75歳まで：Grade A ・75〜85歳：個別に判断する* *健康状態と過去の検診歴を考慮して個別に決定	明確な記載なし	明確な記載なし
便潜血（化学法）	毎年または隔年	適正間隔の記載なし（推奨レベル：A）	毎年	毎年	毎年 Grade 1B
便潜血（免疫法）	2年以内	適正間隔の記載なし（推奨レベル：A）	毎年	毎年	毎年 Grade 1B
S状結腸鏡＋便潜血	3〜5年	適正間隔の記載なし（推奨レベル：C）	便潜血（免疫法）毎年＋S状結腸鏡を10年毎	推奨されていない	推奨されていない
全大腸内視鏡	10年* *初回検査で所見がない場合	適正間隔の記載なし（推奨レベル：C）	10年毎	10年毎	10年毎 Grade 1B
バリウム	推奨されていない	推奨レベル：C	推奨されていない	5年毎	推奨されていない
CT colono-graphy	推奨されていない	記載なし	5年毎	5年毎	5年毎 Grade 1C
便中DNA	推奨されていない	記載なし	1〜3年毎	間隔不明	3年毎 Grade 2B

USPSTF：U.S. Preventive Services Task Force, ACS：American Cancer Society, USMSTF：U.S. Multi-Society Task Force, ACR：American College of Radiology, ACG：American College of Gastroenterology.

2 子宮頸がん検診の推奨度と検診間隔

	有効性評価に基づく子宮頸がん検診ガイドライン2009[8)]	産婦人科診療ガイドライン婦人科外来編2017[9)]（推奨Gradeなし）	USPSTF 2012[10)]	ACS/ASCCP/ASCP 2012[11)]（推奨Gradeなし）
開始年齢	20歳	20歳	21歳	21歳
終了年齢	記載なし	記載なし	65歳まで	65歳まで
細胞診（従来法または液状検体法）	適正間隔の記載なし（Grade B）	2年毎	3年毎（Grade A）	3年毎
細胞診（方法問わず）＋HPV検査	適正間隔の記載なし（Grade I）	記載なし	（30歳以上で）5年毎Grade A	（30歳以上で）5年毎 *ACS/ASCCP/ASCPは30歳以降では細胞診よりもこちらを推奨（preferable choice）

USPSTF：U.S. Preventive Services Task Force, ACS：American Cancer Society, ASCCP：American Society for Colposcopy and Cervical Pathology, ASCP：American Society for Clinical Pathology.

は非常に低い.
●20〜30代は医療機関への受診率の低い年代であるが, 感冒での受診や家族受診の同伴な

どで来院した際に「一言だけでも子宮頸がん検診を啓発する」ことから始めたい.

乳がん検診

- 11のランダム化比較試験（RCT）のメタ解析[12]では，50〜70歳の女性が3年毎のマンモグラフィを受けた場合の乳がん死亡のRRは0.8（95%CI＝0.73-0.89）と，乳がん死亡は有意な減少が見込まれる一方で，スクリーニング期間中の過剰診断は19%（95%CI＝15-23）と比較的高頻度である．

- 超音波やMRIでの検診は現時点では明確なエビデンスが乏しく推奨されておらず[13-16]，標準的な乳がん検診はマンモグラフィで行われる[13-16]．

- 50〜74歳の乳がん検診はほぼ共通して推奨されている[13-16]．

- マンモグラフィによって「避けられる死亡」は若年層では少ないのに対し，検診での偽陽性率は若年層ほど高いため[13]，若年者へのスクリーニングを推奨しないガイドラインもある．本邦のガイドラインは共に40歳からのマンモグラフィ検診を推奨している[14,15]が，米国のガイドラインでは40代へのスクリーニングは個別に検討するべきとする意見[13]や，検診開始時期を45歳からとする意見[16]もある．

- 検診の終了すべき年齢については，日本乳癌学会[14]がスクリーニング終了時期を明記していないのに対し，75歳以上については判断根拠が不足しているため判断ができないとするガイドライン[13]や10年以上の予後が期待できる限り75歳以上でも検診の継続をすすめるもの[16]など，やや差異がある．患者の希望や予測される予後なども勘案して患者毎の適応を考慮しつつ，検診を行う．

- 乳がん検診の受診率も44.9%（過去2年での受診率）と低く[6]，子宮頸がんと同様に患者啓発が肝要である．

肺がん検診

- 本邦では40歳以上の成人に対し，「非高危険度群に対する胸部X線検査，および高危険群に対する胸部X線検査と喀痰細胞診併用法」による検診が推奨されている[17]が，これは国内における複数の観察研究での死亡の減少[18]（オッズ比〈OR〉＝0.56；95%CI＝0.48-0.65）を論拠としている．

- 一方で多くの国では胸部X線と喀痰細胞診でのスクリーニングの有用性は否定的と評価されており[19]，現在，肺がんスクリーニングの議論の主軸は低線量CTに移っている．

- 低線量CTによる肺がん検診は，主要なRCTであるNational Lung Screening Trial（NLST）[20]のinclusion criteria（対象患者基準）に準拠し，「55〜74歳」かつ「30 pack-yearsの喫煙歴を有する，喫煙者または禁煙して15年以内のもの」を対象としていることが多く[21,22]．本邦でも日本CT検診学会は同様の対象群に対する低線量CTでの検診を「任意型検診として」推奨している[23]．ガイドラインによっては55〜80歳までを対象としているものもある[24]．

- NLST[20]では低線量CT検診群の胸部X線群に対する肺がんの年齢調整死亡率が20%低減し，世界の検診に大きな影響を与えた一方で，偽陽性率の高さなどから低線量CTでの肺がん検診には慎重な意見も根強く[25]，今後の研究の蓄積によるガイドラインの変遷に注目すべきである．

文献

1) Bibbins-Domingo K, et al. Screening for colorectal cancer : US Preventive Services Task Force recommendation statement. JAMA 2016 ; 315 : 2564-2575.

2) 日本消化器病学会（編）．大腸ポリープ診療ガイドライン2014．南江堂；2014．pp8-25.

3) 平成16年度厚生労働省癌研究助成金「がん検診の適切な方法とその評価法の確立に関する研究」班．有効性評価に基づく大腸がん検診ガイドライン．2005.
http://canscreen.ncc.go.jp/pdf/guideline/colon_full080319.pdf（最終アクセス2017-10-01）

4) Levin B, et al. Screening and surveillance for the early detection of colorectal cancer and adenomatous polyps, 2008：a joint guideline from the American Cancer Society, the US Multi-Society Task Force on Colorectal Cancer, and the American College of Radiology. CA Cancer J Clin 2008；58：130-160.

5) Rex DK, et al. American College of Gastroenterology guidelines for colorectal cancer screening 2009. Am J Gastroenterol 2009；104：739-750.

6) 厚生労働省［HP］．国民生活基礎調査（平成28年）.
www.mhlw.go.jp/toukei/saikin/hw/k-tyosa/k-tyosa16/index.html（最終アクセス2017-10-01）

7) Peirson L, et al. Screening for cervical cancer：a systematic review and meta-analysis. Syst Rev 2013；2：35.

8) 平成20年度　厚生労働省がん研究助成金「がん検診の適切な方法とその評価法の確立に関する研究」班，平成21年度　厚生労働省がん研究助成金「がん検診の評価と在り方に関する研究」班．有効性評価に基づく子宮頸がん検診ガイドライン．2009.

9) 日本産科婦人科学会/日本産婦人科医会（編）．産婦人科診療ガイドライン―婦人科外来編2017．日本産科婦人科学会事務局；2017.

10) Moyer VA. Screening for cervical cancer：U.S. Preventive Services Task Force recommendation statement. Ann Intern Med 2012；156：880-891.

11) Saslow D, et al. American Cancer Society, American Society for Colposcopy and Cervical Pathology, and American Society for Clinical Pathology screening guidelines for the prevention and early detection of cervical cancer. CA Cancer J Clin 2012；62：147-172.

12) Independent UK panel on breast cancer screening. The benefits and harms of breast cancer screening：an independent review. Lancet 2012；380：1778-1786.

13) Siu AL. Screening for breast cancer：U.S. preventive services task force recommendation Statement. Screening for breast cancer. Ann Intern Med 2016；164：279-296.

14) 日本乳癌学会（編）．科学的根拠に基づく乳癌診療ガイドライン2 疫学・診断編（2015年版）．金原出版；2015.

15) 「科学的根拠に基づくがん検診法の有効性評価とがん対策計画立案に関する研究」班．有効性評価に基づく乳がん検診ガイドライン（2013年度版）．2014.

16) Oeffinger KC, et al. Breast cancer screening for women at average risk：2015 guideline update from the American Cancer Society. JAMA 2015；314：1599-1614.

17) 平成18年度厚生労働省がん研究助成金「がん検診の適切な方法とその評価法の確立に関する研究」班．有効性評価に基づく肺がん検診ガイドライン．2006.
http://canscreen.ncc.go.jp/pdf/guideline/guide_lung070111.pdf

18) Sagawa M, et al. The efficacy of lung cancer screening conducted in 1990s：four case-control studies in Japan. Lung Cancer 2003；41：29-36.

19) Manser R, et al. Screening for lung cancer. Cochrane Database Syst Rev 2013；（6）：CD001991. doi：10.1002/14651858.CD001991.pub3.

20) National Lung Screening Trial Research Team. Reduced lung-cancer mortality with low-dose computed tomographic screening. N Engl J Med 2011；365：395-409.

21) Wender R, et al. American Cancer Society lung cancer screening guidelines. CA Cancer J Clin 2013；63：107-117.

22) Bach PB, et al. Benefits and harms of CT screening for lung cancer：a systematic review. JAMA 2012；307：2418-2429.

23) 日本CT検診学会 ガイドライン委員会．日本における低線量CTによる肺がん検診の考え方．2013.
www.jscts.org/pdf/guideline/ct130726.pdf（最終アクセス2017-10-01）

24) Moyer VA. Screening for lung cancer：U.S. Preventive Services Task Force recommendation statement. Ann Intern Med 2014；160：330-338.

25) American Academy of Family Physicians［HP］. Clinical Preventive Service Recommendation：Lung cancer.
http://www.aafp.org/patient-care/clinical-recommendations/all/lung-cancer.html（最終アクセス2017-10-01）

予防医療と健康維持／スクリーニング

がん検診 推奨グレード D（一般成人）

中山明子
大津ファミリークリニック院長

◆ 成人で「推奨しない」とされるがん検診（推奨グレードD）は，①膵がん，②甲状腺がん，③前立腺がん（70歳以上），④精巣がん，⑤BRCA遺伝子検査，⑥子宮頸がん（30歳未満のHPV検査，子宮摘出した女性，21歳未満），⑦卵巣がん，の7つである．
◆ 本稿ではその理由について説明する．

● USPSTF（U.S. Preventive Services Task Force）において，がん検診で推奨グレードDとなっているのは7つである（2018年5月現在）．以下に，スクリーニングを勧められていない理由を説明する．

成人

膵がん（無症候性の成人）

● 腹部の触診，超音波，血清学的マーカーでの膵がんのルーチンスクリーニングを推奨していない．膵がんスクリーニングが死亡率低下に効果的であるというエビデンスがない．有病率が低く，検査精度の限界，結果の侵襲性，治療成績が悪いことから，膵がん検診の有害性が利益を上回ると結論づけている．

甲状腺がん（成人）

● 息切れ，痛み，嚥下困難などの咽頭症状，腫瘤などがない無症状の成人に対してスクリーニングを行うことを推奨していない．
● USPSTFは，スクリーニングの利益が不十分であり，治療群と観察群の差が明らかでな

いこと，大規模スクリーニングにより死亡率が変化を示さないことなどから，無症候の成人への甲状腺がんのスクリーニングを行うことの利益が少ないと判断している．
● リスクは，電離放射線（治療や放射性粒子）曝露歴，低ヨウ素食，甲状腺がんに関連のある遺伝性疾患（家族性大腸腺腫症など），一親等以内の甲状腺がんの家族歴がある場合とされている．

成人男性

前立腺がんに対するPSAのスクリーニング（70歳以上の男性）

● 前立腺特異抗原（prostate specific antigen：PSA）を用いた前立腺がんのスクリーニングの害には，偽陽性が多いこと，心理的影響などがある．また前立腺生検となれば，疼痛や，精液に血液が混じったり，感染したりすることがある（生検後1％程度が合併症で入院を要する）．
● また，前立腺がんの治療には，勃起不全，尿失禁や腸に関連する症状が合併症として起こ

る．70歳以上は，69歳以下よりも有害事象が増えるということもあり推奨されない（推奨グレードD）．55〜69歳に関してはPSAスクリーニングを受けるかどうかは，PSAスクリーニングの利益と害を話したうえで，個人の価値観を加味し，個別に判断していく必要がある（2018年現在推奨グレードC）．55〜69歳男性の10〜14年後の死亡率の減少は，1,000人に約1人程度であり，PSAスクリーニングによる前立腺がんでの死亡率低下に繋がらなかった．

- スクリーニングの結果として過剰診断や過剰治療につながり，無症状のままであった疾患を知ることで害を被る．長期間にわたって，前立腺がんによる死亡を予防する可能性が低いことから，前立腺がんスクリーニングを行うことには注意が必要である（「スクリーニングプログラム」の項〈p8〉を参照）．

- 日本泌尿器科学会は2011年と2012年に「米国予防医学作業部会からの勧告に対する見解」という声明をホームページに出している．「USPSTFの勧告（案）を今のわが国に適用することは適切でない．その理由は，①勧告案の分析がPSA検診の利益を過小に評価している，②米国とわが国の前立腺がん診療の実態が大きく異なる，からである．」というものである．

- 7か国中5か国で有意な死亡率の減少は認められておらず，米国の意見だから日本に適応できないと言い切るにはデータ不足と思われる．

精巣がんに対するスクリーニング（思春期・成人男性）

- 精巣がんの発症は15〜34歳に多い．10万人あたり5.4人/年と発生率が低く，また発見後も病期にかかわらず，睾丸切除，放射線治療，化学療法により90％以上で治癒が見込める予後の良いがんである．

- 無症状の患者への自己触診や医師による触診での感度，特異度，陽性尤度比は不明である．スクリーニングに関する偽陽性の結果，不安，診断検査などの害が大きく，中程度の確実性をもって利益がないと結論づけられている．

成人女性

BRCA リスクアセスメント・遺伝子カウンセリング・遺伝子検査（高リスクでない女性）

- *BRCA1*（brest cancer susceptibility gene 1）や*BRCA2*の異常変異を持つ可能性が高くないと考えられる女性へのルーチンのカウンセリングや遺伝子検査を行うことは推奨されない．家族歴で*BRCA1*や*BRCA2*遺伝子の突然変異のリスクが高くない女性の場合，潜在的に有害な*BRCA*突然変異への利益はほぼなく，逆に有害だというエビデンスがある．

- リスクに関しては，Ontario Family History Assessment Tool, Referral Screening Tool（**1**）[1]，Pedigree Assessment Tool, Family History Screen 7（FHS-7）（**2**）[2] などで検討

1 Referral Screening Tool

	乳がん（50歳未満）	卵巣がん（何歳でも）
自分	☐	☐
母親	☐	☐
姉妹	☐	☐
娘	☐	☐
母方の祖母	☐	☐
母方の叔母伯母	☐	☐
父方の祖母	☐	☐
父方の叔母伯母	☐	☐
同側の50歳以上での乳がん	☐	
男性の乳がん	☐	
ユダヤ系	☐	

2個以上チェックがついた場合には紹介が必要．
（Bellcross CA, et al. Genet Med 2009[1] より）

2 FHS-7

- 一親等以内に乳がんか卵巣がんがいる
- 両側の乳がんに罹患した親戚がいる
- 家族で男性で乳がんに罹患した人がいる
- 家族に乳がんと卵巣がんに罹患した人がいる
- 家族で50歳未満で乳がんになった人がいる
- 乳がんand/or卵巣がんになった親戚が2人以上いる
- 乳がんand/or大腸がんになった親戚が2人以上いる

1つでも陽性であれば紹介が必要.

(Ashton-Prolla P, et al. BMC Cancer 2009[2] より)

されることをUSPSTFは推奨している.

子宮頸がん（30歳未満のHPV検査，子宮摘出した女性，21歳未満の女性）

■30歳未満のHPV検査

- ヒトパピローマウイルス（HPV）検査単独，HPV検査と細胞診の検査を併用しても利益があまりないという十分なエビデンスがある.

■子宮摘出した女性に対する子宮頸部細胞診

- 高度前がん病変以外の理由で子宮頸部を含めた子宮全摘を受けた女性にとって，スクリーニングは利益よりも害が大きい.

■21歳未満の女性

- 21歳未満で，子宮頸がんスクリーニングは発生率も死亡率も低下しないというエビデンスがある.

卵巣がん（女性）

- 卵巣がんの有病率が低いため，スクリーニングの陽性的中率が低く，陽性の多くは偽陽性である. 経腟超音波，腫瘍マーカーの検査で卵巣がんによる死亡率は減らないという十分なエビデンスがある. 卵巣がんのスクリーニングは利益よりも害が大きいという中程度の確実性のエビデンスがある.

文献

1) Bellcross CA, et al. Evaluation of a breast/ovarian cancer genetics referral screening tool in a mammography population. Genet Med 2009；11（11）：783-789.
2) Ashton-Prolla P, et al. Development and validation of a simple questionnaire for the identification of hereditary breast cancer in primary care. BMC Cancer 2009；9：283.

予防医療と健康維持／スクリーニング

がん検診 I声明（一般成人）

宮﨑　景
みえ医療福祉生活協同組合高茶屋診療所所長

◆ USPSTFでのI声明（I statement）とは利益が害を上回ることを示すデータが不十分で検討ができないということであり，そのスクリーニングが無効であるという意味ではない.
◆ USPSTFでのI声明の項目は，①膀胱がん，②乳がん（75歳以上へのスクリーニング，3Dマンモグラフィでのスクリーニング，マンモグラフィで陰性と判断された高濃度乳腺に対するエコー，MRI，3Dマンモグラフィなどによる追加検査），③口腔がん，④皮膚がん，の4つである.

● USPSTF（U.S. Preventive Services Task Force）でのI声明とは，利益が害を上回ることを示すデータが不十分で検討ができないということであり，そのスクリーニングが無効であるという意味ではない.
● 以下に，USPSTFでのI声明の4つの項目について概説する.

膀胱がん

● 膀胱がんのスクリーニング手段としては，尿検査試験紙による尿潜血反応，尿細胞診，尿中バイオマーカーなどがあるが，これらの検査によるスクリーニングの利益と害についての根拠は不十分であるとUSPSTFは2011年の推奨で結論づけている.
● 日本人の膀胱がんの死亡率が米国よりも低い（**1**[1,2]）ことより，日本においてより高い推奨度を示す選択は考えにくいといえる.
● 一般的に膀胱がんに対する尿潜血反応の感度は高いが，特異度は低く，例えばある研究では60歳以上の尿潜血患者のうち，膀胱がんを有した患者は2〜3％であった[3].
● 日本では健診で尿検査試験紙による尿潜血反

応を含めた尿定性検査が膀胱がん検診とは異なるコンテクストで広く施行されており，尿潜血陽性者に対する膀胱がんの精密検査は，本推奨とは別のコンテクストで考える必要がある.

乳がん

● 乳がんのスクリーニング手段として広く用いられているのはマンモグラフィである.
● 日本より乳がんの死亡率が高い米国（**2**[1,2]）のUSPSTFは2016年の推奨において，2年に1回のマンモグラフィによるスクリーニングは50〜74歳の女性に対して推奨グレードB，40〜49歳の女性に対して推奨グレードCとしている．推奨グレードBの内容に関しては他項に詳細を譲る.
● I声明となったのは，75歳以上の女性に対するあらゆる手段でのスクリーニング，および全年齢層に対する3Dマンモグラフィ（トモシンセシス〈tomosynthesis〉）でのスクリーニング，またマンモグラフィで陰性と判断された高濃度乳腺（dense breast）に対する追加検査（エコー，MRI，3Dマンモグラフィな

1 膀胱がんによる死亡率の日米比較（/10万人・年）

		40〜44歳	50〜54歳	60〜64歳	70〜74歳
日本	男性（2011年）	0.3	1.3	6.2	18.2
	女性（2011年）	0.2	0.5	1.4	4.4
米国	男性（2010〜2014年）	0.4	2.5	9.7	29.5
	女性（2010〜2014年）	0.2	0.9	2.8	8.6

（国立がん研究センターがん対策情報センター. がんの統計'16[1]）およびNCI. SEER Cancer Statistics Review 1975-2014[2]）より）

2 乳がんによる死亡率の日米比較（/10万人・年）

		30〜34歳	40〜44歳	50〜54歳	60〜64歳	70〜74歳
日本	女性（2015年）	2.4	9.6	26.7	38.9	37.7
米国	女性（2010〜2014年）	2.6	12.7	29.8	51.5	77.7

（国立がん研究センターがん対策情報センター. がんの統計'16[1]）およびNCI. SEER Cancer Statistics Review 1975-2014[2]）より）

ど）であり，これらの利益と害についての根拠は不十分である.

- 75歳以上の女性に対する乳がんスクリーニングは，CISNET（Cancer Intervention and Surveillance Modelling Network）のシミュレーションモデルによれば75〜80歳において，合併症がなく，平均余命が長い群においては，利益が害を上回るかもしれないという試算はある[4]が，利益と害のバランスを直接示すランダム化比較試験などのデータは存在しない.
- 3Dマンモグラフィ（トモシンセシス）によるスクリーニングは，従来のマンモグラフィと比較して，乳がんの検出数は勝るが，最終的な予後やQOLを改善したというデータが存在しない. また過剰診断や偽陽性が増加している可能性が否定できず[5]，放射線被曝も約2倍であることから，現状では利益と害のバランスを検討することができない.
- マンモグラフィで陰性と判断された高濃度乳腺に対して乳腺エコー，MRI，3Dマンモグラフィなどで追加検査をすることによって，新たに乳がんを検出することができると示されているが，大部分は浸潤がんである. 予後やQOLを改善するというデータが存在せず，

偽陽性，過剰診断も多いことが推定され，現状のデータではいかなる追加検査も，その利益と害についての根拠は不十分である.

口腔がん

- 口腔がんスクリーニングの手段は視診である.
- 米国，インド，キューバ，スリランカなどでスクリーニングの効果を検証した研究報告があるが，わが国と口腔がんの死亡率がほぼ同程度の米国（**2**[1,2]）において，スクリーニングの利益と害についての根拠は不十分であるとUSPSTFは2013年の推奨で結論づけている.
- 口腔がんのリスクとして，タバコ，アルコールが最大75%に寄与していると推定されている[6]. 檳榔子（ビンロウジ）などの噛みタバコの影響で口腔がんの罹患率，死亡率が高い[7]ことで知られるインド（日本の100倍以上）における，視診による大規模ランダム化比較試験（対象，35歳以上の成人19万人）では，全体として有意差は認められなかったが，喫煙，または飲酒歴がある男性に対しては有効かもしれないという結果であった（口腔がん死亡率 相対危険度＝0.57[0.35-0.93]）[8].
- わが国でも超ハイリスク群に対する介入は有

3 口腔がんによる死亡率の日米比較（/10万人・年）

		40〜44歳	50〜54歳	60〜64歳	70〜74歳
日本	男性（2015年）	0.9	3.8	13.1	25.4
	女性（2015年）	0.6	1.3	1.9	4.2
米国	男性（2010〜2014年）	1.0	5.3	11.7	15.8
	女性（2010〜2014年）	0.4	1.6	2.8	5.2

（国立がん研究センターがん対策情報センター．がんの統計'16[1] およびNCI. SEER Cancer Statistics Review 1975-2014[2] より）

4 皮膚がんによる死亡率の日米比較（/10万人・年）

		30〜34歳	40〜44歳	50〜54歳	60〜64歳	70〜74歳
日本	男性（2015年）	0.1	0.2	0.6	1.1	2.2
	女性（2015年）	0.1	0.3	0.6	0.7	1.2
米国	白人男性（2010〜2014年）	0.7	1.8	4.3	9.5	18.0
	白人女性（2010〜2014年）	0.5	1.3	2.4	4.1	6.5

（国立がん研究センターがん対策情報センター．がんの統計'16[1] およびNCI. SEER Cancer Statistics Review 1975-2014[2] より）

用かもしれない．

皮膚がん

- 皮膚がんスクリーニングの手段は医師，もしくは本人による皮膚の視診である．
- わが国よりもはるかに皮膚がんによる死亡率が高い米国（特に白人，**4**[1,2]）において，医師による皮膚の視診でのスクリーニングの利益と害についての根拠は不十分であるとUSPSTFは2016年の推奨で結論づけている．
- 皮膚がんのスクリーニングに関するランダム化比較試験の報告自体がなく，またドイツで行われている国家レベルでのスクリーニングプログラムにおいても投資に見合った利益を得られていない[9]．

文献

1) 国立がん研究センターがん対策情報センター［HP］．がん情報サービス．がんの統計'16
https://ganjoho.jp/reg_stat/statistics/brochure/backnumber/2016_jp.html

2) NCI［HP］．SEER Cancer Statistics Review 1975-2014
https://seer.cancer.gov/csr/1975_2014/

3) Britton JP, et al. A community study of bladder cancer screening by the detection of occult urinary bleeding. J Urol 1992；148（3）：788-790.

4) Mandelblatt J, et al. Collaborative Modeling of U.S. Breast Cancer Screening Strategies. AHRQ Publication No.14-05201-EF-4. Agency for Healthcare Research and Quality；2015.

5) Melnikow J, et al. Screening for Breast Cancer With Digital Breast Tomosynthesis. Evidence Synthesis No.125. AHRQ Publication No.14-05201-EF-2. Agency for Healthcare Research and Quality；2016.

6) Blot WJ, et al. Smoking and drinking in relation to oral and pharyngeal cancer. Cancer Res 1988；48（11）：3282-3287.

7) Gupta PC, et al. Incidence rates of oral cancer and natural history of oral precancerous lesions in a 10-year follow-up study of Indian villagers. Community Dent Oral Epidemiol 1980；8（6）：283-333.

8) Sankaranarayanan R, et al. Effect of screening on oral cancer mortality in Kerala, India：a cluster-randomised controlled trial. Lancet 2005；365：1927-1933.

9) Stang A, Jöckel KH. Does skin cancer screening save lives? A detailed analysis of mortality time trends in Schleswig-Holstein and Germany. Cancer 2016；122（3）：432-437.

予防医療と健康維持／スクリーニング

胃がんのスクリーニング

大竹真一郎
おおたけ消化器内科クリニック院長

◆ 胃がんは日本のがん死亡数の原因の3位を占める.
◆ 近年，胃内視鏡検査による胃がん死亡率減少効果を示したコホート研究や症例対照研究が発表され，2014年度版の『有効性評価に基づく胃がん検診ガイドライン』では従来の胃X線検査に加えて胃内視鏡検査が対策型胃がん検診に採用され，開始年齢は50歳，検診間隔は2～3年となった.
◆ 胃がん検診に対する新たな選択肢として，ABC検診が近年行われるようになった. 非侵襲的な検査ではあるが，死亡減少効果を検討した研究はなく，任意型検診のみが適応となっている.
◆ 胃がんの最大のリスク因子は*Helicobacter pylori*感染であり，除菌により胃がん発症リスクを減らすことができる可能性が高い. ただし，すでに胃粘膜萎縮が進行している場合には，除菌しても予防効果があまり期待できない可能性がある. そのため*H.pylori*除菌後も胃粘膜萎縮の程度により定期的な内視鏡検査が必要である.

胃がんの疫学

● 胃がんの年齢調整死亡率は低下しているが，厚生労働省の2016年人口動態統計によると，依然として胃がんはがんによる死亡者数の第3位（45,531人），男女別にすると男性2位（29,854人），女性4位（15,677人）である.

● 胃がんの死亡者数は1968年をピークに低下傾向が続き，1994年からは上昇傾向となっていたが，2008年から低下傾向となっている.

胃がんリスクと*Helicobacter pylori*感染症

● 胃がんのリスク因子は，男性，喫煙，*H.pylori*感染，萎縮性胃炎，胃部分切除，さらに放射線治療後，高塩分食，野菜や果物の摂取

不足，人種（アジア系など）[1]，また一部の遺伝的疾患が挙げられる[2]. その中で最大のリスク因子は*H.pylori*感染であり，除菌により胃がん発症リスクを減らすことができる可能性が高い.

● 日本では*H.pylori*感染治療の保険適応は，2000年11月から胃・十二指腸潰瘍，2010年6月より早期胃がんに対する内視鏡治療後，胃MALTリンパ腫，特発性血小板減少性紫斑病が追加となり，さらに2013年2月に*H.pylori*感染胃炎の除菌治療が保険適応となった.

胃X線検査

● 『有効性評価に基づく胃がん検診ガイドライン2014年版』（以下「新ガイドライン」）に沿って対策型胃がん検診が行われている（**1**）.

1 胃がん検診の推奨グレード

方法	推奨グレード	証拠のレベル（死亡率減少効果）	内容
胃X線検査	B	2+	• 複数の観察研究において死亡率減少効果を示す相応な証拠があり，その結果には一貫性がある．不利益については，高濃度バリウムの普及後，誤嚥の報告が増加している．その他の不利益には，偽陽性，過剰診断，放射線被曝がある． • 対策型検診としての実施を推奨する．対象年齢は50歳以上が望ましい．不利益については適切な説明を行うべきである． • 任意型検診としての実施を推奨する．対象年齢は50歳以上が望ましい．不利益については適切な説明を行うべきである．
胃内視鏡検査	B	2+	• 複数の観察研究において死亡率減少効果を示す相応な証拠がある．不利益については偽陽性，過剰診断のほか，前処置の咽頭麻酔によるショックや穿孔・出血などの偶発症があり，重篤な場合は緊急性を要する． • 対策型検診としての実施を推奨する．検診対象は50歳以上が望ましく，検診間隔は2～3年とすることが可能である．ただし，重篤な偶発症に迅速かつ適切に対応できる体制が整備できないうちは実施すべきでない．さらに，精度管理体制の整備とともに，不利益について適切な説明を行うべきである． • 任意型検診としての実施を推奨する．検診対象は50歳以上が望ましく，検診間隔は2～3年とすることが可能である．ただし，重篤な偶発症に迅速かつ適切に対応できる体制が整備できないうちは実施すべきでない．さらに，精度管理体制の整備とともに不利益について適切な説明を行うべきである．
ペプシノゲン検査（単独法）	I	2−	• 複数の観察研究において死亡率減少効果が示唆されたが，研究の質が低いため，確定的な判断は得られなかった．不利益については偽陰性，偽陽性，過剰診断の可能性がある． • 対策型検診としての実施を推奨しない． • 任意型検診として実施する場合には，死亡率減少効果が不明であることと不利益および今後の検診の必要性について適切な説明を行うべきである．適切な説明に基づく個人の受診は妨げない．
H.pylori抗体検査（単独法）	I	3	• 死亡率減少効果を検討した研究はなかった．不利益については偽陰性，偽陽性，過剰診断の可能性がある． • 対策型検診としての実施を推奨しない． • 任意型検診として実施する場合には，死亡率減少効果が不明であることと不利益および今後の検診の必要性について適切な説明を行うべきである．適切な説明に基づく個人の受診は妨げない．
ペプシノゲン検査とH.pylori抗体検査の併用法（ABC検診）	I	3	• 死亡率減少効果を検討した研究はなかった．不利益については偽陰性，偽陽性，過剰診断の可能性がある． • 対策型検診としての実施を推奨しない． • 任意型検診として実施する場合には，死亡率減少効果が不明であることと不利益および今後の検診の必要性について適切な説明を行うべきである．適切な説明に基づく個人の受診は妨げない．

注：各方法を胃がん検診の一次スクリーニング方法として実施した場合の評価である．
推奨グレードⅠは，現段階においてがん検診として実施するための証拠が不十分であることを意味するが，今後の研究成果によって将来的に判定が変更になる可能性がある．
（「有効性評価に基づく胃がん検診ガイドライン2014年版」より．推奨グレード・証拠のレベルの詳細についてはhttp://canscreen.ncc.go.jp/pdf/iganguide150331.pdfを参照）

- 胃X線検査は前ガイドライン（2005年版）から対策型胃がん検診に用いられてきた.
- 前ガイドラインで採用となったのは3つの症例対照研究[3-5]とそのメタ解析[6]で，男女とも死亡率の減少を認めたことを根拠としていた．しかしどれも症例対照研究でバイアスが影響している可能性がある.
- 実際に胃がん検診の効果に関する大規模コホート研究[7]では胃がん検診を受診している群は胃がん以外の死亡率も低下していることから，検診を受診している群は健康に関心をもっており，疾患予防に繋がる生活習慣を実施していることなども考えられる．新ガイドラインでも死亡率減少を再検討すべきと述べている（「良いスクリーニングの条件，予防医療のバイアス」の項〈p15〉参照）.
- 新ガイドラインでは1年に1回であった受診間隔が，1〜3年に1回に変更となり，対象年齢も40歳以上から50歳以上に引き上げられた.
- 胃X線検査の問題点としては，バリウムによる便秘，誤嚥のほか，可能性は低いが腸閉塞，消化管穿孔や腹膜炎なども報告されている.
- それ以外にも受診希望者の減少（内視鏡検査を望む人が多い），診断精度の問題，透視による被曝，胃X線検査に興味を持つ若手医師と指導医の減少が挙げられている.
- 特に受診率の低さは顕著であり，胃X線検査による対策型検診の受診者は700万人/年，受診率は10%を下回る[8]．がん検診の受診の目標値50%（胃の当面の目標は40%）[9]に遠く及ばないのが現状である.

胃内視鏡検査

- 改訂前のガイドラインでは対策型検診には胃X線検査のみが採用されており，胃内視鏡検査は胃X線検査で異常所見が認められたときのみに行われていた.
- 近年，死亡率減少を示した症例対照研究[10,11]が発表されたため，新ガイドラインでは胃内視鏡検査が対策型検診に追加されることとなった．しかし，いずれも症例対照試験で，日本の論文では症例が13例と少数であり，この分野で質の高い大規模な研究による結果がまだないのが現状で，胃内視鏡検査による死亡率減少効果に関しては，確定的な結果は得られていないと考えるべきである.
- 対象年齢は50歳以上で，受診間隔は2〜3年に1回としている.
- 問題点としては，前処置の咽頭麻酔のショックや穿孔・出血などの偶発症の可能性がある.
- 新ガイドラインでは，このほかにペプシノゲン（PG）検査（単独法），H.pylori抗体検査（単独法），これらの併用法（ABC検診）の3つが検証されたが，死亡率減少を示した確定的な判断が得られない，もしくはその研究そのものがないため，任意型検診のみの採用となった.

胃がんリスク検診（ABC検診）

- 胃がん発生については H.pylori 感染およびそれに伴う胃粘膜の萎縮と炎症が強く関与していることが明らかになっており，胃がんの二次予防でも活用すべきであると考えられる.
- 胃がんリスク検診（以下「ABC検診」）は，血清 H.pylori 抗体検査と胃粘膜萎縮の程度を推定することができるペプシノゲン検査とを組み合わせ，その結果から胃がんリスクをA〜D群の4つに分類する（H.pylori 除菌後は判定不能としてE群とする，**2**）.
- 現在から将来の胃がんリスクを層別化する検診であり，胃がんを診断する検診（胃がん検診）ではない.
- 一般にA群からD群に進行するほど，胃が

2 ABC検診

ABC分類	A群	B群	C群	D群	E群
ピロリ菌（HP）抗体	－	＋	＋	－	－/＋
ペプシノゲン（PG）値	－	－	＋	＋	－/＋
胃がんの危険度	低 →			高	*
胃の状態	胃粘膜萎縮はない	胃粘膜萎縮は軽度	胃粘膜萎縮は進んでいる	胃粘膜萎縮が高度（腸上皮化生）	除菌によりPG値が改善しても，胃粘膜萎縮は改善しない
1年間の胃がんの発生頻度	ほぼゼロ	1,000人に1人	500人に1人	80人に1人	**
画像検査	不要	定期的に胃内視鏡検査を受ける．具体的には医師と相談			
ピロリ菌除菌	不要	必要	必要	ほかのHP検査で陽性の場合必要	除菌成功後なら不要

*除菌成功により胃がんリスクが30％低下
**除菌後胃がんの48％が除菌後3年以内に，34％が5年以降に発見

（「胃がんリスク検診（ABC検診）マニュアル改訂2版」，2014[13]より）

んの発症リスクは上昇するとされており，ABC検診を行った4,600人の16年間の追跡研究[12]では，D群はA群に比較してハザード比は69.7であった.

- 『胃がんリスク検診（ABC検診）マニュアル改訂2版』[13]では，「胃がん低リスク群であるA群では，原則として画像検査の対象からはずすことができるが，偽A群が疑われる場合には画像検査による背景胃粘膜診断を行い，リスクを評価する．有リスクであるB，C，D群に対しては定期的に画像検査を行い，胃がん早期発見を目指す．画像検査の間隔は担当医師が判断する．（B群における高リスク患者やA群のなかに*H.pylori*現感染や既感染の問題があることから旧1版マニュアルにあった内視鏡検査実施間隔の規定は撤廃された）」としている.
- ABC検診は逐年の必要はなく，原則として成人の場合は生涯に一度でよい.
- *H.pylori*除菌後にも胃がんのリスクは残存するため，定期的な胃内視鏡検査を推奨する.
- メリットとしては，安価かつ簡便に検査可能，他の検査方法と比較して合併症のリスクが低い，胃がん検診の効率化が期待できる，内視鏡を含めた医療資源の温存に繋がる，内視鏡検診による死亡率の減少効果が挙げられる.
- デメリットとしては検査の精度に問題点が残っており，血清*H.pylori*抗体検査，ペプシノゲン検査はともに偽陰性が多いこと（特にA群），さらに検査に影響を与えるものとして，*H.pylori*除菌後，消化性潰瘍の治療，プロトンポンプ阻害薬（PPI）内服，腎機能低下，胃切除，免疫能低下，ステロイド投与，免疫抑制剤投与などが挙げられており，上記の問診は必須事項である.

引用文献

1) Karimi P, et al. Gastric cancer：descriptive epidemiology, risk factors, screening, and prevention. Cancer Epidemiol Biomarkers Prev 2014；23（5）：700-713.

2) Waddell T, et al. Gastric cancer：ESMO-ESSO-ESTRO clinical practice guidelines for diagnosis, treatment and follow-up. Eur J Surg Oncol 2014；40（5）：584-591.

3) Oshima A, et al. Evaluation of a mass screening program for stomach cancer with a case-control study design. Int J Cancer 1986；38（6）：829-833.

4) Fukao A, et al. The evaluation of screening for gastric cancer in Miyagi Prefecture, Japan：a population-based case-control study. Int J Cancer 1995；60（1）：45-48.

5) 阿部陽介ほか. case-control study の手法を用いた胃癌集団検診の効果の疫学的評価―胃集検の効率化の検討. 日本消化器病学会雑誌1995；92：836-845.

6) 坪野吉孝, 久野茂. 症例対照研究による胃がん検診の死亡率減少効果の評価. 消化器集団検診1999；37：182-185.

7) Japan Collaborative Cohort Study Group, Mizoue T, et al. Prospective study of screening for stomach cancer in Japan. Int J Cancer 2003；106（1）：103-107.

8) 乾純和ほか. 胃がん検診と日常診療のかかわり. 日本がん検診・診断学会誌 2014；21：281-285.

9) 厚生労働省. がん対策推進基本計画（平成30年3月）.
http://www.mhlw.go.jp/file/06-Seisakujouhou-10900000-Kenkoukyoku/0000196975.pdf

10) Hamashima C, et al. A community-based, case-control study evaluating mortality reduction from gastric cancer by endoscopic screening in Japan. PLoS One 2013；8（11）：e79088.

11) Matsumoto S, Yoshida Y. Efficacy of endoscopic screening in an isolated island：a case-control study. Indian J Gastroenterol 2014；33（1）：46-49.

12) Yoshida T, et al. Cancer development based on chronic active gastritis and resulting gastric atrophy as assessed by serum levels of pepsinogen and Helicobacter pylori antibody titer. Int J Cancer 2014；134（6）：1445-1457.

13) 日本胃がん予知・診断・治療研究機構（編）. 胃がんリスク検診（ABC検診）マニュアル 改訂2版. 南山堂；2014.

参考文献

● 国立がん研究センターがん予防・検診研究センター. 有効性評価に基づく胃がん検診ガイドライン2014年版.
http://canscreen.ncc.go.jp/pdf/iganguide150331.pdf
● 小嶋一ほか（編）. ［特集］外来における予防医療. Hospitalist 2015；3（2）：275-511.

予防医療と健康維持／予防接種

予防接種 総論
予防接種における誤解とその対応

菅長麗依

医療法人鉄蕉会 亀田ファミリークリニック館山家庭医診療科
亀田幕張クリニック

◆ ワクチンは小児だけでなく，成人，高齢者にも接種すべきものがある.
◆ 確実にVPD (vaccine preventable disease：ワクチンで予防できる病気) を予防するには，あらゆる年代，あらゆる受診機会に触れる，かかりつけ医からの推奨が最も効果的である.
◆ 日常診療で，主訴にかかわらず患者 (特に小児や母親) に母子手帳を提示してもらうようにする取り組みは，接種不足のワクチンの拾い上げ，キャッチアップに有用である.
◆ ワクチンの同時接種は，接種率向上に繋がる，必要な医療行為である.

日本は数年前までワクチン後進国だった

- 日本のワクチン事情は，つい4～5年前までは世界的に10年以上出遅れたワクチン後進国であった.
- しかし，2013年4月に小児肺炎球菌ワクチンとHib (ヘモフィリス・インフルエンザ菌b型) ワクチンが定期接種化されたのをはじめとして，同年にHPV (ヒトパピローマウイルス) ワクチン，2014年10月からは小児に対する水痘ワクチンと高齢者に対する成人用肺炎球菌ワクチン，2016年10月には小児に対しB型肝炎ワクチンが定期接種化され，少しずつ世界に追随してきたところである.
- これら定期接種化に伴い，Hib感染症や肺炎球菌感染症，また水痘については罹患者が著減し，疫学的に大きな変化をきたしている.
- 課題としては，未だ任意接種であるおたふくかぜ (ムンプス) ワクチンの接種率の低迷，VPDの抗体価が低値の成人に対するキャッチアップ (特に麻疹，風疹〈詳細は「麻疹風疹混合 (MR) ワクチン，おたふくかぜ (ムンプス) ワクチン」の項〈p70〉参照〉や百日咳〈詳

細は「百日咳ワクチン」の項〈p57〉参照〉，破傷風など)，渡航前のワクチン接種に対する認識の不足などがあり，一般市民のみならず医療者の予防接種に対する意義，認知度をさらに広く知らしめる努力が必要である.
- 日常診療において，小児が感冒などで受診した際や，育児中の母親の診療の際などに母子手帳を提示してもらう習慣をつけると，接種不足の予防接種の拾い上げが容易であり，キャッチアップの機会を推奨するチャンスとなるため，ぜひ実践していただきたい.

ワクチンの基本の確認

- ワクチンには大きく分けて，不活化ワクチン，生ワクチン，トキソイドの3種類がある (**1**).
- 同時接種はどの種類でも，何本でも問題はない (後述).
- 同時接種しない場合は，不活化ワクチン接種後は1週間 (中6日) 以上，生ワクチン接種後は4週間 (中27日) 以上の間隔をあけることが原則となっている.

1 予防接種の対象疾患

	定期の予防接種	任意の予防接種
不活化ワクチン，トキソイド	ジフテリア，百日咳，破傷風，ポリオ，日本脳炎，小児の肺炎球菌感染症，インフルエンザ菌b型(Hib) 感染症，ヒトパピローマウイルス (HPV) 感染症，B型肝炎，インフルエンザ，高齢者の肺炎球菌感染症	A型肝炎，狂犬病，髄膜炎菌感染症 その他，定期接種の対象疾患で対象年齢の枠外に行うもの
生ワクチン	水痘，麻疹，風疹，結核 (BCG)	おたふくかぜ，ロタウイルス感染症，黄熱
	海外渡航前の予防接種 (地域・リスクに応じて選択)	
不活化ワクチン，トキソイド	破傷風，狂犬病，日本脳炎，A型肝炎，B型肝炎，髄膜炎菌感染症，腸チフス*，ダニ媒介脳炎*，コレラ*，Tdap*など (小児期の定期の予防接種が不足している場合は，キャッチアップが必要)	
生ワクチン	黄熱，麻疹，風疹	

*日本では生産されていないため国外からの輸入が必要.

- 接種間隔についての医学的根拠は乏しく，欧米では，生ワクチン接種後の生ワクチンを4週間あけて接種するというルールのみで，それ以外の組み合わせについては，接種間隔をあける必要はない(例えば，生ワクチン接種の翌日に不活化ワクチン接種が可能).
- 様々な理由で，接種すべき時期にワクチンが接種できていない場合，接種不足のワクチンを後から接種することを"キャッチアップ"という.
- 小児においてはキャッチアップスケジュールが小児科学会のホームページで明示されているが(末尾の「参考webサイト」参照)，成人については添付文書以外の指標がなく，現場の判断で行っているのが現状である.

重要度は，定期接種＞任意接種ではない

- 任意接種だからといって重要度が低いというわけでは全くない.
- 両者の違いは，国の都合で予防接種法に基づいているか否かであり，接種による有益性は個人のみならず，社会的にも等しく高い.
- これらの違いは，ワクチン接種による有害事象が発生した際に，定期接種の場合は予防接種法に基づき保障されるが，任意接種の場合はそうではないという点である.

- 現在，おたふくかぜワクチンをはじめ，任意接種とされているワクチンの接種率はおしなべて低い(1参照).
- 特におたふくかぜワクチンは先進国の中で唯一日本のみが任意接種のままである. ムンプスによる難治性難聴の発症者は2015～2016年の2年間で336人いることが近年の大規模全国調査で判明し[1]，定期接種化が望まれるのと同時に，医療者から一般市民への能動的な接種勧奨が非常に重要である.

ワクチンの同時接種は必要な医療行為

- 日本では，2種類以上の予防接種を同時に同一の接種対象者に対して行う同時接種は，医師が特に必要と認めた場合に行うことができるとされているが，諸外国において，同時接種は一般的に行われている医療行為である.
- 同時接種についてわかっていることとして下記がある[2].
  - 同時接種により，各ワクチンに対する有効性について，ワクチン相互の干渉はない.
  - 同時接種により，各ワクチンの有害事象・副反応の頻度は上がらない.
  - 同時接種ができるワクチンの本数に，原則として制限はない.
- 同時接種によりワクチンの接種率が向上し，

医療者・保護者双方の負担軽減に繋がり，結果的にVPDから早期に守られるメリットがある．

- ただし，ワクチンの薬液を2種類以上混合することは，安全性が保障されておらず行ってはならない．
- 同時接種する場合は，接種部位を2.5 cm以上あけることに留意する．

不活化ワクチンは原則筋注

- 日本では多くのワクチンが皮下接種（皮下注）となっているが，海外では生ワクチンを除く不活化ワクチンの多くが筋肉内接種（筋注）で行われている．
- 不活化ワクチンは，しばしばその免疫原性を高めるためアジュバントという成分を含んでおり，それにより局所の副反応が出やすいと言われているが，筋注のほうが皮下注に比し局所反応が少なく，免疫原性が同等かそれ以上であるということが複数の研究で知られているからである[3]．
- 日本では1970年代に解熱薬や抗菌薬の筋注により，多くの大腿四頭筋拘縮の患者が発生したため，それ以降，医薬品の筋注が避けられる傾向にあった．
- 筋拘縮の原因としては薬剤のpHの低さや浸透圧の高い薬剤であったことが指摘されているが，ワクチンはほぼ中性で浸透圧も生理的なものに近い．
- 近年，国内のワクチンでも筋注を標準とするワクチンが増えてきたが，未だそうでない不活化ワクチンが多いことを認識しておく必要がある（**2**）．

よくある誤解

- 接種機会を逃すデメリットは大きく，特に乳幼児は多数のワクチンを接種する必要がある

2 各不活化ワクチンの添付文書上における接種方法

筋肉内接種
- HPVワクチン（サーバリックス®，ガーダシル®）
- 髄膜炎菌ワクチン（メナクトラ®）

筋肉内接種または皮下接種
- A型肝炎ワクチン（エイムゲン®）
- B型肝炎ワクチン（ビームゲン®，ヘプタバックス®-II）
- 23価肺炎球菌ワクチン（ニューモバックス®NP）
- 破傷風トキソイド（沈降破傷風トキソイド®）

皮下接種のみの適応である不活化ワクチン
- 沈降13価肺炎球菌ワクチン（PCV13）（プレベナー13®）
- 乾燥ヘモフィルスb型ワクチン（Hibワクチン）（アクトヒブ®）
- 4種混合（DPT-IPV）ワクチン（テトラビック®など）
- 沈降ジフテリア破傷風混合トキソイド（DT：2種混合ワクチン）
- IPV（不活化ポリオ）ワクチン
- インフルエンザワクチン
- 日本脳炎ワクチン*

*日本脳炎ワクチンは，米国でも筋萎縮の事例があったことから，米国疾病管理予防センター（CDC）でも不活化ワクチンの中で唯一皮下接種とされている．

ため，接種の可否について正しく判断することが重要である．

- 接種を避けるべき時，つまり「接種不適当者」には，明らかな発熱（通常37.5℃以上），重篤な急性疾患に罹患中，接種予定のワクチンによるアナフィラキシーの既往，その他，妊娠中や免疫不全者の生ワクチン接種，腸重積の既往がある乳児に対するロタウイルスワクチン接種が代表的である．
- 一方，けいれんの既往，前回接種後に発熱や局所反応など軽度の副反応をきたした場合の同ワクチンの接種などは「接種要注意者」であり，接種ができないわけではない．
- また，卵アレルギーをもつ場合のワクチン接種が禁忌となるのは黄熱ワクチンのみであり，インフルエンザワクチンを含め，現存のワクチンは接種に問題はない（詳細は「インフルエンザワクチン」の項〈p61〉参照）．

妊婦・授乳婦のワクチン接種について

- 授乳婦のワクチン接種は，たとえ乳汁中にワクチン成分が分泌され乳児に移行しても極少量であり害となることはないため，種類にかかわらず問題ない.

- 授乳婦に接種する代表的なケース：妊娠初期検査で風疹HI抗体価が16以下の場合は，産後早期に風疹またはMRワクチン接種が推奨される.

- 妊娠中の生ワクチンは全期間を通じて禁忌であるが，インフルエンザワクチンを含めた不活化ワクチンは禁忌ではない.

- 特に，妊婦のインフルエンザは重症化するため，流行期はむしろ積極的な接種が推奨される（詳細は「インフルエンザワクチン」の項〈p61〉参照）.

接種間隔が空いても，最初からやり直す必要はない

- 不活化ワクチンはその免疫原性から，生ワクチンに比し複数回の接種が必要となるものが多い.

- 小児の不活化ワクチンについては，接種機会を逃した際のキャッチアップについてガイドがあるが（日本小児科学会ホームページ参照），成人については明確な指標がない.

- A型肝炎やB型肝炎ワクチンを含め，その他不活化ワクチンは，推奨の接種間隔があいてしまっても（たとえ年単位でも），最初から接種しなおす必要はなく，残りの必要回数を追加接種すればよい.

成人にも重要なワクチン

- 「ワクチン」というと，小児のワクチンが話題に上ることが多いが，成人にとっても接種すべきワクチンはある.

- 高齢者の肺炎球菌ワクチンは認知度が高まっているが，麻疹風疹混合ワクチンの免疫が不十分な青年・成人はまだまだ多く（特に30～40代の男性），今でも輸入症例を含め，日本での発生が絶えない.

- その他，本書別項で取り上げるインフルエンザワクチンや百日咳ワクチン，また，破傷風トキソイドや渡航前のA型肝炎ワクチン，腸チフスワクチンなども，成人にとって重要なワクチンである.

- さらに，妊娠可能年齢の女性に対する生ワクチン（風疹・麻疹・水痘・ムンプス）や50歳以上の成人に対する帯状疱疹ワクチン，基礎疾患を有する患者に対するワクチン（例：肝疾患を有する患者に対するA・B型肝炎ワクチンなど）の必要性について評価を要する機会は，一般臨床家にとって頻繁にある.

- 国内で散発的に流行がみられる髄膜炎菌感染症についても，流行地への渡航前接種以外に，寮生活などの集団生活をするリスクグループに対する髄膜炎菌ワクチン（メナクトラ®）での予防が期待される.

- 小児のみならず，成人についてもワクチンで予防可能な疾患（vaccine preventable disease：VPD）はないか，あらゆる機会を通じて評価する視点をもつことが重要である.

引用文献

1) 日本耳鼻咽喉学会［HP］．重要なお知らせ「2015-2016年にかけて発症したムンプス難聴の大規模全国調査」2017.9.22
http://www.jibika.or.jp/members/jynews/info_mumps.pdf
2) 日本小児科学会［HP］．学会の考え方・提言・見解等「日本小児科学会の予防接種の同時接種に対する考え方」2014.1.12更新

https://www.jpeds.or.jp/uploads/files/saisin_1101182.pdf
3) 日本小児科学会 [HP]．学会の考え方・提言・見解等「小児に対するワクチンの筋肉内接種法について（改訂版）」2016.7.8
http://www.jpeds.or.jp/uploads/files/20160708_kinnnikunaisesshu.pdf

参考webサイト・書籍等

● 日本小児科学会HP［各種活動→予防接種・感染症］
https://www.jpeds.or.jp/modules/activity/index.php?content_id＝92
小児に対する予防接種スケジュールやキャッチアップスケジュールは見やすく情報の信頼性・妥当性ともに高い．その他，ワクチンに関する最新の情報やニュースに基づいた学会としての見解・提言として発表されている．

● 日本ワクチン産業協会「予防接種に関するQ＆A集2017」
http://www.wakutin.or.jp/medical/index.html#book01
冊子で販売されているが，インターネット上でフリーアクセスが可能（日本ワクチン産業協会HP［刊行物のご案内→予防接種従事者向け］．毎年更新され，ワクチンに関する一般的な疑問やワクチン別での詳細について記載されている．同協会から詳細版として「ワクチンの基礎」も刊行されている．

● know VPD！VPDを知って子供を守ろう
http://www.know-vpd.jp
感染症およびワクチンについての情報がわかりやすく掲載されており，一般市民向けとしても利用価値が高い．

● FORTH（フォース）厚生労働省検疫所
http://www.forth.go.jp/index.html
渡航前に必要なワクチンや注意すべき感染症情報などが国別に明記されており，マラリア予防や現地の医療情報など充実した内容となっている．

● 日本プライマリ・ケア連合学会　ワクチンプロジェクトチーム（仮）
平成30年度以降，日本プライマリ・ケア連合学会HPのリンク先である本サイトに，これまで日本にはなかった成人含めた各年齢層に推奨されるワクチンスケジュールなどの情報をアップ予定．

● 病原微生物感染情報〈特集〉急性B型肝炎 2006年4月〜2015年12月．IASR 2016：37（8）：147-148.
https://www.niid.go.jp/niid/ja/hepatitis-b-m/hepatitis-b-iasrtpc/6672-438t.html

● 佐賀県感染症情報センターHP．佐賀県健康増進課「保育所におけるB型肝炎集団発生調査報告書について」
http://www.kansen.pref.saga.jp/kisya/kisya/hb/houkoku160805.htm

予防医療と健康維持／予防接種

日本脳炎ワクチン

中山久仁子
医療法人メファ仁愛会 マイファミリークリニック蒲郡院長

◆ 日本脳炎ウイルスはブタやイノシシを吸血した蚊に刺されることで感染する．
◆ 日本脳炎は，不顕性感染が高く，致死率も高い．
◆ 日本脳炎ワクチンは小児の定期接種が原則である．
◆ 現在，日本脳炎ワクチン接種の積極的勧奨の差し控えにより規定回数を受けられなかった人への特例措置がある．
◆ アジアへ渡航する際には，20歳以上は日本脳炎ワクチン接種が必要である．

日本脳炎とは

● 日本脳炎は，日本脳炎ウイルス保有蚊に刺されることによってヒトに感染し，不顕性感染率が高い（発症率は25～1,000人に1人）．
● 日本脳炎を媒介する蚊は「イエカ」に属し，日本でよく見かける蚊である．
● 発症は，日本を含めた東南アジア，南アジ

1 日本脳炎患者報告数の推移（2016年11月現在）

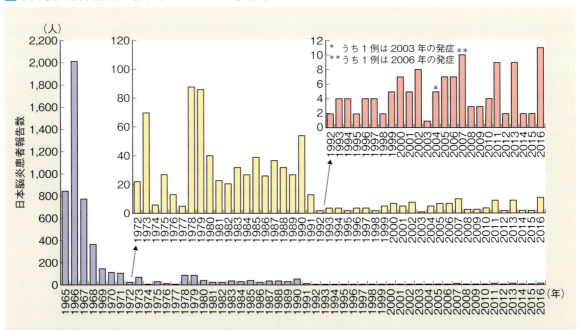

日本脳炎患者個人票（1965～1998）および感染症発生動向調査（1999～）より．
（国立感染症研究所 https://www.niid.go.jp/niid/images/idsc/disease/JEncephalitis/QAJE2016/img01.pngより）

ア，東アジアからオーストラリアまでの広範囲の地域に広がっている．
- 過去には日本では毎年1,000人を超える流行があり，1935年には5,374人が発症する流行があった．致死率も30〜50%と高かった．
- その後，流行は1966年の2,017人をピークに減少し，1972年以降は100人未満，近年では10人前後の報告がある（**1**）．
- 日本脳炎の患者数が減少した理由として，①日本脳炎ワクチンの接種，②水田の減少や稲害虫駆除により蚊が減少した，③生活環境の改善により蚊に刺される機会が減少したことなどが考えられる．
- 現在，アジアの小児を中心に年間約68,000人が発症し，およそ20,000人が死亡している（WHO，2015[1]）．

日本脳炎ワクチン[2]

- 日本脳炎ワクチンは，1954年から勧奨接種が開始された．1967年から小児および高齢者を含む成人に積極的に接種され，日本脳炎患者は減少した（，**3**）．
- 日本脳炎ウイルスはブタ，イノシシなどの動物の中で増殖し，その動物を蚊が吸血することで蚊がウイルスを保有する．そのため，日本脳炎ウイルスを日本国内から駆逐することは困難で，ワクチン接種率を維持することで流行を予防することが大切である（**4**）．
- 1954年に開発されたワクチンは，マウス脳由来の精製度の低いものであったが，その後精製度が上がり改良されていった．
- 2004年に急性散在性脳脊髄炎（acute disseminated encephalomyelitis：ADEM）の重症例が報告され，日本脳炎ワクチンとの因果関係

Memo
急性散在性脳脊髄炎（ADEM）はアレルギー性脳脊髄炎で，炎症性脱髄疾患である．ワクチン接種後だけでなく，感染後（麻疹，風疹，水痘-帯状疱疹，ムンプス，インフルエンザウイルスなど）にも発症し，明らかな誘因がない特発性もある．好発年齢は2〜3歳で男児に多い[3]．

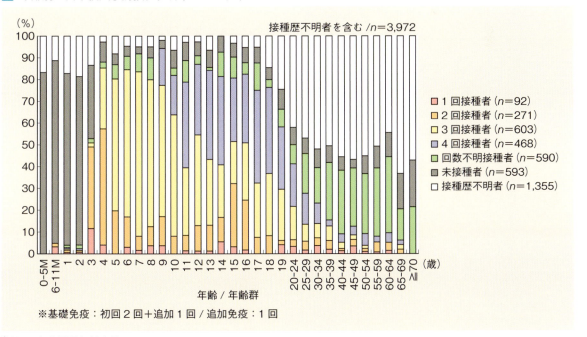

2 年齢別の日本脳炎予防接種状況（2016年*）

※基礎免疫：初回2回＋追加1回／追加免疫：1回

*2017年3月現在暫定値．
（国立感染症研究所 https://www.niid.go.jp/niid/images/epi/yosoku/Vaccination/je2016vaccine.pdfより）

3 年齢別の日本脳炎抗体保有状況の年度比較（2006〜2016年*）

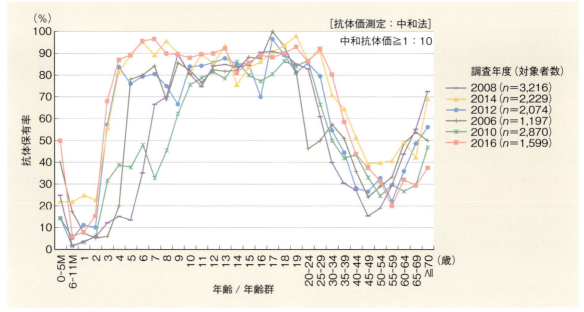

2016年度感染症流行予測調査より.
*2016年度は2017年3月現在暫定値.
（国立感染症研究所 https://www.niid.go.jp/niid/images/epi/yosoku/YearComparison/je2016year.pdfより）

4 ブタの日本脳炎ウイルス感染状況（2016年）

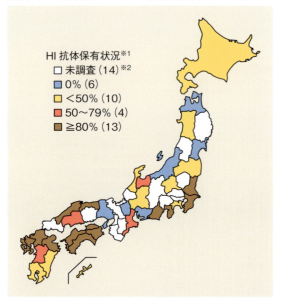

*1 調査期間（5〜10月）におけるHI抗体価≧1：10の最高抗体保有率を示す.
*2 （ ）内は都道府県数を示す.
（国立感染症研究所 https://www.niid.go.jp/niid/images/epi/yosoku/SeroprevalenceMap/je2016swine.pdfより）

が否定できないと認定されたことから，2005年5月30日から日本脳炎ワクチンの積極的勧奨が差し控えられた．その後，2009年にVero細胞を使用した新製法による細胞培養不活化ワクチンが承認され，2010年4月1日から積極的勧奨が再開となった．
- 現在使用されている日本脳炎ワクチンはマウス脳の混入による脱髄性疾患発症の可能性は排除されている．しかしADEMは原因不明であり，他のワクチン接種後でも稀にADEM発症がみられることから，それらと同程度のリスクはVero細胞由来になっても存在する．

ワクチン接種スケジュール

定期接種スケジュール

■ 定期接種の対象年齢
- 第1期：定期接種では生後6か月以上7歳6月未満の者（標準的には第1期初回は3歳以

予防接種／日本脳炎ワクチン　　**55**

5 日本脳炎ワクチン特例スケジュール

2007.4.2～2009.10.1 生まれの者（実施規則附則 4 条の対象者）が 6 月から 90 月にある場合の対応
※接種間隔については接種医とよくご相談ください.

● 第 1 期

① 2010 年 3 月 31 日までに 1 回のみ接種を受けた者（4 条 1 項）

2010.4.1 ● 　　　　　　　　　　　● ●　 90 月に至った日　接種不可
　　　　　　　　　　　　　　　　　　6 日以上

② 2010 年 3 月 31 日までに 2 回の接種を受けた者（4 条 1 項）

2010.4.1 ● ● 　　● 　90 月に至った日　接種不可
　　　　　6 日以上

③ 2010 年 3 月 31 日までに一度も接種を受けていない者（4 条 2 項）

2010.4.1 　　　● 　　● 　　● 　90 月に至った日　接種不可
　　　　　　6 日以上　　6 月以上

2007.4.2～2009.10.1 生まれの者（実施規則附則 4 条の対象者）が 9 歳に至った後の対応（2016.4 月 1 日以降）
※接種間隔については接種医とよくご相談ください.

● 第 1 期
○ 第 2 期

① 附則 4 条第 1 項の対象者であって，6 月から 90 月の間で合計 1 回の接種を受けた者

2010.4.1 ● 　90 月に至った日　接種不可　9 歳に至った日　● ● ○
　　　　　　　　　　　　　　　　　　　　　　6 日以上 6 日以上

② 附則 4 条第 1 項の対象者であって，6 月から 90 月の間で合計 2 回の接種を受けた者

2010.4.1 ● 　　● 　90 月に至った日　接種不可　9 歳に至った日　● ○
　　　　　　　　　　　　　　　　　　　　　　　　6 日以上

2010.4.1 ● ● 　90 月に至った日　接種不可　9 歳に至った日　● ○
　　　　　　　　　　　　　　　　　　　　　　　　6 日以上

③ 附則 4 条第 1 項の対象者であって，6 月から 90 月の間で合計 3 回の接種を受けた者

2010.4.1 ● 　● ● 　90 月に至った日　接種不可　9 歳に至った日　○
　　　　　6 日以上

2010.4.1 ● ● ● 　90 月に至った日　接種不可　9 歳に至った日　○
　　　　6 日以上

④ 附則 4 条第 2 項の対象者であって，6 月から 90 月の間で一回も接種を受けていない者

2010.4.1 　90 月に至った日　接種不可　9 歳に至った日　● ● ● ○
　　　　　　　　　　　　　　　　　　　　6 日以上　6 月以上　6 日以上

⑤ 附則 4 条第 2 項の対象者であって，6 月から 90 月の間で合計 1 回の接種を受けた者

2010.4.1 　● 　90 月に至った日　接種不可　9 歳に至った日　● 　● ○
　　　　　　　　　　　　　　　　　　　　　　6 月以上　6 日以上

⑥ 附則 4 条第 2 項の対象者であって，6 月から 90 月の間で合計 2 回の接種を受けた者

2010.4.1 　● ● 　90 月に至った日　接種不可　9 歳に至った日　● ○
　　　　　　　　　　　　　　　　　　　　　　6 日以上

※ 附則 4 条第 2 項の対象者であるが，6 月から 90 月の間で合計 3 回の接種を受けた者（実施規則十四条に基づいて接種を終えた者）

2010.4.1 ● ● 　● 　90 月に至った日　接種不可　9 歳に至った日　○

（厚生労働省 http://www.mhlw.go.jp/bunya/kenkou/kekkaku-kansenshou21/dl/nouen_qa.pdf より）

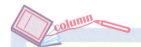

成人への日本脳炎ワクチン接種

日本脳炎ワクチンは小児期に接種するため，20歳代以降は抗体価が低下して，予防効果が弱くなる．そのため，20歳以降は抗体保有率が下がるので，アジアに渡航する際には追加接種が必要となる（3参照）．

小児期のワクチン接種が4回終了していれば，渡航前に20歳代は1回追加接種．30歳以降は，1〜4週間の間隔をあけて2回接種するとよい．もし，小児期のワクチンが完遂していない場合は，1週間以上の間隔で2回接種し，その1年後に3回目を接種する．

上4歳未満，第1期追加は4歳以上5歳未満）．
- **第2期**：定期接種では9歳以上13歳未満の者（標準的には9歳以上10歳未満）．

■ 接種間隔

- **初回免疫**：通常0.5 mLずつを6日以上の間隔（標準的には6〜28日の間隔）をおいて2回皮下に接種．ただし，3歳未満の者には0.25 mLずつを同様の用法で接種する．
- **追加免疫**：初回接種後6か月以上（標準的にはおおむね1年）あけて，0.5 mLを1回皮下に接種．ただし，3歳未満の者には0.25 mLを同様の用法で接種する．

特例措置（5 [4]）

- 2005年から2009年まで積極的勧奨が差し控えられたことから，その間に日本脳炎ワクチンを接種していない人に対して，特例を設けている．
- 1995年4月2日〜2007年4月1日生まれで4回の接種を受けていない人は，20歳未満であれば残りの回数分を接種可能である．
- 2007年4月2日〜2009年10月1日生まれの人も，生後6か月〜7歳6か月未満あるいは9〜13歳の間に不足分を接種可能．
- 日本脳炎ワクチンの積極的勧奨の差し控えにより規定回数を受けられなかった人への特例措置があることを知らない保護者も多い．1995年4月2日〜2009年10月1日生まれの患者が受診したら，ワクチンの接種歴を確認し，打ち損じている場合は推奨することが大切である．

文献

1) WHO. Weekly epidemiological record 2015；90（No.9）：69-88.
   http://www.who.int/wer/2015/wer9009.pdf
2) 予防接種に関するQ＆A集．日本ワクチン産業協会；2017. pp85-100.
3) 鳥巣浩幸．小児急性散在性脳脊髄炎の臨床像．脳と発達 2011；43（suppl）：5112.
4) 厚生労働省［HP］．日本脳炎ワクチン接種に関するQ＆A．
   http://www.mhlw.go.jp/bunya/kenkou/kekkaku-kansenshou21/dl/nouen_qa.pdf

予防医療と健康維持／予防接種

百日咳ワクチン
思春期，成人の流行予防を中心に

菅長 麗依
医療法人鉄蕉会 亀田ファミリークリニック館山家庭医診療科
亀田幕張クリニック

- 日本では乳幼児期に百日咳の予防接種を行うが，その免疫効果は4〜12年で減弱し，思春期や成人における百日咳患者の増加が問題となっている．
- 百日咳は特に乳児が罹患すると重症化し死亡する可能性もあるため，家族やその周囲の成人，妊婦などが免疫を獲得しておくことが非常に重要である．
- 諸外国では，その対策として思春期や成人，また妊婦に対する百日咳含有ワクチン（Tdap）の接種が実施され，百日咳の発生数が激減している．
- 十分な免疫獲得ができない乳児を守るために，周囲の成人がワクチンにて免疫をつけて乳児を守る"Cocoon strategy"（コクーン〈まゆの実〉戦略）の概念が重要である．

百日咳ワクチンの日本と世界の事情

- 百日咳含有ワクチンは，国内では，沈降精製百日せきジフテリア破傷風混合（DPT〈ジフテリア Diphtheria・百日咳 Pertussis・破傷風 Tetanus〉3種混合）ワクチン，DPT-IPV（DPT＋不活化ポリオ：4種混合ワクチン）があり，2012年11月にDPT-IPVワクチンが定期接種に導入された．DPTワクチンは2014年12月に製造が終了したが，2018年1月に販売再開となっている（トリビック®）．

- DPT導入後，乳幼児における百日咳の流行は激減し，ジフテリアおよび破傷風の発症も大幅に減少した一方で，散発的な百日咳の流

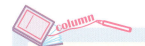

百日咳（pertussis）

百日咳は，百日咳菌（*Bordetella pertussis*）が飛沫および接触により感染する急性気道感染症で，終生免疫ではないため何度も罹患しうる．

小児では痙咳期にけいれん性の咳が続き，その後笛音様のwhoopが繰り返されるレプリーゼが特徴的であるが，成人では症状が軽微のため見逃されやすい．

典型的な臨床経過としては，カタル期（約2週間），痙咳期（約2〜3週間），回復期（約2，3週〜）の3期があり，カタル期での抗菌薬治療（アジスロマイシンなどのマクロライド系抗菌薬）が有効である．

しかし，迅速かつ精度の高い検査方法がなく，確実な早期診断が難しかったが，2016年10月に保険収載されたLAMP〈loop-mediated isothermal amplification〉法はPCR法と同等に感度が高く他菌との交差反応がなく特異性も高いため，日常診療で検査閾値を低くし是非活用したい．

1 諸外国における百日咳ワクチンの接種スケジュール（接種時期と回数）

	乳幼児期	小児・青年期の追加接種	接種回数（計）
日本	2, 3, 4か月＋1歳以上	なし（DTのみ）	4回
米国	2, 4, 6か月＋15〜18か月	4〜6歳（DTaP）＋11〜12歳（Tdap）	6回
オーストラリア	2, 4, 6か月	4〜6歳（DTaP）＋11〜17歳（Tdap）	5回
カナダ	2, 4, 6か月＋18か月	4〜6歳（DTaP）＋12〜16歳（Tdap）	6回
デンマーク	3, 5, 12か月	5歳（DTaP）	4回
フランス	2, 4, 11か月	6歳（DTaP）	4回
ドイツ	2, 3, 4か月＋11〜14か月	5〜6歳（DTaP）＋成人（Tdap）	6回
メキシコ	2, 4, 6か月＋18か月	4歳（DTaP）	5回
ノルウェー	3, 5, 12か月	7〜8歳（DTaP）＋15歳（Tdap）	5回
シンガポール	3, 4, 5か月＋18か月	10〜11歳（Tdap）	5回
イギリス	2, 3, 4か月	就学前（Tdap）	4回

（国立感染症研究所 病原微生物検出情報「海外の百日せき含有ワクチンの予防接種スケジュールと百日咳対策」
IASR 2017；38（2）：37-38を参考に作成）

行や集団発生，また青年・成人の百日咳の患者数の増加が報告されている．

- 2007年には大学生を発端として，学生寮や同じ構内の学生・教員，計200人以上が百日咳に罹患した例や，同じ職場の職員とその家族に百日咳が発生した職場・家族内の集団感染，その他院内感染などの報告が絶えない[1-3]．
- 米国でも百日咳が再興感染症として問題視されたことから，Tdapという思春期以降の成人を対象にした3種混合ワクチンが2005年に導入され，その後百日咳の感染者数が著減した．
- Tdapとは，DPTのうちジフテリアトキソイド（d）と非細胞性百日咳ワクチン（ap）の成分を減らし，DPTを思春期以降に接種すると起こりうる局所反応が起こりにくくなるよう配慮されており，日本では未承認のワクチンである．
- 欧米ではDTaP（日本でいうDPTワクチン）を乳幼児期に4回接種したのち，学童期と11〜12歳でTdapによる追加接種を各1回，計6回行っており，諸外国の多くが学童期に追加接種を行っている（**1**）．
- 米国では加えて，母親から産後の乳児への百

日咳の感染リスクを低下させるべく，妊娠27〜36週の妊婦に対しTdapの接種を推奨している[4]．

- 一方，日本ではDPT-IPVワクチンの学童期以降の追加接種がないため，百日咳の免疫効果は4〜12年で減弱し，ワクチン既接種者も感染者となり（不顕性感染も含め），乳児に百日咳を感染させる可能性がある．
- 年長児・青年・成人に百日咳含有ワクチンを接種することで，接種者の発症予防に加え集団免疫効果（herd immunity）により致死率の高い乳児の感染抑制が期待できる．

百日咳の発生状況

- 百日咳は母親からの胎盤を通じた移行抗体が期待できないため，生後早期から感染する可能性がある．
- 成人は百日咳に罹患しても症状は軽微で重篤な状態に至ることはないが，乳児（特に生後6か月未満）が百日咳に感染すると，無呼吸や呼吸不全をきたし，致死的となりうる（0歳で発症すると半数以上が呼吸管理のための入院加療が必要という米国のデータがある）．
- 百日咳の発生数（**2**）に関して，これまでは

2 年齢別の百日咳の発生状況（1997～2016年）

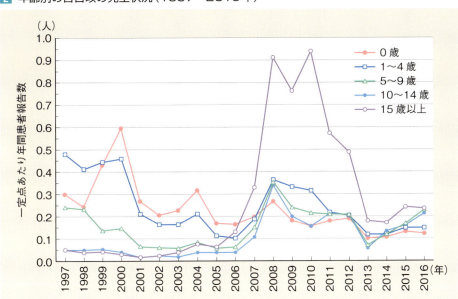

0～4歳の報告数の減少はワクチン接種による効果と考えられるが，一方で2007年以降は10歳代以上の報告数が増加し，20歳以上の成人患者数についても10年前に比し相対的に増加している．
（国立感染症研究所感染症発生動向調査：2017年1月6日現在報告数．IASR 2017[5]より）

小児の定点報告での統計しかなく，成人の疫学については正確なものがなかったが，2018年1月に感染症法に基づく届出基準が改正され，"全数把握疾患"となった．
- 散発的な集団発生や家族内発生は近年もみられており，加えて成人については特に診断されない事例も多数潜在していたと考えられ[5]，今後の発生動向に注目したい．
- 診断方法については，これまで臨床診断か血清学的検査が主であったが，その他の検査も特異性の低さや迅速性という点において問題点があった．
- 2016年11月に精度の高い遺伝子検査（LAMP〈loop-mediated isothermal amplification〉法）が保険収載され（保険点数360点），今後の診断率向上に貢献することが期待される．

日本のこれからの百日咳対策

- 臨床医としては，遷延する咳嗽症状を呈する患者に百日咳を疑い，LAMP法をはじめとした精度の高い迅速な診断方法による診断率を向上させること，診断した場合は7日以内に保健所へ届け出ること，また，DPTまたはDPT-IPVワクチンの接種が不足している患者の拾い上げ，加えてそれらのキャッチアップを推進・実施していくことが肝要である．
- 2018年1月に販売再開となったDPTワクチン（トリビック）は，乳幼児期に基礎免疫が完了（百日咳含有ワクチンを4回接種済）している11歳から13歳未満の小児に対し，1回の追加接種が可能である．
- しかし，現状では定期接種扱いのワクチンではないため任意接種となるが，先述のように諸外国では学童期の追加接種を行っている．
- 学童期の追加接種はCDC（米国疾病管理予防センター）でも推奨されており，日本国内でもトリビックでの追加接種が望まれる．
- また，トリビックは成人に対する追加免疫としても適応があるため，妊婦を含め成人への

追加接種として使用可能である.

- 米国留学などの際に百日咳ワクチンの追加接種を求められることがあるが,これまでは,小児用DPTワクチン(既に製造中止)を0.2 mLに減量して接種する方法や,輸入ワクチンを取り扱う医療機関でTdapを接種する方法などで対応されてきた.
- また,医療従事者に対する追加免疫について

も上記方法による対応が行われてきたが,今後はトリビックによる追加接種が可能となる.

- 国家レベルでの百日咳対策としては,より正確な疫学情報の把握と分析,学童期以降の年代における百日咳含有ワクチンの追加接種の導入が課題となるだろう.

文献

1) 国立感染症研究所 病原微生物検出情報 IASR. 香川大学における百日咳集団感染事例. IASR 2008;29(3):68-69.
https://idsc.niid.go.jp/iasr/29/337/dj3372.html

2) 国立感染症研究所 病原微生物検出情報 IASR. 高知大学医学部および附属病院における百日咳集団発生事例. IASR 2008;29(3):70-71.
https://idsc.niid.go.jp/iasr/29/337/dj3373.html

3) 国立感染症研究所 病原微生物検出情報 IASR. 青森県の消防署における百日咳集団感染事例について. IASR 2008;29(3):71-73.
https://idsc.niid.go.jp/iasr/29/337/dj3374.html

4) CDC. Letter to Providers:Tdap and Influenza Vaccination of Pregnant Women Oct 9, 2014.
https://www.cdc.gov/flu/pdf/professionals/providers-letter-pregnant-2014.pdf

5) 国立感染症研究所 病原微生物検出情報 IASR. 百日咳2017年1月現在. IASR 2017;38(2):23-24.
https://www.niid.go.jp/niid/ja/pertussis-m/pertussis-iasrtpc/7075-444t.html

6) 柳澤如樹ほか. 成人におけるジフテリア・百日咳・破傷風(DPT)3種混合ワクチン0.2 mL接種の百日咳抗体への効果. 感染症学雑誌2009;83:7-11.

7) 国立感染症研究所. 百日咳ワクチン ファクトシート(平成29年2月10日).
http://www.mhlw.go.jp/file/05-Shingikai-10601000-Daijinkanboukouseikagakuka-Kouseikagakuka/0000184910.pdf

予防医療と健康維持／予防接種

インフルエンザワクチン

黒田浩一[1]，細川直登[2]

[1]医療法人鉄蕉会 亀田総合病院感染症科
[2]医療法人鉄蕉会 亀田総合病院感染症科部長

◆ インフルエンザワクチンは生後6か月以上のすべての人に接種することが推奨される．
◆ A型2株，B型2株を含む4価の不活化ワクチンが使用される．
◆ ワクチン供給が始まる10月に接種することが推奨される．
◆ インフルエンザワクチンは，全年齢層のインフルエンザ発症を減らし，高齢者のインフルエンザに関連した入院を減少させる．
◆ 卵アレルギーの人にも，インフルエンザワクチンは接種可能である．

インフルエンザの流行時期

● 日本（温帯気候）では，冬季に流行する．11月下旬～12月上旬に始まり，1～2月にピークとなって4～5月に収束する．一方，南半球では7～8月が流行のピークとなる．
● 熱帯地方では，季節性がなく年間を通して発生するため，東南アジアなどの熱帯地方への渡航後の患者が発熱で来院した場合，夏であってもインフルエンザの可能性を考慮する必要がある．
● 熱帯または亜熱帯地域の国々への旅行者のうち，1か月間の旅行期間で，約1％の旅行者がインフルエンザを発症するとされる[1]．

ワクチン接種の適応[2]

● 生後6か月以上のすべての人に接種が推奨されている．
● ワクチン供給が限られている場合に接種が優先されるグループは，インフルエンザの重度の合併症の高リスク群およびそれらと同居またはケアする人である（**1**）．

ワクチン接種のタイミング[2]

● インフルエンザの流行が始まる前に接種することが望ましい．
● 医療従事者は，10月終わりまでに接種することが推奨されている．
● 生後6か月から13歳は，2回目を10月終わりまでに打てるように，ワクチンが利用可能になったらすぐに接種することが推奨されているが，実際には，ワクチンの流通が始まるのが10月中旬のため，米国疾病管理予防センター（Centers for Disease Control and Prevention：CDC）の推奨通りに接種することは難しいかもしれない．
● 流行が始まった後でも，接種する意義はあるため，外来または入院患者の未接種者に対して，インフルエンザシーズンを通してワクチン接種を推奨するべきである．

ワクチンの内容

● 流行が予想される4種類のインフルエンザ株を，毎年世界保健機関（World Health Orga-

1 特にインフルエンザワクチン接種が推奨されるグループ

インフルエンザの重度の合併症の高リスク群

- 6〜59か月の小児
- 50歳以上
- 慢性の肺疾患・心疾患・腎疾患・肝疾患・神経疾患・血液疾患・代謝性疾患
- 免疫不全状態(薬剤, HIV感染症などすべての理由)
- 妊婦, または, インフルエンザシーズンの妊娠予定者
- 18歳未満でアスピリン内服中
- 施設入所者
- BMI≧40の肥満

インフルエンザの重度の合併症の高リスク群と同居またはケアする人

- 医療従事者(医師, 看護師, その他の医療職)
- 施設の職員(ナーシングホームなど)
- 医療系または介護系の学生
- 家族または介護者

(Grohskopf LA, et al. MMWR Recomm Rep 2017[2]より作成)

2 2017/2018冬シーズンのインフルエンザワクチン株

- A/Singapore(シンガポール)/GP1908/2015(IVR-180)(H1N1)pdm09
- A/Hong Kong(香港)/4801/2014(X-263)(H3N2)
- B/Phuket(プーケット)/3073/2013(山形系統)
- B/Texas(テキサス)/2/2013(ビクトリア系統)

(国立感染症研究所https://www.niid.go.jp/niid/ja/flu-m/flutoppage/2066-idsc/related/584-atpcs002.htmlより[最終アクセス 2018.4.28])

3 日本でのインフルエンザワクチン接種方法

- 成人:1回0.5 mL 1回接種
- 小児:6か月以上3歳未満 1回0.25 mL 2回接種(4週間以上間隔をあける)
        3歳以上13歳未満 1回0.5 mL 2回接種(4週間以上間隔をあける)
        13歳以上   1回0.5 mL 1回接種
- 接種方法:皮下注射(国際的には筋肉注射)

nization:WHO)が検討し, ワクチン推奨案が作成される. 毎年2月に北半球の次回冬季(11月から4月)推奨案, 9月に南半球の次回冬季(4〜10月)推奨案が作成され, 発表される.

- 2018年5月現在, すでに北半球の2018/2019冬シーズンのインフルエンザワクチン株の推奨案は発表されており[3], それをもとに厚生労働省と国立感染症研究所がワクチン製造株を選定する[4](**2**).
- A型2株(H1N1株とH3N2株)とB型2株(山形系統株とビクトリア系統株)を含む4価の

不活化ワクチンが使用される.

- 不活化ワクチンのため, ワクチンによってインフルエンザに罹患することはない.

実際の接種方法(**3**)

- 成人では1回0.5 mL, 3歳未満では1回0.25 mLを皮下注射する.
- 日本の添付文書では皮下注射となっているため, 基本的にそれに従う.
- 諸外国では, 局所の副反応などが少ないため, 筋肉注射が基本となっている(筋肉注射

する場合は，説明と同意が必要であり，主治医の責任のもとに行う必要がある）．

- 13歳未満では4週間以上間隔をあけてから2回目を接種する．
- 米国やWHOでは，9歳以上の小児では1回接種を推奨している．
- 他のワクチンとの同時接種の安全性は確認されている[2]．

インフルエンザワクチンの効果[5]

- ワクチン株と流行株が一致するかどうかで効果が変わるため，報告によって効果の程度が異なるが，ワクチン株と流行株が一致した場合，インフルエンザ発症を概ね40〜60％程度減らす．
- 免疫の持続期間は，6〜8か月以上持続する．
- 小児では，複数の無作為比較試験において，インフルエンザの発症率が低下することが示されている．
- 65歳未満の若年成人では，インフルエンザ発症率の低下[6]と，休職期間の短縮が報告されている[7]．
- 自宅に居住する高齢者（65歳以上）では，インフルエンザ発症率の低下[8]，インフルエンザまたは肺炎による入院の減少，全死亡の減少が期待できる[9]．
- ナーシングホームの高齢者では，インフルエンザ様疾患の発症率の低下とインフルエンザまたは肺炎による入院の減少が期待できる[9]．
- 重症化高リスク群では，ワクチン接種によって，インフルエンザ発症率の低下，インフルエンザに関連した入院の減少，死亡率の低下が期待できる．
- 喘息の小児では，インフルエンザ発症率が低下し，喘息発作が減少する可能性がある．
- 慢性閉塞性肺疾患（chronic obstructive pulmonary disease：COPD）の患者では，インフルエンザに関連した呼吸器感染症とCOPD急性増悪が減少する．
- 冠動脈疾患を持つ患者では，心血管疾患による死亡率，心筋虚血イベント，入院が減少する．
- 肝硬変（または慢性肝炎）の患者では，インフルエンザ発症と入院が減少する．
- HIV患者では，CD4陽性Tリンパ球数が低い場合（特に100/μL未満の場合），ワクチン接種によって抗体価が上昇しくにいが，接種によってインフルエンザ発症率が低下することが報告されている．

安全性[5]と禁忌

安全性

- 安全性は高いと報告されており，重度の副反応はほとんどない．
- 最も頻度の高い副反応は，接種部の疼痛である．
- 局所反応は，通常2日以内に改善する．
- 他のワクチンとの同時接種は安全と考えられているが，6〜23か月の小児において，13価肺炎球菌結合型ワクチンとインフルエンザワクチンの同時接種によって，接種日とその翌日の発熱が増加し，熱性けいれんが増加する可能性が報告されているため，注意が必要である．インフルエンザワクチン単独接種における熱性けいれんの増加はない．

禁忌

- 過去にインフルエンザワクチンで重度のアレルギー反応の既往がある場合．
- 明らかな急性発熱疾患罹患者（その発熱疾患の症状とワクチンの副反応を区別するため）．
- 卵アレルギーの人への接種は可能である．

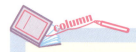

> **鶏卵を使用したワクチン製造の問題**
>
> 　ワクチン効果が一定しない理由は，インフルエンザ罹患歴，インフルエンザワクチン接種歴，年齢，基礎疾患など複数の原因が想定されるが，近年，鶏卵を使用したワクチン製造過程における抗原性の変化が問題として提起されている．
>
> 　南半球の2017/2018年冬季のインフルエンザワクチンの効果は，H3N2についてはかなり低く，ワクチン効果は10％と報告された．その原因は，株のmismatchではなく，ワクチン製造過程（鶏卵を使用したウイルス培養）における抗原性の変化であると考えられた[13]．
>
> 　2017/2018シーズンに日本で流行したインフルエンザ流行株の抗原性解析によると，A（H1N1）とB（ビクトリア系統・山形系統）は，ワクチン株と流行株の抗原性は類似していたが，A（H3N2）のワクチン株と流行株では抗原性の相違があった．
>
> 　現在日本で使用されているインフルエンザワクチンは，ワクチン原株として選択されたウイルスを鶏卵で分離増殖して製造しているが，その増殖過程で，ウイルスのヘマグルチニン（中和抗体の標的部位）のアミノ酸置換が起こり，抗原性が変化することがある．これによって，流行株とワクチン製造株の抗原性が一致しなくなり，効果が低下することが問題となっている．
>
> （参考 https://www.niid.go.jp/niid/ja/flu-antigen-phylogeny.html［最終アクセス 2018/4/29］）

インフルエンザワクチンと卵アレルギー

- CDCの2016/2017シーズンの推奨から，重篤な卵アレルギー（血圧低下，呼吸不全，吐き気，嘔吐，アドレナリンが必要となった状態）があっても，通常通りのワクチン接種でよい方針となった[5]．
- ワクチン摂取後は，通常のワクチン接種と同様，接種後15分間経過観察する．
- 2013/2014シーズンでは，重篤な卵アレルギーがある場合，原則不活化ワクチンを推奨していなかった[10]．
- 2015/2016シーズンの推奨では，重篤な卵アレルギーがある場合，卵タンパクを含まない遺伝子組替えワクチンを使用する．または，不活化ワクチンを使用する場合は，ワクチン接種後に30分以上経過観察をすることを推奨していた[11]．

インフルエンザワクチンと妊婦[2,5]

- 妊婦は，インフルエンザの重症化・入院のリスクが高い．
- インフルエンザに罹患することによって，死産・早産のリスクが上昇する可能性がある．
- 妊婦，またはインフルエンザシーズンに妊娠する可能性のある女性全員に，ワクチン接種が推奨されている．
- 妊娠中のどの時期でもインフルエンザワクチンは接種可能である．ただし，妊娠第1期（妊娠第14週まで）のデータは不足しているため，担当医と相談の上，接種時期を決定する．
- ワクチン接種によって，妊婦のインフルエンザ発症の減少，6か月未満の乳児のインフルエンザ発症とインフルエンザに関連した入院の減少（母体の抗インフルエンザ抗体が胎盤を通じて移行するため），死産と早期産の減少が報告されている．
- 妊婦において，ワクチンの合併症が多いとい

う報告はなく，安全性は高いと考えられている．

費用対効果

- 費用対効果についての研究は数多く報告されており，小児，就労中の成人，高齢者，妊婦などで，費用対効果が高いことを示した報告は多い[7,12]．
- ただし，国によって医療費の差や休業に伴う生産性喪失によるコストが異なること，研究によってコスト計算の方法が異なることから，これらの研究結果を日本にそのまま適応できるかどうかははっきりしない．

文献

1) Mutsch M, et al. Influenza virus infection in travelers to tropical and subtropical countries. Clin Infect Dis 2005 ; 40 : 1282-1287.

2) Grohskopf LA, et al. Prevention and control of seasonal influenza with vaccines : recommendations of the Advisory Committee on Immunization Practices-United States, 2017-18 influenza season. MMWR Recomm Rep 2017 ; 66 (2) : 1-20.

3) WHO. Recommended composition of influenza virus vaccines for use in the 2018-2019 northern hemisphere influenza season.
http://www.who.int/influenza/vaccines/virus/recommendations/2018_19_north/en/（最終アクセス2018/4/28）

4) 厚生労働省健康局健康課予防接種室．平成29年度インフルエンザワクチン株の選定経緯．ISAR 2017 ; 38 (11) : 225-226.
https://www.niid.go.jp/niid/ja/flu-m/flu-iasrtpc/7660-453t.html

5) Grohskopf LA, et al. Prevention and control of seasonal influenza with vaccines. MMWR Recomm Rep 2016 ; 65 (5) : 1-54.

6) Osterholm MT, et al. Efficacy and effectiveness of influenza vaccines : a systematic review and meta-analysis. Lancet Infect Dis 2012 ; 12 : 36-44.

7) Nichol KL, et al. The effectiveness of vaccination against influenza in healthy, working adults. N Engl J Med 1995 ; 333 : 889-893.

8) Demicheli V, et al. Vaccines for preventing influenza in the elderly. Cochrane Database Syst Rev 2018 ; 2 : CD004876.

9) Jefferson T, et al. Vaccines for preventing influenza in the elderly. Cochrane Database Syst Rev 2010 ; (2) : CD004876.

10) Centers for Disease Control and Prevention (CDC). Prevention and control of seasonal influenza with vaccines. Recommendations of the Advisory Committee on Immunization Practices-United States, 2013-2014. MMWR Recomm Rep 2013 ; 62 (RR-07) : 1-43.

11) Grohskopf LA, et al. Prevention and control of influenza with vaccines : recommendations of the Advisory Committee on Immunization Practices, United States, 2015-16 influenza season. MMWR Morb Mortal Wkly Rep 2015 ; 64 : 818-825.

12) Peasah SK, et al. Influenza cost and cost-effectiveness studies globally--a review. Vaccine 2013 ; 31 : 5339-5348.

13) Paules CI, et al. Chasing seasonal influenza - the need for a universal influenza vaccine. N Engl J Med. 2018 ; 378 (1) : 7-9.

参考資料

- 毎年8月にCDCの予防接種諮問委員会（Advisory Committee on Immunization Practices : ACIP）が，次のシーズンのインフルエンザワクチンについての推奨を発表するため，それを確認するとよい．

予防医療と健康維持／予防接種

HPV ワクチン

中山久仁子
医療法人メファ仁愛会 マイファミリークリニック蒲郡院長

◆ ヒトパピローマウイルス（HPV）感染は，子宮頸がん，尖圭コンジローマ，外陰上皮内腫瘍，腟上皮内腫瘍の原因の一つである．

◆ 現在日本で使われているHPVワクチンは，2価ワクチン（HPV16，18型）と，4価ワクチン（加えてHPV6，11型）がある．海外には9価ワクチン（加えてHPV31，33，45，52，58型）がある．

◆ ワクチンタイプのHPV感染症は，HPVワクチンの導入後に，導入前より最大で約90％減少，子宮頸部高度組織診異常は85％減少し，ワクチンが有効であると報告されている．

◆ 現在，HPVワクチンは定期接種だが，わが国では積極的勧奨が控えられている．

◆ 子宮頸がんの予防のためには，HPVワクチン接種と子宮頸がん検診（頸部細胞診）の併用が望ましい．

ヒトパピローマウイルス（HPV）

● ヒトパピローマウイルス（human papilloma-virus：HPV）はヒトのみに感染する小型DNAウイルスで，1980年代に子宮頸がんや尖圭コンジローマの組織からウイルスが分離され，ウイルス感染と疾患との関連が研究されてきた．

● HPVの感染はほとんどが性的接触によるもので，HPVに感染すること自体は特別なことではなく，性交経験があれば誰でも感染する可能性がある．

子宮頸がん

● 子宮頸がんは，日本で年間10,000人が発症し，約3,000人が死亡している．近年20～30代で急増している[1]．

● 子宮頸がんは，高リスク型（発がん性）HPVが持続感染し，感染から数年～十数年の後に前がん病変の状態を経て発症すると考えられている．

● 子宮頸がんにかかわるHPV型は，国や地域によって多少の相違があるが，1/2～2/3が16型，18型である．

尖圭コンジローマ

● 尖圭コンジローマは，低リスク型（非発がん性）HPVの感染によって起こる，男性・女性の生殖器にできる良性の疣贅である．

● 原因となるHPVの型は，6型，11型が90％以上を占める．

外陰上皮内腫瘍，腟上皮内腫瘍

● 外陰上皮内腫瘍，腟上皮内腫瘍には，6型，11型，16型のHPV感染が関連している．

ワクチン

- HPVワクチンは，HPVのL1蛋白質ウイルス様粒子（virus-like particles：VLP）を有効成分とする非感染性，不活化ワクチンである．
- 認可されているHPVワクチンには2種類ある．1つは2価ワクチン（HPV16型，18型）で，もう1つは4価ワクチン（加えてHPV6，11型）である．海外には9価ワクチン（加えてHPV31，33，45，52，58型）がある．

ワクチンスケジュール

■定期接種対象年齢
- 12歳になる年度から16歳になる年度までの間（小学校6年生〜高校1年生相当）にある女子．標準的な接種期間は，13歳となる年度（中学1年生）．

■2価ワクチン（サーバリックス®）
- 中学1年生の間に，1か月の間隔をおいて2回接種を行った後，1回目の接種から6か月の間隔をおいて1回接種する．計3回接種．

■4価ワクチン（ガーダシル®）
- 中学1年生の間に，2か月の間隔をおいて2回接種を行った後，1回目の接種から6か月の間隔をおいて1回接種する．計3回接種．

ワクチンの有効性

- HPVワクチンが定期接種になったのは，2006年の米国が初めで，現在74か国で公費助成による接種が行われている．
- がんの発生には時間がかかるため，長期的な効果検証が必要である．
- 以下に示すように，ワクチンがHPV感染率を下げ，子宮頸部高度異形成を減少させるという報告が最近集まってきている．

海外の報告
- HPVワクチンが定期接種に導入された国では，ワクチンタイプのHPV感染症が，ワクチン導入後に導入前よりも最大で約90％減少し，子宮頸部高度組織診異常は85％減少したことが，システマティックレビューにまとめられている[2]．
- HPVワクチンによる子宮頸がんの前がん病変の高い予防効果が確認され，副反応は非接種群と同程度で深刻な副反応を起こすとの証拠はみられていない[3]．

国内の報告
- HPVワクチン接種者において，子宮頸部異形成（ASC-US〈atypical squamous cells of undetermined significance：意義不明な異型扁平上皮細胞〉以上）と診断された人の割合は，非接種者と比較して宮城県では52.1％減少[4]，秋田県では88.1％減少[5]した．
- 子宮頸部の前がん病変のHPV感染率の有意な減少（54.6％→23.8％）が認められる[6]．

副反応

- わが国では，HPVワクチン接種後に，疼痛および感覚（光・音・におい）の障害，運動障害，自律神経症状，認知機能の障害の報告があり，2013（平成25）年6月に積極的勧奨が差し控えられた．
- 2018年現在，HPVワクチンの安全性に懸念を示すような科学的・疫学的根拠は示されていない．唯一論文化されていたHPVワクチンの副反応の論文は，2018年5月に出版元から撤回されている[7]．
- 2015（平成27）年9月の第15回厚生科学審議会予防接種・ワクチン分科会副反応検討部会において，接種後の多様な症状は機能性身体症状であるという見解が確認された．

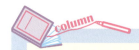

HPVワクチンの接種勧奨の差し控えをめぐって

　わが国のHPVワクチンの接種率は，接種勧奨が差し控えられる前は70％，差し控えられてからは定期接種であるにもかかわらず1％にまで減少した．この間，接種が継続している国から，HPV感染率の減少と子宮頸部組織異形成の減少が報告されており，日本の子宮頸がんの一次予防が中断していることが危惧されている．

　HPV感染症は性感染症であり，基本的に性行為をしなければ感染しない．そのため，接種勧奨が差し控えられている今，われわれができることは，10代女子とその保護者にHPVワクチンの存在を伝え，性行為がなければ感染のリスクがなく，家庭での性教育が重要であることを伝えること，そして，接種勧奨が差し控えられている現在も，HPVワクチンは定期接種であり，接種希望者には丁寧な説明と同意の下に接種することである．

- ワクチン接種歴のない12～18歳の女子は人口10万人あたり20.4人の頻度で症状を示し（バイアスが存在するため直接比較することはできないが），接種歴のある女子は人口10万人あたり27.8人の頻度で症状を示すと推計された．つまりHPVワクチンの接種歴の有無にかかわらず，このような多様な症状を呈する思春期の女性が一定数存在することが示された[8]．
- 国内の調査で，副反応の症状の発現にワクチンを接種した人としていない人で差がなかったという結果が報告されている（いわゆる名古屋スタディ）[9]．
- 日本小児科学会，日本産科婦人科学会は，接種勧奨の再開を求める声明を出し，WHOは接種勧奨を再開するようにと日本を名指しで批判しており，厚生労働省の対応が待たれている．

接種後に生じた症状へのサポート体制

- HPVワクチン接種後の症状に対応する協力医療機関が各都道府県に1つ以上設置され，必要に応じて専門医療機関にて診療を受けることができる．
- 協力医療機関に加えて，生活面に関する相談支援では，厚生労働省と文部科学省が連携して，医療や教育現場での支援体制が整備された．
- 救済制度は，厳密な医学的な因果関係までは求めず，接種後の症状が予防接種によって起こることを否定できない場合も対象となる．

文献

1) 厚生労働省[HP]．子宮頸がん予防ワクチンQ＆A
   http://www.mhlw.go.jp/bunya/kenkou/kekkaku-kansenshou28/qa_shikyukeigan_vaccine.html
2) Garland SM, et al. Impact and Effectiveness of the Quadrivalent Human Papillomavirus Vaccine：A Systematic Review of 10 Years of Real-world Experience. Clin Infect Dis 2016；63（4）：519-527.
3) Arbyn M, et al. Prophylactic vaccination against human papillomaviruses to prevent cervical cancer and its precursors. Cochrane Database Syst Rev 2018；5：CD009069.
4) Ozawa N, et al. Beneficial Effects of Human Papillomavirus Vaccine for Prevention of Cervical Abnormalities in Miyagi, Japan. Tohoku J Exp Med 2016；240（2）：147-151.
5) Tanaka H, et al. Preventive effect of human papillomavirus vaccination on the development of uterine cer-

vical lesions in young Japanese women. J Obstet Gynaecol Res 2017；43（10）：1597-1601.

6）Matsumoto K, et al. Early impact of the Japanese immunization program implemented before the HPV vaccination crisis. Int J Cancer 2017；141：1704-1706.

7）Aratani S, et al. Retraction：Murine hypothalamic destruction with vascular cell apoptosis subsequent to combined administration human papilloma virus vaccine and pertussis toxin. Sci Rep 2018；8：46971.

8）第23回厚生科学審議会予防接種・ワクチン分科会副反応検討部会 資料4.「全国疫学調査（子宮頸がんワクチンの有効性と安全性の評価に関する疫学研究）」2016年12月26日.
http://www.mhlw.go.jp/file/05-Shingikai-10601000-Daijinkanboukouseikagakuka-Kouseikagakuka/0000147016.pdf

9）Suzuki S, Hosono A. No association between HPV vaccine and reported post-vaccination symptoms in Japanese young women：Results of the Nagoya study. Papillomavirus Res 2018；5：96-103.

予防医療と健康維持／予防接種

麻疹風疹混合(MR)ワクチン，おたふくかぜ(ムンプス)ワクチン
先天性風疹症候群の予防を中心に

岡田　悠

医療法人鉄蕉会 亀田ファミリークリニック館山家庭医診療科

◆ 麻疹風疹混合(MR)ワクチンは定期接種であり，1期(1〜2歳未満)，2期(小学校就学前1年間)での接種を推奨する．
◆ 先天性風疹症候群を予防するため，10代後半から40代の女性，その夫に対して，風疹ワクチン接種の適応を検討する．
◆ おたふくかぜ(ムンプス)ワクチンは任意接種であるが，難聴などの合併症を引き起こすムンプス感染症を予防できる．
◆ ムンプスワクチンの標準的な接種時期はMRワクチンと同様に，1期(1〜2歳未満)，2期(小学校就学前1年間)である．

麻疹・風疹とワクチン

- 麻疹は，発熱や鼻汁・咳・結膜充血・眼脂ではじまり，一度解熱するも，再発熱とともに全身の発疹を認める疾患である．
- 麻疹の合併症は，死亡の原因となる肺炎や脳炎，知的障害や運動障害，痙攣を緩徐進行性に認める亜急性硬化性全脳炎などがある．
- 風疹は，微熱や耳後部・後頸部リンパ節腫脹ではじまり，顔から全身に発疹が広がる疾患である．
- 風疹の合併症には，血小板減少症や脳炎がある．
- 麻疹や風疹に対する抗ウイルス療法はなく，麻疹風疹混合(Measles-Rubella：MR)ワクチンによる予防が重要である．
- MRワクチンの接種時期などを**1**に挙げる．

先天性風疹症候群の予防

- 先天性風疹症候群は，妊娠中の女性が風疹に

罹患することによって，児に先天性心疾患，白内障，感音性難聴などを認める疾患である．
- 妊婦が，風疹の約15％に認められる不顕性感染に罹患しても，先天性風疹症候群は発症しうる．
- 先天性風疹症候群自体に対する治療はなく，ワクチンによる予防が重要である．
- 10代後半から40代の女性，その夫に対して風疹ワクチンあるいはMRワクチンの接種が検討される．
- 風疹の臨床症状は他のウイルス感染症と類似しており，風疹IgG抗体上昇など免疫を保有している根拠がある患者以外は，ワクチンの接種が推奨される．
- 風疹ワクチンあるいはMRワクチンの接種歴が1回以下であれば，接種歴と合わせて2回の接種を行う．
- 男性が風疹に対する定期予防接種の対象となったのは1979(昭和54)年4月2日以降生まれであり，男女ともに風疹に対する定期予

1 麻疹風疹混合（MR）ワクチンとおたふくかぜ（ムンプス）ワクチンの概要

	麻疹風疹混合（MR）ワクチン	おたふくかぜ（ムンプス）ワクチン
標準的な接種時期	1期　1〜2歳未満 2期　小学校就学前1年間	1期　1〜2歳未満 2期　小学校就学前1年間
未接種の患者への対応	4週間以上あけて2回接種する	4週間以上あけて2回接種する
ワクチン接種料金の目安*	MRワクチン　11,000円 風疹ワクチン　7,400円	5,200円
助成	1期，2期ともに公費助成あり 妊娠を予定する女性とその夫に対して一部自治体で公費助成あり	1期，2期に対して一部自治体で公費助成あり
効果	臨床的な麻疹感染を95%以上予防[1] 先天性風疹症候群の発症予防[2]	臨床的なムンプス感染を69〜81%予防[1]
副反応	発熱 5〜16%，局所反応 1〜4%，発疹 0.2〜4%，痙攣 0.1〜0.4%，関節痛 0.2〜1%[3]	耳下腺腫脹 3% 無菌性髄膜炎 0.03〜0.06%[3]

*ワクチン接種料金は施設によって異なる．

2 風疹の定期予防接種制度の変遷

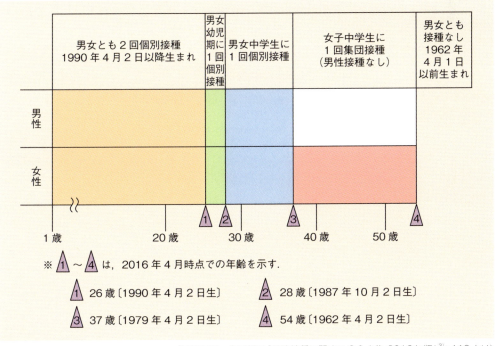

（岡部信彦，多屋馨子「予防接種に関するQ＆A集 2016年版」[3] p119より）

防接種が2回となったのは1990（平成2）年4月2日以降生まれである（ 2 ）．
- 妊娠可能な女性がワクチンを接種する場合，接種前1か月〜接種後2か月は妊娠しないように注意する．
- 妊婦は妊娠初期に風疹HI抗体価を測定することになっているが，その結果が16倍以下の場合，次回の妊娠に備えて，産褥早期に風疹ワクチン接種が推奨される．

おたふくかぜ（ムンプス）ワクチン

- おたふくかぜ（流行性耳下腺炎，ムンプス）は，発熱・頭痛・筋肉痛などではじまり，唾液腺の腫脹を認める疾患である．
- おたふくかぜの合併症には，無菌性髄膜炎，感音性難聴，脳炎，精巣炎などがある．
- おたふくかぜ（ムンプス）ワクチンの接種時期などを**1**に挙げる．
- 耳下腺炎は他のウイルス感染症などでも起こることがあり，ムンプスIgG上昇など免疫を保有している根拠がある患者以外は，ムンプスワクチンの接種が推奨される．

MRワクチン，ムンプスワクチンの禁忌・注意

- 鶏卵アレルギー患者に対するMRワクチンやムンプスワクチン接種は，含まれるアレルゲンが極少量であるため，可能である．
- 輸血や免疫グロブリン製剤の投与を受けた患者は3か月以上，免疫グロブリン製剤の大量療法（200 mg/kg以上）を行った患者は6か月以上（理想的には11か月以上）の間隔をあけて接種する．
- ステロイド使用患者（プレドニゾロン2 mg/kgあるいは20 mg/日以上を14日以上使用）はワクチンの接種を控え，ステロイド中止後1か月以上の間隔をあけて接種する．
- 多くの先天性免疫不全患者，妊婦は禁忌である．

文献

1) Demicheli V, et al. Vaccines for measles, mumps and rubella in children. Cochrane Database Syst Rev 2012；(2)：CD004407.
2) Lanzieri TM, et al. Impact of rubella vaccination strategy on the occurrence of congenital rubella syndrome. J Pediatr (Rio J) 2007；83：415-421.
3) 岡部信彦，多屋馨子．予防接種に関するQ＆A集 2016年版．日本ワクチン産業協会；2016. pp9-45, pp95-124, pp212-217.

予防医療と健康維持／予防接種

破傷風トキソイドワクチン

千葉　大
サンライズジャパン病院 Sunrise Japan Hospital Phnom Penh

◆ 破傷風は致死率が高く，また気づかないほど些細な傷口からの感染も多い一方，予防接種によりはほ100％予防できる．
◆ 国内での破傷風発生は抗体価が基準値を下回った30歳以上の成人に偏っている．
◆ 土壌汚染を伴う皮膚損傷があれば，必ず破傷風のリスクを考慮する．

破傷風について

● 破傷風は，土壌中に広く常在する破傷風菌（*Clostridium tetani*）の芽胞が創傷部位から体内に侵入して発芽・増殖することで発症する感染症である．

● 神経毒素（破傷風毒素）による強直性痙攣は，3〜21日の潜伏期間を経て局所（痙笑，開口障害，嚥下困難など）から始まり，やがて全身（呼吸困難や後弓反張など）に移行し，重篤な患者では呼吸筋の麻痺により窒息死する．

● 日本での発生数は年間120前後で比較的安定しているが，致死率は現在でも30％と高く，また患者の95％以上は30歳以上の成人であった[1]．

● 土壌との接触が感染の契機となることから，自然災害時に発生増加が注目される．

破傷風予防の考え方

● 致死率が高く，また気づかないほど些細な傷口からの感染も多い一方，予防接種によりほぼ100％予防できることから，1968（昭和43）年よりDPT（ジフテリア〈Diphteria〉・百日

咳〈Pertussis〉・破傷風〈Tetanus〉）による3種混合ワクチンの定期接種事業が開始されている．

● 2012年からはDTaP-IPV（不活化ポリオワクチン）による4種混合ワクチンに変更され継続実施されている．

● 逆にいえば，1968年以前に出生した日本人は，破傷風に対する防御抗体を持っていない（**1**）．

● 破傷風ワクチンはトキソイドワクチンと呼ばれ，不活化ワクチンに似た特性を持つ．液性免疫を刺激して抗毒素抗体の産生を促すが，細胞性免疫は誘導しないため，時間とともに

Key words

DPT
ジフテリア（Diphteria）・百日咳（Pertussis）・破傷風（Tetanus）の3成分を混合したワクチン全般を指し，構成成分には言及していない．

DTaP
ほぼDPTと同義だが，百日咳ワクチンの成分が無細胞（精製とも呼ばれる）であることを示すため，"aP"と表記している（acellularのa）．かつて用いられた全菌体百日咳ワクチンは"wP"と表記する（whole cellのw）．

Tdap
成人へのブースター接種のみを対象として開発された3種混合ワクチン．副反応を抑制するためジフテリア成分と百日咳成分（無細胞）が減量されていることを，小文字で表現している．

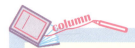

○○含有ワクチン

近年，特に小児期で接種すべきワクチンが増えてきたことなどから，複数の成分を混合したワクチンが増えている．古典的なDPTやMMRから，諸外国ではDPT-IPV-Hib-HBVを一挙に接種できる6種混合まである．

単独ワクチンでも混合ワクチンでも，正しく接種されれば原則として効果は同等である．ただし接種記録を語る場合，例えば「麻疹単独とMRワクチンを1回ずつ接種（＝麻疹成分を2回接種完遂）」と記述するのは冗長になるため，○○含有ワクチンとして総称することがある．上記は「麻疹含有ワクチン2回接種」と表現可能になる．

＊4種混合ワクチンの発売により一次販売を中止していたDPT「トリビック」は，成人への追加接種に対する適応を追加取得したことにより今年（2018年1月30日）から再開された．MMRワクチンは未承認．

1 年齢別の破傷風抗体保有状況（2013年＊）

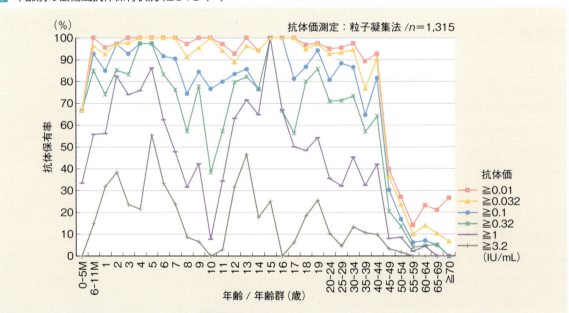

2013年度感染症流行予測調査より（2013年度破傷風感受性調査実施都道府県：北海道，東京都，福井県，愛知県，愛媛県，高知県，福岡県）．0～5か月群，15歳，16歳は10名未満．
＊主に2013年7～9月に採取された血清の測定結果．
（国立感染症研究所 https://www.niid.go.jp/niid/images/epi/yosoku/Seroprevalence/t2013serum.pdf より）

抗体産生能が減弱する．
- このため概ね10年毎に追加接種が必要とされているが，日本には成人に対する破傷風トキソイドの追加接種プログラムがない．そのため，国内での破傷風発生は抗体価が基準値を下回った30歳以上の成人に偏っている．
- ただし阪大微生物研究会が製造する沈降精製百日せきジフテリア破傷風混合ワクチン「トリビック」が，成人への追加接種に対する適応を追加取得したことにより，2018年2月よ

2 破傷風を起こしやすい創傷

1. 時間経過	受傷から6時間以上
2. 深達度	深さ1cm以上
3. 傷の性状	挫滅（剥離や擦過創を含む）あり
4. 受傷機転	動物咬傷，使用済みの釘，熱傷，凍傷，銃創
5. 感染徴候	発赤，熱感，腫脹あり
6. 創部汚染	土砂，糞便，唾液による汚染あり
7. 合併症	神経損傷，虚血あり

3 破傷風トキシオイドと破傷風人免疫グロブリン接種の適応

基礎免疫の有無	トキシオイド接種時期	破傷風のリスクが低い傷 トキシオイド/免疫グロブリン	左記以外の傷 トキシオイド/免疫グロブリン
破傷風の基礎免疫あり（トキシオイド接種が3回以上）	最新の接種から〜5年	−/−	−/−
	最新の接種から〜10年		+/−
	最新の接種から10年〜	+/−	
破傷風の基礎免疫なし or 不明（トキシオイド接種が2回以下）		+/−	+/+

※表中のトキシオイド：破傷風トキシオイド含有ワクチン（破傷風トキシオイド，DPT，DTaP，DT，Tdap）．
※表中の免疫グロブリン：抗破傷風人免疫グロブリン．

り自費接種であれば定期的な追加接種が可能となった．

- また，基礎免疫にあたる初回から3回までの接種率は全国統計で99%を維持しているが，1期追加（4回目）は85%へ下落している．

基礎免疫とブースター接種

- 破傷風に対する防御抗体は，乳児に対し3〜8週ごとの3回接種することで概ね獲得される．これを基礎免疫と呼ぶ．
- 日本の定期接種プログラムには，1年後の4回目と11〜12歳時の5回目も含まれ，4回目までを1期接種，5回目を2期接種と呼ぶ．1期はDTaP，2期はDTによる2種混合ワクチンを接種する．ただし2018年2月以降，自費負担にはなるがDTの代わりにDTaPを接種してもよいことになった．これにより百日咳がブーストされるので，乳幼児への接触が見込まれる成人には積極的に勧めたい．
- 1歳以降から基礎免疫の付与を開始する場

合，2回目と3回目の接種間隔は4週ではなく6か月とする．

- 一般に，不活化ワクチンやトキシオイドワクチンの効果を延長するために行う追加接種をブースター接種と呼ぶ．
- 上述のように現状では成人以降に破傷風トキシオイドを追加接種する公的プログラムがないため，プライマリ・ケア医は概ね10年ごとにブースター接種を提案する必要がある．自費扱いとなるが，破傷風トキシオイドはワクチンとしては比較的安価である．
- なお上記のようにDTaPによる2期接種も認められたので，乳幼児との接触が見込まれる場合は積極的にDTaPによる追加接種を推奨したい．
- 抗体検査による基礎免疫の確認は研究目的以外に推奨されず，トキシオイド接種歴の確認が最も重要である．
- 記録紛失など不明の場合は，接種歴なしとして扱う．

外傷後の発症予防

- 発症した破傷風の30％は，侵入門戸となった創傷が確認できないほど微細だったとされることから（屋外での擦過傷，裂傷など），土壌汚染を伴う皮膚損傷があれば必ず破傷風のリスクを考慮する（**2**）．
- 受傷から数日間は創傷部位を閉鎖せず，十分な洗浄を加え開放のまま管理する（破傷風は嫌気性菌なので，嫌気環境にしないことが重要）．
- 破傷風汚染リスクと基礎免疫情報をもとに，破傷風トキソイドと破傷風人免疫グロブリンの適応を決定する（**2**，**3**）．
- 基礎免疫がないと判断したら，受傷時の接種を含めた合計3回の接種を完遂して基礎免疫の付与に努める．
- 具体的には受傷時のほか，受傷1か月後，受傷6～12か月後の2回の接種が必要になる．破傷風トキソイド含有ワクチンであればよく，受傷時も含めDTaPも選択可能である．

文献

1）国立感染症研究所HP.「破傷風とは」
https://www.niid.go.jp/niid/ja/kansennohanashi/466-tetanis-info.html

予防医療と健康維持／予防接種

帯状疱疹ワクチン

千葉　大

サンライズジャパン病院 Sunrise Japan Hospital Phnom Penh

◆ 根本的な帯状疱疹予防は水痘罹患予防である（一次予防）.
◆ 二次予防は水痘罹患歴があるか不明の場合の対応となる.
◆ 緊急曝露後接種と呼ばれるワクチン接種により水痘罹患を大幅に抑制できる.

帯状疱疹と水痘

● 水痘-帯状疱疹ウイルス（varicella-zoster virus：VZV）は，初感染すなわち水痘を発症したのち，脊髄後根神経節や脳神経節に潜伏持続感染している. 帯状疱疹は，VZVへの特異的な細胞性免疫（VZV-CMI〈cell-mediated immunity〉が主体とされる）の低下を契機として再活性化したVZVにより，疼痛を伴う水疱が神経支配領域（皮膚デルマトーム）に集簇して現れる疾患である.

● 各種調査の結果から，成人の90％以上がVZVに既感染で，帯状疱疹の発症リスクを有する. また，80歳までに3人に1人は帯状疱疹を経験すると推定されている.

● 国内の前方視的観察研究[1]によれば3.4％（27/800人）が入院を要した. 合併症として問題になる帯状疱疹後神経痛（postherpetic neuralgia：PHN）は，10〜50％に生じるとされる.

● PHNのリスク因子は，加齢に加え，帯状疱疹発症時の疼痛の程度や皮疹の数も関与する.

● 壮年層では帯状疱疹の疼痛が10〜20％で3か月以上持続する. また，ラムゼイ ハント

（Ramsay Hunt）症候群，髄膜炎・脳炎，血管炎，脳梗塞といった合併症を起こすこともある.

● 著しいQOL低下の原因となることから，帯状疱疹およびPHNに関する医療経済分析が世界各地で行われ，先進国では高齢者への帯状疱疹ワクチン接種を公的にサポートする動きが普及しつつある.

● なお，水疱病変にはVZVが存在することから，特に播種性帯状疱疹では空気感染により感受性者が水痘を発症する可能性がある.

帯状疱疹予防の原則

● 上述の通り，根本的な帯状疱疹予防は水痘罹患予防であり，これが一次予防に該当する. 二次予防は水痘罹患歴があるか不明の場合の対応となるが，他に水痘に関しては特殊対応として緊急曝露後接種という概念がある.

緊急曝露後接種

● 水痘や播種性帯状疱疹は空気感染するので，水痘感受性者（水痘未罹患もしくはワクチン未接種）が，水痘および播種性帯状疱疹の患

1 水痘／帯状疱疹ワクチン一覧

商品名		目的	内容成分	内容量（PFU）
Varivax®		水痘		>1,350
Zostavax®		帯状疱疹	Oka株 水痘ウイルス 生ワクチン	18,700～60,000
乾燥弱毒生 水痘ワクチン 「ビケン」		水痘-帯状疱疹		42,000～67,000
Shingrix®		帯状疱疹	サブユニット 不活化ワクチン	（非該当）

者と同じ空間に滞在するなどして曝露される
と，水痘罹患の高リスクである．

- このとき生ワクチン接種の禁忌がなければ，緊急曝露後接種と呼ばれるワクチン接種を行うことによって水痘罹患を大幅に抑制できる．
- 具体的には，乾燥弱毒生水痘ワクチンを皮下に1回接種する．接触後72時間以内であれば90％以上，5日以内でも70％の発症阻止効果があり，重症化は5日以内の接種で90％以上が抑制できるとされている．
- ただし緊急曝露後接種はすべて自費での任意接種扱いとなる．
- また生ワクチン接種の禁忌に該当する場合，諸外国ではVZIG（varicella-zoster immune globulin：水痘-帯状疱疹免疫グロブリン）投与が推奨されるが日本では流通していない．
- なお，9か月以降の乳児は生ワクチン接種可能であり，接種間隔が3か月未満の場合は定期接種としてカウントしない．

一次予防

- 理想的には，水痘ワクチン接種により水痘感

染を予防することが最も望ましい．2018年4月現在，この目的で日本国内で利用可能なワクチンは乾燥弱毒生水痘ワクチン「ビケン」のみとなっている．

- 北米で普及している同種ワクチンも含め，帯状疱疹に関与するワクチンの一覧を示す（**1**）．
- **1**のなかで現在使用されているワクチンは，いずれも日本の高橋理明（大阪大学名誉教授）が1970年代に開発した弱毒水痘ウイルスOka株を採用しているが，製品の力価（plaque-forming unit：PFUで示される）が水痘と帯状疱疹の目的により異なっている．
- 日本では2014年10月より小児に対する定期接種が提供されており，対象者で接種完遂していなければキャッチアップ接種を強く推奨すべきだが，実施にあたっては費用減免措置などの有無を市町村へ問合わせたほうがよい．
- 2014年以前に出生して罹患既往も接種歴もない者に対しても，接種禁忌に該当しない限り2回接種が望ましい．接種間隔は13歳未満で3か月，13歳以上で1か月である．すべて自費扱いとなる．

2 接種禁忌

- 含有成分によるアナフィラキシーの既往
- 発熱中もしくは急性疾患
- 妊娠中もしくは妊娠予定
- 免疫不全状態：白血病，リンパ腫，悪性腫瘍の骨髄転移，AIDS，未治療の活動性結核，など
- 免疫抑制薬の投与中：ステロイド（注射または内服で中等量以上），シクロスポリン，サンディミュン，タクロリムス，プログラフ，アザチオプリン，イムラン，など

3 水痘罹患歴とワクチンによる二次予防

罹患歴	ワクチン接種歴	推奨	備考
なし or 不明	0 or 不明	2回接種	＜13歳：3か月間隔，≧13歳：1か月間隔
	1		最終接種または罹患からの至適間隔はエビデンスなし．一般に5〜10年は防御能が維持されると期待される
	2	1回接種	
あり			

- 接種禁忌に該当するのは，妊娠中もしくは免疫不全状態で，具体的には**2**の通りである．

二次予防

- 水痘罹患の既往があるか不明な場合も，予防策の原則は一次予防と変わらない（**3**）．

- 明らかな水痘への罹患歴がある場合，50歳以上であれば，2016年3月より帯状疱疹予防として「ビケン」1回接種が適応追加されているが，49歳以下もしくは罹患歴が不明の場合は，一次予防として2回接種の推奨が望ましい．

- 不明例で仮に罹患歴があったとしても，2回接種により費用負担は大きくなるが医学的に特段の不利益はない．ただし，いずれも自費扱いである．

- 現在，GSK（グラクソ・スミスクライン）が開発した新ワクチンであるShingrix®は，数年後の販売開始を見込み承認申請手続中である．市販前でもあり未だ詳細は不明だが，論文発表などから推測される情報としては，2か月間隔で2回の筋肉注射を行う不活化ワクチンである．妊婦や免疫不全患者へも接種可能性がある．疼痛や局所反応が比較的強いことがある．帯状疱疹の既往者でも抗体価上昇が確認された，などがある．ただし前提として，水痘罹患歴がある高齢者を対象としており，若年者に対しては今後も生ワクチンが推奨されると見込まれる．

文献

1) Sato K, et al. Burden of herpes zoster and postherpetic neuralgia in Japanese adults 60 years of age or older：Results from an observational, prospective, physician practice-based cohort study. J Dermatol 2017；44（4）：414-422.

予防医療と健康維持／予防接種

高齢者肺炎球菌ワクチン

吉田真徳
医療法人鉄蕉会 亀田森の里病院総合診療科部長

◆ PPSV23は，基礎疾患などを考慮し追加接種を繰り返すことも考えてよい.
◆ PPSV23再接種の安全性は確認されている.
◆ PPSV23再接種の免疫原性は初回接種時と同等である．今後の臨床的感染予防効果の研究が期待される[1].

- 2014（平成26）年10月より，23価肺炎球菌多糖体ワクチン（ニューモバックス®NP：PPSV23）の65歳以上の成人を対象とした予防接種法に基づく定期接種が開始された.
- 一方，2014年6月には13価肺炎球菌結合型ワクチン（プレベナー13®：PCV13）が65歳以上の成人に適応拡大され，PCV13を任意接種ワクチンとして接種することが可能となった.
- 本邦では，日本呼吸器学会と日本感染症学会の合同委員会にて「65歳以上の成人に対する肺炎球菌ワクチン接種に関する考え方」[2]が，また日本感染症学会にて「肺炎球菌ワクチン再接種のガイダンス」[3]が提案されている.

PPSV23とPCV13

PPSV23

- 肺炎球菌の病原因子である莢膜多糖体を精製して作られた「多糖体ワクチン」であり，T細胞非依存性免疫応答を誘導する.

■ 効果

- 血清型特異抗体価が上昇する．抗体価は5年

ほど持続する.
- 侵襲性肺炎球菌感染症（菌血症や髄膜炎）の予防・重症化を抑制する.
- 23種類の血清型による肺炎球菌性肺炎を33.5％減少させ，全肺炎球菌性肺炎を27.4％減少させる.
- 65歳以上の高齢者や慢性基礎疾患を有し肺炎球菌による重篤疾患に罹患する危険の高い患者群においては，PPSV23にインフルエンザワクチンを併用することにより，それぞれの単独ワクチン接種の時よりも，肺炎球菌性肺炎や全ての肺炎の発症を抑制する効果や，これら感染を契機として発症する重篤な合併症も予防できることが示唆されている.

PCV13

- 結合型ワクチンに分類され，T細胞依存型の免疫応答を誘導する.

■ 効果

- PCV13がカバーする莢膜型が原因である市中肺炎，非侵襲性肺炎球菌感染症，侵襲性肺炎球菌感染症に対するワクチン有効率は，それぞれ45.6％，45.0％，75.0％と良好な結果が得られている.

- 65歳以上の成人に対するPCV13の安全性は PPSV23とほぼ同等である.
- PCV13の免疫原性は，PPSV23と同等もしくは優れている.

PPSV23とPCV13の副反応

- 注射部位の局所反応（疼痛，発赤，腫脹など）.
- 発熱・倦怠感などの全身反応.
- まれに報告される重い副反応としてアナフィラキシー様反応，血小板減少，ギランバレー症候群などがある.

適応

- 基礎疾患の有無によって，PPSV23/PCV13の適応となる年齢や接種後の間隔・再接種の検討の有無などが異なる（**1**[4]）.

65歳以上の成人に対する肺炎球菌ワクチン接種について

- 「65歳以上の成人に対する肺炎球菌ワクチン接種の考え方（平成27～30年度）」[2]と「Pneumococcal Vaccine Timing for Adults」[4]（米国疾病管理予防センター〈CDC〉の推奨）を参考にフローチャートを作成した（**2**）.
- 海外で65歳以上の高齢者全員にPCV13-PPSV23連続接種を推奨しているのは米国のみである（2014年 Advisory Committee on Immunization Practices〈ACIP〉が推奨）.
- カナダ・イギリス・ドイツなどでは免疫不全患者では併用を推奨している.

PPSV23とPCV13併用接種時の接種間隔に関する考え方の原則

- PCV13接種後1年以上間隔をおいてPPSV23接種可能.

- PPSV23接種後1年以上間隔をおいてPCV13接種可能.
- PPSV23の再接種は，PPSV23接種後5年以上の間隔をおいて再接種可能.

再接種の効果と安全性について

- 本邦では2009年まで再接種が禁忌であった. このため，再接種に関する安全性と効果の報告は現時点では少ないが，国内外からの報告から現時点では以下のことがわかってきている（「肺炎球菌ワクチン再接種のガイダンス」[3]より抜粋）.

■安全性について

- PPSV23の再接種における安全性，忍容性に関しては，初回接種から5年以上経験していればほぼ問題なく接種できることが明らかとなっている.
- 再接種時における局所の有害事象の頻度は高いが，許容できる範囲と考えられる.
- 海外においては，3回目，4回目の接種についても，2回目接種と同程度の安全性が確認されている.

■免疫原性について

- 免疫原性に関しては，初回接種から時間の経過とともに，血清型特異的IgGおよびオプソニン活性（opsonic activity：OPA）は穏やかに低下している.
- 高齢者に対する，PPSV23の再接種により初回接種と同等の期間の抗体応答が誘導される.
- 血清型特異的IgG値およびOPAに関して成人における感染予防の閾値は不明である. また，再接種における臨床的有効性に関する報告はまだなされていない.
- 再接種の臨床的感染予防効果については，再接種時の免疫原性が初回接種時と同等であったとする報告から類推すると，初回接種時と同等の感染予防効果が期待される.
- 海外においては，3回目，4回目の接種についても2回目接種と同程度の免疫原性が確認されている.

① PPSV23/PCV13接種における基礎疾患と適応（成人）

医学的背景	基礎疾患	PCV13 （19歳以上） 推奨	PPSV23 （19～64歳） 推奨	PPSV23 （19～64歳） 再接種	PCV13 （65歳以上） 推奨	PPSV23 （65歳以上） 推奨
なし	以下がない				○	○ （PCV13接種後1年以上あけて）
免疫能正常者	アルコール依存症 慢性心疾患[*1] 慢性肝疾患 慢性肺疾患[*2] 喫煙者 糖尿病		○		○	○ （PCV13接種後1年以上あけて，65歳未満でのPPSV23接種後5年以上あけて）
	人工内耳 髄液漏	○	○ （PCV13接種後8週以上あけて）		○ （PCV13未接種の場合）	○ （PCV13接種後8週以上あけて，65歳未満でのPPSV23接種後5年以上あけて）
機能性または解剖学的無脾症	先天性・後天性無脾症 鎌状赤血球症	○	○ （PCV13接種後8週以上あけて）	○ （PPSV23の1回目接種から5年あけて）	○ （PCV13未接種の場合）	○ （PCV13接種後8週以上あけて，65歳未満でのPPSV23接種後5年以上あけて）
免疫不全者	慢性腎不全 先天性・後天性免疫不全 全身性悪性腫瘍 HIV感染 ホジキン病 免疫抑制化学療法中[*3] 白血病 リンパ腫 多発性骨髄腫 ネフローゼ症候群 臓器移植	○	○ （PCV13接種後8週以上あけて）	○ （PPSV23の1回目接種から5年あけて）	○ （PCV13未接種の場合）	○ （PCV13接種後8週以上あけて，65歳未満でのPPSV23接種後5年以上あけて）

[*1] うっ血性心不全，心筋症を含む
[*2] COPD，肺気腫，気管支喘息を含む
[*3] 長期ステロイド全身投与および放射線治療を含む免疫抑制化学療法

（CDC. Pneumococcal vaccine Timing for Adults[4]より）

● 以上より，PPSV23再接種にて免疫原性が維持され，副反応は許容範囲であった．臨床的有効性は現時点では証明されていないが初回接種と同等の予防効果が期待されている．追加接種の適応については，ハイリスク群（慢性基礎疾患・無脾・脾機能不全など）では3回目以降も繰り返し追加接種を積極的に推奨している国もある．

2 65歳以上の成人に対する肺炎球菌ワクチン接種の考え方

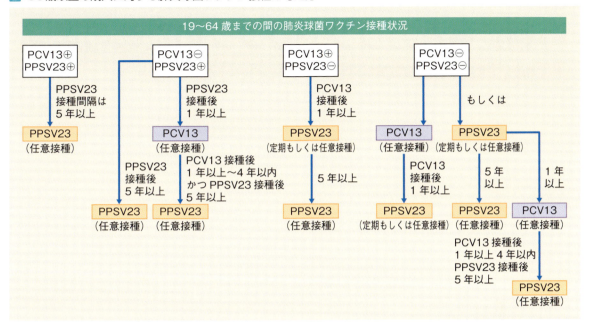

＊定期接種：2019年度以降は，接種当日に65歳である成人が対象（60〜64歳で，心臓・腎臓・呼吸器の機能に自己の身辺の日常生活活動が極度に制限される程度の障害や，ヒト免疫不全ウイルスによる免疫の機能に日常生活がほとんど不可能な程度の障害のある成人も対象）．

（日本呼吸器学会/日本感染症学会合同委員会．65歳以上の成人に対する肺炎球菌ワクチン接種に関する考え方[2]，CDC．Pneumococcal vaccine Timing for Adults [4] を参考に作成）

- ルーチンでの追加接種は勧められないが，患者背景などをもとに症例に応じて追加接種を検討してもよいと考える．
- PCV13の再接種については推奨されていない．

文献

1) Remschmidt C, et al. Effectiveness, immunogenicity and safety of 23-valent pneumococcal polysaccharide vaccine revaccinations in the elderly：a systematic review. BMC Infect Dis 2016；16(1)：711.
2) 日本呼吸器学会/日本感染症学会合同委員会．「65歳以上の成人に対する肺炎球菌ワクチン接種に関する考え方（第2版2017-10-23）」
   http://www.kansensho.or.jp/guidelines/pdf/o65_haienV/o65_haienV_171023.pdf
3) 日本感染症学会．肺炎球菌ワクチン再接種のガイダンス［改訂版］（2017年7月20日）
   http://www.kansensho.or.jp/guidelines/pdf/pneumococcus_vaccine_re_1707.pdf
4) CDC．Pneumococcal vaccine Timing for Adults
   https://www.cdc.gov/vaccines/vpd/pneumo/downloads/pneumo-vaccine-timing.pdf

予防医療と健康維持／カウンセリング

行動変容とカウンセリングのための理論
TTM（Transtheoretical Model）を中心に

岡田唯男

医療法人鉄蕉会 亀田ファミリークリニック館山院長

◆ 食事，喫煙，飲酒などの生活習慣の改善により，死亡に繋がる疾病への罹患や症状の悪化を防ぐことができる．
◆ 生活習慣の改善のためのカウンセリングにあたっては「行動変容」のプロセスを理解することが重要である．
◆ ここではTTM（Transtheoretical Model）を例にあげてカウンセリングに必要なアプローチを解説する．これらのアプローチは検診/健診の受診率や治療アドヒアランスの向上にも有効である．

行動変容はなぜ重要か

● 行動変容（behavior modification）とは，生まれてから培われてきた行動パターンを，健康的で望ましいものに変えていくことである（例：食生活の改善，定期的な運動，禁煙，禁酒など）．

● 近年のnon communicable disease（NCD）管理の重要性の増加に伴い，行動変容の重要性が注目されている．

● 1979年に発表された米国公衆衛生局長官による「Healthy People」（健康増進と疾病予防に関する報告書）では，主要死因（高血圧，がん，脳卒中，自殺，事故，インフルエンザ・肺炎，糖尿病，肝硬変，動脈硬化，他殺）の50％は不健康な行動や生活習慣に起因しており，5つの行動・生活習慣（食事，喫煙，飲酒，運動，降圧剤服用の遵守）を改善することにより，10のうち少なくとも7つの死因を減少させる可能性があると報告されている[1]．

● また，Mokdadら[2]は，死亡の約4割は「生活習慣」が原因だとしている（タバコ：約18％，不適切な食生活/運動不足：約17％，アルコール：約3.5％）．

TTM（Transtheoretical Model）とは

● TTM（Transtheoretical Model）は，ProchaskaとDiClementeによって提唱された[3]（**1**）．独力で禁煙する喫煙者と専門的な禁煙治療を受ける喫煙者の比較研究から，300以上の様々な心理療法や行動変化理論を統合して作成（transtheoretical）されたもので，変化のステージ，トランスセオレティカルモデル，Prochaskaの理論，汎理論的モデル，多理論統合モデル等とも呼ばれる．

● 行動変容はプロセスでありイベントではないことが基本前提としてあり，以下の4つの要素からなる（①の「5つの行動変容ステージ」のみを指してTTMと呼ばれることが圧倒的に多いが，誤解である）．
① 5つの行動変容ステージ（stage of change）
② 10の変容のプロセス（process of change）
③ 意思決定のバランス（decisional balance）
④ 自己効力感（self-efficacy）

1 TTM（Transtheoretical Model）

行動変容ステージ，変容のプロセス，利得-コスト（負担/投資）のバランス，自己効力感で構成される．
実際は線形にステージが進むというよりも螺旋状に行きつ戻りつ前に進むと考えたほうがよい．

■5つの行動変容ステージ

- 前熟考期（precontemplation），熟考期（contemplation），準備期（preparation），実行期（action），維持期（maintainance）のステージがある（**2**）．
- Prochaskaら[4]によると，一般的に行動を起こしていないグループの内訳は，前熟考期40％，熟考期40％，準備期20％とされる．

■10の変容のプロセス

- 経験的（認知的/情動的）プロセス（意識の高揚，感情的経験，環境的再評価，自己再評価，社会的解放），行動的プロセス（自己解放/コミットメント，反対条件づけ/行動置換，援助関係，不測事態/強化マネジメント，刺激コントロール）の2つから考える（後述，**3**を参照）．

■意思決定のバランス

- 長所（プロズ）と短所（コンズ），利得とコスト・投資・負担などのシーソーモデル．

Janis と Mann[5] による意思決定理論の主要な概念を参考にしている．

■自己効力感

- 状況特定の自信のことで，行動変容後18か月目のピークへ向かって上昇し続けるとされる．Bandura[6] が提唱する社会的認知理論のなかの中心的概念を参考にしている．
- confidence（自信）や temptation（誘惑）について確認する．
- 行動を決定する要因（予期機能）として，Outcome Expectancy（結果期待：自分がある結果をもたらす行動ができるかどうかという確信度（効力）に対する期待），Efficacy Expectancy（効力期待：行動によってどのような結果が得られるかという期待）がある．
- 自己効力感の強化情報源には以下の4つがある．
  - 成功体験：自己の過去の成功体験．低いハードルを少しずつクリアーするイメージ

❷ TTM（Transtheoretical Model）の変容ステージ

前熟考期 precontemplation	6か月以内に行動を変えようとする意志なし	知識がない，何度も挑戦して失敗し，やる気がなくなっている そのことについて読んだり話したりするのを避ける
熟考期 contemplation	6か月以内に行動を変える意志あり	行動変容の多くの利得を意識しているが，同じぐらいそこにかかる負担も承知しており，両価的な状態．この状態で長期間とどまることも多い
準備期 preparation	1か月以内に行動を変える意志あり	通常過去1年に様々な行動を起こしている（書籍を読んだり，他者に相談する，自分でやってみる等）
実行期 action	行動変容を実行できているが，6か月以内	ここにカウントされるのは有用であるとされる行動のみ（タバコの本数を減らすとかはダメ）
維持期 maintainance	6か月以上行動変容を維持できている〜5年ぐらいまで	再発予防に努める時期だが，誘惑は少なく，自己効力感は高いので，行動変容のプロセスはあまり利用していない
行動変容の終結 termination	その習慣を再び始める誘惑がゼロで，健康的行動をとる自己効力感が100%存在する．その行動を変化させて最低5年間程度継続している状態	どれほど落ち込んでも，ストレスがかかっても，不安でも，コーピングの手段として以前の不健康行動へは戻らない．そもそもそんな行動はしてなかった人のような振る舞い．ここに到達する人は20%未満といわれる
再発 relapse	行動変容のステージのひとつではない．あるステージから1つ以上前のステージに逆行すること	

- 代理的経験：自分と同じ境遇者の成功体験
- 言語的説得：信頼している人の言葉
- 生理的・情動的状態：変化をポジティブにとらえる
- 行動変容に対する準備性を表すものが①の「変容ステージ」であり，その変容ステージをより後期のステージに移行させるために（行動を習慣化させるために）操作・活用すべき変数が，残りの3つ（②〜④）の構成要素であると考えると理解しやすいと思われる．

TTMのエビデンス

- TTMは多くの健康行動モデルの中で，ヘルスプロモーションのための行動変容の成功率が最も優れているひとつといわれており，禁煙，減量，健康的な食習慣，運動など様々な分野で，その効果が実証されている．
- 他の介入と比較して成功度が高い（Prochaskaら[7]，Rossiら[8]），個別化と健康行動の変化の相関係数は0.74（比較的強い）[9]などの報

告がある．
- TTMのその他の長所として，個別化されている，意志が弱いとしても効果があがる，広い視野を持つ（様々な行動変容に適用可能），現場で使うことができるなどがある．

TTMの実際の運用方法

- ❸にTTMの具体例を示す．
- まず，対象者がどの行動変容ステージにいるのかを把握し，その結果に基づき，ステージに合わせて個別に適切なフィードバック，指導を行い，行動変容ステージの上昇を促す．
- 運用にあたっては下記に留意する．
  - 行動変容ステージはひとつずつ上がっていくこと
  - 行動変容とは，外に現れた行動のみならず，気づきを持ったり，感情的な体験をしたり，考え方が変わることなども含むこと
  - ステージは上がらなくても（そのステージに留まっていても），次のステージに近づいている進歩（前進）をしているとみなす

3 TTM (Transtheoretical Model) の運用例

経験的（認知的/情動的）プロセス experiential	自分の経験から得る 内面的な認識の変化 行動を変えようとする意図の変化		
意識の高揚 consciousness raising	「なるほど〜」	原因，結果，対処法等への意識づけ，事実認識	「XXについて知ってましたか？」「〜という解釈もできますよね」メディア/健康雑誌等の推奨
ドラマティックリリーフ/感情的経験 dramatic relief	「ドキリ」	感情的に強い影響を受けて，その後適切な対処でその感情が解消すること，感情に注意	知人の入院等を知る 悪い結末の例について メディア
環境的再評価 environmental revaluation	周りへの影響	行動変容しない場合とした場合で他者への影響や，他者からのイメージがどう変わるか検討	他者の事例提示，家族からの介入 「お孫さんに臭いと言われなくなりますよ」「壁紙が汚れなくなりますよ」
自己再評価 self-revaluation	自分や生活の将来のイメージ	行動変容しない場合とした場合で自分のイメージがどのように変わるか検討，新たなセルフイメージの構築	「スマートな自分の姿を想像してみて下さい」健康的なロールモデルの提示
社会的解放 social liberation	そんな取り組みがあるんだ！	社会的に不利な立場の人への援助や，条例，法改正，環境の調整，社会の流れを知る	結果的にその他の人の行動変容も促進する．禁煙，分煙の推進，ポイ捨て禁止条例など
行動的プロセス behavioral	周りの環境から得る 実際の行動の変化		
自己解放/コミットメント self-liberation	言質/宣言	自らできると信じ積極的に取り組むこと	新年の誓い，他者への宣言，複数（2〜3個）の選択肢（自分から選択すること）
反対条件づけ/行動置換 counterconditioning	代替え	同じ目的を達成するためにできる代替のより健康な行動	タバコの代わりにコーヒー，ストレスで食べる代わりに運動など
援助関係 helping relationship	サポート	信頼や，気づかいの心に基づく，健康な行動変容への他者からのサポート	医療者，カウンセラー，コーチ，家族，ピア，ソーシャルサポートなど
不測事態/強化マネジメント contingency/reinforcement management	アメ，ご褒美/罰則	報酬のほうが望ましいとされる	表彰，賞金など
刺激コントロール stimulus control	きっかけ，合図	不健康な行動のきっかけを排除し，健康な行動のきっかけを加える	灰皿の処分，ランニングシューズの新調，テレビの処分など

こと
- 行動変容が順調に進んでいても，進歩が止まったり，前の行動変容ステージに後戻りしたりすることもふつうに起こること
- 計画的な介入がなければ人はステージを移動することはない．
- 再発はステージではなく，あるステージから1つ以上前のステージに逆戻りすることであるが，例外というよりむしろルール（日常的に起きる）と考えたほうがよい．

その他の役立つ枠組み

■重要度-自信度モデル
- 重要度-自信度モデル（conviction-confidence model）は，KellerとWhite[10]により提唱された．
- 重要度の高低，自信度の高低（10段階で聞く）の組み合わせで4つの領域に分けてアプローチを変え，低い方を持ち上げるように働きかける．
- 重要度は本人が答えた数字を軸に高くする方

4 米国禁煙ガイドラインの5Aと5R

Ask about tobacco use.	バイタルサインのひとつとして喫煙状況を全ての患者で尋ねる	Relevance (関連性)	その人自身にできるだけ具体的に禁煙の理由を尋ねる
Advise to quit.	明確で，強く，個別化されたメッセージとして禁煙を勧める	Risks (リスク)	禁煙の害について尋ねる（短期，長期，環境）
Assess willingness to make a quit attempt.	やめる気があるか尋ねる（行動変容ステージの評価）	Rewards (報酬)	禁煙のメリットについて尋ねる
Assist in quit attempt.	やめる気のあるものは具体的な行動へ進める，そうでないものは動機づけ面接や5Rを用いて動機づける	Roadblocks (障害)	禁煙の妨げについて尋ね，可能な手助けをする
Arrange followup.	どちらの場合も必ず再診を設定する	Repetition (繰り返し)	繰り返し介入を行う．多くの患者は何度も失敗することを伝える

向（なぜ4ではなく6なのか）と，低くする方向（なぜ8ではなく6なのか）の両者を聴くことで，深い内面を知ることができる．

■5A，5R

●米国禁煙ガイドライン[11]によるもので，5つの「A」による禁煙治療の戦略と5つの「R」による禁煙動機づけを高める工夫が示されている（4）．

■松本のフレーズ[12]

●様々な健康行動理論の中から有効と思われるものを包括的に抜き出している．これら全てを評価する事で糸口が見える．

「よい」「自信」：メリット，自信度

「まずい」「妨げ」：放っておくことのデメリット/危険度，行動を変えることへの妨げ

「ストレスに」：ストレス因子とそれへの対応方法（コーピング）

「サポート受けて」：どのようなサポートをどのぐらい受けているか，受けられるか

「努力の」「ステージ」：自己効力感（どのぐらい自分の行動で健康が決められると感じているか），行動変容のステージはどこか？

■LEARNのアプローチ

●Berlinら[13]による下記のアプローチも参考に

なる．

L（Listen）：共感をもって患者の問題に対する認識を聴く

E（Explain）：医師の認識を説明する

A（Acknowledge）：共通点と相違点を認識し，相談する

R（Recommend）：相談した結果できた方針を勧める

N（Negotiate）：実施できるように患者と交渉する

●上記以外にもヘルスプロモーションの理論/健康行動理論には，個人レベル，個人間レベル，コミュニティーレベルの3段階でそれぞれ様々なものがある．

●TTMに加えて動機づけ面接法（motivational interviewing）などを学ぶことが望ましいが，詳細は成書を参考にされたい．

本稿は，筆者がwebで公開している資料「一目で分かる行動変容：TTM（Transtheoretical Model）を中心に」（One pager）　https://ja.scribd.com/document/235416654/ をもとに再構成したものである．

引用文献

1) U.S.Department of Health, Education, and Welfare. Healthy People：the Surgeon General's Report on Health Promotion and Disease Prevention. US Government Printing Office；1979.

2) Mokdad AH, et al. Actual causes of death in the United States, 2000. JAMA 2004；291（10）：1238-1245.

3) Prochaska JO, DiClemente CC. Transtheoretical therapy：Toward a more integrative model of change. Psychotherapy：Theory, Research & Practice 1982；19（3）：276-288.

4) Prochaska JO, Velicer WF. The transtheoretical model of health behavior change. Am J Health Promot 1997；12（1）：38-48.

5) Janis IL, Mann L. Decision Making：A Psychological Analysis of Conflict, Choice and Commitment. Free Press；1977.

6) Bandura A. Self-efficacy：toward a unifying theory of behavior change. Psychol Rev 1977；84（2）：191-215.

7) Prochaska JO, et al. Standardized, individualized, interactive, and personalized self-help programs for smoking cessation. Health Psychol 1993；12（5）：399-405.

8) Rossi SR, et al. A processes of change model for weight control for participants in community-based weight loss programs. Int J Addict 1994；29（2）：161-77.

9) Noar SM, et al. Does tailoring matter？ Meta-analytic review of tailored print health behavior change interventions. Psychol Bull 2007；133（4）：673-693.

10) Keller VF, White MK. Choices and changes：a new model for influencing patient health behavior. J Clin Outcomes Manage 1997；4（6）：33-36.

11) U.S.Department of Health and Human Services Public Health Service. Treating Tobacco Use and Dependence：2008 Update. Clinical Practice Guideline. May, 2008.

12) 松本千明. 医療・保健スタッフのための健康行動理論の基礎─生活習慣病を中心に. 医歯薬出版；2002.

13) Berlin EA, Fowkes WC. A teaching framework for cross-cultural health care. West J Med 1983；139（6）：934-938.

参考文献・webサイト

- 土井由利子. 日本における行動科学研究─理論から実践へ. 保健医療科学2009；58（1）：2-10.
- Patricia M, et al（eds）. Promoting Exercise and Behavior Change in Older Adults：Interventions With the Transtheoretical Model. Springer Publish Company；2002/竹中晃二（監訳）. 高齢者の運動と行動変容─トランスセオレティカル・モデルを用いた介入. Book House HD；2005.
- Y大学 体育・スポーツ心理学研究室［HP］.「トランスセオレティカル・モデル」
  http://blogs.yahoo.co.jp/uechihiroaki/13312460.html
- 津田彰ほか. 多理論統合モデル（TTM）にもとづくストレスマネジメント行動変容ステージ別実践ガイド. 久留米大学心理学研究2010；No9：77-88.
- 中村正和. 行動変容のステージモデルに基づいた禁煙サポート. 治療 2000；82（2）：335-342. 135-141.
- 松下明. 週刊医学界新聞［連載］研修医イマイチ先生の成長日誌─行動科学で学ぶメディカルインタビュー（全10回）. 2874号（2010）～2911号（2011）.
  http://www.igaku-shoin.co.jp/paperDetail.do？id＝PA02874_07で閲覧可
- 厚生労働省　e-ヘルスネット［情報提供］
  https://www.e-healthnet.mhlw.go.jp/information/exercise-summaries/s-07
  ［行動変容ステージモデル］［セルフ・エフィカシーを高めるポイント］［健康行動理論を活用するためのポイント］のキーワードでサイト内検索を
- 岡田唯男. 無関心期≠前熟考期？？：ProchaskaのTTM（transtheoretical model：トランスセオレティカルモデル/行動変容のステージ）に関する6つの誤解
  https://pcij.wordpress.com/2014/07/28/ttm/
- U.S.Department of Health and Human Services, et al. Theory at a Glance：A Guide For Health Promotion Practice, 2nd ed. NIH Publication；2005/福田吉治ほか（監修）. 一目で分かるヘルスプロモーション─理論と実践ガイドブック. 国立保険医療科学院；2008.

予防医療と健康維持／カウンセリング

タバコのカウンセリング

岡田唯男
医療法人鉄蕉会 亀田ファミリークリニック館山院長

◆ タバコは超過死亡の原因として最も多い.
◆ 室内の受動喫煙は危険なレベルの大気汚染に匹敵する.
◆ 短時間, シンプルなアドバイスだけでも禁煙達成者の割合は増加する.
◆ しかし, 依存性が強く, 理想的な条件でも禁煙達成率は20〜30%程度である.
◆ 電子タバコはタバコを吸うよりはずっとマシかもしれない（加熱式タバコとは区別される）.

● タバコの具体的な健康被害や, 禁煙指導の方法などは, 十分な情報が入手可能であり[1-4], ここでは, 意外と知られていない視点や事実を中心に紹介し, 禁煙への取り組みがさらに充実することを期待する.

タバコによる死亡

● 米国の2000年の分析では, 全死亡の原因を危険行動の寄与度合いから算出した割合で並べ直した場合, 喫煙が全死亡の18.1%を占めトップであった.（不健康な食事と運動不足の16.6%, アルコールの3.5%と続く）[5].

● 日本でも同様に, 日本人の死亡原因を分析した研究によると, 喫煙者本人の喫煙による超過死亡数（喫煙がなければ避けられた死亡数）だけでも12.9万人と第1位で, 第2位の高血圧（10.4万人）と並んで, 死亡原因としての寄与が極めて大きいことが改めて確認されている[6]（「高血圧」の項, **1**〈p265〉参照）.

● そのようなことから, USPSTFの推奨でも数少ないAを獲得しており[7], 予防医療をインパクトの大きさと費用対効果の観点から重み付けをした分析では, 10点満点を獲得し

た3つのうち2つがタバコ関連である（「エビデンス−診療ギャップとエビデンス・パイプライン」の項, **column**〈p324〉参照）.

受動喫煙の程度

● 受動喫煙の程度を$PM_{2.5}$と呼ばれる微小粉塵濃度の環境基準で評価した場合, $PM_{2.5}$がわずか$10\,\mu g/m^3$増えるだけで, その地域の住民の死亡率が6%増えるという深刻な事態が起きるため, 米国の環境保護庁が作った空気の質ガイドラインでは, $100\,\mu g/m^3$以上を危険（unhealty）, $251\,\mu g/m^3$以上を緊急事態（hazardous）としているが, 飲食店屋内では, 全面禁煙の店舗以外は, ほとんどすべてで$PM_{2.5}$が$100\,\mu g/m^3$を超え, 不完全分煙の居酒屋の「禁煙席」ですら$400\,\mu g/m^3$を超えていた. これは, 空気汚染が話題となっていた2013年当時の北京の大気$PM_{2.5}$濃度に匹敵するレベルである（**1**）[8].

喫煙者は意外と禁煙を勧められていない

● しかし, 厚生労働省研究班の調査結果による

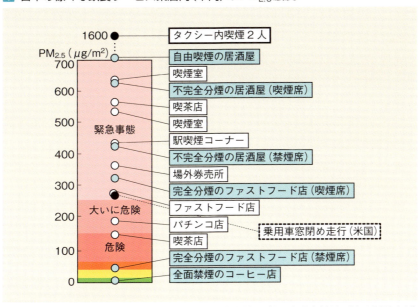

1 日本の様々な飲食サービス業店内（車内）のPM$_{2.5}$濃度

（日本禁煙学会．受動喫煙ファクトシート2「敷地内完全禁煙が必要な理由」〈2010年12月〉より）

と，わが国では1年間に喫煙者の57.9％が医療機関を受診しているにもかかわらず，医師から禁煙アドバイスを受けたことがあるのは32.4％と，フランスやドイツと並んで低率であった（アメリカを筆頭に多くの国でその実施割合が50％を越えている）[9]．

- 健診やがん検診，人間ドックの場においても，1年間に喫煙者の63.6％が健診・がん検診・人間ドックのいずれかを受診しているものの，禁煙を勧められた割合は31.8％にとどまっている[10]．

アドバイスおよび禁煙治療の効果

- 禁煙のための行動変容，薬物による禁煙治療は既存の出版物などに詳しく[1-4]，また3分未満で実施できるよう作られた5A, 5Rの枠組みやProchaskaのTTMを参照していただきたい（「行動変容とカウンセリングのための理論」の項〈p83〉の **1** および **4** を参照）．ここでは，実際の効果についての具体的な数字を紹介する．

カウンセリング／アドバイス

- 5Aの最初の「A」はAsk（喫煙者の同定）であるが，医療機関において，全例で測定するバイタルサインと同様，全例に喫煙歴を聞くようなシステムとしての同定法が存在するだけで，臨床家が禁煙介入をする率が3.1倍，65.6％まで上昇し，禁煙達成者の割合が2.0倍の6％になるとされている[11]．筆者の所属する医療機関では受診時の予診表で必ず喫煙状況を尋ねている．

- 2つ目の「A」はAdvise（やめるよう勧める）である．この一言だけで，禁煙達成者の割合が，1.3倍の10.2％になるとされている．禁煙に関するカウンセリングの効果はかけた時間が長いほど高まることが知られており（dose dependent），時間総計（複数回を含む）が91〜300分で禁煙達成者が最大3.2倍の28.4％まで増える．一方，総合計時間がたったの1〜3分であっても，全くない場合に比べて

1.4倍の14.4％に禁煙達成者が増えるとされる[11].

- これを行う治療介入者が医師以外の医療者の場合，禁煙達成者は1.7倍の15.8％であったが，医師の場合2.2倍の19.9％であり，医師の言葉は重いといえよう（自助努力のみの禁煙は禁煙をしない場合との有意差なし）[11].
- 健診の場での短時間の禁煙支援の有効性については，わが国での地域住民を対象とした介入研究により，短時間の禁煙支援（診察医師からの禁煙の助言と保健指導者による1〜2分程度の禁煙支援）により，6か月後の禁煙率（禁煙を呼気CO濃度で確認）が約3倍高まることが報告されている（全体で2.6％→8.1％，熟考期＋準備期に限定すると4.0→11.2％）[12].

薬物治療

- 薬物のみでの禁煙達成率は21.7％，薬物とカウンセリングを組み合わせると27.6％（有意差あり），薬物の中ではニコチンパッチ（6〜14週間）なら1.9倍の23.4％，バレニクリン（varenicline；2 mg/日）の場合，3.1倍の33.2％であった[11].
- 保険診療でのニコチン依存症管理料算定対象者の条件の一つであった，ブリンクマン指数200以上が，2016年4月から35歳未満の場合不要となり，喫煙期間の短い喫煙者にも早期に保険診療による介入ができるようになったことは朗報である.

依存性も強く，安全域も狭い

- しかし上記のデータでは，様々な介入をしても禁煙達成率はせいぜい20〜30％が限度であることに気づいただろうか.
- 薬物使用者のうち，生涯に依存症を発生した割合はニコチン（32％）＞ヘロイン（23％）＞コカイン（17％）＞アルコール（15％）＞カフェインであった[13].
- 中止した場合の離脱症状の強さはアルコール＞ヘロイン＞ニコチン＞コカイン＞カフェインで，使用中止の困難さはニコチン＝アルコール＝コカイン＝ヘロイン＞カフェインであった[14].
- 依存症治療を受けたもののうち1年後も中止が継続できたものは，タバコとヘロインが20％，アルコールは30％強で，ニコチンはヘロインと同じレベルである[15].
- 安全性の観点からは，平均的な摂取量と致死量との比（平均的な摂取量が致死量からどれだけ離れているか，つまりどれだけ安全に使用可能か）で見た場合，危険度の高い順に，アルコール，ニコチン，コカイン，麻薬，かなり差を開けて大麻であった[16].
- 以上より，タバコは，「健康へのインパクトが大きく，使用の安全域が狭いにもかかわらず，依存を最も形成しやすく，やめづらい薬物」であると言えるだろう.
- 禁煙指導の成功率が高くないのはニコチンという薬物のせいであって，依存症を憎んで人を憎まず，タバコ憎んで人を憎まず，のスタンスで，喫煙者がバツの悪い思いをしないように配慮した禁煙のアドバイスをするようにしたい.

電子タバコ

- 最近話題の電子タバコについては，2018年2月に発表された英国（Public Health England：PHE）の電子タバコ（vaping/e-cigarretteと呼ばれている）に関する最新エビデンスレビューが存在する[17].

  そこでは，

  - 害はタバコよりずっと少ない（タバコによる生涯がんリスクの0.5％未満．心血管リスクはまだわかっていないが同様に低いと推定されている）
  - 年2万人の禁煙に貢献，禁煙成功率も上昇

している

- にもかかわらず喫煙者の多くがvapingは喫煙と同じぐらい有害であると信じており，喫煙者の40％が電子タバコを試したことがない
- 喫煙者の10％はタバコの害はニコチンが原因ではないと考えている
- 英国での電子タバコ利用者は過去数年，約300万人弱で横ばいである
- 電子タバコが喫煙のエントリルート（その後の喫煙につながる）となるというエビデンスはない．

とされており，英国NHS（national health service）の患者向け禁煙治療法のページでは，電子タバコが禁煙の手段の一つとして最後に挙げられ，将来的には禁煙補助薬として処方が可能になるかもしれないとされている[18]．

■注意点

- タバコを吸うぐらいなら代替手段としての電子タバコの方がマシであるという意味であって，電子タバコの使用を推奨しているわけではない．
- また，IQOSやglo，Ploom TECHといった，加熱式タバコ（Heated tobacco）は電子タバコ（vaping/e-cigarrette）とは区別され（加熱式タバコはタバコ葉を使用し，ニコチンやタールを含む．日本の電子タバコはニコチンを含まないが海外の電子タバコはニコチンを含む〈それ以外の有害物質は含まない〉），現時点では加熱式タバコの害については十分な研究がないとしている（しかし通常のタバコの煙から検出されるニコチンの70〜84％の量が加熱式タバコのエアロゾルからも検出されたとしている）．
- 日本での加熱式タバコ利用者は2015年の0.3％から2017年の3.7％へと増加している[18]．

文献

1) 日本禁煙学会（編）．禁煙学 Tobacco Control Advocacy，第3版．南山堂；2014．
2) 一般社団法人日本禁煙学会［HP］
   http://www.jstc.or.jp/
3) 厚生労働省．禁煙支援マニュアル（第二版）/禁煙とたばこ依存症治療のための政策提言
   http://www.mhlw.go.jp/topics/tobacco/kin-en-sien/
4) 日本循環器学会，日本肺癌学会，日本癌学会，日本呼吸器学会．禁煙治療のための標準手順書，第6版．2014年4月．
   http://www.j-circ.or.jp/kinen/anti_smoke_std/pdf/anti_smoke_std_rev6.pdf
5) Mokdad AH, et al. Actual Causes of Death in the United States, 2000.JAMA 2004；291（10）：1238-1245.
6) Ikeda N, et al. Adult mortality attributable to preventable risk factors for non-communicable diseases and injuries in Japan：a comparative risk assessment. PLoS Med 2012；9（1）：e1001160.
7) U.S. Preventive Services Task Force. Final Update Summary：Tobacco Smoking Cessation in Adults,Including Pregnant Women：Behavioral and Pharmacotherapy Interventions. September 2015.
   https://www.uspreventiveservicestaskforce.org/Page/Document/UpdateSummaryFinal/tobacco-use-in-adults-and-pregnant-women-counseling-and-interventions1
8) 日本禁煙学会．PM2.5問題に関する日本禁煙学会の見解と提言．2013年2月9日
   http://www.nosmoke55.jp/action/1302pm25.html
9) 中村正和（研究代表者）．厚生労働科学研究費補助金（第3次対がん総合戦略研究事業）総括・分担研究報告書「発がんリスクの低減に資する効果的な禁煙推進のための環境整備と支援方策の開発ならびに普及のための制度化に関する研究」平成22年度．2011．
10) 中村正和（研究代表者）．厚生労働科学研究費補助金（第3次対がん総合戦略研究事業）総括・分担研究報告書「発がんリスクの低減に資する効果的な禁煙推進のための環境整備と支援方策の開発ならびに普及のための制度化に関する研究」平成23年度．2012．
11) Fiore MC, et al. Clinical Practice Guideline-Treating Tobacco Use and Dependence：2008 Update. U.S.

Department of Health and Human Services；2008.

12）中山富雄，嶋田ちさ．健診・検診や保健指導の場における禁煙支援の事例報告（1）地域の事例報告．大井田隆ほか（編）．特定健康診査・特定保健指導における禁煙支援から始めるたばこ対策．日本公衆衛生協会；2013．pp125-133.

13）Anthony JC, et al. Comparative epidemiology of dependence on tobacco, alcohol, controlled substances, and inhalants：Basic findings from the National Comorbidity Survey. Exp Clin Psychopharmacol 1994；2（3）：244-268.

14）Royal College of Physicians of London. Tobacco Advisory Group. Nicotine Addiction in Britain：A Report of the Tobacco Advisory Group of the Royal College of Physicians. Royal College of Physicians；2000.

15）Hunt WA, et al. Relapse rates in addiction programs. J Clin Psychol 1971；27（4）：455-456.

16）Lachenmeier DW, Rehm J. Comparative risk assessment of alcohol, tobacco, cannabis and other illicit drugs using the margin of exposure approach. Sci Rep 2015；5：8126.

17）McNeill A, et al. Evidence review of e-cigarettes and heated tobacco products 2018. A report commissioned by Public Health England. Public Health England；2018.

18）NHS. Stop smoking treatments. NHS Health A-Z.
https：//www.nhs.uk/conditions/stop-smoking-treatments/（2016/7/19）

予防医療と健康維持／カウンセリング

アルコールのカウンセリング

吉本　尚
筑波大学医学医療系地域総合診療医学准教授

◆ アルコール多飲者は多い．飲酒量を丁寧に聴取し，スクリーニングを行う．
◆ 飲酒量が非常に多くても，血液検査などで全く問題がない群が存在する．検査で問題がなければ大丈夫であると誤解しないこと．
◆ アルコールの摂取を低減させるためのカウンセリングは効果的である．
◆ 1人で抱え込み過ぎないこと．特に重度のアルコール使用障害／アルコール依存症の場合，紹介が難しく，対応が複雑で長期になる可能性があり，1人で抱えると医療者の心が折れる可能性がある．

アルコールの害とスクリーニング

- 日本では1,000万人いるといわれる「リスクのある飲酒」[1]の有無を確認するため，飲酒量をよく聞くのが第一歩である．
- 飲酒量は純アルコール量で考える．
  【純アルコール量 g ＝（濃度％）×（量 mL）× 0.8（比重）÷ 100】
  で計算する．焼酎など割って飲むものは，1本がどれくらいの量（720 mL，1.8 L，4 L）か，何日間で1本飲み切るのかを聞き，平均摂取量を計算する．
- リスクのある飲酒は，危険な飲酒，有害な飲酒，依存症に大きく分けられる．
- 危険な飲酒とは，リスクの高い飲酒パターンであるが，身体的，精神的に害が生じていない状態を指す．ここでは，定期飲酒（毎日の飲酒量）として男性週140 g以上，女性週70 g以上の純アルコール摂取，もしくはビンジ飲酒（Binge drinking；短時間での大量飲酒）として2時間で男性50 g，女性40 g以上の純アルコール摂取を危険な飲酒としている．（基準は世界各国で異なる）．

- 有害な飲酒とは，精神的・身体的な健康が障害されている飲酒パターンを指す．有害な飲酒による主な疾患を **1**[2]に挙げる．
- 危険な飲酒や依存症をチェックするスクリーニングツールとしては，AUDIT-C[3,4]やCAGE[5]が簡便である．
- 飲酒量がものすごく多くても（焼酎1日5合〈純アルコール100 g〉以上など），血液検査などで全く問題がない群が存在する．検査で問題がなければ大丈夫であると誤解せず，飲酒量の丁寧な確認や，AUDITやCAGEを用いることが必要である．

危険な飲酒・有害な飲酒に対するカウンセリング

- 2018年4月現在，アルコール依存症以外に適応のある節酒薬，断酒薬は存在していない．このため，危険な飲酒，有害な飲酒に対する飲酒量低減の介入はカウンセリングとなる．
- プライマリ・ケアでの危険な飲酒，有害な飲酒に対するカウンセリングは，効果的でコスト効率が良いことが明らかになっている．た

1 有害な飲酒による主な疾患

口腔・咽頭	がん（舌，咽頭，喉頭），う歯・歯周炎，ペラグラ（舌炎）
食道	食道がん，逆流性食道炎，食道静脈瘤，マロリーワイス症候群
胃・腸	胃炎，胃潰瘍，腸吸収障害，がん（胃，大腸）
乳房・生殖器	乳がん，女性化乳房（肝硬変に伴う），睾丸萎縮，インポテンツ，月経不順，胎児性アルコール症候群（低出生体重・小脳低形成・ADHDなど）
肝臓	脂肪肝，肝線維症，アルコール性肝炎，アルコール性肝硬変，肝がん，B型・C型肝炎の悪化，肝不全
膵臓	急性膵炎，慢性膵炎，膵石症
心臓・循環器	高血圧，不整脈（心房細動など），アルコール性心筋症
血液・代謝	大球性貧血（葉酸欠乏），免疫力低下（白血球減少，リンパ球機能不全）糖尿病，アルコール性低血糖，高脂血症，メタボリック・シンドローム，高尿酸血症・痛風
末梢神経・筋・骨	末梢神経炎（しびれ・筋肉萎縮），横紋筋融解症，ミオパチー，大腿骨頭壊死，骨粗鬆症
脳・中枢神経	大脳萎縮，小脳変性症，ウェルニッケ脳症（ビタミンB_1欠乏），脳梗塞・脳出血，硬膜下血腫，肝性脳症
精神・行動	アルコール依存症，アルコール有害使用，アルコール性認知症，アルコール誘発性気分障害，急性アルコール中毒，アルコール離脱症状（睡眠障害・発汗・焦燥感・痙攣発作・せん妄など）

（大脇由紀子，吉本尚．日本看護医療学会雑誌2016[2]より）

だし，アルコール依存症患者に対しては効果が乏しい可能性が高く，前述したスクリーニングによるグループ分けが，介入を成功させるために重要である．

- 「あなたの飲酒には問題がありますね」などとはっきりと告げ，現在生じている，あるいは生じる可能性が高いアルコールの害について情報提供する．
- タバコなどと同じく，動機づけ面接など，行動変容の理論に基づいた介入（メリット／デメリットのバランス，重要度・自信度，行動変容のステージなど）で十分に介入効果がある．
- 一方で，タバコと異なり，治療目標は止める（断酒）だけではなく，節酒もありうる．本人の希望，目標設定に応じて，柔軟に対応を図る．
- 医学的な治療目標は，定期飲酒（毎日の飲酒量）として男性週140g未満，女性週70g未満の純アルコール摂取，もしくはビンジ飲酒（2時間で男性50g，女性40g以上の純アルコール摂取）を避けることとする．
- 「なぜお酒を飲んでしまうのか？」という理由に注目し，背景にある身体疾患（本態性振戦等），精神疾患（不眠症，うつ等），社会的要因（仕事，家庭内不和）等を確認することで，飲酒量の低減を図れる可能性がある．

紹介のタイミング

- アルコール依存症者や，介入困難例であれば，精神科医などの専門家への受診を勧める．受診を勧める際に，「私ではできないことをしっかりやってくれる専門家」と説明する．もし，紹介を拒否した場合，一定期間後に再紹介することに同意してもらうが，なかなか紹介できないことも多い．
- 特に重度のアルコール使用障害／アルコール依存症の場合，対応が難しく，対応を投げ出したくなることもある．そういった場合，医療機関内外の関係者と情報を共有することが大切である．
- 誰が担当しても，対応が複雑で長期化する可能性があり，自分1人で抱え込み過ぎると，医療者の心が折れる可能性がある．行政の生活保護担当者や警察，民生委員など，医療職種以外とも連携を図り，事態の収拾を図っていく．

● 断酒会やAAなど，回復者の集まりを見学することで，アルコール使用障害/アルコール依存症への「医療者の」治療動機が増す可能性がある．回復者の姿を見たことがない場合，一度は断酒会等へ足を運ぶとよい．

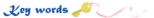

AA (Alcoholics Anonymous)
アルコール依存症に関する自助グループのひとつ．同じ問題を抱える仲間が集まり体験談や悩みを共有する．AAは組織化がなく，匿名参加可能，本人のみの参加などといった断酒会と異なる特徴を持つ．

文献

1) Osaki Y, et al. Prevalence and Trends in Alcohol Dependence and Alcohol Use Disorders in Japanese Adults；Results from Periodical Nationwide Surveys. Alcohol Alcohol 2016；51(4)：465-473.
2) 大脇由紀子，吉本尚．「アルコール健康障害対策基本法」の施行と看護師に必要な専門知識—アルコールに関連する身体疾患を中心に．日本看護医療学会雑誌2016；18(2)；22-30.
3) 廣尚典，島悟．問題飲酒指標AUDIT日本語版の有用性に関する検討．日本アルコール・薬物医学会雑誌 1996；31(5)：437-450.
4) Osaki Y, et al. Reliability and validity of the alcohol use disorders identification test – consumption in screening for adults with alcohol use disorders and risky drinking in Japan. Asian Pac J Cancer Prev 2014；15(16)：6571-6574.
5) 廣尚典：CAGE，AUDITによる問題飲酒の早期発見—アルコール関連障害とアルコール依存症．日本臨床 1997；55(特別号)：589-593.

予防医療と健康維持／カウンセリング

依存性物質のカウンセリング

吉本　尚
筑波大学医学医療系地域総合診療医学准教授

◆ よくある依存性物質として，タバコ（ニコチン），アルコールの他，カフェイン，オピオイド，鎮静剤，睡眠薬，抗不安薬などが挙げられる．
◆ 物質依存の最大の予防は，物質を使用しないことである．
◆ 依存に至っていない場合，依存症のリスクを低減させるため，カウンセリングを実施し，減量や中止を図ることも考慮する．
◆ 依存に至っている場合，専門家への紹介を含めた対応を検討する．解毒のための入院が必要な場合もある．

依存性物質に対する一般的な考え方

● 依存症は物質依存と非物質依存に分かれる．
● よくある依存性物質として，タバコ（ニコチン），アルコールの他，カフェイン，オピオイド，鎮静剤，睡眠薬，抗不安薬があり，その他，大麻，コカイン，幻覚薬，吸入剤，覚せい剤などが挙げられる．
● 物質依存症の診断基準として，WHO（世界保健機関）が作成したICD-10（国際疾病分類第10版）とアメリカ精神医学会が作成したDSM-5（精神疾患の診断・統計マニュアル第5版）と呼ばれる国際的な診断基準がある（ **1**[1]，**2**[2]）．
● 依存症のほか，**1**のように，依存症になるまでには至らない「危険な使用」「有害な使用」という3つの群を意識することが肝要である[3]．
● ICD-10では有害な使用，依存症の他に，依存性物質によって生じる疾患として急性中毒，離脱状態，精神病性障害，健忘症候群，残遺性および遅発性精神病性障害などが挙げ

られている．
● 違法性物質であるか否かという基準は，DSM-Ⅳ-TRまでは診断基準に含まれていたが，DSM-5では削除されている．

予防とカウンセリング，紹介

● 物質依存の最大の予防は，物質を使用し始めないことである．リスクの低い代替品がある場合には，そちらの使用を提案する．
● 危険な使用の場合，例えばポリファーマシーなどで中止を検討する場合，患者本人の動機づけができていないことも多く，頻回でわかりやすい情報提供が必要とされる．
● 行動変容の介入方法としては，一般的な行動変容の知識で十分であるが，物質摂取による興奮状態および離脱症状出現時は，症状安定を最優先する．
● 有害な使用としては，離脱症候群で悩んでいる場合も多くみられる．その場合，物質摂取を急にやめるのではなく，徐々に減量していく．

■1 物質使用障害に関する用語

用語	ICDの定義	DSMの定義
依存症	依存形成，精神的・身体的機能の持続的慢性障害(ICD-10)	
有害な使用	物質の摂取により精神的・身体的な問題が生じている状況(ICD-10)	物質使用障害(DSM-5)
危険な使用	本人や他者に対する有害事象の危険が高まる摂取パターン(アルコール，WHO)	

(吉本尚「いまどきの依存とアディクション—プライマリ・ケア/救急における関わりかた入門」南山堂；2015[1]より)

■2 ICD-10による「依存症候群」の診断基準の概要

過去1年間に1か月間以上もしくは1か月間未満で
繰り返し下記の3項目以上が該当した場合に依存症と診断

A. 物質を摂取したいという強い欲望あるいは強迫感.

B. 物質使用の開始，終了，あるいは使用量に関して，その物質摂取行動を統制することが困難.

C. 物質使用を中止もしくは減量したときの生理学的離脱状態.

D. はじめはより少量で得られたその精神作用物質の効果を得るために，使用量を増やさなければならないような耐性の証拠.

E. 精神作用物質使用のために，それに代わる楽しみや興味を次第に無視するようになり，その物質を摂取せざるをえない時間や，その効果からの回復に要する時間が延長する.

F. 明らかに有害な結果が起きているにもかかわらず，物質を使用する.

(「ICD-10精神および行動の障害—臨床記述と診断ガイドライン 新訂版」医学書院；2005[2]より)

● 統合失調症，不安障害，うつ病などの気分障害，パーソナリティ障害，児童・青年期精神障害などの精神障害が，物質の摂取や物質依存と合併している可能性がある.併存疾患の治療なしには改善しない場合もあるため，背景疾患の理解・介入が必要である.

● 本人が受診したがらないこともある.その場合，家族だけの受診を容認することで，本人の回復のチャンスを作ることができる可能性がある.具体的にはCRAFT(Community Reinforcement and Family Training)という家族の本人への接し方を改善することで，本人の受診につながる可能性がある.

● また，本人の物質依存症が疑われる場合には，断酒会やダルクなど，自助グループへ家族のみが参加するよう促すことで，事態が改善する可能性がある.

● 依存症の場合，解毒のための1週間の入院や専門家への紹介が必要かもしれない.専門医療機関の情報は，都道府県や政令指定都市に必ず設置されている精神保健福祉センターに連絡をするとよい.自助グループの情報や本人・家族相談窓口の設置時間や連絡先なども教えてくれる.

文献

1) 吉本尚.プライマリ・ケア医ならできるアルコール問題への予防介入.松本俊彦，宮崎仁(編)，いまどきの依存とアディクション—プライマリ・ケア/救急における関わりかた入門.南山堂；2015.pp198-203.

2) WHO. The ICD-10 Classification of Mental and Behavioral Disorders：Clinical Descriptions and Diagnostic Guidelines. World Health Organization；1992/融道男ほか(監訳).ICD-10精神および行動の障害—臨床記述と診断ガイドライン 新訂版.医学書院；2005.

3) Saitz R. Clinical practice. Unhealthy alcohol use. N Engl J Med 2005；352(6)：596-607.

その他の予防医療

予防医療と健康維持

坂井雄貴[1]，岡田唯男[2]
[1]医療法人鉄蕉会 亀田ファミリークリニック館山家庭医診療科
[2]医療法人鉄蕉会 亀田ファミリークリニック館山院長

◆ここでは，本書他項で詳述したもの以外のUSPSTFのA，B，D推奨（特に，日本で一般的になされている診療と乖離が大きいと思われるものを中心に）を挙げる（本書他項で取りあげたものは除いているのでそれぞれの項を参照のこと）．

- USPSTFのグレードA，Bの推奨（やるべき推奨）についてはUSPSTFのwebサイト[1]にその全てが，D推奨（やるべきではない）については"Up To Date"に成人対象の抜粋されたものがまとまっている[2]（それぞれの推奨の意味はp.xviおよび文献3)を参照）．
- 詳細（特に推奨の根拠となるエビデンス）は，それぞれの推奨を参照されたい．推奨の対象が高リスクグループや特定の集団に限定される場合もあるため注意が必要である（特にB推奨に多い）．
- 英語に抵抗がある場合は，文献4)が現時点では最も詳しいと思われる（ただし，情報が古い部分もあるので注意する）．
- 特に，やるべきもの（A，B推奨）としての，喫煙男性での腹部大動脈瘤やうつ病のスクリーニング，防煙教育，乳がんのリスク判定や予防的内服など，また，やるべきではない（D推奨）スクリーニングとして虚血性心疾患スクリーニング目的での安静時心電図やスト

レステスト，症状のない頸動脈狭窄，妊婦以外での無症状の細菌尿，無症状の人のCOPD，やるべきではない（D推奨）予防的投薬として，閉経後女性における慢性疾患予防目的でのホルモン補充療養，心血管疾患やがん予防目的でのβカロチンやビタミンE投与などは意外に感じられるかもしれない．
- 現時点で根拠不十分（I声明）とされたものについては割愛するが，それらを実施しようとする場合こそ，もっとも十分で丁寧な患者への説明が必要なため（A，Bはやるべき，Dはやるべきではない根拠が十分存在するため臨床家が疑義を挟む余地が少ない），それらについては特にI声明の根拠となるエビデンスレビューを読み込むことを推奨する（I声明の臨床現場での適用については「やることを提案するのであれば，患者は利益と害のバランスについて不確実であることを理解しなければならない」と記載されている[3]）．

その他の予防医療 **101**

■ A推奨

スクリーニング	高血圧	18歳以上の成人	2015
スクリーニング ＋カウセリング	喫煙の確認と禁煙の推奨	全ての成人	2015
予防的内服	葉酸内服	妊娠を希望する女性	2017

がん，妊婦，新生児を除けばA推奨は上記が全てである（日米の状況が異なるHIVなどを除く）．強い根拠を持って推奨される予防医療がいかに少ないかがわかる（だからこそ，これだけは確実に実施する）．

■ B推奨

スクリーニング	弱視とその危険因子	3～5歳で最低1回	2017
	うつ病	12歳以上の思春期と成人（適切なフォローアップや紹介ができる施設に限る）	2016
	潜在性結核	リスクのある18歳以上の成人	2016
	淋菌，クラミジア	24歳以下の女性・25歳以上でリスクの高い女性	2014
	腹部大動脈瘤	65～75歳の1度でも喫煙歴のある男性に1回だけ超音波にて	2014
	B型肝炎	非妊娠の思春期と成人で感染リスクのある者	2014
	C型肝炎	成人で感染リスクのある者および1945～1965年生まれの成人＊は1回	2013
	骨粗鬆症	65歳以上の女性および，それ以下で，65歳以上の追加危険因子のない白人女性の骨粗鬆症リスクよりも高い人	2012
スクリーニング ＋カウセリング	肥満の拾い上げと包括的，集中的行動介入	6歳以上の小児と思春期	2017
	糖尿病の拾い上げと集中的生活習慣への介入	40～70歳の体重過多/肥満の成人	2016
	*BRCA*遺伝子関連がんのリスク評価とカウンセリング	*BRCA*遺伝子関連がんの家族歴のある女性	2013
	アルコールの乱用のスクリーニングと短時間介入 （Brief Intervention）	18歳以上の成人	2013
	近親者間暴力の拾い上げと紹介/介入	生産可能年齢の全ての女性（虐待を疑う症状や所見のない人も含む）	2013
	肥満の拾い上げと包括的，集中的行動介入	全ての成人	2013
カウセリング	転倒予防のための運動処方	入院，入所ではない65歳以上の転倒リスクの増加した高齢者	2018
	皮膚がん予防のための紫外線の回避	生後6か月～24歳までの肌の白い人	2018
	STI（性感染症）予防のための集中的行動カウンセリング	性的活動があってかつSTIのリスクの高い思春期と成人	2014
	心血管疾患予防のための健康的な食事と運動の集中的行動カウンセリング	成人で体重過多/肥満＋追加の心血管イベントリスクのある人	2014
	防煙教育（喫煙を開始させないための教育や短時間カウンセリング）	学童期小児と思春期	2013

次頁へつづく↗

■ B推奨（つづき）

予防的内服	心疾患予防のためのスタチン	対象者の見極めと投与開始の判断には極めて複雑な意思決定が必要（文献5），6）を参照）	2016
	大腸がんと心血管疾患予防のためのアスピリン内服	詳細は「アスピリンの予防的内服」の項〈p133〉を参照	2016
	う歯予防のためのフッ素塗布/内服	5歳までの乳児と小児（水道水にフッ素が添加されていない地域）	2014
	乳がん予防のための内服を選択肢として提示	乳がんリスクの増加した女性	2013

＊米国の3/4のHCV感染患者は1945～1965年に出生しているという統計に基づく．1992年の輸血検査が開始となる前の輸血などの影響が考えられている．日本での適応については検討が必要．

■ D推奨（やってはいけない）

スクリーニング	COPD	症状のない成人	2016
	腹部大動脈瘤	喫煙歴のない女性	2014
	頸動脈狭窄	無症状，既往のない成人	2014
	虚血性心疾患（安静時or負荷心電図）	症状のない低リスクの成人	2012
	無症候性細菌尿	妊婦以外の無症状の成人	2008
予防的内服	骨折一次予防目的での400 IU未満のビタミンDと1,000 mg未満のカルシウム	入院，施設入所ではない閉経後女性	2018
	心血管疾患やがんの予防目的でのβカロチンやビタミンEの服用	栄養素欠乏のない健康な成人	2014
	慢性疾患予防目的でのホルモン補充療法（エストロゲン単独もしくはプロゲスチンとの併用）	閉経後女性	2012

文献

1) U.S. Preventive Services Task Force. USPSTF A and B Recommendations by Date.（最終アクセス2018/4/30）
https://www.uspreventiveservicestaskforce.org/Page/Name/uspstf-a-and-b-recommendations-by-date/
2) Adult screening and prevention recommendations of USPSTF D recommendations (discourage use of this service). Up to Date
https://www.uptodate.com/contents/image?imageKey = PC％2F58200
3) U.S. Preventive Services Task Force.Grade Definitions.（最終アクセス2018/4/30）
https://www.uspreventiveservicestaskforce.org/Page/Name/grade-definitions
4) 小嶋一ほか（編集）.〈特集〉外来における予防医療. Hospitalist（ホスピタリスト）2015；3（2）：275-511.
5) 岡田唯男. 診療のプロが考える経済的負担を減らすための選択肢—脂質異常症. 薬局2018；69（5）：42-48.
6) 南郷栄秀（編集）. 動脈硬化御三家—高血圧・糖尿病・脂質異常症をまるっと制覇！　Gノート増刊（Vol5-No2）. 羊土社；2018.

予防医療と健康維持

予防医療の費用対効果

田中豪人
元 国立国際医療研究センター国際医療協力局

◆ これからの日本では，希少な医療サービスをどのように配分するべきか，という議論を避けて通ることはできないだろう．
◆ 医療の経済評価は増分費用効果比（incremental cost-effectiveness ratio：ICER）と閾値（threshold）に着目する．
◆ 医療の経済評価の結果は「患者への適応」だけでなく「政策提言」に用いることができる．
◆ すべての予防医療に医療費削減効果がある訳ではない．

なぜ費用対効果なのか？

● 臨床医である読者の中には，もしかしたら「費用の話はわれわれ臨床医には関係がない」「医療の提供に際してかかる費用を考慮するのは非倫理的である」と考える方もおられるかもしれない．では，なぜ本稿ではあえて予防医療の費用対効果を取り上げるのか．

● 日本経済が右肩上がりの時代には，医療費が高騰しても同等もしくはそれ以上に国内総生産（GDP）が成長していた．しかしバブル崩壊以降の日本経済は停滞する一方で，高齢化や医療技術の進歩に伴い医療費は伸び続けている．今後は人口減少に伴って日本のGDPは低下することがほぼ確実となっている．当然，医療だけにお金をかける訳にはいかないので，医療への支出を制限するよう迫られるだろう．

● 経済学では財・サービスに限りがあることを「希少（scarce）である」と言う．これからの日本は元々希少であった医療サービスを誰にどれだけ配分するべきなのか，という議論から逃れることができないだろう．費用を考慮

しないことが非倫理的である時代になった，と言えるかもしれない．

● しかし医療費の議論を始めると，しばしば特定の年齢層や疾病を抱える患者をターゲットにし，彼らへの医療サービスを保険収載から除くべきであると，極端な主張をする者が現れる．こうした発言は非倫理的であるのみならず，根拠に乏しいことが多い．こうした問題についてもエビデンスに基づいて議論するべきであり，その根拠の1つが医療の経済評価である．

● また現在の医療は複雑化・高度化しており，これからの医療のあり方は政策立案者だけではなく医療提供者を含む様々なステークホルダーを交えて議論することが望ましい．この点に医療提供者も医療の経済評価の論文を読む意義がある，と筆者は考えている．

医療の経済評価とは？

● 以下に医療の経済評価（economic evaluation）の説明をする．ちなみに同様の意味で費用対効果分析という言葉がしばしば用いられる

1 医療の経済評価の分類

2つ以上の比較対象があるか？		費用とアウトカムの両方が評価されているか？		
		アウトカムのみ	費用のみ	費用とアウトカム
	比較なし	アウトカムの研究	費用の研究　　　　　　部分的な経済評価	費用・アウトカムの研究
	比較あり	有効性（efficacy）・効力（effectiveness）の分析　部分的な経済評価	費用分析	完全な経済評価 費用結果分析 費用最小化分析 費用効果分析 費用効用分析 費用便益分析

(Drummond MF, et al. Methods for the Economic Evaluation of Health Care Programmes. 4th ed. 2015[1]より)

が，経済評価の1手法である費用効果分析と混同されやすいため，本稿ではなるべく経済評価という言葉を用いる．

- 医療の経済評価の中でも「2群以上を比較している」かつ「費用と（医学的・公衆衛生的）効果の両方を評価している」ものを完全な経済評価（full evaluation）と呼び，それ以外を部分的な経済評価（partial evaluation）と区別している（**1**）[1]．
- 完全な経済評価には以下の5つがある．
  - ①費用結果分析（cost-consequence analysis：CCA）
  - ②費用最小化分析（cost-minimization analysis：CMA）
  - ③費用効果分析（cost-effectiveness analysis：CEA）
  - ④費用効用分析（cost-utility analysis：CUA）
  - ⑤費用便益分析（cost-benefit analysis：CBA）
- 上記の中でも特に③と④が重要である．③のCEAは効果を罹患者数，死亡者数，生存年などの自然単位で測定するのに対し，④のCUAは効果の測定に後述する質調整生存年（quality-adjusted life year：QALY）や障害調整生存年（disability-adjusted life year：DALY）を用いる．

2 増分費用効果比（incremental cost-effectiveness ratio；ICER）

$$ICER = \frac{Cost_A - Cost_B}{Outcome_A - Outcome_B}$$

A：新しい介入・治療　　　B：従来の介入・治療

医療の経済評価に用いる指標は？

- ③のCEAと④のCUAでは，医療の費用と効果を合わせて評価できる増分費用効果比（incremental cost-effectiveness ratio；ICER）という指標を用いる（**2**）．
- ICERの分母は従来の介入と新たな介入の効果の差分である（例：予防接種により疾患の発症や死亡を防ぐことができた数，等）．ICERの分子は従来の介入と新たな介入の費用の差分である．この費用には人件費や医薬消耗品費はもちろん，副作用・反応が起こっ

Memo

経済学における費用は，会計上の費用（明示的費用）に加えて機会費用を含む．機会費用とは選択しなかった行為により得られたであろう利益のことを指す．例えば患者が罹病により仕事を休んだら，本来できたはずの財・サービスの生産ができなかったことになるので，機会費用が発生する（生産性損失）．

3 費用効用分析の閾値

国・機関	費用対効果の閾値	
	とても優れる	優れる
米国*1	$50,000	$175,000
英国*2	£20,000	£30,000
日本*3	600〜700万円？	—
WHO-CHOICE*4	1人当たり GDP	1人当たり GDP×3

*1 https://icer-review.org/final-vaf-2017-2019/
*2 https://www.nice.org.uk/news/blog/carrying-nice-over-the-threshold
*3 https://www.jstage.jst.go.jp/article/iken/16/2/16_2_157/_pdf/-char/ja
*4 http://www.who.int/choice/cost-effectiveness/en/

た際の治療費等も含まれる．また患者や介護者等の機会費用を含むことが多い．つまりICERは新しい介入による効果を1単位得るために必要な追加費用だと解釈できる．

● しかしICERを計算しても，この値が高いのか低いのか直感的に理解しにくい．そこで特に④のCUAについては，ICERの閾値（threshold）が定められている（ 3 ）．

● これら閾値は国ごとに定められており，世界共通の値はない．日本では約600〜700万円と推定されているが，はっきりした共通見解はない．

● ICERが閾値を下回る場合は費用対効果が高い，上回る場合は低いと判断する．

質調整生存年（QALY）とは？

● ④のCUAにおいて効果の測定にはQALYやDALYが用いられる．なおDALYについては紙面の都合上，本稿では解説を略す．

● まず③のCEAで用いる生存年（life-year：LY）だが，これはある年に生存していれば1，ある年に死亡していたら0とする2値変数である．したがってLYは人の生き死にしか評価していない．

● しかし「生存」と言っても骨折をして松葉杖

をついた状態と寝たきり状態では生活の質（QOL）が異なる．そこでQOLを加味したLY，すなわちある年に完全な健康状態であれば1，死亡していたら0とし，その患者のQOLを0から1の連続変数で表すQALYという指標が生み出された．年々のQALYを積算することで，患者の効用を定量化することができるようになった．

● QALYを計算するためには患者のQOLを測定する必要がある．EuroQOL 5 Dimensions（EQ-5D）等の質問紙表が用いられる．

論文を読んでみる ── 結果の解釈

● 予防医療の経済評価の文献の例として，以下に心血管疾患の一次予防のためのスタチン治療に関する日米からの2つの研究を紹介したい．

● Pandyaらによると，心血管イベントの10年リスクが7.5％以上の40〜75歳の米国人を対象に一次予防としてスタチンを投与する際のICERは$37,000/QALY（2013年米ドル）だった．これは閾値$50,000/QALYを下回るので，費用対効果は高いと結論づけられた[2]．

● 一方でOnishiらによると，糖尿病，高血圧（グレード2）および喫煙歴がある65歳の日本人男性（心血管イベントの5年リスクが1.99％）を対象に心血管疾患の一次予防としてプラバスタチン10 mgを投与する際のICERは8,648,000円/QALY（2010年日本円）だった．これは閾値600万円/QALYを上回るため，費用対効果は低いと結論づけられた[3]．

● この2つの研究はリサーチ・クエスチョンや研究デザインが似ているが，異なる結論が導き出されている．われわれ臨床医はどちらの結果をより重視すれば良いのだろうか．

● 医療の経済評価はその研究が行われた国のほうが結果の解釈・適応が容易である．つまり

日本で行われた研究のほうが，日本に当てはめやすい.

- 海外で行われた研究は，①統計モデルに代入される疫学情報や価格が異なる，②保健医療制度が異なる，③通貨の購買力（purchasing power）やインフレ率が異なる，④ICERの閾値が異なる，等の理由により結果の解釈には注意が必要である.

- また日本で行われた研究であっても，研究デザインが不良な論文は当然参考にならない.論文の批判的吟味が重要であることは言うまでもないが，医療の経済評価の場合は統計学や医療経済学にある程度は精通していないと，なかなか批判的吟味が難しい.本稿では紙面の都合もあり，詳細を割愛する.

結果の利用

- 臨床医は医療の経済評価の結果を日常診療にどう生かせば良いのだろう？　確かにOnishiらの論文を読むと，かかりつけ患者に心血管疾患の一次予防としてスタチンを投与するのは，費用対効果の面からもためらわれるかもしれない.一方で予防医療からは話が逸れるが，例えばがんに対する免疫チェックポイント阻害薬のように，致死的な疾病に対して用いる極めて高額だが効果も高い薬が保険収載されている状況で，費用対効果を気にして目の前の患者への投与を躊躇するのは非倫理的であると思われるかもしれない.

- 臨床医がしばしば見落としがちな視点として，薬価が下がればICERの分子である費用が低下するので，費用対効果は高くなるという側面がある.つまり薬価を下げることができれば，製薬企業の利益は減るかもしれないが，患者の利益は増えるかもしれない.

- 臨床医としてその薬が本当に患者のために必要だと思うのであれば，費用対効果が高くなるまで薬価を下げるよう，積極的に政府や世の中に問うべきではないだろうか？　医療の経済評価はそうした主張の根拠を示してくれる.

- 筆者の私見だが，より良い医療制度のために提言していくことも，これからの医療提供者に求められる役割なのではないかと考えている.

予防医療は医療費を減らすのか？

- 多くの医療提供者のみならず，しばしば政策立案者も予防医療を推進すれば医療費を削減できると信じている.しかしこの主張に十分な根拠はあるのだろうか？

- Cohenらによるレビューはこの問いに答えた有名な文献である.2000～2005年に出版された599の医療の経済評価の論文から，279の一次予防に関するICERと1,221の治療および二次予防に関するICERを抽出・比較したところ，予防医療の約2割にしか医療費削減効果がなかった[4].

- 医療費削減が期待できる介入には，小児に対するヘモフィルス・インフルエンザ菌b型ワクチンの接種，60～64歳の男性に対する1回の大腸内視鏡による大腸がん検診等があったが，残りの約8割の介入は健康を得るために追加の医療支出を必要とした.

- もちろん追加の費用を必要とする予防医療は止めるべきである，と主張したい訳ではない.少ない費用で高い健康増進効果が得られる（＝費用対効果が高い）予防医療は推進するべきだろう.

- しかし多額の費用を費やしても効果が乏しい（＝費用対効果が低い）予防医療であってもわれわれは推進するべきだろうか.政府は税金や保険料を投入するべきだろうか.目の前の患者に勧めるべきだろうか.その基準をどう設定するのか今後議論が必要だろう.

文献

1) Drummond MF, et al. Methods for the Economic Evaluation of Health Care Programmes. 4th ed. Oxford University Press；2015.
2) Pandya A, et al. Cost-effectiveness of 10-year risk thresholds for initiation of statin therapy for primary prevention of cardiovascular disease. JAMA 2015；314（2）：142-150.
3) Onishi Y, et al. Economic evaluation of pravastatin for primary prevention of coronary artery disease based on risk prediction from JALS-ECC in Japan. Value Health Reg Issues 2013；2（1）：5-12.
4) Cohen JT, et al. Does preventive care save money? Health economics and the presidential candidates. N Engl J Med 2008；358（7）：661-663.

Further readings
● 五十嵐中，佐條麻里.「薬剤経済」わかりません！！．東京図書；2014.
　医療の経済評価について日本語で書かれた本のなかで最も分かりやすい，と筆者は考えている.

COLUMN

健診/検診を受けるかどうか論理的に考えると

予防の話となると，健診/検診を受けて助かった，受けずに手遅れになったというところばかりが取り上げられる．しかし，それは健診/検診全体の半分しか取り上げていない．残りの半分は意識にも上らないことが多い．薬による治療や手術となると，副作用や手術の危険がすぐに話題になるが，健診/検診となるとそうした害の面が話題になりにくい．その現実を踏まえ，健診/検診を受けるかどうか，論理的に考えてみたい．

まず健診/検診を受けるかどうか論理的に考える際に，下記の四分割表を用いる．

健診/検診を受けて幸せになる：a，健診/検診を受けず幸せになる：b，健診を受けて不幸になる：c，健診を受けず不幸になる：dの4つである．

	幸せ	不幸せ
健診 / 検診を受診	a	c
健診 / 検診を未受診	b	d

a・dのみを取り上げれば，健診/検診を受けたほうがいいとなるだろう．しかし，現実に起こることはそれだけでない．b・cのように，健診/検診を受けて不幸せになったり，健診/検診を受けず幸せということもありうるからだ．

現実に目を向けてみれば，b・cに当たる人たちがたくさんいることは明らかだ．外来をよく受診する高齢者の中には，たくさんの健診/検診を受けて，それに振り回されて不幸な人がたくさんいる．それに対して，健診/検診を全く受けず，医療機関にかかることなく幸せに毎日を送っている多くの高齢者もいる．この2つのみを取り上げれば，後者のほうがいいに決まっている．そうなると今度は健診/検診を受けないほうがいいということになる．

そこでa・b・c・dの4つ全部を考慮して判断するとどういうことになるだろうか．幸せを優先するというのを共通基盤にすれば，aの健診/検診を受けて幸せか，bの健診/検診を受けず幸せかの2択である．しかし，どちらがいいかとなると，お金の面でも時間の面でも，結果がわかるまでの不安がない点でも，bの健診/検診を受けずに幸せのほうがよりよいのではないだろうか．

そこで今度は最悪を考えてみる．最悪も先ほどと同様，dの健診/検診を受けず不幸せというのは，お金も時間も特にかけていないという点で，cの健診/検診を受けて不幸せに比べればまだましである．そう考えると最悪はcで，最悪を避けるためにも健診/検診を受けないほうがいいということになる．

つまりこの四分割表を用いて論理的に考えると，幸せになるとしても，不幸せになるとしても，健診/検診は受けないほうがいいという結論になる．もちろんこれは論理的ではあるが，幸せを重要視するとか，時間やお金をかけないほうがいいとか，いくつかの前提があってのことで，幸せなんてどうでもいい，お金や時間なんかいくらでもあるというような場合には異なる結論になるだろう．しかし，多くの人にとって幸せは最重要だし，お金や時間には限りがある．「健診/検診を受ければいいというような考えは，非論理的で全く幼稚な考え方にすぎない」というのは論理的な考え方の帰結として普遍性があるだろう．

予防医療のメリットのみを語る医療者は，高額でハイリスクの金融商品のメリットのみを強調して売りつける詐欺師に似たようなものである．さらに，詐欺師は詐欺だと自覚してやっているが，医療者の多くはそうした自覚もないところがさらに恐ろしいところである．

名郷直樹（武蔵国分寺公園クリニック）

発生予防

2章

発生予防

小児の虐待・事故の予防

小橋孝介
松戸市立総合医療センター小児医療センター小児科医長

- ◆「子どもの安心・安全が阻害されていないか」を基準にして，家族支援という視点で気になる家族を早期に支援につなげる．
- ◆市区町村の相談窓口を活用し，地域の中で多機関・多職種で家族を支える．相談窓口への情報提供にあたっては，同意がなくとも法律違反とはならない．
- ◆子どもの発達段階に合った事故予防指導を行う．指導にあたっては，各種ツールを活用する．

子ども虐待とは

- 子ども虐待は「子どもの安心・安全が阻害されていないか」が基準となる．
- 主語が子どもであり，そこに保護者の意図は入らない（しつけだからという議論は入る余地がない）ことに留意する[1]．
- 児童虐待の防止等に関する法律の第2条で，児童虐待は身体的虐待，ネグレクト，心理的虐待，性的虐待の4類型として示されているが，臨床の現場では虐待かどうかの判断においてこの4類型にこだわる必要はない．あくまで「子どもの安心・安全」が基準となる．
- 近年，虐待の定義は上記のように，より広く捉えるようになっており，「虐待対応＝通告・親子分離」ではなく，より早期に通告・情報提供を行い予防的・支援的に対応する．
- 予防的・支援的対応として，市区町村の相談窓口を中心に要保護児童対策地域協議会が組織され，地域で通告・情報提供のあった児を多機関・多職種で支援するシステムが構築されている．

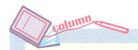

医療において対応される虐待の多くは生命の危機に至るような重篤な事例が多く，危機管理としての虐待対応として，緊急の措置（一時保護等）が必要となることも少なくない．危機管理としての虐待対応は医療の担うべき非常に重要な役割であるが，本来この様な危機的状況になる前に対応していかなければ，真の意味で子どもを守ることはできない．

医療の現場は，様々な家族が訪れ，色々なことに気がつくことが出来る貴重な場である．子どもの受診に限らず，DVによる外傷で受診した女性が子どもを連れている，誰かの受診に付き添ってきた子どもにあざがあるなど，医療機関に訪れるすべての子どもについて気になることがあれば，より早期に地域と協働して，家族支援としての虐待対応を行うこともこれからの医療に求められる役割である．

1 特定妊婦とは？

特定妊婦：「出生後の養育について出生前において支援を行うことが特に必要と認められる妊婦」
→明確な基準は示されていないが，以下のようなポイントについてリスクを考慮し判断する

- 年齢：若年妊娠等
- 家族構成：ひとり親，多産多子等
- 予期せぬ妊娠：望まない妊娠である等
- 夫婦関係：家庭内暴力がある等
- 精神疾患：うつ，人格障害，知的障害等
- 経済状況：生活保護を受給している等
- その他：飲酒，喫煙等

通告・情報提供を考える時

- 子ども虐待のリスクが高い妊産婦は特定妊婦（1）として市区町村の窓口に情報提供を行う．
- 特定妊婦に対しては，児童福祉法で規定され，全国で設置が進んでいる「子育て世代包括支援センター」が中心に支援を行う．
- 子どもについては先に示した通り，保護者の意図の如何によらず，子どもの立場から，子どもの安全と健全な育成が図られているかどうかに着目して判断し，通告・情報提供を行う．
- 例えば，幼児期に多い誤飲事故（タバコ誤飲等）の背景には支援を要する家族の問題が隠れていることが少なくない．
- 通告・情報提供は対象者の居住地の管轄児童相談所もしくは市区町村の対応窓口へ行う．
- 児童相談所への連絡は，直接電話をかけてもよいが，3桁の児童相談所共通ダイヤル「189（いちはやく）」が2015年から運用されている．
- 市区町村の窓口は，子ども家庭支援センター，子ども家庭相談課等地域によってその名称は異なるため，自身の関わる地域の担当窓口はあらかじめ確認しておく必要がある．

Key words
TEN-4 Rule
子ども虐待を疑い精査を行う指標として，4歳以下の子どもにおける体幹（Torso），耳（Ear），頸（Neck）のあざを認めた場合，子ども虐待に対する感度97％，特異度84％と報告されている[2]．

- 診療所や小児科医のいない地域の病院で対応に苦慮する場合，地域の中で院内子ども虐待対応組織（child protection team：CPT）をもつ病院へ対応を相談してもよい．重要なのは，生じた懸念や心配を放置しないことである．
- 通告・情報提供を行うことは，加害者の告発や保護者への裏切りと捉えられていることも少なくないが，これは家族機能不全という「疾病」に罹患した家族を「治療」に繋げるための診療行為と捉えるべきである．
- TEN-4 Ruleを満たすなど，緊急の措置を要する危機管理としての子ども虐待対応が必要な場合には，子どもの安全を確保し，速やかに児童相談所へ通告もしくは対応可能な子ども虐待対応組織を持つ医療機関への紹介・搬送を行う．

ここに注目　2016年12月に厚生労働省は「要支援児童等（特定妊婦を含む）の情報提供に係る保健・医療・福祉・教育等の連携の一層の推進について」という通知を発行し，支援が必要と考えられる妊産婦（特定妊婦）や子ども（要支援児童）を把握した場合には，当該者の情報を現在地の市区町村に提供することが努力義務であることを示した[3]．情報提供にあたっては，同意がとれない場合も守秘義務違反や秘密漏示罪に問われることはないことも明記されている．この通知の中では，情報提供機関に対する支援結果報告についても検討されている．

② 発達段階に合わせた事故予防指導

妊娠期	乳幼児揺さぶられ症候群予防	• 乳幼児期の泣きの問題にどう向き合うかを下記映像資料などを用いて指導 厚生労働省が制作した予防プログラム映像 (https://www.youtube.com/watch?v=T09 gzgGUOnY) の利用等
1か月健診	転落事故予防	• 柵のないソファーや大人用のベッドには子どもを寝かせない • ベビーベッドを使用する際には柵をきちんと上げる
3〜4か月健診	転落事故予防	同上 (5か月を超えると寝返りするようになるため注意)
	誤飲事故予防	• 子どもの手の届く範囲 (床からの高さ1m以下) に口径39mm以下 (3歳児の口径に相当) の大きさのものを置かない • 一部の母子手帳に付いている誤飲チェッカーの利用
6〜7か月健診	誤飲事故予防	同上 (自分で動き回るようになってくるため注意)
	転落事故予防	• 大きな段差のある所には転落防止の柵を設置する • ベビーカーなどに乗車する際はベルトを着用する
	熱傷予防	• 熱い食べ物や飲み物はテーブルの上に放置しない • テーブルクロスの利用は避ける (引っ張って, テーブルの上に放置された熱い物が落ちる) • ストーブやヒーター周囲への柵の設置をする
9〜10か月健診	熱傷予防	同上
	溺水事故予防	• 大人と一緒に入っていても目を離した隙に溺水に至ることがあるため, 浴槽につかるまではふたをしておく • 入浴後に残し湯をしない • 子どもが1人で浴室に入らないよう扉を閉める, 柵を設置する

子どもの事故

- 子どもの不慮の事故は, 過去50年以上, 人口動態統計による死因の上位を占めている.
- また, 死亡に到らない不慮の事故による外来受診は厚生労働省の患者調査を元に試算された数字では, 0歳児で4人に1人, 1〜4歳で2人に1人とされる[4].
- 乳幼児期に発生する不慮の事故の半数以上が家庭内で発生している. どのような不慮の事故が各発達段階に起こりやすいかはわかっているので, 保護者への適切な指導によって事故の予防が可能である (②).

事故予防に関する指導

- 子どもの事故予防の指導では, 「気をつけましょう」「危ないですよ」など曖昧な言葉では効果がない. 保護者でも実行可能な具体的な予防策を, 対象となる子どもの発達段階に合わせて指導していくことが必要である.
- 具体的な予防策とは, 「子どもから目を離さないように」といったものではなく, **現実的に多少目を離したとしても事故が発生しないような環境を作るためのもの**でなくてはならない.
- 国立保健医療科学院の「子どもに安全をプレゼント 事故予防支援サイト」(https://www.niph.go.jp/soshiki/shogai/jikoboshi/) など, 指導に使用できるリーフレットや資料を活用する.

文献

1) 厚生労働省. 子ども虐待対応の手引き (平成25年8月改正版).
http://www.mhlw.go.jp/seisakunitsuite/bunya/kodomo/kodomo_kosodate/dv/dl/120502_11.pdf (最終アクセス 2018/4/1)

2) Pierce MC, et al. Bruising characteristics discriminating physical child abuse from accidental trauma. Pediatrics 2010；125(1)：67-74.
3) 厚生労働省．要支援児童等(特定妊婦を含む)の情報提供に係る保健・医療・福祉・教育等の連携の一層の推進について(平成28年12月16日/平成29年3月31日改正)
http://www.mhlw.go.jp/file/06-Seisakujouhou-11900000-Koyoukintoujidoukateikyoku/1_19.pdf(最終アクセス 2017/10/1)
4) 山中龍宏．子どもの誤飲・事故(やけど・転落など)を防ぐ本．三省堂；1999.

参考資料

● 東京都生活文化局消費生活部生活安全課/Safe Kids Japan．Safe Kids—子供を事故から守るために．
子どもの事故を防止するためのさまざまな情報を集約したリーフレット．https://www.shouhiseikatu.metro.tokyo.jp/manabitai/kyouzai/main/documents/323.pdfよりダウンロード可．

発生予防

望まない妊娠・異常妊娠の予防

水谷佳敬
地方独立行政法人さんむ医療センター総合診療科・産婦人科医長
医療法人鉄蕉会 亀田ファミリークリニック館山家庭医診療科

◆ 緊急避妊薬であるレボノルゲストレル（ノルレボ®錠1.5 mg）は，医師であればだれでも処方（自費）をすることができる．処方の際は妊娠，薬剤の過敏症，重篤な肝障害に留意する．
◆ 一般的な避妊法（コンドーム，経口避妊薬，子宮内避妊具）について，その効果を説明できることが望ましい．
◆ 異所性妊娠や妊娠高血圧症候群などの異常妊娠予防のための，妊娠前カウンセリングの知識を身につけておく．

緊急避妊法[1]

- 緊急避妊法とはコンドームなどによる避妊法が失敗した場合（UPSI：Unprotected sexual intercourse）や，レイプやパートナーなどによる同意のない性被害から妊娠を避けるための避妊法である．
- 従来はYuzpe法なども用いられていたが，効果や副作用の観点からレボノルゲストレル（levonorgestrel：LNG）単回内服による避妊法が推奨されている．
- 自費診療のため保険は使用できないが，レイプ被害などの場合は処方や検査の費用は公的に支給される．
- UPSIからLNG内服までの時間が短いほど有効性は高いとされ，LNG法のgolden timeは72時間以内である（**1**[2]）．
- 確実な避妊法でないことを説明する．
- 使用後，95％の女性で次回月経予定日の7日後以内に性器出血を認める（避妊の成功）．出血がなければ，妊娠の可能性があるため妊娠検査を施行するよう指示する．
- 禁忌として，現在の妊娠，重篤な肝障害，薬

1 LNG（レボノルゲストレル）法による緊急避妊

商品名	ノルレボ®錠1.5 mg
妊娠率	2.0％（58〜79％の妊娠リスク減少）
UPSIからの時間	72時間以内
費用	¥15,000〜¥20,000（自費）
副作用	悪心
備考	内服2時間以内の嘔吐では再度内服が必要

(Bosworth MC, et al. Am Fam Physician 2014[2]より)

剤過敏症があげられている．主に投薬対象となる生産年齢の女性では，現在の妊娠の有無だけが問題となる場合がほとんどである．

- 以前の性行為による妊娠が否定できない場合は妊娠反応検査（自費）を行う必要があることを説明するが，受精から2週間未満である妊娠4週未満にあたる時期では尿による妊娠反応検査では検出できないことを念頭におく．
- LNG法施行後に妊娠と診断されたケースの調査では，薬剤によると思われる胎児異常は報告されていない．
- UPSIから72時間以上経過していると判断されたケースでは，子宮内避妊具の留置による

緊急避妊法の適応を検討する必要があり，手技に慣れていない場合は産婦人科へのコンサルトを検討する．

- クラミジアや梅毒，肝炎ウイルスやHIV（human immunodeficiency virus：ヒト免疫不全ウイルス）のスクリーニングの機会として情報提供を行う．

> **ここに注目**
> 後述するように，経口避妊薬の服用によって血栓塞栓症のリスクが上昇するため，内服するデメリットがメリットを上回る場合がある．処方前にこれらの確認が必要となるが，一方で緊急避妊薬はそれらがあっても，「緊急避妊薬の禁忌」に該当しなければ使用することができる．過敏症や肝障害については問診で明らかでなければ血液検査までは行わないことが多い．

通常の避妊法

- 本邦で一般的に用いられている避妊法とその効果を **2** に示す．

2 避妊法の効果（1年間の妊娠率）

避妊方法	理想的な実施	一般的な実施
避妊なし	85%	85%
コンドーム	2%	15%
経口避妊薬	0.3%	8%
薬剤付加子宮内避妊具	0.1%	0.1%

「一般的な実施」とはコンドームの破損や経口避妊薬の内服忘れなどの影響下での数値．
（日本産科婦人科学会（監修）「HUMAN＋ 女と男のディクショナリー」より）

- 腟外射精や予想排卵日を避けるオギノ式は避妊法に該当しないと認識する．
- コンドーム法の一般的な使用による避妊失敗率（パール指数＝カップルがその避妊法で1年間に妊娠する割合）は比較的高く，性感染症の予防方法としての位置づけのほうが大きい．

経口避妊薬

- 経口避妊薬（oral contraceptives：OC）は比較的簡便で効果の高い避妊法であり，医師であれば処方が可能である（自費）．効果は可逆的であり，内服中止後は速やかに排卵が復帰する．中止後も妊娠しにくくなるというのは迷信である．
- WHOは経口避妊薬の内服にあたって，そのリスク分類を提唱している（**3**[3]）．カテゴリ1～4に分類され，1，2は内服が可能だが，3，4では内服によるデメリットがメリットを上回る状態と考えられ，経口避妊薬の使用は推奨されない．主なものに，治療中であっても高血圧の存在や，前兆を伴う片頭痛，35歳以上での喫煙などがある．
- WHO分類のカテゴリ3および4に該当しなければ誰でも使用することができる．確実に妊娠がない時期から飲み始める必要があるため，月経初日や月経がきて最初の週末より内服を開始する．休薬期間中に月経様の出血（消退出血）をきたす．

3 経口避妊薬内服のリスク（WHO分類）

カテゴリ	説明	例
1	使用に際し制限なし	40歳未満
2	一般的に，メリット＞デメリット	35歳未満の喫煙者，40歳以上 前兆を併わない片頭痛
3	一般的に，デメリット＞メリット	35歳以上の1日15本未満の喫煙者 コントロールされている高血圧 など
4	リスクが許容できず使用すべきでない	160/100以上の高血圧 前兆を伴う片頭痛 35歳以上の1日15本以上の喫煙者 など

(Summary Chart of U.S. Medical Eligibility Criteria for Contraceptive Use[3]より)

- WHO分類カテゴリ4として，脳卒中や虚血性心疾患の既往，乳がんとその既往などがある．
- 処方に際しては院内の専用問診表や製薬会社の配布資料，webで閲覧可能な問診表などを用いて確認する．
- 本邦で処方できる経口避妊薬として，21錠製剤と28錠製剤があり，内服順にパッケージされているが，28錠製剤の後ろから7錠は偽薬である．28日を1周期として内服を継続する．
- 休薬期間中に出血がない場合もあるが，飲み忘れや初回内服7日以内にUPSIがあった場合は妊娠の可能性を除外するため，市販の妊娠反応検査を実施するよう指導する．
- 1日1錠，決まった時間に内服するが，飲み忘れがあれば速やかに1錠内服し，当日の分も予定通り内服する．1日3錠以上内服しない．
- 2～3日以上内服を忘れると消退出血をきたすため，1錠目から内服しなおす．
- 経口避妊薬の飲み初めに，悪心・不正出血・浮腫などが出現しやすいが，内服継続により軽快する場合が多い．
- 重篤な副作用に血栓塞栓症があり，内服開始時に多いとされている．そのリスクは3～5/10,000人年と，平時のおよそ2倍である．
- 血栓塞栓症のリスクは経口避妊薬を使用していなくても妊娠時で平時の5倍，産褥12週間は40倍である．そのため経口避妊薬による血栓リスクを過剰に恐れる必要はない．
- 月経困難症治療薬として用いられ，保険適用のある低用量エストロゲン・プロゲステロン配合剤（low dose estrogen progestin：LEP）も成分や薬効，使用方法は経口避妊薬と同一である．

異常妊娠の予防

- 妊娠前に介入することで，そのリスクを軽減できるものがあり，妊娠前カウンセリングとして日々の診療から介入可能であることを認識する．
- 頻度の高いものと，重要なものを 4 に示す．
- バセドウ病などの内分泌疾患や気管支喘息，高血圧，糖尿病，慢性腎臓病，炎症性腸疾患などの合併症妊娠は妊娠可能世代でも比較的認められ，妊娠前のコントロールが重要である．
- 合併症をもつ女性には適切な避妊指導を行い，妊娠希望があった場合には妊娠許可基準の確認や専門医へのコンサルトを検討する．
- 経産婦では，既往に妊娠高血圧症候群（旧称：妊娠中毒症）などの異常妊娠経過がない

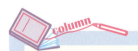

避妊薬の処方に婦人科診察は必要か

緊急／経口避妊薬の処方に婦人科診察，いわゆる「内診」は不要である．
日本産科婦人科学会は，処方前の診察として身長と体重の確認，血圧測定を推奨している．月経困難症があれば子宮内膜症などの器質性の検索を推奨しているが，避妊薬処方とは直接関係はないため後日検討でよい．
施設の問診表やwebで閲覧できるピル処方の問診表などを用いて妊娠とWHO分類カテゴリ3，4がないことを確認できれば，だれでも処方することができる．
経口避妊薬のOTC化も検討されている．

望まない妊娠・異常妊娠の予防　117

4 妊娠前に介入すべき事項と妊娠への影響（一部）

介入内容	妊娠・母体への影響
喫煙	流早産，低出生体重児など
アルコール	流早産，低出生体重児，胎児アルコール症候群
薬物	流産，胎児奇形など
葉酸摂取（400 μg/日）	神経管欠損症の減少
風疹ワクチン	先天性風疹症候群の減少
肥満，やせ	流早産
内科合併症	原疾患の悪化，妊娠予後の悪化
子宮頸がん検診	子宮頸がんの早期発見
ハイリスク女性への予防的アスピリン	妊娠高血圧症候群の減少

か確認をする.

● 妊娠高血圧症候群は子癇発作や常位胎盤早期剝離のリスクとなる基礎疾患であり，母児死亡を来しうる産科緊急疾患である.

● 妊娠高血圧症の既往は将来的な心血管疾患のリスク因子である.

● 近年，妊娠高血圧症候群の予防のために妊娠初期からの予防的アスピリン投与（保険適用外）が注目されている[4].

● 妊娠高血圧症候群の既往があった場合や，糖尿病や慢性腎臓病，自己免疫性疾患がある場合など，予防的アスピリン投与の対象となるため，高次医療機関や周産期母子センター産婦人科にコンサルトを検討する.

引用文献

1) Practice Bulletin No. 152：Emergency contraception. Obstet Gynecol 2015；126（3）：e1-11.
2) Bosworth MC, et al. An update on emergency contraception. Am Fam Physician 2014；89（7）：545-550.
3) Summary Chart of U.S. Medical Eligibility Criteria for Contraceptive Use.
https://www.cdc.gov/reproductivehealth/contraception/pdf/summary-chart-us-medical-eligibility-criteria_508tagged.pdf（最終アクセス 2018/5/22）
4) Henderson JT, et al. Low-Dose Aspirin for the Prevention of Morbidity and Mortality From Preeclampsia：A Systematic Evidence Review for the U.S. Preventive Services Task Force. Evidence Synthesis No112. AHRQ Publication No. 14-05207-EF-1. Agency for Healthcare Research and Quality；2014.

参考文献

● 日本産科婦人科学会（編/監修）. OC・LEP ガイドライン 2015年度版. 日本産科婦人科学会；2015.
● 日本産科婦人科学会/日本産婦人科医会（編/監修）. 産婦人科診療ガイドライン—婦人科外来編2017. 日本産科婦人科学会；2017.
● 井上真智子（編）/柴田綾子，水谷佳敬（著）. 女性の救急外来 ただいま診断中！. 中外医学社；2017.
● 日本産科婦人科学会（監修）. HUMAN＋ 女と男のディクショナリー
http://humanplus.jp
● FDA Drug Safety Communication：Updated information about the risk of blood clots in women taking birth control pills containing drospirenone.
https://www.fda.gov/Drugs/DrugSafety/ucm299305.htm（最終アクセス 2018/5/22）

発生予防

更年期症状・骨盤臓器脱の予防

柴田綾子

宗教法人在日本南プレスビテリアンミッション 淀川キリスト教病院産婦人科

◆ 閉経は女性のヘルスプロモーションの機会となる．
◆ 50歳前後の更年期症状には，禁忌がなければホルモン補充療法を推奨する．
◆ 更年期女性には心血管疾患や骨粗鬆症リスクを軽減するための生活習慣指導を行う．
◆ 骨盤臓器脱には体重と便秘を指導し骨盤底筋訓練を推奨する．

閉経は健康増進のチャンス

- 日本人の平均閉経年齢は約50歳であり，閉経の前後5年間（合計10年間）を更年期と称する．
- 45歳以上の働く日本人女性の70％以上が何らかの更年期症状を抱えているが，その40％は医療機関を受診せず，約20％が産婦人科以外を受診[1]している．
- プライマリ・ケア現場では，45～55歳の全ての女性に対して更年期のケアを考える必要がある．
- 閉経は身体の自然な変化であり，女性の健康増進（ヘルスプロモーション）の機会となる．更年期症状をきっかけに，今後の身体の変化や疾患リスクについて正しい情報を提供することで，老年期の健康的な生活へつなげることができる．
- 更年期には卵巣機能低下によるエストロゲン減少により，①血管運動神経症状，②精神症状，③筋骨格系症状，④泌尿性殖器症状などが起こる（）．①②の症状には禁忌がなければホルモン補充療法（hormone replacement therapy：HRT）の導入が推奨される[2]．
- 更年期障害の診断にホルモン採血は原則不要で，症状と月経不順から診断する[3]．
- ホットフラッシュは1～5分程継続する上半身（特に顔や首）に起こる熱感で，発汗や動

> **Memo**
> **ホルモン採血検査**
> 閉経（月経が12か月こない）の後もエストラジオール（E_2）や卵胞刺激ホルモン（follicle stimulating hormone：FSH）は大きく変動するため，診断には寄与しない．45歳以下で更年期症状を有する場合や子宮摘出後はホルモン値（E_2，FSH）を参考とする[3]．

1　更年期障害の症状

血管運動神経障害	ホットフラッシュ（のぼせ），ほてり，発汗，動悸
身体症状	肩こり，易疲労感，めまい，手足の冷え，頭痛，頻尿・尿もれ，腟乾燥
精神神経症状	不眠，もの忘れ，イライラ，不安感，抑うつ
筋骨格系症状	腰痛，関節痛，骨粗鬆症
リスク上昇	動脈硬化性疾患，脂質異常症，虚血性心疾患，高血圧，糖尿病，肥満

（日本産科婦人科学会/日本産婦人科医会〈編/監修〉「産婦人科診療ガイドライン—婦人科外来編2017」[2]を参考に作成）

悸を伴い87%の女性が経験する[4].

- 症状は平均で4年間持続し，33%の女性は1日10回以上症状を認めるため，不眠の原因になることも多い[4].

更年期女性に対する予防的アドバイス

- ホットフラッシュは体温調節機能の変化によって起こるため，服の重ね着，空調機器の使用，寝室の環境調整，アルコール・カフェイン・スパイシーな食べ物の摂取を減らすことをアドバイスする[2].
- 肥満の減量をすることは更年期症状の改善効果がある.
- 閉経後に女性の心血管疾患や骨粗鬆症のリスクは急増するため，食生活（カルシウム・ビタミンD・ビタミンKの摂取推奨）[2]，運動（骨粗鬆症や生活習慣病の予防），喫煙，減酒，がん検診について情報提供する[3].
- 更年期障害は，ホルモン変化に加え心理社会的要因も強く影響しているため，家庭環境・勤務状況・人間関係・精神心理面についても問診する（biopsychosocial〈BPS〉アプローチ）[2].
- 必要時にはカウンセリングや認知行動療法を検討し，女性に頻度の多い甲状腺機能異常やうつ病を見逃さないように注意する[2].

更年期障害の予防と治療

- U.S. Preventive Services Task Force（USPSTF）では更年期症状のない50歳以上の女性に対して慢性疾患の予防を目的としたホルモン補充療法は推奨していない[5].
- 一方，米国FDA（U.S. Food and Drug Administration）ではHRTの適応として，血管運動症状，泌尿性殖器症状に加えて骨量低下予防を挙げている[6].
- HRTは血管運動症状の頻度を75%改善する他に睡眠改善，性機能維持，皮膚の弾力維持

効果が報告され，更年期女性のQOL（quality of life）を高めることから60歳未満では第一選択となる[6].

- 日本では漢方（当帰芍薬散・加味逍遙散・桂枝茯苓丸）が使われることも多く，代替療法として大豆イソフラボンのホットフラッシュへの効果が報告されている[2].
- 一方，米国産婦人科学会では漢方や植物性エストロゲンは十分なエビデンスがないとしており，ビタミンE，鍼灸，オメガ3脂肪酸の効果についてのエビデンスは現時点では確立されていない[4].
- SSRI（selective serotonin reuptake inhibitor：選択的セロトニン再取込み阻害薬）/SNRI（serotonin noradrenaline reuptake inhibitor：セロトニン・ノルアドレナリン再取込み阻害薬）は，精神症状の改善に加えて血管運動神経症状への効果が認められている[2].

■ホルモン補充療法の実際

- 禁忌となる乳がん・血栓症・冠動脈疾患の既往や重度の肝疾患がなければHRTの使用が推奨される.
- 子宮がある場合にはエストロゲンとプロゲステロンの併用，子宮摘出後の場合はエストロゲンのみ投与する（詳細は「ホルモン補充療法ガイドライン2017年度版」[7]を参照）.
- HRT開始直後のマイナートラブル（乳房や下腹部の張り，不正性器出血）は，投与を持続すれば徐々に改善されることが多い.
- エストロゲン＋プロゲステロンの長期使用にて乳がん，静脈血栓症発症リスクがわずかに上昇する可能性が指摘されている[6].
- 子宮体がん（子宮内膜がん）は，プロゲステロンを併用していればリスクは上昇しない[2].
- 冠動脈疾患，卵巣がんリスクについては議論が分かれている[6].

骨盤臓器脱の予防と治療

- 恥ずかしがって医師に症状を言い出せなかったり，骨盤臓器脱（pelvic organ prolapse：POP）が頻尿や便秘の原因になっていると思っていない女性は多い．
- リスク因子（多産，経腟分娩，高齢，肥満，膠原病，更年期，慢性便秘）がある**更年期〜老年期の女性には，医療者側から積極的に症状を質問する必要がある．**
- 肥満と慢性便秘の改善はPOPの発症予防になり[8]，BMI（体格指数）が25を超えるとPOPリスクは2倍となる[2]．
- POPの診断は，症状と身体診察（内診は必須ではなく立位で腹圧をかけ評価可能）によるPOP-Q（POP-quantification）法によって行い，追加検査は不要である．
- 症状（下垂感，頻尿，尿閉，便秘，性機能障害など）があるものが治療対象となり，無症状なら治療対象とはならない．
- POPの治療として，肥満の改善，食物繊維の摂取推奨，浸透圧性下剤の使用（酸化マグネシウムなど）を推奨する[8]．
- POP軽症には骨盤底筋訓練（体操）が推奨されている[2]．
- ペッサリーは，患者が自己着脱可能な腟内リングで，軽症〜中等症（POP-Q Stage II〜III）の治療となるが[8]，自己着脱が難しい場合は3〜4か月毎に外来で交換する．
- 難治性の場合は手術療法（メッシュ手術，子宮全摘術）を検討する．

更年期女性のトータルヘルスケア

- すべての女性に更年期が訪れ，ホルモンの大きな変化により，身体的・精神的に大きな変化が起こる．
- 更年期を健康増進のチャンスととらえ，食事・生活の見直しや，健康リスクの洗い出し，適切ながん検診へつなげることを目標にしていきたい．

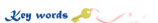

骨盤臓器脱
以前は子宮脱/性器脱と呼ばれていたが，膀胱や直腸の下垂も伴うため近年では「骨盤臓器脱」と表現するようになっている．

文献

1) 女性労働協会．働く女性の健康に関する実態調査結果（平成16年3月）．
   http://www.jaaww.or.jp/about/pdf/document_pdf/health_research.pdf
2) 日本産科婦人科学会/日本産婦人科医会（編/監修）．産婦人科診療ガイドライン―婦人科外来編2017．日本産科婦人科学会；2017．
3) Stuenkel CA, et al. Treatment of symptoms of the menopause：an endocrine society clinical practice guideline. J Clin Endocrinol Metab 2015；100（11）：3975-4011.
4) The American Congress of Obstetricians and Gynecologists（ACOG）Practice Bulletin No141：Management of Menopausal Symptoms. January 2014（reaffirmed 2016）.
5) U.S. Preventive Services Task Force. Recommendation Summary：Hormone Therapy in Postmenopausal Women：Primary Prevention of Chronic Conditions. December 2017.
   https://www.uspreventiveservicestaskforce.org/Page/Document/UpdateSummaryFinal/menopausal-hormone-therapy-preventive-medication1
6) The NAMS 2017 Hormone Therapy Position Statement Advisory Panel. The 2017 hormone therapy position statement of The North American Menopause Society. Menopause 2017；24（7）：728-753.
7) 日本産科婦人科学会/日本女性医学会（編・監修）．ホルモン補充療法ガイドライン2017年度版．日本産科婦人科学会；2017．
8) The American Congress of Obstetricians and Gynecologists（ACOG）Practice Bulletin No176：Pelvic Organ Prolapse. April 2017.

発生予防

サプリメント，栄養補助食品などの摂取

濱井彩乃

安房地域医療センター総合診療科
医療法人鉄蕉会 亀田ファミリークリニック館山家庭医診療科

◆ サプリメント，ビタミン，栄養補助食品で予防に有用なエビデンスがあるものはほとんどない．
◆ 保健機能食品の制度，市販のサプリメントの品質保証の制度の概要を知っておく．
◆ 摂取を控えるべき場合をおさえる．

サプリメント，ビタミン，栄養補助食品の考え方

● 本稿では，サプリメント，ビタミンなど食事以外で摂取するものについてのエビデンスを概説するが，一般的に，サプリメント，ビタミン等でPOEM（patient oriented evidence that matters）が十分にあると証明されているものは限られるため，積極的に医師からサプリメントを勧める状況はほとんどないと言える．

● 摂取による不利益や害の可能性を認識することが重要である．

● 医薬品と異なり，管理基準や規制が乏しいため，安全性についてどのように評価されているかを知り，適切に患者に情報提供できるとよい．

Key words

POEM
patient oriented evidence that matters. 患者にとって有意義なアウトカムを持つエビデンス．

DOE
disease oriented evidence. 疾患に関連した中間指標をアウトカムとしたエビデンス．

サプリメント，ビタミンの効果のエビデンス

● USPSTF（U.S. Preventive Services Task Force）に提示されているサプリメント，ビタミン等による予防的介入について，**1**にまとめる．

● その他コモンディジーズの予防に関する推奨については，他項目でも多く触れられているため，本稿では割愛する．

日本の保健機能食品

● 日本では，消費者庁が特定の食品の栄養成分表示や機能表示について定めたものを，まとめて「保健機能食品」と呼ぶ．

● 保健機能食品は，①特定保健用食品（トクホ），②機能性表示食品，③栄養機能食品である（**2**）．

● 特定保健用食品（トクホ）は，特定の食品について，消費者庁に申請し審査を受け，認定される．ヒトを対象とした研究を行い，有効性が示されていることが要件である．製品見本の試験検査が行われる．表示内容は，許可を受けた通りにする必要がある．承認後も1

1 サプリメント，ビタミン等に関するUSPSTFの推奨

推奨	介入	対象と効果	推奨年
A	葉酸（0.4〜0.8 mg/日）補充	妊娠計画中・妊娠可能女性に対し，胎児の神経管欠損予防	2017
B	口腔内のフッ素塗布	乳歯が生えてからのう歯予防	2014
B	経口でのフッ素補充	6か月〜5歳のう歯予防	2014
D	ビタミンDの補充	65歳以上の地域在住高齢者に対する転倒予防	2018
D	ビタミンD_3<400 IUとカルシウム<1,000 mgの補充	閉経後女性の骨折予防	2018
I	ビタミンD_3≧400 IUとカルシウム≧1,000 mgの補充	閉経後女性の骨折予防	2018
I	ビタミンD_3とカルシウムの補充	閉経前女性と男性の骨折予防	2018
D	βカロテン，ビタミンEの補充	心血管疾患とがんの一次予防	2014
I	マルチビタミンの補充	心血管疾患とがんの一次予防	2014
I	その他の栄養成分の補充	心血管疾患とがんの一次予防	2014

推奨グレード
A：推奨する．患者にとって十分な利益があるという高い確実性がある．
B：推奨する．患者にとって適度な利益があるという高い確実性があるか，適度から十分な利益があるという確実性が適度にある．
C：専門家の判断と患者の好みにより，個々の患者に応じて選択的にサービスを提供することを推奨する．利益が少ないとする適度な確実性がある．
D：行わないことを推奨する．患者にとって利益がないか，害が利益より大きい可能性が高い．
I声明：利益と害のバランスを評価するには証拠不十分．

2 保健機能食品の比較

	内容	審査	届出	表示
特定保健用食品（トクホ）	国の審査で科学的根拠があると認定され，表示が許可された食品	○	○	表示内容について許可を受ける
機能性表示食品	事業者の責任で研究または研究のレビューを行うことで科学的根拠を示し，機能性を表示できる食品	×	○	表示内容について届出
栄養機能食品	ビタミン・ミネラルなど決められた栄養成分を基準量含む食品	×	×	国が定めた表現で表示

年に1回は製品見本の検査が必要となる．

● 保健機能食品の中で，品質保証があるという点では安心できるものだが，効果は基本的にDOE（disease oriented evidence）しか評価されていないことに注意が必要である（表示例「血清コレステロールを下げるはたらきがあります」）．

● 機能性表示食品は，特定の食品について，製造事業者自身が研究のレビューを行い，科学的根拠を届け出ることで食品の機能について表示できる制度である．

● 届出内容の審査はなく，あくまで表示については事業者の自己責任となる．（表示例「中性脂肪が高めの方の健康に役立つことが報告されています」）．

● 栄養機能食品は，いわゆる一定の栄養成分量の基準を満たしている場合に表示できるというもので，届出は不要である（表示例「カルシウムは，骨や歯の形成に必要な栄養素です」）．

健康食品の品質保証認定

■ 認定健康食品（JHFA）マーク

● 製品の成分含有量について，品質規格を調査し合格したものが認定される．

- 認定するのは，「公益財団法人日本健康・栄養食品協会」である.

■ GMPマーク

- GMP（Good Manufacturing Practice：適正製造規範）とは，簡単に言えば製造過程が適切であることであり，製造工場のハード面と，規格管理に関するソフト面が評価される.
- 医薬品の製造にはGMPは必須要件となっているが，健康食品については必須ではない.
- 健康食品のGMPの評価をしている機関は「公益財団法人日本健康・栄養食品協会」と「一般社団法人日本健康食品規格協会」の2つあり，それぞれが独自のGMPマークを発行している.
- これらのマークが付いている商品であれば，製造過程・成分含有量についてはチェックを受けたものと言えるため，比較的安全である

と言ってよい.
- 海外製品の輸入は，日本の薬機法（医薬品，医療機器等の品質，有効性及び安全性の確保等に関する法律）に基づく評価は行われておらず，偽造品などの可能性，違法物質が含まれているリスクもあるため，基本的には避けるほうがよい.

摂取を控えたほうがよい場合

- 医薬品を内服している場合は，相互作用などの懸念があり，原則サプリメントの摂取は控える.
- 肝機能障害・腎機能障害等の臓器障害がある場合は，予期せぬ副作用が生じる可能性があるため，サプリメントの摂取は控える.

参考文献・Webサイト

- USPSTF［HP］.
  https://www.uspreventiveservicestaskforce.org/
- 消費者庁［HP］. 健康や栄養に関する表示の制度について
  http://www.caa.go.jp/policies/policy/food_labeling/health_promotion/
- 日本健康・栄養食品協会［HP］.
  http://www.jhnfa.org/index.html
- JIHFS日本健康食品規格協会［HP］.
  http://www.jihfs.jp/

Further reading

- 国立健康・栄養研究所. 「健康食品」の安全性・有効性情報.
  https://hfnet.nih.go.jp/
  食品成分に関する最新の情報を収集・発信しているサイト
- 日本健康食品・サプリメント情報センター（編）. 健康食品・サプリメント［成分］のすべて2017―ナチュラルメディシン・データベース. 同文書院. 2017.
  "Natural Medicines Comprehensive Database" の和訳. 購入するとインターネット上のオンラインデータベースで成分などを検索することができる.

発生予防

運動による予防
ベネフィットとリスク

小嶋秀治
公立種子島病院

◆ 身体不活動は，世界中，特に先進国，女性，高齢者および低所得者で，主な健康問題である.
◆ 心血管疾患と全死因死亡率を含むいくつかの健康アウトカムに関して，身体活動の有益な効果が明らかになっている.
◆ 運動に伴うリスクを有する患者もいるが，大抵の患者で利益はリスクを上回る.
◆ 合併症のない妊婦は，妊娠前・中・後の健康的なライフスタイルの要素として，運動が推奨される（事前に，医学的・産科的な運動の禁忌に関して評価を受けるべきである）.

運動のベネフィットとリスク[1]

● 運動は，多系統および健康アウトカムに有益である.
● よくある慢性疾患の進展と運動の間には，段階的な関係が認められ，中年でより多くの運動を行うことは後年における死亡率の圧縮と関連があり，人生最後の5年間における多発慢性疾患のリスクを下げる.
● 身体活動の利益（ベネフィット）は，患者の大部分において生じうる関連のリスクをはるかに上回る.
● 筋骨格系損傷は，運動で最もよく生じるリスクである. より深刻だがあまり多くないリスクに，不整脈，突然の心停止および心筋梗塞

が含まれる（**1**）.

小児の場合[2]

● 小児期の身体活動と体力の増加は，成人期の疾患（例：心血管疾患，糖尿病，特定のがん，筋骨格系疾患）のリスク減少と関連がある（しかし，これらのベネフィットは通常は小児や青年の身体活動の動機付け因子にはならない）.
● 若年で良好な健康習慣を確立するために，定期的な身体活動への参加が推奨される.
● ガイドラインや予防策に従って，良好にデザインされ管理された抵抗運動プログラムは，小児や青年の体力をつけるために安全で効果的である.

推奨 中等度～高度の身体活動を最低60分／日.

高齢者の場合[3]

● 高齢者では，有酸素能力，筋容積および筋力は年齢とともに低下する.

Key words

身体活動
基礎レベルを超えてエネルギー消費を増加させる骨格筋の収縮により生み出される身体動作と定義される. 職業，家事，余暇や移動が含まれる.

運動
1つ以上の体力要素の改善や維持を主目的とする，計画され，構造化された，反復的で意図した身体活動の形である.

運動による予防　**125**

1 運動のベネフィットとリスク

ベネフィット

項目	運動の種類	内容
死亡率	定期的な運動	若年および高齢者，男女を問わず大抵の個人に対して減少
心血管系疾患	習慣的な運動	一次および二次予防ともに負の関係
糖尿病	有酸素運動	血糖コントロールとインスリン感受性を改善し，ハイリスク群の2型糖尿病の進行を抑制する可能性
がんの予防と治療	運動	乳がん，大腸がん，前立腺がん，子宮内膜がんおよび膵がんにおいて，わずかな予防をもたらす可能性
肥満	有酸素運動，抵抗運動	一生涯にわたって有意な健康効果をもたらす可能性
骨粗鬆症	体重負荷の運動	股関節骨折のリスク減少
禁煙	活動的な運動	認知行動療法禁煙プログラムを組み合わせると，女性の場合に短・長時間の禁煙を多少促進
胆石	身体活動	症候性胆石のリスク減少と関連
認知	身体活動	認知症や高齢者の認知能低下のリスクを減少させる可能性，若年者・高齢者両者で認知能の改善と関連
心理学的	定期的な運動	ストレス，不安およびうつ病を減らす．高いエネルギー消費が身体的・精神的QOLを大きく改善

リスク

項目	条件	内容
筋骨格系損傷	（年齢，活動の種類や強度で変化）	急性の損傷，種々の炎症，慢性の損傷，疲労骨折，外傷性骨折，神経麻痺，腱炎，滑液包炎
不整脈	潜在的心疾患または不整脈の既往	運動中のリスクが増加
心臓突然死		まれだが，身体活動の間に生じる可能性
心筋梗塞	特に運動を稀に行う多数の心リスクを有する人	リスクの一時的な上昇と関連
横紋筋融解	エネルギー供給が需要に比して不十分	過度の労作後に生じる可能性
気管支収縮		気道過敏性の程度に相関して，運動誘発性に生じる
高体温		軽度の疲労から死まで変動
低体重の女性		無月経や不妊の原因
蕁麻疹 / アナフィラキシー		稀に生じる
低ナトリウム血症	主に有酸素（持久的）イベントに参加するアスリート	マラソン，トライアスロン，超長距離レースでの発生率は6%

2 高齢者に推奨される運動の4カテゴリー

カテゴリー	推奨
有酸素運動	中等度30分 / 日×5回 / 週，または高強度20分 / 日×3回 / 週
筋力	8〜10の大筋群（腹部，両腕・脚・肩・臀部）を対象，最低で連続しない2日 / 週
柔軟性	最低10分，2回 / 週
バランス運動	太極拳など

● 慢性疾患がある場合に，身体活動を行うことは何もしないよりもよく，いかなる量の身体活動への参加も健康利益をもたらす．

推奨 有酸素運動，筋力トレーニング，柔軟性，バランス運動（**2**）．バランス運動は，安定性改善，転倒予防，転倒関連外傷を減少させる可能性がある．

3 妊婦の運動に関するベネフィットとリスク

ベネフィット	リスク
・体重増加をコントロール	・関節損傷
・腰痛減少	・転倒
・妊娠糖尿病や子癇前症への発展リスク減少の可能性	・腹部外傷(早期胎盤剝離への進展)

妊婦の場合[4]

- 妊娠中の運動は最低限のリスクしかなく，ほとんどの場合に利益をもたらす().
- 医学的・産科的な運動の禁忌について，事前に評価されるべきである.
- 避けるべきスポーツ(例：接触スポーツ，スキューバダイビング)について説明する.

推奨 1日30分，週5〜7日，有酸素運動と抵抗運動.

Memo

疾病負荷[5]
死亡や障害の原因となる危険因子を包括的に分析した世界疾病負荷研究2010(Global Burden of Disease 2010)で，身体不活動は，全世界の死亡者数に対する4番目の危険因子として認識されている(1位：高血圧，2位：喫煙，3位：高血糖).

文献

1) Peterson DM. The benefits and risks of exercise. In：UpToDate, Post TW(Ed), UpToDate, Waltham MA.(Accessed on February 25, 2018)
https://www.uptodate.com/contents/the-benefits-and-risks-of-exercise
2) Vehrs PR. Physical activity and strength training in children and adolescents：An overview. In：UpToDate, Post TW(Ed), UpToDate, Waltham MA.(Accessed on February 25, 2018)
https://www.uptodate.com/contents/physical-activity-and-strength-training-in-children-and-adolescents-an-overview
3) Morey MC. Physical activity and exercise in older adults. In：UpToDate, Post TW(Ed), UpToDate, Waltham MA.(Accessed on February 25, 2018)
https://www.uptodate.com/contents/physical-activity-and-exercise-in-older-adults
4) Artal R. Exercise during pregnancy and postpartum period. In：UpToDate, Post TW(Ed), UpToDate, Waltham MA.(Accessed on February 25, 2018)
https://www.uptodate.com/contents/exercise-during-pregnancy-and-the-postpartum-period
5) 国立健康・栄養研究所(翻訳).健康のための身体活動に関する国際勧告(WHO)日本語版.
http://www.nibiohn.go.jp/files/kenzo20120306.pdf

発生予防

スポーツ障害の予防

服部惣一
医療法人鉄蕉会 亀田メディカルセンタースポーツ医学科部長代理

◆ 脳振盪では，繰り返しの脳へのダメージを予防するために，十分休ませた後に運動強度を段階的に上げて復帰させる．
◆ スポーツによる熱中症では，「暑熱環境の回避」「暑熱馴化」「水分補給」「メディカルチェック」によって予防が可能である．
◆ 心臓突然死を予防するには，参加前メディカルチェックにて「家族歴」「運動時の症状」「心雑音」「マルファン症候群の所見」のチェックが必要である．
◆ 成長期のスポーツ障害を予防するには，「メディカルチェック」「障害予防プログラムの実施」が重要である．

脳振盪の予防

● 脳振盪は軽微な頭部外傷（mild traumatic brain injury）であり，脳の機能的な変化（出血のような構造的変化ではない）によって生じるため，画像的な評価が困難である．徴候（意識消失やふらつきなど）や症状（頭痛，めまい，頸部痛など）が診断の手がかりとなる．

● 脳振盪は最も多いスポーツ傷害の一つであり，様々な予防方法がこれまで研究されてきた[1]（**1**）．

● 脳振盪が生じたら脳が十分に回復するための時間が必要となる．繰り返しのダメージを予防するために，脳振盪を受傷した同じ日には競技復帰をさせない．また，24時間以上の安静（競技や年齢によって安静期間は異なる）を経て，段階的な競技復帰プロトコールに沿って徐々に運動強度を上げていくことが推奨される．頭痛などの症状が続いたら消失するまで休ませた後に運動強度を段階的に上げていく[2]．

● 参加前メディカルチェックも重要で，ラグビーなどの激しい身体接触が行われるコリジョンスポーツでは参加前にSCAT（Sports Concussion Assessment Tool）を取っておくことが推奨される．脳振盪の発見や脳振盪からの回復過程を正確に追跡するためである．

● またボクシングでは，通常のメディカルチェックに加えて頭部CTやMRIなどの検査を加えて競技参加の可否を決めている[3]．

熱中症の予防

● 暑い環境のもとで激しく運動することによって，体が産出する熱が周囲に放散せず体温が上昇することにより熱中症（heatstroke）は起こる．

Key words

SCAT (Sports Concussion Assessment Tool)
スポーツ現場において脳振盪を評価するツールで，医師や資格を持った医療従事者（アスレチックトレーナーなど）によって使用される．SCAT5が最新版であり，現在SCAT3からSCAT5へ移行している．

1 「脳振盪予防方策」のまとめ

	方策	競技
保護具	ヘルメット	スキーやスノーボードにて強い推奨
	マウスガード	コンタクトスポーツにてリスクを低減する可能性
ルール・方針	ボディチェック（相手選手への体当たり）禁止	若年者のアイスホッケー
	Head Injury Assessment（10分退場し脳振盪チェック）導入	エリートレベルのラグビー
	スピアタックル（頭からぶつかるタックル）禁止	アメリカンフットボール

2 熱中症予防のための運動指針

WBGT（℃）	湿球温（℃）	乾球温（℃）	
31以上	27以上	35以上	原則運動禁止
28〜31	24〜27	31〜35	厳重警戒 15分ごと休憩
25〜28	21〜24	28〜31	警戒 30分ごと休憩
21〜25	18〜21	24〜28	注意 積極的水分補給

（日本体育協会ホームページより，http://www.japan-sports.or.jp/Portals/0/data0/publish/pdf/guidebook_part3.pdf）

- 最重症である熱射病では死に至る事例が報告されている．
- スポーツによる熱中症は，以下のような予防措置を講じることで予防が可能である．

■暑熱環境を避ける

- 日本体育協会で推奨されている暑熱環境の評価基準が気温・気流・湿度・輻射熱の4つの要素を含んだWBGT（wet bulb globe temperature：湿球黒球温度）測定で，熱中症発生をよく反映する指標とされる．
- これを基に暑熱環境での運動の制限基準が設けられている（2）．

■暑熱馴（順）化誘発法を行う

- 繰り返しの暑熱環境で運動することで発汗量が増加し，運動中の体温や心拍数を抑えることが可能で，熱さへの身体の防御反応を誘発することとなる．
- 暑熱環境下で最大酸素摂取量の40％程度の運動を90〜100分程度行う．1週間継続することで，暑熱馴化が誘発されると言われる[4]．

■水分補給を積極的に行う

- 水分補給の必要量は，例えばマラソンでは1時間あたり400〜800 mLの補給量が目安とされている．
- ただし運動強度，気温，体格が大きい場合は，多めの量を設定する必要がある．

■参加前メディカルチェックを行う

- 熱中症を誘発しやすい危険因子として，肥満，トレーニング不足，体調不良（下痢や発熱で脱水をきたしやすい状態），睡眠不足，飲酒，喫煙などが挙げられるため，それらの同定が必要である．
- また保温性の強い衣服を着用する競技（アメリカンフットボールや剣道など）は注意が必要である．

突然死の予防

- 心臓由来の突然死は，心室細動など頻拍性の致死性不整脈がその大多数を占める．器質的な原因疾患としては，肥大型心筋症，心筋炎，冠動脈奇形，冠動脈疾患などが挙げられる．
- その他の先天性心疾患は，家族歴ならびに心電図によってほどんどを拾い上げることが可能である[5]．
- 心臓突然死を予防するには，Preparticipation Sports Evaluation（参加前メディカルチェック）が重要である．「家族歴」「運動時の症状」「心雑音」「マルファン症候群の所見」のチェックが推奨されている．
- 一方で，ルーティンでの「血液検査」「尿検査」「心電図」は症状のないアスリートには推奨されてはいない[6]．

③ 野球障害を予防するための練習量と投球数に関する提言

練習日数・時間	小学生	1日2時間，週3日以内
	中学・高校生	週に1日以上の休養日
全力投球	小学生	1日50球，週200球以内
	中学生	1日70球，週350球以内
	高校生	1日70球，週350球以内

（日本臨床スポーツ医学会学術委員会整形外科部会，2005より，http://www.rinspo.jp/pdf/proposal_03-1.pdf）

野球障害ならびにスポーツ障害の予防

- これまで脳振盪や熱中症といった突発的に起こる「外傷」の予防を述べてきたが，オーバーユースを基盤として起こる「障害」の予防も重要である．

- 野球障害には野球肘と野球肩とが主に含まれる．野球肘の発生は11，12歳がピークであり，野球肩の発生は15，16歳がピークである．発生頻度は両者ともピッチャーとキャッチャーに多いと言われる．日本臨床スポーツ医学会によって野球障害を予防するための練習量ならびに投球数に関する提言が行われている（③）．

- 野球障害だけでなくスポーツ障害全般の予防のために，成長期に行うメディカルチェックは重要である．

- 疼痛部位や圧痛を確認することで既に存在する障害を拾うのみならず，バランス（例えば，片足で5秒間立てるか？）や筋力（片足で椅子から立てるか？）や柔軟性（踵が浮かずにしゃがめるか？）のチェックにより障害のリスクとなる因子を評価する．

- 定期的な障害予防プログラムの実施も重要である[7]．

- 一つの競技種目に特化しすぎないようにオフシーズンには別のスポーツを行うことが障害予防には有効とされる．

- FIFA（国際サッカー連盟）が作成したFIFA11＋といった障害予防を目的としたウォームアップを導入することも有用である．約20分のプログラムで週に2回定期的に行うことが推奨される（日本語版　http://www.jfa.jp/football_family/medical/11plus.html，FIFA版　http://www.footballmedicinecentre.com/11-warm-up-program/）．

文献

1) McCrory P, et al. Consensus statement on concussion in sport – the 5th international conference on concussion in sport held in Berlin, October 2016. Br J Sports Med 2017：51：838-847.
2) Patricios JS, et al. Implementation of the 2017 Berlin Concussion in Sport Group Consensus Statement in contact and collision sports：a joint position statement from 11 national and international sports organisations. Br J Sports Med 2018：52（10）：635-641.
3) 日本臨床スポーツ医学会学術委員会脳神経外科部会．頭部外傷10か条の提言（第2版）．2015 https://concussionjapan.jimdo.com
4) 大内洋（監修）／服部惣一，山田慎（編著）．jmedmook50〈あなたも名医！〉知っておこうよ，スポーツ医学—亀田スポーツ方式を日常診療に取り入れてみよう！．日本医事新報社；2017. pp.187-189.
5) Al-Khatib SM, et al. 2017AHA/ACC/HRS Guideline for Management of Patients With Ventricular Arrhythmias and the Prevention of Sudden Cardiac Death：A Report of the American College of Cardiology/American Heart Association Task Force on Clinical Practice Guidelines and the Heart Rhythm Society. Circulation 2017 Oct 30. pii：CIR. 0000000000000549.
6) Mirabelli MH, et al. The Preparticipation Sports Evaluation. Am Fam Physician 2015：92（5）：371-376.
7) Bergeron MF, et al. International Olympic Committee consensus statement on youth athletic development. Br J Sports Med 2015：49：843-851.

参考webサイト

- 環境省．熱中症予防情報サイト　http://www.wbgt.env.go.jp/heatillness_gline.php

発生予防

糖尿病・メタボリックシンドロームの予防 生活習慣改善支援

布施恵子[1]，森野勝太郎[2]，藤吉　朗[3]

[1]滋賀医科大学内科学講座糖尿病内分泌・腎臓内科
[2]滋賀医科大学内科学講座糖尿病内分泌・腎臓内科学内講師
[3]滋賀医科大学社会医学講座公衆衛生学部門准教授

◆ 2型糖尿病，メタボリック・シンドロームのハイリスク者を見逃さない．
◆ 複合的な生活習慣改善により2型糖尿病の発症予防や内臓脂肪型肥満の改善が可能であることを患者に伝え，共有する．
◆ 患者自身に取り組みが可能な計画を立ててもらうか，計画が不十分な場合は医療者より達成可能な計画を提案し，自助努力を繰り返し促す．
◆ 患者の行動変容過程におけるステージに沿った支援的アプローチを心がける．

糖尿病・メタボリックシンドロームの予防の考え方

● 2型糖尿病およびメタボリックシンドロームの発症予防（一次予防）には重複点が多く，本稿では2型糖尿病予防としての生活習慣改善に主眼を置く．

● 食事や身体活動習慣の是正により，2型糖尿病の発症が予防できることは，複数の介入研究（日本人対象の研究も含む）[1-3]で示されている（「糖尿病診療ガイドライン2016」[4]推奨グレードA）．

● 2型糖尿病発症のハイリスク者として，過体重・肥満（BMI≧25 kg/m²），腹部肥満（腹囲：男性≧85 cm，女性≧90 cm），20歳頃と比較して体重・腹囲増加が明らか，喫煙者，高血糖（空腹時血糖≧100 mg/dL，随時血糖≧140 mg/dL），HbA1c高値（≧5.7%），濃厚な糖尿病家族歴が挙げられる．

● これらの該当者には，生活習慣改善による糖尿病発症予防の重要性を伝え，治療者として，本人の改善努力を支援する姿勢で接することが重要である．

● 生活習慣改善のため患者の行動が変わる過程では，無関心期，関心期，準備期，行動期，維持期，再発期の各段階を経るとされ，各ステージに沿った支援的アプローチが有効と考えられる[5]．

生活習慣改善支援のための診察室でのポイント（🔲1[4,6]）

● 患者の1日の時間の過ごし方（運動，通勤手段，食事，間食，飲酒，喫煙，睡眠習慣など）と価値観を把握する．

● 患者自身が修正しようと思う点を挙げてもらう．

● 患者自身に当てはまる個別化した情報提供を試みる．

● こちらの勧めに応じてくれない項目があっても批判的・敵対的な関係にならぬよう注意し，合意できる点に焦点を当てた支援的な姿勢を貫く．

● 次回診察時までに達成しやすい短期的ゴール（「ウエスト径を2 cm減らす」など）の設定と，計画が実施できているかをモニターする方法

糖尿病・メタボリックシンドロームの予防　**131**

■1 生活習慣改善支援のための具体的アプローチ

【腹部肥満・体重管理】	
アプローチ	体重増加の始点を思い出してもらい，生活習慣改善可能点を模索する．
計画・目安・注意点など	• 定期的に体重計に乗る機会を作る．3～6か月で体重または腹囲の3%減少を目標とする．腹囲に関しては普段使用しているベルトを活用した目標設定なども提案する．

【身体活動・運動】	
アプローチ	現在の生活を評価し，身体活動強化方法と取り組む時間について具体化する．
計画・目安・注意点など	• 中等度以上の有酸素運動を習慣的に行う．1回20～60分×週3～5日，1週間で150分以上が目安（中等度以上＝3 METs以上，通常歩行：3 METs，速歩：4 METs，ジョギング：7 METs）． • 運動習慣がない場合は，短時間の軽い運動から実施する．階段を使う，立位時間を増やす等のこまめな身体活動を意識して習慣化する．少しの変化でもよいので取り組みを継続することの重要性を説く．なお，有酸素運動と肥満予防による血圧上昇抑制効果も期待できる．

【食事管理】	
アプローチ	食事の内容・スピード・パターンを評価し，改善すべき点と導入方法を具体化する．
計画・目安・注意点など	• 体格と身体活動量に応じた適正なエネルギー摂取量を説明する（日本医師会のサイトhttps://www.med.or.jp/forest/health/eat/01.html などを参照）． • 三大栄養素およびビタミン，ミネラルのバランスを意識づける．間食，夜食，ストレスによる過食や，糖質を含む飲料からの過剰摂取がないか振り返ってもらう（糖質含有飲料の過剰摂取にて糖尿病発症リスクの上昇が報告されている）．外食時には成分栄養表示で摂取カロリーを体感する．食材購入時にはカロリー・栄養成分表示に気を付けてもらう． • 炭水化物のエネルギー比率は50～60%を目安とする．食物繊維を増やす．緑黄色野菜中心に野菜1日350 g（副菜およそ5皿分），海藻・大豆製品・未精製穀類の摂取を促す．糖質含有量の少ない果物を適度に摂取する． • 脂質のエネルギー比率は20～25%，飽和脂肪酸エネルギー比率は7%未満をそれぞれ目標とする． • 血圧高値があれば，減塩と節酒を促す．①減塩：食塩相当量6 g未満/日を目指す．②節酒：純アルコール換算で男性25 g/日（日本酒1合，ビール中瓶1本）以下に抑える．女性の節酒量は男性の半量が目安．

【禁煙】	
アプローチ	禁煙に対する考えを聞き，禁煙の決意を促す．
計画・目安・注意点など	• 喫煙は糖尿病発症の確立した危険因子であること，その他の様々な健康被害リスク（循環器・呼吸器疾患，がん）を増加させることを伝え，禁煙に興味があれば具体的に勧める． • 禁煙に伴う体重増加は一過性で，長期的にはよい影響をもたらすことを説明する． • 禁煙に関心がなくても，引き続き折に触れて禁煙の重要性を説明する．

【ストレス，不十分な睡眠】	
アプローチ	現在の生活パターンを傾聴・評価し，改善できる点を模索する．
計画・目安・注意点など	• ストレスや不十分な睡眠が過食・間食につながるなど，生活習慣改善を困難にする背景因子である場合がある．軽減対策をともに考える．

（「動脈硬化性疾患予防ガイドライン2017年版」[6] および「糖尿病診療ガイドライン2016」[4] を参考に作成）

（体重記録など）の提供を行う．成功体験をイメージしてもらい，自信度を高める．
• 次回診察時に計画を実施したか確認し，ゴールを達成した場合は褒める．達成しなかった場合は，困難であった理由を共有し，計画の修正・変更を行う．

• 患者の抵抗感が強い場合は，ライフイベント（孫の誕生や知人の病気など）を機に考え方が変わるのを長期的に見守るとよい．
• 具体的アプローチと計画・目標・注意点などを■1 [4,6] に示す．

文献

1) Knowler WC, et al. Reduction in the incidence of type 2 diabetes with lifestyle intervention or metformin. N Engl J Med 2002；346：393-403.
2) Tuomilehto J, et al. Prevention of type 2 diabetes mellitus by changes in lifestyle among subjects with impaired glucose tolerance. N Engl J Med 2001；344：1343-1350.
3) Sakane N, et al. Effect of telephone-delivered lifestyle support on the development of diabetes in participants at high risk of type 2 diabetes：J-DOIT1, a pragmatic cluster randomized trial. BMJ Open 2015；5：e007316.
4) 日本糖尿病学会（編著）．糖尿病診療ガイドライン2016．南江堂；2016.
  （学会HP http://www.jds.or.jp/modules/publication/index.php?content_id＝4で閲覧可）
5) 松下明．プライマリ・ケアからみた糖尿病診療（行動変容アプローチ）．糖尿病2017；60：346-349.
6) 日本動脈硬化学会（編）．動脈硬化性疾患予防ガイドライン2017年版．日本動脈硬化学会；2017.

SGDシリーズ スーパー総合医 全10冊

Super General Doctors

聴診器を持つすべての開業医必読必携！
かかりつけ医による総合診療

外来から在宅医療まで、十分な経験を持ち、科にとらわれず大局的な見地で行動できるすぐれた医師に敬意を表してシリーズ名を「スーパー総合医」といたしました。

予防医療のすべて

- B5判、上製、オールカラー、各巻250〜350ページ
- 各本体予価9,500円

- 監修●垂井清一郎（大阪大学名誉教授）
- 総編集●長尾和宏（長尾クリニック）
- 編集委員●大田秀樹（アスムス）
- 名郷直樹（武蔵国分寺公園クリニック）
- 和田忠志（いらはら診療所）

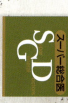

スーパー総合医
総合診療テキスト

スーパー総合医

監　　修●垂井清一郎（大阪大学名誉教授）
総 編 集●長尾　和宏（長尾クリニック）
編集委員●大田　秀樹（アスムス）
　　　　　名郷　直樹（武蔵国分寺公園クリニック）
　　　　　和田　忠志（いらはら診療所）

従来の診療科目別に拘泥せず！現場の医療活動をテーマ別・横断的にとらえ、新しい視点で巻を構成

●全10冊の構成と専門編集　●B5判、上製、オールカラー、各巻250〜350ページ　●各本体予価9,500円

在宅医療のすべて
地域医療の再構築と質の向上をめざす総合医として必要な実践的知識や技術をわかりやすく解説
専門編集 平原佐斗司（東京ふれあい医療生協）
定価（本体 9,500 円＋税）

認知症医療
認知症を「ともに生きる」視点で構成。日々の診療に活かすために認知症医療の到達点を知る書
専門編集 木之下徹（のぞみメモリークリニック）
定価（本体 9,500 円＋税）

高齢者外来診療
実地医家が高齢者の健康をトータルバランスで考え疾病管理を行うために、横断的に解説
専門編集 和田忠志（いらはら診療所）
定価（本体 9,500 円＋税）

地域医療連携・多職種連携
地域医療の中心を担う「かかりつけ医」として、多職種との連携をどう探索するか、具体的な事例が満載
専門編集 岡田晋吾（北美原クリニック），田城孝雄（放送大学）
定価（本体 9,500 円＋税）

大規模災害時医療
大災害発生時に行う医療支援活動について、時間経過に合わせたボランティアを含む多職種による対応を解説
専門編集 長　純一（石巻市立病院開成仮診療所）
定価（本体 9,500 円＋税）

コモンディジーズ診療指針
総合医が日々診療する疾患状および疾患群から、頻度の高いものを厳選して解説
専門編集 草場鉄周（北海道家庭医療学センター）
定価（本体 9,500 円＋税）

〈2019年〉

「治す医療から支える医療」の実践に必要な知識と技術を、地域で実際に診療に携わる医師からのメッセージで解説
予防医療のすべて
専門編集 岡田唯男（亀田ファミリークリニック館山）
定価（本体 9,500 円+税）

疾患の重症化や入院を減らしいヘルスリテラシーを高めるための総合医として知っておくべき情報を詳説
スーパー総合医の果たす役割
総合医の実状の紹介とともに近い将来の総合医像を考える
専門編集 名郷直樹（武蔵国分寺公園クリニック）
定価（本体 9,500 円+税）

※配本順、タイトルなど諸事情により変更する場合がございます。〈 〉内は刊行予定。

お得なセット価格 のご案内

5,000円 おトク!!

全10冊予価合計
95,000円+税
→
セット価格
90,000円+税

※お支払は前金制です。
※送料サービスです。
※お申し込みはお出入りの書店または直接中山書店までお願いします。

「スーパー総合医」セット・分冊注文書

フリーダイヤル Fax 0120-381-306

お申し込み方法　注文書に必要事項をご記入のうえ、お取り付け書店にお渡しくださるか、直接小社までファックスでお申し込みください。

全10冊セット価格 ▶ 90,000円+税（送料サービス、前金制）

※ご希望する商品の□にチェックしてください。※分冊で直接小社へご注文の場合、送料を別途申し受けます。

分冊注文
- □ 在宅医療のすべて
- □ 認知症医療
- □ 高齢者外来診療
- □ 地域医療連携・多職種連携
- □ 大規模災害時医療
- □ コミュニティ・ベースド診療指針
- □ 地域包括ケアシステム
- □ 緩和医療・終末期ケア
- □ 予防医療のすべて

□ 注文します.

●取扱書店

●お名前（フリガナ）

●ご連絡先 〒

●電話 （　）

●FAX （　）

中山書店 〒112-0006 東京都文京区小日向4-2-6 https://www.nakayamashoten.jp/
Tel. 03-3813-1100　Fax. 03-3816-1015

2018.5

超高齢社会を支える
地域の開業医のための
まったく新しいシリーズ！

最新刊!!

本シリーズの総合医とは「かかりつけ医」「家庭医」とも呼ばれる「地域に根ざした、すべての科を診る医師」のことである。超高齢社会を迎えたわが国において、総合医による「在宅医療」「高齢者診療」「地域医療連携」等は、今後の医療の柱となると言われている。これは厚生労働省主導のと診療報酬にも強く反映されつつあることで、今後開業医が生き残るためには、総合医へシフトせざるを得ないのが実状である。
本シリーズは、時代の要請である総合医が現場で必要とする実践的知識や技術を、従来とは全く異なった新しい視点と切り口で解説する診療ナビガイドシリーズである。

「スーパー総合医」が地域医療の充実に繋がることに期待します！

日本医師会では、地域医療の提供に最大の責任を持つ団体として、「かかりつけ医」を充実させる施策を実行してきており、今後も「かかりつけ医」を中心とした切れ目のない医療・介護を安定的に提供することが、社会保障制度の基盤を充実させ、国民の幸福を守ることに繋がると考え、会務を運営しているところです。
本シリーズ『スーパー総合医』は、従来の診療科目ごとの編集ではなく、医療活動を行う上で直面する場面から個々の診療に応用されるという、これから地域医療を実践されていく医師、また、すでに地域医療の現場で日々の診療に従事されている医師にも有用な書籍となると考えております。
地域医療の再興と質の向上は、現在の日本医師会が取り組んでいる大きな課題でもありますので、本シリーズが、「かかりつけ医」が現場で必要とする実践的知識や技術を新たな視点から解説する診療の最前線で活躍される先生方の一助となり、地域医療の充実に繋がることを期待いたします。

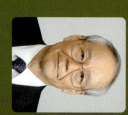

横倉 義武
（第19代日本医師会長）

中山書店

中山書店おススメ好評書のご案内

診療の現場のスキルアップを目指すなら！

白石吉彦先生著 大人気！【離島発 とって隠岐】シリーズ

離島発 とって隠岐の 外来超音波診療
動画でわかる運動器エコー入門
肩こり・腰痛・五十肩・膝痛のみかた

● 著 白石吉彦
B5判 並製 184頁 2色／4色刷
定価（本体 6,000円＋税）
978-4-521-74520-6

運動器（肩こり・腰痛・五十肩・膝痛など）もエコーである時代。動画92本付きですぐにQRコードを読み取ってモバイル端末で視聴可能。エコーの使いこなしをテーマにした講演やセミナーで引っ張りだこである白石吉彦氏の運動器エコー入門書。

離島発 とって隠岐の

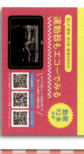
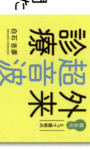

薬を使いこなす

レジデントのための 薬物療法

抗菌薬はこう使え！
ガイドラインに沿ったコツのコツ

● 著 前崎繁文
A5判 並製 152頁 2色刷
定価（本体 3,000円＋税）
978-4-521-73235-0

感染症はこう叩け！
抗菌薬使いこなしのコツのコツ

● 著 前崎繁文
A5判 並製 168頁 2色刷
定価（本体 3,000円＋税）
978-4-521-73703-4

消化器内科 薬のルール65！
プライマリ・ケアの必須知識

● 編著 木下芳一
A5判 並製 152頁 2色刷

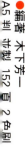
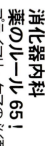
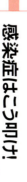

学会発表・論文作成の困難に打ち勝つ

査読者が教える医学論文のための 研究デザインと統計解析
- 著 森本 剛
- 菊判 並製 176頁 2色刷
- 定価 (本体 3,000円+税) 978-4-521-74508-4

研究デザインから統計解析までを独自の視点で懇切丁寧に解説した本邦初の書籍。「なぜこうなっているか?」「なぜこんなことをするか?」という統計理論を裏付けた解説は、読者の理解を格段にアップさせる。

査読者が教える 採用される医学論文の書き方
- 著 森本 剛
- 菊判 並製 200頁 2色刷
- 定価 (本体 2,800円+税) 978-4-521-73701-0

こう書けばあなたの論文もアクセプト！大好評の医学論文の書き方指南書

驚くほど相手に伝わる 学会発表の技術 わかるデザイン60のテクニック
- 著 飯田英明
- B5判 並製 160頁 4色刷
- 定価 (本体 3,000円+税) 978-4-521-74094-2

はじめての学会発表 症例報告
レジデントがはじめて学会で症例報告するための8scene
- 著 國松淳和
- A5判 並製 192頁 2色刷
- 定価 (本体 3,200円+税) 978-4-521-74368-4

アクセプトされる英語医学論文作成術
最新の臨床研究から学ぼう！
- 著 田村房子
- 菊判 並製 144頁 2色刷
- 定価 (本体 2,500円+税) 978-4-521-73979-3

フリーソフトRを使った らくらく医療統計解析入門
すぐに使える事例データと実用Rスクリプト付き
- 著 大櫛陽一
- B5判 並製 192頁 2色刷
- 定価 (本体 4,000円+税) 978-4-521-74364-6

マイナスから始める 医学・生物統計
- 著 大橋 渉
- A5判 並製 160頁 2色刷
- 定価 (本体 3,200円+税) 978-4-521-73479-8

生存時間解析がこれでわかる！ 臨床統計まるごと図解
- 著 佐藤弘樹 市川 度
- A5判 並製 192頁 2色刷
- 定価 (本体 2,800円+税) 978-4-521-73715-7

ナースに限らずすべての医療従事者におススメ

これからのナースに実践してほしいこと
日野原重明から医療者へのメッセージ

全国約30か所で開催された中山書店CNEセミナーでの日野原先生講演の記録。看護の話にとどまらず、日野原先生の幅広い知識・蘊蓄も披露しており、講演の雰囲気そのままの優しい語り口調で、読みやすい。

四六判／並製／192頁
定価 (本体 2,200円+税)

著 日野原重明

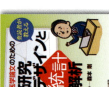

978-4-521-74574-9

命というのは社長さんではないんです。がんであと1週間しか生きられないターミナルなときでも、「今日をどうよく生きるか」ということは必要であって、決して長さではありません。クオリティを高くするために、医学や看護は何をすべきか。私たちみんなが問われています。

〜〜〜〜〜〜〜〜〜〜（キリトリ）〜〜〜〜〜〜〜〜〜〜

ご注文書

お申し込み方法 注文書に必要事項をご記入のうえ、お取り付け書店にお渡しくださるか、直接小社までファックスでお申し込みください。※直接小社へご注文の場合、送料を別途申し受けます。

フリーダイヤル **Fax 0120-381-306**

書名	定価	冊数

●お名前（フリガナ）

●ご連絡先 〒

●電話 （　　）　　　　　●FAX （　　）

●取扱書店 　　　　　　書店

中山書店 〒112-0006 東京都文京区小日向4-2-6　TEL 03-3813-1100　FAX 03-3816-1015
https://www.nakayamashoten.jp/

2018.5

領域別プロフェッショナルのステップアップ

離島医療はおもしろい!!
今すぐ役立つ医療行為の創意工夫を大公開
● 編著 杉山温人 吉澤篤人
A5判 並製 168頁 2色刷
定価(本体 3,000円+税)
978-4-521-73773-7

定価(本体 3,500円+税)
978-4-521-73958-8

内科で診る不定愁訴
Dr.Kの診断マトリックスで
よくわかる不定愁訴のミカタ
● 監修 加藤 温 ● 著 國松淳和
A5判 並製 172頁 2色刷
定価(本体 3,200円+税)
「それ本当に不定愁訴!?」一見
"不定愁訴"からの内科疾患を
見抜く技術
978-4-521-73996-0

糖尿病・代謝・内分泌内科ポケットブック
● 監修 野田光彦
新書判 並製 384頁 2色刷
定価(本体 3,200円+税)
978-4-521-73964-9

糖尿病診療・療養指導 Q&A 第2版
● 監修 岩本安彦 ● 編集 吉田洋子
B5判 並製 200頁 4色刷
定価(本体 4,000円+税)
978-4-521-74523-7

症候からみる神経内科
当直で外来でもう困らない!
これが知りたかった
● 編著 鈴木則宏
新書判 並製 432頁 2色刷
定価(本体 4,000円+税)
978-4-521-73960-1

内科医・外科医のための精神疾患の診かた
状況別に学ぶ
● 著 加藤 温
A5 並製 240頁 2色刷
定価(本体 3,700円+税)

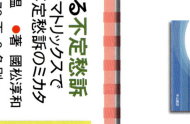

外来で診る不明熱
Dr.Kの発熱カレンダーで
よくわかる不明熱のミカタ
● 監修 加藤 温 ● 著 國松淳和
A5判 並製 256頁 2色刷
定価(本体 3,500円+税)
「不明熱外来」を開設し、多くの
不明熱患者を診療して見えてきた
ことは?
978-4-521-74539-8

レジデントのための呼吸器内科ポケットブック
● 編集 吉澤篤人 杉山温人
新書判 並製 352頁 2色刷
定価(本体 4,500円+税)
978-4-521-73456-9

レジデントのための小児救急ポケットマニュアル
● 監修 五十嵐隆
ポケット判 並製 522頁 2色刷
定価(本体 2,800円+税)
978-4-521-73953-3

病診連携リウマチ膠原病診療ポケットマニュアル
● 編著 杉井章二 島田浩太
新書判 並製 200頁 2色刷
定価(本体 3,800円+税)
978-4-521-74093-5

高齢者プライマリケア漢方薬ガイド ― チーム医療で必ず役立つ56処方
● 著 加藤士郎
新書判 並製 234頁 2色刷
定価(本体 3,000円+税)
978-4-521-74363-9

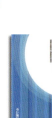

アスピリンの予防的内服

予防医療（ヘルスメインテナンス）の4領域の中に「予防的内服（preventive medication）」のカテゴリーがあることは前述したが（「予防医療（ヘルスメインテナンス）の4領域」の項〈p5〉参照），アスピリンはその代表的存在である．

アセチルサリチル酸は世界で初めて人工合成された医薬品で，バイエル社によって1899年に販売が開始されて以来，広く解熱鎮痛薬として使われてきたが，他のNSAIDs登場と前後して解熱鎮痛薬としての役割よりも，抗血小板作用から心血管イベントの二次予防にはなくてはならない存在となり，一次予防にも期待されてきた[1]．

心血管イベントの予防とアスピリン

1に，アスピリンによる心血管イベント一次予防についての主要な経緯を提示する．

筆者が米国で研修中にちょうどUSPSTFによるアスピリンの一次予防に関する推奨が改訂され（2001年），それまでの「根拠不十分」[2]から，「心血管イベント5年リスク3％以上の人にはアスピリンの一次予防の選択肢を提示し患者と議論すること（「投与しなさい」ではなく）を強く推奨する」と変更された[3]．

筆者は2002年に帰国後，その推奨に従って同様の診療を日本でも実践し，研修医にもそのように指導していたが，現場の循環器内科医，神経内科医にとっては過剰診療と受け止められた．

日本での専門医との意見交換や2004年の日本での試算[4]から，日本では冠動脈イベントの罹患率が米国より低く（当時約2.6分の1，ベースラインリスクが低いと利益を得る実患者数が減る），出血性脳梗塞が米国より多い（当時約3倍）ことを踏まえ，考えを改めるとともに，アスピリンの一次予防によって利益が害を上回るグループを日本人において正確に同定することの必要性を強く感じさせられた．

その後，海外でもアスピリン万能論への懐疑が進み，現在に至るまでだんだんと推奨の処方閾値は高くなり，対象となる集団は減ってきている．

最新の推奨[5]では，利益はあるものの，対象を厳密に絞ることと，利益（心血管イベント予防だけでなく大腸がん予防の利益も含めて）と害とのバランスの見極めを前提条件としている（**2**，**3**）．

日本人における一次予防については2014年のJPPPトライアル[6]で無効との結論が出たかに見えるが，対象となる集団はほとんどが軽度～中等度リスク症例であり，イベント発生率は追跡期間中央値5.02年で3％に満たない．

2016年のUSPSTFの推奨でも対象となりうる集団は10年リスク10％以上（つまり5年リスク5％以上）としており，JPPPトライアルの結果はこの推奨と矛盾するものではない．

今後，より高リスク集団（10年リスク10％以上）の日本人の研究がなされれば，利益が害を上回るかもしれないし，そうでないかもしれない．

前述の通り，問題となるのは日本人における心血管イベントリスクの見積もりである．日本

■1 アスピリンによる心血管イベント一次予防に関する経緯

年	団体/文献	内容
1994	Canadian Task Force[10]	• 心疾患の予防に関していわゆるI声明（根拠なし） リスクベネフィットのバランスをとるようにと
1996	USPSTF[2]	• 推奨には根拠不十分との声明
1997	AHA[11]	• 副作用はあるが心筋梗塞の初発のリスクを減らせることも事実でリスクの高さによっては価値があるだろう
1998	European Society of Cardiology[12]	• 特にリスクが高いが血圧のコントロールされた個人へは75 mgを推奨（リスクの高い人全てではない）
2000	ADA[13]	• 30歳以上で危険因子を持ち，かつ禁忌でない糖尿病患者に「考慮を（投与を，ではなく）」推奨
2001	USPSTFアップデート[3]	• A推奨：リスクのある人の投与について「患者に選択肢として提示し内服の可能性について議論すること」を推奨 （リスク＝（FRS）5年リスク3%以上）
2004 日本	Morimotoら[4]	• 既存のデータ分析による日本人でのアスピリン投与閾値の試算 • 米国推奨そのままの適用へ疑問 • 抗血小板薬投与の閾値は2～5倍ぐらい高いほうが良いのではとの意見
2005	WHS[14]	• 45歳以上の女性において致死性，非致死性心筋梗塞，総死亡は変化なし • 脳卒中は減少（脳出血は増やすが，虚血性をそれ以上に減らす）
2006	Bergerら[15]	• 性別毎のメタアナリシス 男女で効果の現れ方が異なることを示唆（男性は心筋梗塞の減少，女性は虚血性脳卒中の減少）
2008	POPADAD trial[16]	• 糖尿病＋末梢動脈疾患（PAD）患者における一次予防：有意差なし
2008 日本	JPAD trial[17]	• 日本人での2型糖尿病患者における一次予防：複合アウトカムでは基本的に有意差なし • 二次エンドポイント（致死的な冠動脈疾患，致死的な脳血管障害）は有意差あり （想定された数のイベントが発生せずpower不十分の示唆）
2009	USPSTFアップデート[18]	• リスクベネフィットについての議論をする事を推奨（A推奨） • より複雑な推奨へ（男女別，男性は冠動脈性心疾患，女性は虚血性脳梗塞のリスク減少，リスクレベルによる層別化） • ただしイベント減少の利益のみで，動脈硬化性疾患による死亡も総死亡も減らさないと結論 A推奨：45～79歳男性　心筋梗塞の減少の利益が消化管出血のリスクを上回る場合 A推奨：55～79歳女性　虚血性脳卒中減少の利益が消化管出血のリスクを上回る場合 I声明：80歳以上の男女 D推奨：上記以外の人
2009	Antithrombotic Trialists' (ATT) Collaboration[19]	• Bergerのメタ分析[15]を患者レベルで再解析．一次予防に関しての正味利益がないのではないかとの疑問
2009.12	USPSTF[20]	• ATT Collaborationへのコメント 男女混合での分析，複合アウトカムの設定は不適切であり，結果を鵜呑みにできない
2010	ADA，ACCF，AHA[21,22]	• 10年リスク＞10%の人に考慮（C） （通常 糖尿で男性＞50歳　女性＞60歳＋もう1つmajor risk factor〈家族歴，高血圧，喫煙，脂質異常，アルブミン尿〉の人が相当） • ＜5%の人には推奨しない（C） （通常 男性＜50歳　女性＜60歳で危険因子なし） • その間の人は臨床判断を（E）
2011	Bergerら[23]	• 2006年以降のトライアルを追加してメタ分析をアップデート • 複合アウトカムは減らすが，個々のイベントは減らさない • アスピリンの効果に性差は見られない • アスピリンの効果はリスクにより相殺される
2011	AHA，America Stroke Association[24]	• 10年心血管リスクが6～10%を超えると，アスピリンの利益が害を上回るという記述のみ
2012	ACCP[25]	• 50歳以上の人で心血管病変の予防に推奨
2012 日本	合同ガイドライン[26]	• 海外の知見，推奨の紹介が中心 • 「実際，アスピリン投与の恩恵に預かるのは，高リスク症例で，上部消化管出血のリスクが低い場合に，限定される．」の記述のみ．具体的な推奨基準は明示されず
2014 日本	JPPP trial[6]	• アテローム性動脈硬化の危険因子を有する60歳以上の日本人において（1,007施設14,464例），低用量アスピリンの1日1回投与による心血管死，非致死的脳卒中，非致死的心筋梗塞の有意な減少は認められなかった．（ただし，ほとんどが軽度～中等度リスク症例） • 5年後の累積イベント発生率はそれぞれ2.77%，2.96%で有意差なし
2016	USPSTFアップデート[5]	• 大腸がん予防の推奨と統合してのアップデートへ（■2参照）

FRS：Framingham risk score.

（Guirguis-Blake JMら[9]より）

2 USPSTF 2016年の統合推奨

B推奨	50〜59歳の10年血管リスクが10%を上回り，出血リスク増加グループでなく，少なくとも10年の生命予後が期待され，最低10年はアスピリン内服をやってもよいと考える人に心血管疾患と大腸がんの一次予防目的での使用を推奨
C推奨	60〜69歳で上記と同条件の人へのアスピリンは個別化して判断を
I声明	上記以外の年齢層

注：
- 正味利益（利益と害のバランス）は別表（**3**）の通り
- 大腸がんの減少規模は約40%であるが，効果が見られるのは内服開始5年以上の人で10年目を過ぎてから
- いまのところ大腸がんの一次予防目的でのアスピリン使用に関して積極的なもしくは明確な推奨をしている他の団体はない

(USPSTF. Final Recommendation Statement：Aspirin Use to Prevent Cardiovascular Disease and Colorectal Cancer：Preventive Medication. 2017[5]より)

3 アスピリンを内服する生涯イベントの見積もり

男性1万人あたり

CVD Risk	予防される 非致死的心筋梗塞	予防される 虚血性脳卒中	予防される 大腸がん	深刻な 消化管出血	出血性 脳卒中	正味余命の 獲得	QALYの 獲得
50〜59歳							
10%	225	84	139	284	23	333	588
15%	267	86	121	260	28	395	644
20%	286	92	122	248	21	605	834
60〜69歳							
10%	159	66	112	314	31	−20	180
15%	186	80	104	298	24	96	309
20%	201	84	91	267	27	116	318

女性1万人あたり

CVD Risk	予防される 非致死的心筋梗塞	予防される 虚血性脳卒中	予防される 大腸がん	深刻な 消化管出血	出血性 脳卒中	正味余命の 獲得	QALYの 獲得
50〜59歳							
10%	148	137	139	209	35	219	621
15%	150	143	135	200	34	334	716
20%	152	144	132	184	29	463	833
60〜69歳							
10%	101	116	105	230	32	−12	284
15%	110	129	93	216	34	17	324
20%	111	130	97	217	33	48	360

正味利益は，イベントの正味利益（予防される非致死的心筋梗塞＋予防される虚血性脳卒中＋予防される大腸がんのイベントの和）から害（深刻な消化管出血＋出血性脳卒中のイベントの和）を差し引いたものと，正味余命の獲得，QALY（「予防医療の費用対効果」の項〈p103〉参照）の獲得の3つを加味して考える.
(USPSTF. Final Recommendation Statement：Aspirin Use to Prevent Cardiovascular Disease and Colorectal Cancer：Preventive Medication. 2017[5]より抜粋)

人の心血管イベントリスクの見積もりは吹田スコア[7]が推奨されており，これによると10年リスク10%以上となるのは吹田スコア61点以上の人全員および56〜60点の人の約半分という ことになるが，アスピリンによる弊害（出血性脳卒中）が日本では高いため，治療開始閾値（利益が害を上回るレベル）は10年リスク10%以上より高い集団になるかもしれない.

4 アスピリンによる大腸がん一次予防に関する経緯

1991	Farrellら[27]	• アスピリンによるがんの減少が示唆される（統計による検定なし）
2007.3	USPSTF[28]	• 大腸がんの平均リスクの人にアスピリン/NSAIDsを予防目的で使用することは推奨しない（D推奨）
2007.5	Flossmannら[29]	• 2つのRCTを含む過去の研究の分析により大腸がんの減少が確認（内服5年以上に限定）
2010	Rothwellら[30]	• 過去のRCT 51試験，77,549例の分析（上記2つを含む） 大腸がんの減少が確認（内服5年以上に限定）
2014 アジア	J-CAPP study[31]	• 大腸ポリープ摘除後の患者でのアスピリン2年間内服でポリープ再発の調整リスクが0.60 （非喫煙者では0.37だが，喫煙者では3.44と増加）
2015以降 日本	J-CAPP Study II[32]	現在進行中
2016	USPSTFアップデート[5]	• 心血管イベントの一次予防の推奨と統合してのアップデートへ（2）

5 アスピリンによる子癇前症一次予防に関する経緯

1996	USPSTF[2]	• I声明：子癇前症（Preeclampsia）のリスクの増加した妊婦におけるアスピリン使用は結論が出せない
2011	NICE[33]	• 中等度リスクおよび高リスクでの妊婦に妊娠12週からのアスピリン開始を推奨
2013	ACOG[34]	• 一定のリスクグループに第1三半期からのアスピリン開始を推奨
2014	USPSTF　アップデート[35]	• 高リスク群に12週からのアスピリン開始を推奨

大腸がんの予防とアスピリン

　USPSTFでの最新の推奨[5]においては，アスピリンの正味利益は総合的に考えるべきというスタンスであり，大腸がんの予防効果（男性では脳卒中の予防効果よりも大きい！）も含めて考える必要がある．

　大腸がんでは発生率，死亡率ともに男性では日本が上回っているため[8]，大腸がんの予防効果は欧米のそれよりも規模が大きい可能性はあり（ただし，日本ではまだポリープの予防効果しか証明されていない），出血性脳卒中の害の規模が大きい分を，大腸がんの予防効果も大きくなることで打ち消し，結局は10年リスク10％以上ぐらいのところに落ち着くかもしれないがこればかりはなんとも言えない．

　このように，アスピリンには大腸がんの一次予防（仕組みはまだはっきりと解明されていない）や妊婦における子癇前症予防の効果も追加で確認され（4, 5）まだまだアスピリンの出番はなくなりそうにないが，最新のエビデンスは刻々と変わっており，1本の研究結果にとらわれて診療を変えることなく，全体の流れを踏まえること，また，日本での適用についても熟慮することが必要と考えられる．

（岡田唯男）

文献

1) 日本心臓財団［HP］．川田志明．柳から生まれたアスピリン．
http://www.jhf.or.jp/bunko/mimiyori/08.html
2) U.S. Preventive Services Task Force. Aspirin prophylaxis in pregnancy. In：Guide to Clinical Preventive Services. 2nd ed. U.S. Department of Health and Human Services；1996.
3) Hayden M, et al. Aspirin for the Primary Prevention of Cardiovascular Events：A Summary of the

Evidence for the U.S. Preventive Services Task Force. Ann Intern Med 2002；136（2）：161-172.

4) Morimoto T, et al. Application of U.S. guidelines in other countries：aspirin for the primary prevention of cardiovascular events in Japan. Am J Med 2004；117（7）：459-468.

5) Final Recommendation Statement：Aspirin Use to Prevent Cardiovascular Disease and Colorectal Cancer：Preventive Medication. U.S. Preventive Services Task Force. September 2017.
https://www.uspreventiveservicestaskforce.org/Page/Document/RecommendationStatementFinal/aspirin-to-prevent-cardiovascular-disease-and-cancer?rf = 48883

6) Ikeda Y, et al. Low-dose aspirin for primary prevention of cardiovascular events in Japanese patients 60 years or older with atherosclerotic risk factors. a randomized clinical trial. JAMA 2014；312（23）：2510-2520.

7) 日本動脈硬化学会［HP］冠動脈疾患発症予測・脂質管理目標値設定ツール Web版（吹田スコア）
http://www.j-athero.org/publications/gl2017_app.html（最終アクセス 2018/5/1）

8) Ferlay J, et al. GLOBOCAN 2012 v1.1, Cancer Incidence and Mortality Worldwide：IARC CancerBase No. 11［Internet］. Lyon, France：International Agency for Research on Cancer；2014.
http://globocan.iarc.fr/Pages/fact_sheets_cancer.aspx
https://www.wcrf.org/int/cancer-facts-figures/data-specific-cancers/colorectal-cancer-statistics

9) Guirguis-Blake JM, et al. Aspirin for the Primary Prevention of Cardiovascular Events：A Systematic Evidence Review for the U.S. Preventive Services Task Force［Internet］. Rockville（MD）：Agency for Healthcare Research and Quality（US）；2015 Sep.（Evidence Syntheses, No. 131.）Appendix E Table 4, Timeline of Publications of Aspirin for CVD Prevention With a Focus on Sex-Specific Conclusions. Available from：https://www.ncbi.nlm.nih.gov/books/NBK321632/table/appe.t4/

10) Anderson G. Acetylsalicylic acid and the primary prevention of cardiovascular disease. In：Canadian Task Force on the Periodic Health Examination. Health Canada；1994：pp680-690.

11) Hennekens CH, et al. Aspirin as a therapeutic agent in cardiovascular disease：a statement for healthcare professionals from the American Heart Association. Circulation 1997；96（8）：2751-2753.

12) Prevention of coronary heart disease in clinical practice. Recommendations of the Second Joint Task Force of European and other Societies in coronary prevention. Eur Heart J 1998；19（10）：1434-1503.

13) American Diabetes Association. Aspirin Therapy in Diabetes. Diabetes Care 2001；24（suppl 10）：S62-S63.

14) Ridker PM, et al. A randomized trial of low-dose aspirin in the primary prevention of cardiovascular disease in women. N Engl J Med 2005；352（13）：1293-1304.

15) Berger JS, et al. Aspirin for the primary prevention of cardiovascular events in women and men：a sex-specific meta-analysis of randomized controlled trials. JAMA 2006；295（3）：306-313.

16) Belch J, et al. The prevention of progression of arterial disease and diabetes（POPADAD）trial：factorial randomised placebo controlled trial of aspirin and antioxidants in patients with diabetes and asymptomatic peripheral arterial disease. BMJ 2008；337：a1840.

17) Ogawa H, et al. Low-dose aspirin for primary prevention of atherosclerotic events in patients with type 2 diabetes：a randomized controlled trial. JAMA 2008；300（18）：2134-2141.

18) Wolff T, et al. Aspirin for the primary prevention of cardiovascular events：an update of the evidence for the U.S. Preventive Services Task Force. Ann Intern Med 2009；150（6）：405-410.

19) Antithrombotic Trialists'（ATT）Collaboration, et al. Aspirin in the primary and secondary prevention of vascular disease：collaborative meta-analysis of individual participant data from randomised trials. Lancet 2009；373（9678）：1849-1860.

20) Calonge N, Lefevre M. USPSTF Response to the ATT Collaboration Meta-Analysis. U.S. Preventive Services Task Force；2009
http://www.uspreventiveservicestaskforce.org/tfcomments/tfaspattcom.htm December 2009（現在閲覧不能）

21) Pignone M, et al. Aspirin for primary prevention of cardiovascular events in people with diabetes：a position statement of the American Diabetes Association, a scientific statement of the American Heart Association, and an expert consensus document of the American College of Cardiology Foundation. Diabetes Care 2010；33（6）：1395-1402.

22) American Diabetes Association. Standards of Medical Care in Diabetes—2011. Diabetes Care January 2011；34（Suppl1）：S11-61.

23) Berger JS, et al. Aspirin for the prevention of cardiovascular events in patients without clinical cardiovascular disease：a meta-analysis of randomized trials. Am Heart J 2011；162（1）：115-124.

24) Goldstein LB, et al. Guidelines for the primary prevention of stroke：a guideline for healthcare professionals from the American Heart Association/American Stroke Association. Stroke 2011；42(2)：517-584.

25) Vandvik PO, et al. Primary and secondary prevention of cardiovascular disease：Antithrombotic Therapy and Prevention of Thrombosis, 9th ed：American College of Chest Physicians Evidence-Based Clinical Practice Guidelines. Chest 2012；141 (2 Suppl)：e637S-e668S.

26) 循環器病の診断と治療に関するガイドライン（2011年度合同研究班報告）．虚血性心疾患の一次予防ガイドライン（2012年改訂版）
http://www.j-circ.or.jp/guideline/pdf/JCS2012_shimamoto_h.pdf

27) Farrell B, et al. The United Kingdom transient ischaemic attack (UK-TIA) aspirin trial：final results. J Neurol Neurosurg Psychiatry 1991；54(12)：1044-1054.

28) USPSTF. Archived：Aspirin/NSAIDs for Prevention of Colorectal Cancer：Preventive Medication. Original Release Date：March 2007
https://www.uspreventiveservicestaskforce.org/Page/Document/UpdateSummaryFinal/aspirin-nsaids-for-prevention-of-colorectal-cancer-preventive-medication

29) Flossmann E, et al. Effect of aspirin on long-term risk of colorectal cancer：consistent evidence from randomised and observational studies. Lancet 2007；369(9573)：1603-1613.

30) Rothwell PM, et al. Long-term effect of aspirin on colorectal cancer incidence and mortality：20-year follow-up of five randomised trials. Lancet 2010；376(9754)：1741-1750.

31) Ishikawa H, et al. The preventive effects of low-dose enteric-coated aspirin tablets on the development of colorectal tumours in Asian patients：a randomised trial. Gut 2014；63(11)：1755-1759.

32) UMIN-CTR 臨床試験登録情報．大腸腫瘍患者へのアスピリンによる発がん予防大規模臨床試験（J-CAPP Study II）
https://upload.umin.ac.jp/cgi-open-bin/ctr/ctr.cgi?function = brows & action = brows & type = summary & recptno = R000021671 & language = J

33) Redman CW. Hypertension in pregnancy：the NICE guidelines. Heart 2011；97(23)：1967-1969.

34) American College of Obstetricians and Gynecologists. Hypertension in Pregnancy. American College of Obstetricians and Gynecologists；2013.

35) Final Recommendation Statement：Low-Dose Aspirin Use for the Prevention of Morbidity and Mortality From Preeclampsia：Preventive Medication . U.S. Preventive Services Task Force. December 2016.
https://www.uspreventiveservicestaskforce.org/Page/Document/RecommendationStatementFinal/low-dose-aspirin-use-for-the-prevention-of-morbidity-and-mortality-from-preeclampsia-preventive-medication

COLUMN

忘れられた万能の予防薬？　Polypill

多疾患併存があたり前の時代を迎え，その中のどれ一つとして，「主病」ではなく，その組み合わせそのものをクラスターとして治療することを考えなければならない時代がやってきている[1]．

またそれら全ての疾患に対して投薬が必要となれば多剤投薬（ポリファーマシー）は避けられないが，1日の内服回数や処方の種類が増えるほどアドヒアランスが低下し[2,3]，合剤（fixed-dose combinations：FDC）によってその低下リスクを軽減できることが知られている[4]．

降圧薬2～3種類のFDCや降圧薬＋スタチン，複数の経口血糖降下薬，抗HIV薬，複数の吸入薬などのFDCが既に利用可能である．

多疾患併存には大きく3つのパターンがあり，その1つが，心血管疾患と代謝疾患を含むクラスターである．

心血管疾患の二次予防に必要な複数の薬剤は世界的には十分内服されておらず（対象となる患者のせいぜい15～25％）[5]，2001年にWHOによって心血管疾患の二次予防に必要な4種の薬剤（アスピリン，β阻害薬，ACE阻害薬，スタチン）を1剤1日1回で内服できるようなFDCの開発と導入が検討された[6]．

2003年にはWaldら[7]によって，「Polypill」の呼称が初めて導入され，以下のような統計学的試算の結果が出され，二次予防だけでなく，一次予防としての意義についても注目された．

- 55歳以上の住民「全員」＋二次予防対象者がPolypillを内服
- Polypillの内容：①スタチン（アトロバスタチン10 mgもしくはシンバスタチン40 mg），3種の降圧薬（②サイアザイド，③β阻害薬，④ACE阻害薬）を全て標準量の半量，⑤葉酸（0.8 mg），⑥アスピリン（75 mg）の6種類
- 期待される効果：虚血性心疾患88％減少，脳卒中80％減少，内服者の3分の1が約11年の寿命延長効果を享受（年齢層によっては20年）
- 副作用：全体の8～15％程度

その後，Waldら[8]は，英国でPolypillの費用対効果分析を行い，50歳以上全員の内服（薬剤費1人1日1ポンド）をすれば，寿命延長1年あたり2,000ポンドで達成可能，と結論づけている．

また，その派生として糖尿病（前糖尿病）＋メタボリック症候群をターゲットにしたPolypillも提唱されている（スタチン＋ACE阻害薬＋アスピリン＋メトホルミン：従来のPolypillはβ阻害薬やサイアザイド系利尿薬などの必ずしも糖尿病と相性のよくないものを含むため）[9]．

6種類の予防薬が1個の錠剤にというのは夢のような話ではないか？

上記は厳密なエビデンスに基づいてはいるものの試算でしかない．その後当然RCTが組まれ，それらのメタ分析がなされている．

しかしながら2017年のいくつかのサマリーやシステマティックレビューによると，その時点までに実施された13のトライアル（32か国，9,059被験者）では，代理アウトカム（血圧や脂質の低下）の測定にとどまるか，死亡率低下やイベント減少などが評価された論文では，有意差が出ていないが，測定アウトカムの事象発生自体が少なく，安易に結論づけるべきではないとされている（Nが少なかったり，多くの研究の観察期間が数か月～2年程度にとどまっていることによると思われる）[10-12]．

Polypillに含まれる6種の薬剤の一次，二次予防効果と安全性は，個別には十分に示されているため，Polypillの効果が証明されるのは時間の問題と思われる．ただし，日本の場合，アスピリンのエビデンスが多少異なるため，日本での導入の際はアスピリンを抜いたPolypillが提唱されるかもしれない（「アスピリンの予防的内服」の項〈p133〉参照）．

さて，そのような時代が来た時に，国の政策として，ある年齢になったら国民の義務として全員にPolypillの服用を義務付けないと国の医療費がまかないきれないという話になったらどうするだろうか？　医師にその実施，監督の役割が求められたらどうだろうか？

2013年の医師を対象とした質的研究では，一次予防としてのPolypillの処方には比較的抵抗が大きいとのことである[13]が，さまざまな心血管系のリスクを減らすという意味では運動もPolypillに匹敵する効果があるとされ，運動こそが本当のPolypillである，という視点もある[14]．運動であれば，国民全員が義務として行うことは受け入れられるであろうか．義務づけても全員の内服を担保しようがないので，水道の水や，食品の中に混ぜてしまおう，という話になったらどうだろうか．

そんなことありえない，と思うかもしれない．しかし，う歯予防のための水道水へのフッ素添加，二分脊椎および心血管リスクその他の予防のための葉酸を小麦粉やシリアルに添加，カルシウムやビタミンDを添加したオレンジジュースや牛乳は海外で既に行われ（つまり正当化され）ている[15-17]．ポピュレーションアプローチ（「予防医療とは」の項〈p2〉参照）とはそういうことを意味するのである．

Polypillは実運用レベルまで行き着くだろうか？

岡田唯男（亀田ファミリークリニック館山）

文献

1) Prados-Torres A, et al. J Clin Epidemiol 2014；67（3）：254-266.
2) Claxton AJ, et al. Clin Ther 2001；23（8）：1296-1310.
3) Pasina L, et al. Drugs Aging 2014；31（4）：283-289.
4) Bangalore S, et al. Am J Med 2007；120（8）：713-719.
5) Yusuf S, et al. Lancet 2011；378（9798）：1231-1243.
6) World Health Organization. Secondary prevention of non-communicable disease in low and middleincome countries through community-based and health service interventions. World Health Organization-Wellcome Trust meeting report 1-3 August 2001, Geneva. http://www.who.int/cardiovascular_diseases/media/en/615.pdf
7) Wald NJ, Law MR. BMJ 2003；326（7404）：1419.
8) Wald NJ, et al. Eur J Epidemiol 2016；31（4）：415-426.
9) Kuehn BM. JAMA 2006；296（4）：377-380.
10) Roy A, et al. Curr Cardiol Rep 2017；19（5）：45.
11) Huffman MD, et al. Lancet 2017；389（10073）：1055-1065.
12) Bahiru E, et al. Cochrane Database Syst Rev 2017；3：CD009868.
13) Virdee SK, et al. BMJ Open 2013；3（3）. pii：e002498.
14) Fiuza-Luces C, et al. Physiology (Bethesda) 2013；28（5）：330-358.
15) Iheozor-Ejiofor Z, et al. Cochrane Database Syst Rev 2015；（6）：CD010856.
16) Yang Q, et al. Circulation 2006；113（10）：1335-1343.
17) Das JK, et al. Syst Rev 2013；2：67.

発生予防

プレホスピタルケア
医療のフォーカスを院外へ

石見 拓
京都大学環境安全保健機構健康管理部門健康科学センター教授

◆ 循環器疾患をはじめ，救急医療を必要とする病態の多くは院外で突然発症する．
◆ 急性心筋梗塞による死亡の少なくとも半分から3分の2は病院にたどり着く前の，院外での突然死である．
◆ 日本における心原性院外心停止数は年々増加し，7万人を超えている[1]．
◆ 総合医，開業医は，より広い視野で，院外救急医療体制，社会への教育・啓発活動に関わる必要がある．

救急救命士・消防機関の役割

● わが国では，1991年に救急救命士制度が創設された．救急救命士制度の充実によって院外心停止症例の転帰は急速に改善してきたものの，ここ数年は横ばい傾向にある[2]．

● 院外心停止患者に対する半自動式除細動器を用いた電気ショック，アドレナリンの投与，気管挿管をはじめ，ショック状態の患者に対するルート確保，低血糖状態の患者に対する対応など，救急救命士の役割は拡大してきている．

● 救急救命士に加え，119番通報時の指令室による口頭指導など消防機関の果たす役割は大きい．消防機関との連携により，医学的観点から救急救命士を含む救急隊員が行う応急処置等の質を保証する仕組みであるメディカルコントロールを強化していく必要がある．

市民教育

● 心停止の現場に居合わせた市民（バイスタンダー）によってCPR（心肺蘇生：cardiopul-monary resuscitation）が実施されると，実施されなかった場合と比較して，救命率が1.5～2倍上昇する．

● 消防機関による応急手当講習の受講者数は150万人を超え，赤十字社，NPO等による講習に自動車運転免許取得時の講習を加えると，受講者数は年間300万人を超えると推定される．

● 心肺蘇生教育や口頭指導の充実によりバイスタンダーによる心肺蘇生の実施割合は，年々上昇しているが，いまだに心停止例の約半数は救急隊が到着するまで心肺蘇生を受けることが出来ていない（1）[3]．

● これまでの心肺蘇生講習は，3～4時間の所要時間で，数名～10名程度の受講者に対し，1体の蘇生訓練人形と1名の指導者で行うものが標準的であった．このような講習は，受講者，指導者の双方にとって，時間的・経済的な負担となり，救命処置の普及を妨げる要因の一つとなっていることが指摘されている．

● 大阪で発生した約5,000例の心原性院外心停止例の検討から，虚脱から15分以内の心停

1 日本におけるバイスタンダーCPR実施割合の経年推移

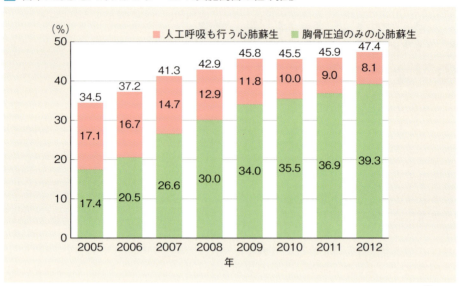

(Iwami T, et al. Circulation 2015[3]より)

2 胸骨圧迫のみの心肺蘇生の効果

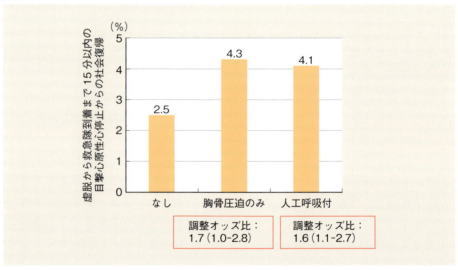

(Iwami T, et al. Circulation 2007[4]より)

止であれば，胸骨圧迫のみの心肺蘇生が，従来の人工呼吸も行う心肺蘇生と同程度に院外心停止例の神経学的転帰を改善することが示された（**2**）[4]．
- わが国の蘇生ガイドラインでは，より多くの市民に心肺蘇生を普及するために，胸骨圧迫のみの心肺蘇生に簡略化した講習の活用を勧めている[5]．
- 心肺蘇生，AED（自動体外式除細動器：automated external defibrillator）の使用を社会に根付かせるための体系的教育として学校教育への導入が求められている．

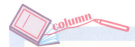

胸骨圧迫＋AEDに簡略化した講習会の活用

　NPO法人大阪ライフサポート協会と日本心臓財団は，胸骨圧迫のみの心肺蘇生とAEDにポイントを絞った簡略型の講習をモデル化し，学校や地域へ広げるプロジェクトを進めている（PUSHプロジェクト：http://osakalifesupport.jp/push/index.html）．

　胸骨圧迫のみの心肺蘇生であれば，手技が簡単で覚えやすく，人工呼吸がないために心肺蘇生実施への抵抗が減り，救命処置に参加しようとする人が増えることが期待される．

　日本AED財団では，現在学習指導要領に位置づけがなく教材がない小学校での心肺蘇生，AED教育を促すために，副読本を作成し，学校での心肺蘇生教育の実践を後押ししている（http://aed-project.jp/download/index.htmlよりダウンロード可）．

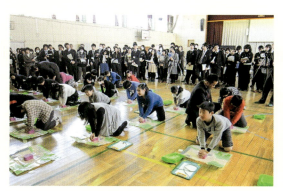

学校での簡易型トレーニングキットを用いた胸骨圧迫のみの心肺蘇生講習会の風景
胸骨圧迫を適当な強さで行うと，かわいい音が鳴るので，みんなで楽しく胸骨圧迫体験ができる．簡易型のトレーニングキットを用いることで，授業の時間内に効率よく，胸骨圧迫とAEDの使用法を体験することが可能となる．

AEDを活用した救命体制の構築

- 日本では2004年7月から一般市民によるAEDの使用が認められ，AEDの設置が進んでいる．
- 電気ショックが1分遅れると社会復帰が10%程度減ることが示されており，AEDを活用していかに迅速に電気ショックを行うかが重要である．
- AEDを用いた電気ショックが行われると，救急隊到着後に電気ショックが行われる場合と比較して約2倍転帰が改善する（ 3)[6]．
- 2016年時点で，医療機関，消防機関以外に販売されたAEDが50万台を超えたと報告されているが，目撃のある心原性院外心停止症例のうち，AEDを用いた電気ショックに至っているものは依然5%程度に過ぎない．

3 AEDを用いた電気ショックと社会復帰との関係

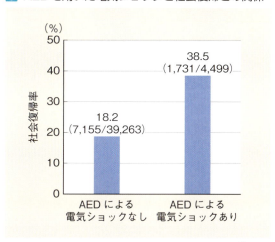

(Kitamura T, et al. N Engl J Med 2016[6]より)

- 心臓突然死対策が難しい理由の一つとして，突然の心停止がいつ，どこで発生するか分からないこと，救助の意思と技術を持った人の

前で必ずしも倒れるわけではないことが挙げられる.

- 昨今のインターネット, ソーシャルメディアなどのテクノロジーの発展を活かすことで, この課題を克服することが期待されている.
- 現在, 愛知県尾張旭市において, 消防職員・消防団員等を予め登録し, 心停止が疑われる119番通報受信時に心停止場所と当人, 並びに最寄りのAEDの情報をスマートフォンアプリによって表示し, AED到着までの時間短縮を図るシステムを構築し, 実証実験を実施している.
- 日本AED財団では, ボランティア救助者を登録したシステムを全国でシェアできるよう準備を進めている.
- 今後は, AEDのより効果的な設置と管理, 市民教育, インターネットの活用等を進め, 普及しつつあるAEDが実際の現場で活用できる体制を整備していくことが求められる.

文献

1) 総務省消防庁. 平成29年版 救急・救助の現況.
http://www.fdma.go.jp/neuter/topics/fieldList9_3.html
2) Iwami T, et al. Continuous improvements in "chain of survival" increased survival after out-of-hospital cardiac arrests : a large-scale population-based study. Circulation 2009 ; 119 : 728-734.
3) Iwami T, et al. Dissemination of chest compression-only cardiopulmonary resuscitation and survival after out-of-hospital cardiac arrest. Circulation 2015 ; 132 : 415-422.
4) Iwami T, et al. Effectiveness of bystander-initiated cardiac-only resuscitation for patients with out-of-hospital cardiac arrest. Circulation 2007 ; 116 : 2900-2907.
5) 日本蘇生協議会 (監修). JRC蘇生ガイドライン2015. 医学書院;2016.
(オンライン版 http://www.japanresuscitationcouncil.org/jrc蘇生ガイドライン2015/)
6) Kitamura T, et al. Public-access defibrillation and out-of-hospital cardiac arrest in Japan. N Engl J Med 2016 ; 375 : 1649-1659.

発生予防

アドバンス・ケア・プランニング（ACP）
急性期医療との連携

吉田真徳
医療法人鉄蕉会 亀田森の里病院総合診療科部長

◆ 急性期医療の現場では，患者の意思決定能力が喪失された中で，重大な決断について短時間で判断を求められることが少なくなく，患者が望まない治療につながることがある．

◆ 患者の価値観と受けたい医療やケアについて話し合い，全体的なゴールを，医療者間でも共有しておくことが大切である．

◆ 人生の最終段階における医療について，家族と話し合ったことがある人は約40%，逆に全く話し合ったことがない人は約50%を占めているという報告がある．

◆ かかりつけの患者が今後予測される転帰や治療選択，終末期の過ごし方の希望について十分な議論がされない状態で救急搬送された結果，患者が望まない治療を受けざるを得ない状況が身近で発生していないだろうか．

ACPの概念を正しく理解する

アドバンス・ケア・プランニング

● アドバンス・ケア・プランニング（Advance Care Planning：ACP）は，将来の意思決定能力低下に備えて，患者が家族とそれを支援する医療チームともに将来の医療やケアのゴールについてあらかじめ話し合うプロセス[1]である．

● 患者一人では行えず家族・医療者との対話を経る必要があることがポイントとなる．

● 患者の自己コントロール感や患者と家族の満足度が高まった，患者-家族-医療者の協力関係が強化された，遺族の不安や抑うつの軽減が得られた，などの報告がある[2]．

アドバンス・ディレクティブ（事前指示）

● 内容指示型（リビングウィル）：意思決定能力を失った際に有効となり，そのような状態で，どのような治療行為を希望するか否かなどを，意思決定能力のある時期に前もって書面で残すなど意思を示しておくこと．たとえば治療行為として，心肺蘇生，人工呼吸管理，経管栄養，人工的栄養水分補給，手術，血液透析，化学療法，侵襲的検査，輸血，抗菌薬，検査，鎮痛薬など．

● 代理人指示型：患者に意思決定能力がないと判断した際，意思決定を代わりに行う代理意思決定者についても示しておくこと．

● 患者一人でも行うことができることがアドバンス・ケア・プランニングとの大きな違いである．

DNAR(Do Not Attempt to Resuscitate)

● 心停止や呼吸停止になった際に蘇生を行わない事前指示のことである．

1 診療の継続性の3つのレベル

(1) Informational (情報の継続性)	診療情報の継続性：電子カルテを用いた情報共有 医学的・社会的情報を共有することで多職種がさまざまな場所で「継続性」を保つこと
(2) Longitudinal (時間軸の継続性)	医療機関としての継続性：チームアプローチ 医療機関として長期間にわたって患者・家族とかかわること
(3) Interpersonal (個人的な継続性)	個人に対する継続性：医師と患者との関係 共有された経験・価値観：互いに「知っている」ということ

(Saultz JW, Lochner J. Ann Fam Med 2005[4) より)

急性期医療とACP

- ●救急や急性期の入院診療では，命やその後の生活に関わる重大な治療方針（人工呼吸管理，血液透析など）を短時間で判断する必要に迫られる場面が少なくない．一方で，急性期医療の現場では患者が意識障害やせん妄の影響で意思決定能力を失っているケースも少なくない．
- ●このような際に，事前指示書があると，初見の入院担当医でも患者の考えや価値観を理解する助けとなるという報告がある[3]．
- ●予期された状況であっても，話し合いがなされていない際には，命に関わる重大な意思決定に対する責任もあり，医学的に出来る限りの処置を行う方針となることが多く，結果的に患者の希望しない医療につながることもある．このような状況は，患者・家族のみならず，医療者にとっても心理的な負担となる．
- ●また，救急外来における診療において，医師−患者間の個人レベルにおける診療の継続性が担保されているケースは多くなく，救急外来受診以前の段階のかかりつけ医の外来診療等の場面において事前の話し合いがなされてい

ることが望まれる．

診療の継続性

- ●継続性の3つのレベルを**1**[4]に示す．
- ●患者の虚弱が徐々に進行して行く中で，入退院などの機会に終末期を見越した準備を病院−診療所の双方で協働して取り組むことが望ましい．
- ●医学的処置の大方針など，患者の受けたい医療やケアについて適切なプロセスを経て決定した方針を，医師間や多職種間で情報を共有し文書に残しておくことも大切である．
- ●それらを患者・家族と書類として共有をしておくことも診療の継続性を担保する力となる．
- ●米国ではPOLST（Physician Orders for Life-Sustaining Treatment）[5]が普及しており，事前指示書として情報の共有に用いられている．これにより老人施設入居者の，望まない延命治療を減らすことができたという報告もある．
- ●また，患者・家族・代理意思決定者が，患者の医学的状況を理解しており，対話を通して

下された方針に納得していると，急な出来事の際にも書類が手元になかったり，医療者間での事前指示などの情報共有が不足していた際でも，それまでの話し合いを通して得られた大方針をもとに柔軟かつ適切な判断を下すことも期待される．
- このため，外来通院の際に，時には，意思決定に関わるであろう家族に一緒に来院してもらい話し合いができることが望ましい．

話し合いを持つタイミング

- 慢性疾患を持つ高齢者では，事前指示についてかかりつけ医と外来で話し合いをすると満足度が高くなると言われている[6]．
- 慢性疾患にて通院中の際に，突然人生の最終段階に関する話し合いを切り出すことに困難さを覚える場合もあるが，以下のようなタイミングが話し合いを開始するきっかけになることがある．

■少なくとも事前の話し合いを始めることを検討するタイミング
- 1年以内にその患者が亡くなっても驚かないとき．
- がん患者：生存期間中央値1年以内の治癒不能がんで，診断から3か月以内，遠隔転移のある治癒不能進行がんで2 nd line 化学療法後の進行 など．

- 臓器不全（心不全やCOPDなど）患者：急性増悪が頻回になったとき．
- 認知症患者・老衰等：感染症（肺炎／尿路感染）などを頻回に引き起こす，栄養状態の低下，褥瘡頻度増加 など．

■その他の場面での話し合いを始めるタイミング
- 誕生月や健診の際
- 介護保険申請や更新の際
- 家族／友人・知人の大きな病気や死亡
- 後期高齢者に対する認知症スクリーニングにて認知機能低下が疑われる際
- 患者・家族・介護者の要望があった時
- 予後はそれほど切迫していないが病状に変化がある状況（退院直後の外来など）
- 身寄りのない人

- 日本においては死の話はタブー視されることも多く，臨死期の直前まで話し合われないこともある．
- 患者中心の医療の方法の要素の一つに「健康・疾患・病いの経験を探る」というものがある．定期外来通院中の患者などに対して，終末期に対する話し合いについて話を切り出しにくい際などは，健康観など「健康（生きること）の意味や目標」に焦点をあてた話し合いをきっかけとしてみることも一つの方法である．

文献

1) Singer PA, et al. Bioethics for clinicians：6. Advance care planning. CMAJ 1996；155：1689-1692.
2) Morrison RS, et al. The effect of a social work intervention to enhance advance care planning documentation in the nursing home. J Am Geriatr Soc 2005；53：290-294.
3) Coppola KM, et al. Accuracy of primary care and hospital-based physicians' predictions of elderly outpatients' treatment preferences with and without advance directives. Arch Intern Med 2001：161：431-440.
4) Saultz JW, Lochner J. Interpersonal continuity of care and care outcomes：a critical review. Ann Fam Med 2005；3（2）：159-166.
5) Oregon POLST. Physician orders for life-sustaining treatment（POLST）. http://oregonpolst.org
6) Tierney WM, et al. The effect of discussions about advance directives on patients' satisfaction with primary care. J Gen Intern Med 2001；16：32-40.

発生予防

高齢者総合機能評価（CGA）
高齢者は「歳をとった大人」ではない

岡田唯男
医療法人鉄蕉会 亀田ファミリークリニック館山院長

◆ 高齢者は個体差が大きいため「年齢」で区切らない.
◆ 高齢者の場合，受診理由にかかわらず，老年症候群，フレイルの有無を常に意識する.
◆ 老年症候群やフレイルが存在しそうな場合はCGA (comprehensive geriatric assessment) の枠組みを用いて順次4分野の評価を行う.
◆ 多くの症状，問題は単一の原因ではなく複合的な要因の総和として起こる（原因の追求にこだわりすぎない，軽微な異常，障害をひとつひとつ丁寧に取り除いていくことで見違えるように改善することは多い）.
◆ できていること，楽しみ/生きがい，健康因 (salutogen) にも注意を向ける.
◆ 高齢者の診療ではACP (advanced care planning) も考慮する.

老年症候群とは

● 英国の老年科医 Bernard Issacs (1924-1995) が，高齢者に併発する諸問題を「giants of geriatrics〈老年医学の巨人〉」と表現し，instability, immobility, intellectual impairment, incontinenceと定義した（iatrogenic disorders を加えて，"Five I's of Geriatrics" と呼ばれることもある）[1].

● その後，その他の高齢者に多く見られる症状や徴候の総称として「老年症候群」（Geriatric Syndrome）という概念が形成されたが，定義によって含まれるものはさまざまである.「症候群」と呼ぶと混乱するということで，最近は「高齢者に多い病態 (geriatric condition)」という名称も使用され，さらに，急性疾患関連/慢性疾患関連/廃用症候群関連という下位分類をすることもある.

● commonなものを取り扱うプライマリ・ケアの専門家としては，高齢者を診る上で「高齢

1 老年症候群に含まれる主な病態

認知の問題	6.0%
ケガに至る転倒	9.1%
失禁	12.8%
低BMI	3.1%
めまい (dizziness)	14.1%
視力障害	6.5%
聴力障害	26.9%

(Cigolle CT, et al. Ann Intern Med 2007[2] より抜粋)

者のcommon」への対応に習熟している必要があり，すなわち老年症候群に含まれる主要な病態をおさえておく必要がある.

● しかし一般的にはそれらと同様の頻度である心疾患，脳卒中，糖尿病，がんといった疾患よりも，医療者側/患者側の重要性の意識が低く，トレーニングにも十分含まれていないこともある（**1**）[2].

② Friedらのフレイルの定義（あくまで一例）

①意図しない体重減少 (unintentional weight loss)：
　過去1年で10ポンド（約4.5 kg）または前年度体重の5%以上の減少

②主観的疲労感 (self-reported exhaustion)：
　何をするのも面倒，何かをはじめることができない，と週に3～4日以上感じる

③筋力（握力）の低下 (weakness (grip strength))：
　性別とBMIごとでの下位20%未満

④身体能力（歩行速度）の減弱 (slow walking speed)：
　15フィート（約4.57メートル）を歩く速度が，年齢と身長ごとでの下位20%未満

⑤日常生活活動量の減少 (low physical activity)：
　1週間あたりの消費カロリー量　下位20%未満（男性　383 Kcals/週，女性　270 Kcals/週）

上記の5項目中3項目以上該当すればフレイル，1～2項目を前フレイル (Intermediate frailty status) とする

(Fried LP, et al. J Gerontol A Biol Sci Med Sci 2001[4] より作成)

フレイルとは

- 日本老年医学会は2014年に，高齢者が筋力や活動が低下している状態（虚弱）を「フレイル (Frailty)」と呼ぶことを提唱した[3]．

- 要介護状態に陥る手前の，意図しない衰弱，筋力の低下，活動性の低下，認知機能の低下，精神活動の低下など健康障害を起こしやすい脆弱な状態（中段階的な段階）のことで，加齢に伴う種々の機能低下（予備力の低下）を基盤とし，種々の健康障害 (adverse health outcomes) に対する脆弱性 (vulnerability) が増加している．

- 高齢期に生理的予備能が低下することでストレスに対する脆弱性が亢進し，生活機能障害，要介護状態，死亡などの転帰に陥りやすい状態で，筋力の低下により動作の俊敏性が失われて転倒しやすくなるような身体的問題のみならず，認知機能障害やうつなどの精神・心理的問題，独居や経済的困窮などの社会的問題を含む概念であるが，しかるべき介入により再び健常な状態に戻るという可逆性を含んだ状態と考えられている．

- 低栄養やサルコペニアの存在がその悪循環を助長させるとされている（「廃用症候群・サルコペニアの予防」の項〈p158〉を参照）．

- 定義や診断基準については世界的にも多くの研究者により現在も議論が行われているが，学術的にはFriedらによる評価指標[4]が主流である（②）．

- 日本では具体的な診断基準の統一はまだされていないが，②の「20%未満」の具体的な基準値は③[5]が参考になる．この定義だと地域高齢者（>65歳）の6.9%が該当，年齢とともに割合は上昇（85～89歳で25.7%）する．

- フレイル状態は転倒，活動性の低下，ADL障害，入院，死亡の独立した危険因子であった（1.29～2.24倍）．

- 国立長寿医療研究センターの調査によると，愛知県大府市に住む65歳以上の高齢者約5,000人（脳卒中などの持病がある人を除く）のうち，8.5%が上記のFriedらの基準の5つのうち3つ以上（フレイル）に該当し，1～2項目の該当者（前フレイル）は52.2%であった．これを全国に当てはめるとそれぞれ，およそ308万人，1,795万人という計算になる[6]．

- Edmonton Frailty Scale（複数の領域として認知，健康状態，手段的ADL，介護者の有無，服用薬剤数，栄養状態，うつ，失禁，歩行機能に関する項目が設定され17点満点で点数が高いほど虚弱度が高い．広義のCGA〈後述〉なども参考になる[7]．

3 フレイルティの評価法（CHSindex）

項目	定義
体重	1年で体重が4.5kg以上減少
疲労感	自己評価 ⅰ）先月ごろよりいつも以上に疲労感あり ⅱ）ここ1か月弱くなった
エネルギー使用量	生活活動量評価（レクリエーションなどの活動量を評価）＊
動作	15feet（4.57 m）歩行で 女　≦身長159 cm ──── 7秒以上 　　＞身長159 cm ──── 6秒以上 男　≦身長173 cm ──── 7秒以上 　　＞身長173 cm ──── 6秒以上
筋力（握力）	女　BMI≦23 ────────── ≦17kg 　　BMI：23.1〜26 ──── ≦17.3kg 　　BMI：26.1〜29 ──── ≦18kg 　　BMI＞29 ───────── ≦21kg 男　BMI≦24 ────────── ≦29kg 　　BMI：24.1〜26 ──── ≦30kg 　　BMI：26.1〜28 ──── ≦30kg 　　BMI＞28 ───────── ≦32kg

5項目のうち3項目があてはまるとフレイルティ
＊簡易版ミネソタ余暇時間活動質問票に基づき，被験者にウォーキング，雑用（適度の努力を要する），芝刈り，掃き掃除，庭いじり，ハイキング，ジョギング，自転車，運動用室内固定自転車，ダンス，エアロビクス，ボーリング，ゴルフ，テニス（シングルスまたはダブルス），ラケットボール，柔軟体操，水泳をやっているかどうかを尋ねる．

(山田陽介ほか．京府医大誌2012[5]より〈Fried LPら[4]より作成〉)

CGAとは

- CGA（comprehensive geriatric assessment）は，1935年の英国のWarrenの取り組みが起源とされる．
- 「老年医学の母」といわれるWarrenは，世界初のgeriatric unit（多職種チームによる包括的評価と早期リハビリテーション）を創設し，もう治らないとされていた高齢者を活動性，失禁の有無，精神状態の3つのカテゴリーの各状態によりグループ分けし介入，一部の高齢者を改善させたことで知られる[8,9]．
- 「フレイルな高齢者に対し，調整され，統合された治療と長期フォロー計画を作成するために医学的，心理的，機能的な能力を判断しようとする多次元的，多職種的な診断プロセス」がCGAである．

CGAを行う対象

- フレイルな高齢者（きわめて元気な高齢者〈アクティブシニア〉や非可逆な状態になった高齢者は対象としない）．

CGAのエビデンス

- 死亡率減少，自宅生活の可能性上昇，再入院の減少，認知機能改善の可能性向上，身体機能改善の可能性向上[10]．
- 外来でのCGA実施による総死亡の低下は見られなかった（9RCT，3,750人のメタ分析）[11]．
- 緊急入院時のCGA実施は退院後6か月，12か月での自宅での生活の可能性を上げ，施設入所の可能性を下げる（11RCT，10,315人のメタ分析）[12]．
- 入院時のCGAチームによる介入で退院後6か月後，8か月後の死亡率減少（それぞれRR＝0.66，0.51）．機能レベル，再入院，入院期

4 ADL，IADLの評価のためのDEATH-SHAFT

ADL：Activity of Daily Living		IADL：Instrumental ADL	
D	Dressing（着替え）	S	Shopping（買い物）
E	Eating（食事）	H	Housework（家事）
A	Ambulating（移動・歩行）	A	Accounting（金銭管理）
T	Toiletting（排泄）	F	Food Preparing（炊事）
H	Hygiene（衛生）	T	Transport（乗り物を利用した外出）

（http://www.medicine.uottawa.ca/sim/data/Disability_ADL_e.htmより）

間については効果なし（12の研究，4,546人のシステマティックレビュー）[13].

● 入院時のCGAで退院後3〜12か月での自宅生活の可能性を上げる．死亡率には影響なし．施設入所の可能性を下げ，自立度，認知機能低下には影響なし．入院期間，入院費用には有意差なし（29の研究，13,766人のシステマティックレビュー）[14].

● 外科系病棟入院時のCGAの効果は術後に高レベルの病棟（ICUなど）への転科，およびせん妄の可能性を減らす以外は今のところはっきりしたものは示されていない[15].

● ただし，USPSTFでは転倒リスクの高い65歳以上の非入院，非入所の高齢者へ「転倒予防目的」でのルーチンでのCGAによる評価と介入の利益は小さいため，個別事例ごとの判断をするよう推奨している（C推奨）[16].

● 上記のように外来のエビデンスはまだ少ないといえる．

CGAの4分野

● ここではCGAの4分野として以下のように考える．
① 医学的評価/介入
② 身体的要因（ADL/IADL/活動と運動/歩様とバランス〈転倒リスク〉）
③ 精神心理的要因（認知機能とうつ）
④ 家庭・社会的要因

● 一般的には医学的評価以外をCGAの3要因とすることが多いが，医学的評価/介入も忘れてはならないためここでは合わせて提示する．

■ 医学的評価/介入

● 通常の医学的なプロブレムリスト，検査計画，治療計画，説明をさす．

● 老年症候群，フレイルの有無も意識し，あればプロブレムリストに加える．

● 以下も忘れずにルーチンとして考慮する．
・ 内服薬のレビュー/薬剤の適正化（ポリファーマシー，STOPP/START，Beers criteriaなど）を毎回行う
・ 栄養状態の評価
・ 医原性の害（薬剤性，過剰検査，過剰受診）の有無と除外
・ 行うべきヘルスメインテナンス（スクリーニング〈がん検診など〉，予防接種などの予防医療）
・ 視力，聴力は適宜検査する

■ 身体的要因

ADL/IADLの評価

● ADL（activity of daily living）はBADL（basic〈基本的〉ADL）と呼ばれることもある．詳細はBarthel Indexを利用して評価する．

● IADL（instrumental〈手段的〉ADL）の評価は詳細には老研式活動能力指標などが用いられる．

● 簡易には，両方を合わせてDEATH-SHAFT（4）で評価することが多い（「DEATH」の語が不安を与える可能性を考慮して診療録への記載には注意を払う）．

転倒リスクの評価

● 問診，TUG（Timed Up ＆ Go）test（高さ約46 cmの椅子上での椅子座位を開始姿勢とし

5 CGA7──評価内容・正否と解釈・次へのステップ

番号	CGA7の質問	評価内容	正否と解釈	次へのステップ
①	〈外来患者〉診察時に被験者の挨拶を待つ	意欲	正：自分から進んで挨拶する 否：意欲の低下	Vitality index
	〈入院患者・施設入所者〉自ら定時に起床するか，もしくはリハビリへの積極性で判断		正：自ら定時に起床する，またはリハビリその他の活動に積極的に参加する 否：意欲の低下	
②	「これから言う言葉を繰り返して下さい（桜，猫，電車）」，「あとでまた聞きますから覚えておいて下さい」	認知機能	正：可能（できなければ④は省略） 否：復唱ができない⇒難聴，失語などがなければ中等度の認知症が疑われる	MMSE・HDS-R
③	〈外来患者〉「ここまでどうやって来ましたか？」	手段的ADL	正：自分でバス，電車，自家用車を使って移動できる 否：付き添いが必要⇒虚弱か中等度の認知症が疑われる	IADL
	〈入院患者・施設入所者〉「普段バスや電車，自家用車を使ってデパートやスーパーマーケットに出かけますか？」			
④	「先程覚えていただいた言葉を言って下さい」	認知機能	正：ヒントなしで全部正解．認知症の可能性は低い 否：遅延再生（近時記憶）の障害⇒軽度の認知症が疑われる	MMSE・HDS-R
⑤	「お風呂は自分ひとりで入って，洗うのに手助けは要りませんか？」	基本的ADL	正：⑥は，失禁なし，もしくは集尿器で自立．入浴と排泄が自立していれば他の基本的ADLも自立していることが多い 否：入浴，排泄の両者が×⇒要介護状態の可能性が高い	Barthel index
⑥	「失礼ですが，トイレで失敗してしまうことはありませんか？」			
⑦	「自分が無力だと思いますか？」	情緒・気分	正：無力だと思わない 否：無力だと思う⇒うつの傾向がある	GDS-15

（日本老年医学会〈編〉「健康長寿診療ハンドブック」2011より）

て，椅子から立ち上がって直進歩行し，180°方向転換して再び歩行した後に着座するまでの所要時間を計測〈秒〉する〈原法では「歩行距離3m，至適の動作速度」〉，FR（Functional Reach／機能的上肢到達検査），2ステップテスト[17]（「大きく2歩」が身長より長いか短いかを測定する），10m歩行速度，片足立ち，など，さまざまな評価法がある．

■ 精神心理的要因

認知機能の評価

- MMSE，HDS-R，mini-cog（単語記憶〈3単語〉＋時計描画〈11時10分〉＋想起による；感度99％，特異度93％），キツネ・ハト模倣テスト[18]（認知症での空間認識能の低下を簡便に発見するツール〈特にMCIなどの軽度の場合〉で，MCIの群はハトの模倣ができるのが40％程度との報告がある）などのツールがある．

うつの評価

- GDS（Geriatric Depression Scale）などが用いられる．
- いずれもスクリーニングツールなので異常があれば正確な診断のための評価へと進む．
- すべての高齢者に対して認知機能低下のスクリーニングをすることについてはまだ根拠不十分（USPSTF：I声明）[19]である．

■ 家庭・社会的要因

- 家庭・社会的要因として，家族（同居，非同居），介護者，住居／住環境，経済的状況，移動手段／通信手段，介護保険の利用／介護度，非公式サポート（ご近所／友人），生きがい／愉しみなどを評価する．

CGAの実施

- 形式としては，病院ベース（geriatric unit／geriatric team），地域ベース，老人ホーム

6 「Dr. SUPERMAN」の概要

「Dr.」は医師による身体診察
「S」は知覚 (sensation)
「U」は言語理解 (understanding of speech) すなわちコミュニケーション (communication)
「PER」は服薬状況 (pharmacy) および介護者 (key person)
「M」は老年症候群3M's〈精神〈mentality〉・運動〈mobility〉・排尿〈micturition〉〉
「A」はADL (activities of daily living)
「N」は栄養 (nutrition)

(岩本俊彦ほか. Geriatic Medicine〈老年医学〉2012[21] より)

ベース，統合型などが考えられるが，日本の現状では小分けにして複数回の外来で行うことが現実的である．

- 多職種チーム（リハビリ担当者，臨床心理士，SW/ケアマネジャー，看護師など）で分担できるようにトレーニングをしておくことが望ましい．

- 簡便な方法として，CGA7[20]（5分以内で実施可能，**5**），「Dr. SUPERMAN」[21]（平均9.2分，**6**）などがある．引っかかったらfull CGAもしくは引っかかった領域に合わせて詳細な評価が必要となる．

CGAの害と注意点

- 多職種の関わりに分断や重複があると混乱によりせん妄を来たしうる[22]という報告がある．

- コストは懸念であるが，問題にならないとされる．

- 評価をした後の問題点のリストアップで終わらないことが大切である．評価をしただけでは何も変わらない．必ず，それぞれに介入計画を立て，実施すること，そして再評価し，そのサイクルを繰り返すことが必要である．

引用文献

1) Barton A, Mulley G.History of the development of geriatric medicine in the UK. Postgrad Med J 2003；79（930）：229-234.

2) Cigolle CT, et al. Geriatric conditions and disability：the Health and Retirement Study. Ann Intern Med 2007；147（3）：156-164.

3) 日本老年医学会．フレイルに関する日本老年医学会からのステートメント．
http://www.jpn-geriat-soc.or.jp/info/topics/pdf/20140513_01_01.pdf

4) Fried LP, et al. Frailty in older adults：evidence for a phenotype. J Gerontol A Biol Sci Med Sci 2001；56（3）：M146-156.

5) 山田陽介ほか．〈特集 超高齢社会への提言—鍵は介護予防にあり〉フレイルティ＆サルコペニアと介護予防．京府医大誌2012；121（10）：535-547.
http://www.f.kpu-m.ac.jp/k/jkpum/pdf/121/121-10/yamada12110.pdf

6) Yuki A, et al. Epidemiology of frailty in elderly Japanese. J Phys Fitness Sports Med 2016；5（4）：301-307.

7) Rolfson DB, et al. Validity and reliability of the Edmonton Frail Scale.Age Ageing 2006；35（5）：526-529.

8) Warren MW. Care of the chronic aged sick. Lancet1946；1（6406）：841-843.

9) Warren MW. Care of the chronic sick：a case for treating chronic sick in blocks in a general hospital. Br Med J 1943；2（4329）：822-823.

10) Stuck AE, et al. Comprehensive geriatric assessment：a meta-analysis of controlled trials. Lancet 1993；342（8878）：1032-1036.

11) Kuo HK, et al. The influence of outpatient comprehensive geriatric assessment on survival：a meta-analysis. Arch Gerontol Geriatr 2004；39（3）：245-254.

12) Ellis G, et al. Comprehensive geriatric assessment for older adults admitted to hospital：meta-analysis of

randomised controlled trials. BMJ 2011；343：d6553.

13) Deschodt M, et al. Impact of geriatric consultation teams on clinical outcome in acute hospitals：a systematic review and meta-analysis. BMC Med 2013；11：48.

14) Ellis G, et al. Comprehensive geriatric assessment for older adults admitted to hospital. Cochrane Database Syst Rev 2017；9：CD006211.

15) Eamer G, et al. Comprehensive geriatric assessment for older people admitted to a surgical service. Cochrane Database Syst Rev 2018；1：CD012485.

16) Final Update Summary：Falls Prevention in Community-Dwelling Older Adults：Interventions. U.S. Preventive Services Task Force. March 2018.
https://www.uspreventiveservicestaskforce.org/Page/Document/UpdateSummaryFinal/falls-prevention-in-older-adults-interventions1

17) 村永信吾，平野清孝．2ステップテストを用いた簡便な歩行能力推定法の開発．昭和医学会雑誌2003；63 (3)：301-308.

18) Yamaguchi H, et al. Yamaguchi Fox-Pigeon Imitation Test：a rapid test for dementia. Dement Geriatr Cogn Disord 2010；29 (3)：254-258.

19) Final Update Summary：Cognitive Impairment in Older Adults：Screening. U.S. Preventive Services Task Force. September 2016
https://www.uspreventiveservicestaskforce.org/Page/Document/UpdateSummaryFinal/cognitive-impairment-in-older-adults-screening?ds = 1 & s = cognitive

20) 鳥羽研二ほか．高齢者総合的機能評価簡易版CGA7の開発．日本老年医学会雑誌2004；41：124.

21) 岩本俊彦ほか．高齢者医療の現場における高齢者総合的機能評価(CGA)簡易版「Dr. SUPERMAN」の有用性の検討．Geriatic Medicine(老年医学)2012；50 (9)：1070-1075.

22) Rozzini R, et al. Delirium induced by neuropsychological tests. J Am Geriatr Soc 1989；37 (7)：666.

参考文献

● 和田忠志(編)．〈スーパー総合医〉高齢者外来診療．中山書店；2014.

● 川越正平(編著)．在宅医療バイブル―家庭医療学，老年医学，緩和医療学の3領域からアプローチする．日本医事新報社；2014.

● Rubenstein LZ. An overview of comprehensive geriatric assessment：rationale, history, program models, basic components. In：Rubenstein LZ, et al eds. Geriatric Assessment Technology：The State of the Art. Springer；1995. pp1-10.

● Osterweil D, et al (eds). Comprehensive Geriatric Assessment. McGraw Hill；2000.

● Bernabei R, et al. The comprehensive geriatric assessment：when, where, how. Crit Rev Oncol Hematol 2000；33 (1)：45-56.

● Wieland D, et al. Comprehensive Geriatric Assessment. Cancer Control 2003；10 (6)：454-462.

発生予防

認知症の発生予防

中村琢弥
医療法人社団 弓削メディカルクリニック滋賀家庭医療学センター

◆ 認知症発生予防には一言に「規則正しい生活」が有効とされる．しかし，各生活習慣ごとのエビデンスレベルや効果には差があり，解釈に注意が必要である．
◆ 心血管リスク低減は認知症リスク低下にもつながるため有効な介入である．
◆ ビタミンやスタチンなどの食事/薬剤治療は現段階において効果は限定的であり，認知症発生予防目的の使用は強くは推奨されていない．

- 認知症（dementia）発生予防には早期介入が原則である．よって軽度認知障害（mild cognitive impairment：MCI）の認識とその発生予防/介入が診療上の鍵（＝ハイリスクアプローチ主対象）となる．
- MCIを放置すると認知機能低下が続くとされる（MCIから認知症に症状が進展する人〈＝コンバージョン〉の割合は年平均で約10%[1]）．
- 逆にMCIから正常状態への改善（＝リバージョン）は16〜41% /年と文献により差異が大きく議論が多いところである[2]．

認知症の危険因子

- 危険因子，防御因子について代表的な情報を **1** にまとめる．

年齢
- 特にアルツハイマー型認知症の最も重要な危険因子であり，発生率は各10年ごとに指数関数的に増加する．

遺伝的要因
- 特にアルツハイマー型認知症などについては様々な研究が進められている（例：apolipopro-

tein E（APOE）ε4 allele（アポリポ蛋白Eε4）など）．

血管危険因子
- 糖尿病，高血圧，脂質異常症，肥満，喫煙な

1 認知症の危険因子と防御因子

危険因子	
糖尿病	HR 2.1
メタボリック症候群	RR 1.41（肥満）
喫煙	RR 1.30〜1.40
高ホモシステイン血症	RR 1.93
睡眠時無呼吸症候群	RR 1.70
うつ病	OR 1.90〜2.03 RR 1.87〜2.01
教育歴8年以下	RR 1.99（8年以上に対して）
頭部外傷既往	OR 男性1.47 女性1.18
高齢	
大量飲酒	
防御因子	
高血圧治療	OR 0.89 RR0.87
スタチン治療	RR 0.62〜0.76
適度な飲酒	OR 0.48
身体運動	RR 0.62

OR：odds rate, RR：risk rate, HR：hazard rate.
数値は「認知症疾患診療ガイドライン2017」（日本神経学会）による

どの血管危険因子は，MCIをはじめ，全ての認知症（特にアルツハイマー型と血管性認知症）と関連する．

■教育レベル
- 低い教育レベルは認知機能低下と関連するという報告がある[3]．

■身体活動不良/社会的隔絶
- 運動の有無だけでなく，社会生活からの隔絶も含めて認知機能低下と関連する．

■重大な病気の発生
- 入院を伴うような疾病発生はせん妄を含めて認知機能に関与する[4]．

■その他の要因
- 心房細動，アルコール過多，慢性腎臓病，うつ病，頭部外傷，難聴，特定薬物や毒素への曝露，閉塞性睡眠時無呼吸などが認知機能低下と関連する．

予防が可能とされる認知症発生リスク要因

- LivingstonらがLancetに発表した文献から「予防が可能とされる認知症発生リスク要因」を合計すると35％になる（ **2** ）[5]．
- 残りの65％は個人の努力では変えられないリスク（年齢，遺伝的要因など）となる．

認知症の発生予防（防御因子）

■運動
- 認知症のない高齢者に対する身体活動介入は注意や判断力改善をもたらしたとされるメタアナリシス報告がある[6]．

2 予防が可能とされる認知症発生リスク要因

中年期の聴力低下	9%
中等教育の未修了	8%
喫煙	5%
うつ	4%
運動不足	3%
社会的孤立	2%
高血圧	2%
肥満	1%
2型糖尿病	1%

%は認知症発生リスクの中で占める割合を示す．
（Livingston G, et al. Lancet 2017[5]より）

■健康的ライフスタイルとアクティビティ（余暇活動・社会的参加・精神活動・認知機能訓練・音楽等の芸術活動など）
- 健康的な生活習慣と認知症リスク（その他の健康上の利益）との関係に関する様々な疫学的証拠と生物学的妥当性に基づいて，「身体活動，運動，認知的レジャー活動，社会的交流の維持・向上」を患者に推奨する．

注意が必要な予防介入

- ビタミン類など個々の栄養素は現段階で予防を示唆するエビデンスは欠如しており，確定的結果は得られていない．
- 低〜適度の飲酒量は認知機能低下ないし認知症のオッズ比の低下の報告がある[7]が，大量飲酒では軽度認知障害から認知症への移行危険度が増加する[8]．
- その他，スタチン，コリンエステラーゼ阻害薬，エストロゲン代替薬，NSAIDsなどの予防効果などがうたわれたが，まだ確立したメリットは示されていない．

引用文献
1) Bruscoli M, Lovestone S. Is MCI really just early dementia? A systematic review of conversion studies. Int Psychogeriatr 2004；16（2）：129-140.
2) Roberts R, Knopman DS. Classification and epidemiology of MCI.Clin Geriatr Med 2013；29（4）：753-772.

3) Beydoun MA, et al. Epidemiologic studies of modifiable factors associated with cognition and dementia : systematic review and meta-analysis. BMC Public Health 2014 ; 14 : 643-676.

4) Pandharipande PP, et al. Long-term cognitive impairment after critical illness. N Engl J Med 2013 ; 369 (14) : 1306-1316.

5) Livingston G, et al. Dementia prevention, intervention, and care. Lancet 2017 ; 390 (10113) : 2673-2734.

6) Kelly ME, et al. The impact of exercise on the cognitive functioning of healthy older adults : a systematic review and meta-analysis. Ageing Res Rev 2014 : 16 : 12-31.

7) Elwood P, et al. Healthy lifestyles reduce the incidence of chronic diseases and dementia : evidence from the Caerphilly cohort study. PLoS One 2013 : 8 (12) : e81877.

8) Xu G, et al. Alcohol consumption and transition of mild cognitive impairment to dementia. Psychiatry Clin Neurosci 2009 : 63 (1) : 43-49.

参考文献

● 日本神経学会（監修）/「認知症疾患診療ガイドライン」作成委員会（編）．認知症疾患診療ガイドライン 2017．医学書院；2017．

● Ngandu T, et al. A 2 year multidomain intervention of diet, exercise, cognitive training, and vascular risk monitoring versus control to prevent cognitive decline in at-risk elderly people (FINGER) : a randomised controlled trial. Lancet 2015 ; 385 (9984) : 2255-2263.

発生予防

廃用症候群・サルコペニアの予防

若林秀隆
横浜市立大学附属市民総合医療センターリハビリテーション科講師

◆ 廃用症候群は，安静臥床だけでなく低栄養も原因で生じる基本的日常生活活動（BADL）の制限である．
◆ 廃用症候群の前段階であるフレイルには，身体的フレイル，認知的フレイル，社会的フレイルがある．
◆ サルコペニアの一部は医原性であり，その予防と治療が重要である．
◆ 廃用症候群とサルコペニアの予防には，リハビリテーション栄養の考え方が有用である．
◆ 入院後の禁食による摂食嚥下障害の予防には，入院前からサルコペニア，BADL制限，低栄養を発見し改善することが重要である．

廃用症候群とは

● 廃用症候群（disuse syndrome）とは，疾患の治療などのために活動性の低下した安静状態や臥床が続くことにより全身の臓器に生じる二次的障害の総称で，何らかの基本的日常生活活動（basic activities of daily living：BADL）に介助を要する状態である．

● 廃用症候群の入院患者の88％に低栄養を認め，低栄養の場合，退院時のBADLの自立度が有意に低かった[1]．低栄養も廃用症候群の一因である．

● 廃用症候群の前段階であるフレイルの時点で発見して対応することが，廃用症候群の予防に有用である．

フレイルとは

● フレイル（frailty）とは，加齢のために身体機能を支える恒常性維持機構の低下により，ストレスに抗う力が低下し健康障害に対する脆弱性が高まった状態である．

● 身体的フレイル，認知的フレイル，社会的フレイルに分類される．これらは重複することが少なくない

● 身体的フレイルでは，BADLは自立しているが，日常生活関連活動（instrumental ADL：IADL）は一部に介助を要することが多い．

● 身体的フレイルの評価には，Friedらの診断基準（**1**）[2]を使用することが多い．ただし，「寝たきり」は身体的フレイルに含まれない．

● 身体的フレイルの主な原因は，サルコペニア，低栄養，多剤内服である．

● 身体的フレイルは運動，蛋白エネルギー補給，ビタミンD，多剤内服時の内服薬減少といった介入によって，潜在的に予防および治療できる[3]．

● 認知的フレイルは，身体的フレイルに加え軽度認知障害を認めた場合である[4]．ただし，認知症は認知的フレイルに含まれない．

● 社会的フレイルとは，社会活動への参加や社会的交流に対する脆弱性が増加しているが，

1 Fried らの身体的フレイル診断基準（CHS基準）

① 意図しない体重減少：過去1年で10ポンド（約4.5 kg）または前年度体重の5％以上の減少
② 主観的疲労感：何をするのも面倒，何かをはじめることができない，と週に3〜4日以上感じる
③ 筋力（握力）の低下：性別とBMIごとでの下位20％未満
④ 身体能力（歩行速度）の減弱：15フィート（約4.57メートル）を歩く速度が，年齢と身長ごとでの下位20％未満
⑤ 日常生活活動量の減少：1週間あたりの消費カロリー量下位20％未満（男性383 kcal/週，女性270 kcal/週）

上記の5項目中3項目以上該当すれば身体的フレイル，1〜2項目該当の場合は身体的プレフレイルとする.

(Fried LP, et al. J Gerontol A Biol Sci Med Sci 2001[2] より)

2 Makizako らの社会的フレイル診断基準

① 独居である（はい）
② 昨年に比べて外出頻度が減っている（はい）
③ 友人の家を訪ねている（いいえ）
④ 家族や友人の役に立っていると思う（いいえ）
⑤ 誰かと毎日会話をしている（いいえ）

上記の5項目中，2項目該当すれば社会的フレイル，1項目該当の場合は社会的プレフレイルとする.

(Makizako H, et al. J Am Med Dir Assoc 2015[5] より)

閉じこもりではない状況である.

● 社会的フレイルの評価には，Makizakoらの診断基準（**2**）[5] を使用する．ただし，外出頻度が1週間に1回以下の閉じこもりは，社会的フレイルに含まれない.

サルコペニアとは

● サルコペニア（sarcopenia）とは進行性，全身性に認める筋肉量減少と筋力低下であり，身体機能障害，生活・人生の質（QOL）低下，死のリスクを伴う.

● 筋力低下（握力：男性26 kg未満，女性18 kg未満）もしくは身体機能低下（歩行速度0.8 m/秒以下）を認め，筋肉量減少も認めた場合にサルコペニアと診断する[6].

● 筋肉量減少の目安は，日本人の高齢入院患者では下腿周囲長が男性30 cm未満，女性29 cm未満である[7].

● サルコペニアの原因は，加齢，活動（廃用性筋萎縮），栄養（エネルギー摂取不足・飢餓），疾患（急性炎症・侵襲，悪液質，神経筋疾患）

に分類される.

● サルコペニアの一部は，医原性である．①病院での不適切な安静や禁食が原因の活動によるサルコペニア，②病院での不適切な栄養管理が原因の栄養によるサルコペニア，③医原性疾患によるサルコペニアが，医原性サルコペニアである[8].

● サルコペニアの摂食嚥下障害とは，全身と嚥下関連筋の両方にサルコペニアを認めることで生じる摂食嚥下障害である．誤嚥性肺炎後に認めることが多い.

● 高齢入院患者で入院後2日間以上禁食となると26％に摂食嚥下障害を生じる．摂食嚥下障害発生のリスク因子は，全身のサルコペニア，骨格筋量減少，BADL制限，るいそうであった[9].

リハビリテーション栄養による廃用症候群とサルコペニアの予防

● リハビリテーション（リハ）栄養とは，国際生活機能分類（International Classification of Functioning, Disability and Health：ICF）による全人的評価と栄養障害・サルコペニア・栄養摂取の過不足の有無と原因の評価，診断，ゴール設定を行ったうえで，障害者やフレイル高齢者の栄養状態・サルコペニア・栄養素摂取・フレイルを改善し，機能・活動・参加，QOLを最大限高める「リハからみた栄養管理」や「栄養からみたリハ」である[8].

● 質の高いリハ栄養を実践するための，リハ栄

養ケアプロセスは以下の5段階で構成される[8].

① リハ栄養アセスメント・診断推論
② リハ栄養診断（栄養障害・栄養素摂取の過不足・サルコペニアの有無と原因の診断）
③ リハ栄養ゴール設定
④ リハ栄養介入
⑤ リハ栄養モニタリング

●廃用症候群とサルコペニアの予防は，その原因によって異なる．加齢が原因の場合，筋力トレーニングと分岐鎖アミノ酸を含む食品や栄養剤摂取の併用が効果的である．

●活動が原因の場合，入院直後からリハ栄養アセスメントを行った上で，可能であれば早期離床や早期経口摂取を行う．在宅では外出機会や家庭内役割を作る．

●栄養が原因の場合，1日エネルギー必要量＝1日エネルギー消費量＋エネルギー蓄積量（1日200〜1,000 kcal）とした攻めの栄養管理で，体重や筋肉量を増加させる．

●疾患が原因の場合，原疾患の治療が最も重要であるが，同時に栄養，運動，薬剤，心理など多方面から介入する．

●入院後の禁食による摂食嚥下障害発生の予防には，入院前からサルコペニア，BADL，低栄養を発見し改善することが重要である．

文献

1) Wakabayashi H, Sashika H. Malnutrition is associated with poor rehabilitation outcome in elderly inpatients with hospital-associated deconditioning：a prospective cohort study. J Rehabil Med 2014；46：277-282.

2) Fried LP, et al. Frailty in older adults：evidence for a phenotype. J Gerontol A Biol Sci Med Sci 2001；56：M146-156.

3) Morley JE, et al. Frailty consensus：a call to action. J Am Med Dir Assoc 2013；14：392-397.

4) Kelaiditi E, et al. Cognitive frailty：rational and definition from an（I.A.N.A./I.A.G.G.）international consensus group. J Nutr Health Aging 2013；17：726-734.

5) Makizako H, et al. Social Frailty in Community-Dwelling Older Adults as a Risk Factor for Disability. J Am Med Dir Assoc 2015；16：1003. e7-11.

6) Chen LK, et al. Sarcopenia in Asia：consensus report of the asian working group for sarcopenia. J Am Med Dir Assoc 2014；15：95-101.

7) Maeda K, et al. Predictive Accuracy of Calf Circumference Measurements to Detect Decreased Skeletal Muscle Mass and European Society for Clinical Nutrition and Metabolism-Defined Malnutrition in Hospitalized Older Patients. Ann Nutr Metab 2017；71（1-2）：10-15.

8) Wakabayashi H. Rehabilitation nutrition in general and family medicine. J Gen Fam Med 2017；18（4）：153-154.

9) Maeda K, et al. Decreased Skeletal Muscle Mass and Risk Factors of Sarcopenic Dysphagia：A Prospective Observational Cohort Study. J Gerontol A Biol Sci Med Sci 2017；72（9）：1290-1294.

発生予防

褥瘡の予防

織田暁寿
医療法人社団あかつき ホームクリニック柏院長

◆ 褥瘡発生を予防するために，まずリスクアセスメントと皮膚の評価を行う．
◆ リスクアセスメントを元に個別の予防プランを立て実行する．
◆ 予防プランには，①皮膚のずれ，摩擦の減少と圧の最小化，②体圧分散用具，③湿度管理，④栄養水分管理が含まれる．

リスクアセスメント

● 全ての患者は潜在的に褥瘡（pressure ulcer）のリスクを持つことを認識し[1]，まずリスク因子（**1**）を同定する[2]．
● リスクアセスメントには体系的な手法を使用する．一般的にブレーデンスケール（**2**）が広く使われているが，十分なエビデンスはなく[3]，必ずスケールの結果のみではなく臨床的判断を取り入れる．
● また，他にもスケールは開発されており，その患者にとって適切な，有効かつ信用できるツールを選択することが望ましい[1,2,4,5]．
● 患者の状態が変わった時は必ず再評価を行い[1]，必要なだけ繰り返す[4]．
● 全てのリスクアセスメントの結果を記録に残す[4,6]．
● すでに褥瘡がある患者は，さらに進行したステージへの褥瘡リスクがあると考える[4]．

● 入院患者では，全ての患者に入院後8時間以内にリスクアセスメントを行う[1,4,6]．そして毎日，または患者の状況が変化した時に再評価を行う[4,6]．
● 非入院患者では特に有効なリスクアセスメントツールは推奨されておらず，**3**に1つでも当てはまる場合は褥瘡のリスクがあると考え，予防的介入を行う．
● また，非入院患者では介護力（家族や施設スタッフ）が十分にあるかどうかが重要である．

皮膚の評価

● 褥瘡リスクを有する患者について，包括的，継続的に皮膚アセスメントを行い記録する[4]．
● 全身状態が悪化，もしくは悪化する可能性が高い場合には，皮膚アセスメントの頻度を増やす．また医療機器を使用している場合も，頻回に皮膚の評価を行う[4,6]．
● 入院患者では入院後6〜8時間以内[4,6]に全例行う．また8〜24時間ごとに骨突出部位の皮膚（**4**）への触診を含めた再評価を行う[3,6]．
● 皮膚アセスメントの具体的項目を**5**に示す．

Memo

リスクアセスメントツールとして，ブレーデンスケールのほかに厚生労働省危険因子評価票（http://www.mhlw.go.jp/topics/2008/03/dl/tp0305-1i_0002.pdf）などがあるが，エビデンスレベルは高くない．

1 褥瘡のリスク因子

外因性
- ベッドや車椅子からの圧
- ベッド上でうまく動けない患者での擦れ
- 不随意な筋の動きによる擦れ(剪断)
- 水分,湿度:
  失禁(便,尿),創からの滲出,過度の汗

内因性
- 可動性の低下
  脊髄損傷,脳血管障害,神経難病(パーキンソン病,アルツハイマー病,多発性硬化症など),疼痛,骨折,外科手術後,鎮静または昏睡,関節症
- 低栄養
  食欲不振,脱水,歯科の問題,食事制限,味覚・嗅覚異常,貧困
- 併存疾患
  糖尿病,精神疾患,膠原病,末梢血管疾患,痛覚減退,免疫抑制剤またはステロイド使用,心不全,悪性疾患,腎不全,COPD(慢性閉塞性肺疾患),認知症
- 加齢による皮膚変化
  弾力性低下,皮膚血流低下,皮膚pH変化,皮下脂肪の減少

(Bluestein D, et al. Am Fam Physician 2008[2]より)

2 ブレーデンスケール

	1	2	3	4
知覚の認知	完全にない	重度の障害	軽度の障害	障害なし
湿潤	常に湿っている	たいてい湿っている	ときどき湿っている	めったに湿っていない
活動性	ベッド上	座位可能	ときどき歩行可能	歩行可能
可動性	全くない	非常に限られる	やや限られる	自由
栄養状態	不良	やや不良	良好	非常に良好
摩擦とずれ	問題あり	潜在的に問題あり	問題なし	

点数が低いほどリスクが高くなる.

(Braden B, Bergstrom N. *Rehabil Nurs* 1987;12(1):8-12./ICSI health care protocol 2012[6]を参考に作成)

3 非入院患者におけるリスクアセスメント

以下の患者にリスクアセスメントを行う
- 可動性の制限(脊髄損傷など)がある
- 活動性制限がある(寝たきりや車椅子,移乗に介助が必要)
- 重大な感覚損傷がある
- 褥瘡の既往がある
- 栄養不足状態である
- 自分自身で体動困難である
- 認知機能低下がある
- 2時間以上鎮静または動けない状態にある
- 尿失禁または便失禁がある

(NICE clinical guideline 2014[1];ICSI health care protocol 2012[6]を参考に作成)

4 褥瘡好発部位

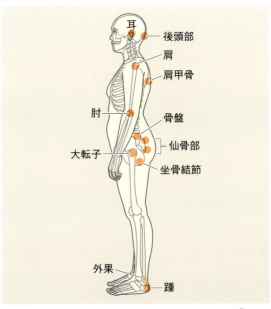

(Raetz JG, et al. Am Fam Physician 2015[3]より)

5 皮膚評価項目

- 発赤の範囲,消退の有無(消退しない場合は褥瘡)[1,4-6]
- 皮膚温度,周辺組織との相違,浮腫,疼痛[1,4,6]
- 湿度の変化,ツルゴール,皮膚の硬さ,掻痒[6]

予防プラン

- 患者，患者家族，医療者に対しての教育（褥瘡の原因，予防方法，栄養，ポジショニング）が重要である[6].
- 具体的な予防プランとして以下の4項目が考えられる．それぞれの詳細を以下に示す．
  - ① 皮膚のずれ，摩擦，圧を最小限にする
  - ② 体圧分散用具を使用する
  - ③ 湿度の管理
  - ④ 十分な栄養と水分を維持する

皮膚のずれ・摩擦の減少と圧の最小化

- 機械式リフトを使用する[4,6].
- 骨突出部にドレッシング材（ポリウレタンフォーム等）をあてる[4-6].
- ドレッシング材利用時の注意点として下記があげられる．
  - マイクロクライメット（局所の温度湿度管理）を考慮する[4]
  - 貼り付けのしやすさ
  - 皮膚の観察しやすさ
  - 1日1回または貼りかえる時に皮膚の観察を行う
- 皮膚のマッサージは推奨されない[1,5].
- 皮膚と皮膚の間，皮膚と医療機器の間にパッドをあてる[6].
- 張力がかかる皮膚にオイルを塗布する[6].
- 便座の上に潤滑油を塗る[6].
- 全ての患者対象に体位変換を行う．
- 褥瘡リスクがある場合，経験的に2～6時間ごとの体位変換が行われている[2,6]が，患者個々の全身状態，活動性，治療方針，皮膚の状態，組織耐久性，安楽を考慮して体位変換の頻度を決定する．
- 医療機器による圧を最小限にする[6]ため下記に留意する．
  - 医療機器を使用している全ての患者は褥瘡リスクがあると考える[4]
  - 適切なサイズ，固定（加圧なし），フィットしているかを確認する[4]
  - 医療機器周辺の皮膚を1日2回確認する[4]
  - 可能な限り早急に使用をやめる[4]
  - 予防用ドレッシング材を使用する[4]

体圧分散用具

- 患者のサイズに合わせたベッド[6]，より高仕様なフォームマットレス，圧再分配可能なマットレスの使用が望ましい[1,4-6].
- 特に褥瘡悪化傾向がある場合や褥瘡が支持面と接触する場合，2か所以上褥瘡がある場合には積極的に高仕様マットレスを使用するとよい[4].
- 体圧分散用具を使用していても体位変換を継続して行う[4].
- マイクロクライメット（局所の温度湿度管理）を考慮する[4].
- 体位変換の記録をつける[4].

■ベッド上の場合

- 30～40°側臥位（左右交互に）とし，90°は避ける[4].
- 頭部挙上は30°以内（心不全や誤嚥のリスクがある場合を除く）とする[2].

■座位の場合

- 体型，ライフスタイルに合わせた体圧分散クッションを使用する[4].
- 円座以外のクッションの利用が推奨される[5,6].
- 15分ごとに体重移動できるように患者に促す．患者自身でできない場合は1時間ごとにポジションを変える．
- 足が台か床に接地して安定を保つようにする[2].

湿度管理

- 排泄（失禁）が皮膚の湿度に最も大きな影響を与える．必要に応じてオムツ内の排泄状況を最短2時間ごとに確認する[6].
- 排泄の処理後は水かpHバランスのとれたク

1 原発性骨粗鬆症の薬物治療開始基準

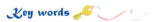

YAM：若年成人平均値.
(骨粗鬆症の予防と治療ガイドライン作成委員会〈編〉「骨粗鬆症の予防と治療ガイドライン2015年版」[1]より)

骨粗鬆症の薬物治療

- 原発性骨粗鬆症の薬物治療開始基準を 1 に示す[1].
- 薬剤はビスホスホネート製剤や抗RANKLモノクローナル抗体製剤などが候補となる.
- 薬物治療を検討する際には，薬物の効果や副作用，経済的負担，併存症など患者の置かれている状況を考慮に入れる.
- ビスホスホネート製剤の効果を検証した臨床試験のほとんどで活性型ビタミンD_3製剤が併用されている．そのため，ビスホスホネート製剤を用いる場合は活性型ビタミンD_3製剤を併用する.

Key words
抗RANKLモノクローナル抗体製剤
RANKLとは，破骨細胞の分化や活性化に必須のサイトカインである．抗RANKLモノクロナール抗体製剤は，RANKLが受容体へ結合するのを防ぐことで破骨細胞の分化を抑制し，骨吸収抑制作用を示す.

- 高齢者，特に腎機能低下例では活性型ビタミンD_3製剤の内服により副作用として高カルシウム血症をきたす可能性があるため，定期的に血清カルシウム濃度の測定を行う.

転倒予防のための評価

- 大腿骨近位部骨折を例にとると，その発症の多くは転倒が契機になる[4]．そのため，骨折予防には骨粗鬆症の予防や治療を行うだけでなく，転倒を予防することが重要であると考えられる.
- 65歳以上の全ての成人に対し，年1回は転倒に関して次のような問診を行うことが提唱されている[5,6].

「過去1年に2回以上転倒しているか？」
「起立時や歩行時に不安定だと感じるか？」
「転倒したことをきっかけに医療機関を受診したか？」

高齢者の骨粗鬆症・転倒の予防　167

2 介入可能な転倒リスク要因

循環器系	不整脈，心不全，高血圧
内分泌系	糖尿病，低BMI，ビタミンD欠乏症
筋骨格系	バランス障害，歩行障害，下肢筋力低下，ADL低下，筋骨格系由来の疼痛
神経系	せん妄，めまい，パーキンソン病，末梢神経障害
精神系	うつ病
感覚器系	視力障害，遠近両用レンズ，聴覚障害
その他	急性疾患，貧血，悪性腫瘍，不適切な履き物，夜間頻尿，尿失禁，閉塞性睡眠時無呼吸
家屋環境	動線上にある物(本，ケーブルなど)，滑りやすい物(マット，床)，段差，つかまるところがない
薬剤	降圧薬，利尿薬，NSAIDs，緩下薬，抗不安薬，睡眠薬，向精神薬，抗うつ薬，抗けいれん薬，抗パーキンソン病薬，ジゴキシン

BMI：体格指数，ADL：日常生活動作，NSAIDs：非ステロイド抗炎症薬．
（Moncada LVV, et al. Am Fam Physician 2017[5]より，家屋環境については筆者が追記）

3 転倒リスクとなる主な家屋環境

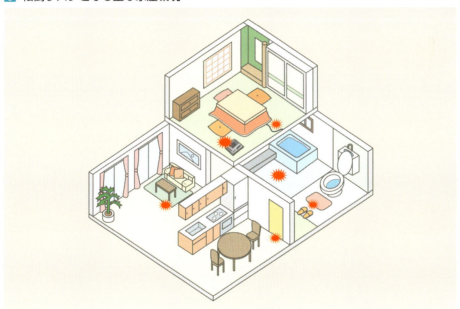

動線上にある物(本，ケーブルなど)，滑りやすい物(マット，床)，段差，つかまるところがないことなどが転倒リスクとなる．
（岡村太郎ほか「生活環境改善による高齢者の転倒予防 在宅訪問指導実施マニュアル」[8]を参考に作成）

- 筋骨格機能の評価としてTimed Up and Go testを行う[5]．

転倒予防のための介入

- 介入可能な転倒のリスク要因を 2 に示す[5]．
- 転倒のリスクとなる主な家屋環境のポイントを 3 に示す[8]．

- 薬剤もめまいやふらつきの原因となるため，処方時には高齢者で特に注意すべき薬剤が含まれていないか確認し，薬剤の使用を必要最

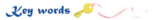

Timed Up and Go test
椅子に座った状態から立ち上がり，3 m歩行した後にターンして再度椅子に座るまでの時間を測定する．13.5秒以上で転倒リスクが高いと判定する[7]．

低限に留める.
- ●ビタミンD補充により筋骨格系の機能が改善し，転倒を抑制することが示唆されてきた[1].
- ●しかし，USPSTF（U.S. Preventive Services Task Force）は全ての高齢者を対象としてビタミンDを投与することを推奨していない[6]. これは，全高齢者を対象にビタミンDを投与することにメリットはない一方で，投与による害が生じうるためである.

文献

1) 骨粗鬆症の予防と治療ガイドライン作成委員会（編）. 骨粗鬆症の予防と治療ガイドライン2015年版. 日本骨粗鬆症学会/日本骨代謝学会/骨粗鬆症財団；2015.
   http://www.josteo.com/ja/guideline/doc/15_1.pdf
2) FRAX® 骨折リスク評価ツール
   https://www.sheffield.ac.uk/FRAX/tool.jsp?lang = jp（最終アクセス 2018/4/30）
3) Tamaki J, et al. Fracture risk prediction using FRAX®: a 10-year follow-up survey of the Japanese Population-Based Osteoporosis (JPOS) Cohort Study. Osteoporos Int 2011；22：3037-3045.
4) Vieira ER, et al. Prevention of falls in older people living in the community. BMJ 2016；353：i1419.
5) Moncada LVV, Mire LG. Preventing falls in older persons. Am Fam Physician 2017；96：240-247.
6) US Preventive Services Task Force, et al. Interventions to Prevent Falls in Community-Dwelling Older Adults: US Preventive Services Task Force Recommendation Statement.JAMA 2018；319（16）：1696-1704.
7) Shumway-Cook A, et al. Predicting the probability for falls in community-dwelling older adults using the Timed Up & Go test. Phys Ther 2000；80：896-903.
8) 岡村太郎ほか. 生活環境改善による高齢者の転倒予防 在宅訪問指導実施マニュアル. 2007.
   http://www.clg.niigata-u.ac.jp/~pub/pubnet/reports/H18 tagami/H18 tagami.pdf（最終アクセス 2018/4/30）

発生予防

施設での転倒・せん妄の予防

本田美和子
国立病院機構東京医療センター総合内科

◆ せん妄と転倒は医療機関・介護施設において対応に苦慮する問題であり，その予防が高齢者の健康および生活の質の確保のための喫緊の課題となっている.
◆ 本稿ではそれぞれの背景とリスク，そしてその予防について述べる.

転倒とその予防

- 転倒は，高齢者がよく経験する事象であるが，発生率は加齢とともに増加する[1].
- 米国では65歳以上の高齢者の28.7%が過去1年間に転倒を経験し，そのうちの37.5%が外傷を伴っている[1].
- 外傷率は加齢とともに増加し[2]，医療費の高騰にもつながっている[3].
- さらに，転倒の事象は本人に次の転倒の恐怖感を与え，うつとの密接な関連も示唆されている[4].
- このため，転倒を予防することの重要性は広く認識されてきたが，転倒予防の名の下に安易なさまざまな抑制の実施が，短絡的な解決策として用いられる危険がある.
- これは高齢者の健康と生活の質を悪化させるだけでなく，さらに転倒のリスクを高めてしまうものであるという危険[5]を医療・介護の現場が認識することが重要であり，転倒のリスクの適切な評価とその対処についての正しい理解が求められる.

誰が転倒するのか？

- 転倒のリスクは数多くあるが，その人が有す るリスクの数に比例して転倒の事象は増える[6].
- 実務的に利用しやすい転倒のリスク評価として，米国老年医学会（American Geriatrics Society：AGS）の高齢者の転倒予防ガイドラインがある[7].
- 本稿ではこのガイドラインに基づいて転倒のリスクとその予防について考えたい.

■まず知るべきこと

① 過去1年間に2回以上転倒したか？
② ごく最近転倒したか？
③ 歩くのが難しいか？ バランスを崩しやすいか？

■次にするべきこと

- 上記の質問のうち一つでも当てはまる場合は，まず，既往歴の詳細な取得・処方薬のリスト作成・認知機能および高齢者機能評価を行う.
- 次いで以下の評価をして，必要があればそれぞれに対応する.
  - 過去の転倒の状況（改善できる余地を検討する）
  - 服用中の薬剤（薬剤が多すぎないか？転倒の理由に薬の副作用はないか？）
  - 歩行機能，バランスに問題はないか？

- よく見えているか？（視力，視野，適切な眼鏡を使っているか？）
- 神経学的な症状はないか？（麻痺，認知機能低下，しびれなど）
- 筋力低下はないか？（四肢・体幹の筋力は立位・歩行に十分か？低下しているならばなぜか？）
- 不整脈・頻脈・徐脈はないか？
- 起立性低血圧はないか？
- 足や履物に問題はないか？
- 転びやすい環境ではないか？

転倒のリスクに対応する

- 個人の転倒リスクを評価した後，以下の対応を行うことが望ましい.
  ① 服用薬剤をできる限り減らす
  ② 個人の状況に応じた運動プログラムを行う
  ③ 白内障治療も含む，視力の確保のための対処をする
  ④ 起立性低血圧への対応を行う
  ⑤ 不整脈の治療
  ⑥ 足の問題（爪の手入れなど）への対応，安定し滑りにくい履物の利用
  ⑦ 住環境の改善
  ⑧ 本人・家族に必要な情報を提供し教育する
- 転倒のリスクを考えるとき，それが転倒にとどまらず，老年医学の様々な課題に密接に関連していることにお気付きであろう. 30年前にMary Tinettiが転倒に関する論文[6]を発表したときから，この事態は変わっておらず，医療・看護・介護の専門家の継続的な取り組みが求められる.

せん妄とその予防

せん妄は"仕方がない"状況ではない

- かつて入院や施設入所に伴って，高齢者が急激に意識レベルの変容をきたし，時に「不穏」

と呼ばれる症状を呈することは，"仕方のないこと"と考えられていた.
- 1980年代に，「このような状況を"仕方がない"と済ませるべきではない. その理由と対処法が必ずあるはずだ」と周囲の反対を押し切って一人で研究を始めた医師がいる. ハーバード大学教授のSharon Inouyeである.
- Inouyeはまず，せん妄の確実で簡便なスクリーニングConfusion Assessment Method（CAM）を開発した[8]. これはせん妄の症状を，①急に発症し変動する，②注意力が欠如している，③的外れな会話や思考をする，④意識レベルが変化する，の4つに分類し，①と②が存在し，さらに③か④のいずれかがあれば，せん妄とスクリーニングできる簡便なツールで，現在，世界中で利用されている.
- せん妄には過活動性と低活動性の2種類があり，いずれもCAMでスクリーニングできる. せん妄は65歳以上の入院患者・施設入居者の半数に見られることが明らかになり[9]，せん妄の予防は老年医学で重要な位置を占めている.

せん妄の素因と誘因

- せん妄が認められたときには，その原因について考察する.
- せん妄には，その背景にせん妄を起こしやすい素因と，発症の契機となる誘因の存在が知られている[9].
- せん妄は **1** に示す素因をもつ人に，誘因が存在した際に起こりやすい[10].

1 せん妄を起こしやすい素因

- 認知症および認知機能低下状態
- 過去にせん妄を起こしたことがある
- 身体的・社会的機能低下
- 感覚器の機能低下（視力や聴力の低下）
- 複数の疾患，重症な疾患を有する
- うつ
- 一過性の脳虚血または脳梗塞の既往がある
- アルコール多飲
- 高齢

■せん妄を起こしやすい誘因とその対応

- たくさんの薬剤を服用している．とりわけ睡眠薬や向精神薬の服用→不要な処方薬を減らす．
- 身体抑制→抑制を行わない．
- 膀胱カテーテル留置→できるだけ行わない．
- 電解質異常や脱水，血糖コントロール不良→全身状態の管理．
- 感染症→適切な治療．
- 手術や外傷，入院→後述する予防策の実施．
- 意識障害→適切な治療．

せん妄は防げる

- Inouyeはせん妄についての研究を進める一方で，実際の医療の現場でその研究成果を具体的に役立てるためのプロジェクトを開発した．
- Hospital Elder Life Program（HELP）は高齢者のせん妄予防に着実な効果を上げている[11]．
- ボランティアを教育し，ベッドサイドへ毎日（理想的には3回）派遣して共に過ごすことを基軸とするHELPはせん妄の発症を40％低下させ[12]，せん妄予防として注目されている．
- ボランティアの継続的派遣が困難な場合でも，医療スタッフはもちろん，家族の援助をもとにmodified HELPを行うことは可能である．
- せん妄は高齢者に高率に起こることを知り，せん妄の素因，誘因を評価し，非薬物学的なコミュニケーション・アプローチの実践を行うことで，せん妄は予防できる．

文献

1) Bergen G, et al. Falls and Fall Injuries Among Adults Aged≧65 Years-United States, 2014. MMWR Morb Mortal Wkly Rep 2016；65（37）：993-998.
2) Schiller JS, et al. Fall injury episodes among noninstitutionalized older adults：United States, 2001-2003. Adv Data 2007；（392）：1-16.
3) Stevens JA, et al. The costs of fatal and non-fatal falls among older adults. Inj Prev 2006；12：290-295.
4) Deandrea S, et al. Risk factors for falls in community-dwelling older people：a systematic review and meta-analysis. Epidemiology 2010；21（5）：658-668.
5) Luo H, et al. Physical restraint use and falls in nursing homes：a comparison between residents with and without dementia. Am J Alzheimers Dis Other Demen 2011；26（1）：44-50.
6) Tinetti ME, et al. Risk factors for falls among elderly persons living in the community. N Engl J Med 1988；319：1701-1707.
7) 2010 AGS/BGS Clinical Practice Guideline：Prevention of Falls in Older Persons.
   http://www.medcats.com/FALLS/frameset.htm
8) Inouye SK, et al. Clarifying confusion：the confusion assessment method. A new method for detection of delirium. Ann Intern Med 1990；113：941-948.
9) Inouye SK, et al. Delirium in elderly people. Lancet 2014；383（9920）：911-922.
10) Fong T, et al. The interface between delirium and dementia in elderly adults. Lancet Neurol 2015；14：823-832.
11) Inouye SK, et al. A multicomponent intervention to prevent delirium in hospitalized older patients. N Engl J Med 1999；340：669-676.
12) Rubin F et al. Sustainability and scalability of the hospital elder life program at a community hospital. J Am Geriatr Soc 2011；59（2）：359-365.

発生予防

介護予防

曽我雄吾[1]，**加藤光樹**[2]
[1]医療法人社団豊泉会 まどかファミリークリニック
[2]医療法人社団豊泉会 まどかファミリークリニック院長

◆ 介護予防は要介護状態の発生および増悪を防ぐことを言う．
◆ 市町村が主体となって要支援・要介護者および一般高齢者に対して介護保険利用と市場協力のもと，シームレスな介護予防が行われている．
◆ 医師には，老年症候群の進行を遅らせ，本人・家族・多職種と連携し，生活環境を整える役割がある．

介護予防とは

- 「介護予防」とは，要介護状態の発生をできる限り防ぐこと，そして要介護状態にあってもその悪化をできる限り防ぐこと，さらには軽減を目指すことをいう．

- 単に高齢者の運動機能や栄養状態といった個々の要素の改善だけを目指すものではなく，心身機能の改善や環境調整などを通じて，個々の高齢者の生活機能（活動レベル）や参加（役割レベル）の向上をもたらし，それによって一人ひとりの生きがいや自己実現のための取り組みを支援して，生活の質（QOL）の向上を目指すものである[1]．

- 介護予防は，高齢者が要介護状態になることを予防する一次予防，要支援・要介護リスクの高い高齢者の生活機能低下を早期発見・対応する二次予防，要支援・要介護状態にある高齢者の要介護状態の改善や重症化の予防をする三次予防から構成される．

介護予防施策と最近の動向

- 過去の介護予防施策は高齢者本人を対象にす

るものがほとんどであった．一方，2015年以降の施策では高齢者本人だけでなく，高齢者本人を取り巻く環境へのアプローチもバランスよく行い，要介護状態になっても生きがいや地域での役割を持って生活できることを目指し，介護予防・日常生活支援総合事業が開始された．

- 市町村が中心となり，地域の実情に応じて住民等の多様な主体が参画し，多様なサービスを充実させ，地域で支え合う体制づくりを推進し，要支援者等に対する効果的かつ効率的な支援等を可能とすることを目指すもので，主に要支援患者またそれに該当しない一般高齢者にも一次予防から三次予防までを提供するサービスである．

- 高齢者が活動的状態を維持し高齢者自身も生活支援サービスの担い手であると捉え，社会的役割を創出し結果的に介護予防にもつながるという相乗効果が期待されている．

- この改訂により全国で共通であったサービスが，地域の事情に合わせた独自のものになり，これまで市区町村単位で行われてきた補助事業なども，この制度と統合される．NPO法人やボランティアなどの力を取り入

れる体制ができたことで，新しいサービスが提供される可能性がある．

介護予防とエビデンス

- 運動器機能向上，栄養改善，口腔機能向上，複合プログラム，閉じこもり予防・支援，認知機能低下予防・支援，うつ予防・支援の7項目が実施されている．

- これらに対する介入プログラムが行われているものの，介入方法の標準化やアウトカム設定がなされていないものが少なくなく，介入プログラムが介護予防に効果があったというエビデンスは乏しいのが現状である．その中で，いくつかの領域では成果の報告が僅かながら認められるため紹介する．

- 認知機能低下予防・支援の領域では，米国の報告で高齢者のレジスタンス（筋力）トレーニングが認知症予防に効果があるとされている．このなかでは1RM（repetition maximum）は80％を目標に10～15回反復可能な低めの強度で行われている[2]．

- 日本の認知機能低下予防・支援マニュアルでは集団で以下のことを行うことが推奨されているが，この取組み自体の介入効果は未検証となっている．
  ① 1日の生活歩数　7,000～8,000歩を週5日
  ② 1日合計30分の早歩きを週3日以上
  ③ プログラム終了後も，グループメンバーと自主活動を1年以上続ける

- うつ予防・支援の領域では，米国において高齢者デイホスピタルや精神科デイケアがうつ予防に有効との報告がある[3]．

- 日本では介護認定の軽減化の際にデイケア利用制限が閉じこもりを助長した報告がある[4]．

介護予防における医師の役割

- 高齢社会の到来に伴い，多疾病罹患，フレイルである人口割合が増加している．こうした中で，医師は疾病予防とともに，高齢者総合機能評価に基いて，必要な介護予防サービスの提案に関わっていくべきである．

- また，主治医意見書の作成や，訪問看護や訪問リハビリテーションの指示を行うことも，介護予防における医師の役割として重要である．

介護予防事業の評価

- 厚生労働省は今後施行される介護予防事業も地域性と事業内容に応じて適宜アウトカムを設定するようである．

- 介護予防事業については現在までに質的研究や量的研究がいくらか発表されているが，代用アウトカム設定が異なり効果比較・費用比較が困難な状況である．

- 地域独自性を謳いすぎると，市場の影響でエビデンスに欠けるプログラムが施行される可能性もある．今後は個別の事業を評価するための一般的アセスメントツールを作成し，プログラムの効果を評価・解釈する必要がある．

文献

1) 介護予防マニュアル改訂委員会（編）．介護予防マニュアル改訂版．三菱総合研究所；2012. http://www.mhlw.go.jp/topics/2009/05/dl/tp0501-1_1.pdf

2) Chodzko-Zaijko WJ, et al. American College of Sports Medicine position stand. Exercise and physical activity for older adults. Med Sci Sports Exerc 2009；41：1510-1530.

3) Mackenzie CS, et al. Evaluation of a psychiatric day hospital program for elderly patients with mood disorders. Int Psychogeriatr 2006；18：631-641.

4) 大塚理加ほか．介護保険法改正によるサービス利用制限の影響と残された課題―東京都の地域包括支援センターへの調査から．厚生の指標 2008；55（7）：1-8.

発生予防

高齢者虐待の予防

小野沢滋
みその生活支援クリニック院長

◆ 高齢者虐待は，多くの場合虐待者の社会的健康が損なわれたことによって発生する．また，虐待者，被虐待者ともに精神的健康を著しく損ない，被虐待者の肉体的健康も損ないうる事柄である．
◆ 本稿では高齢者虐待の実態と，訪問医療に携わる医療者にできる予防策について考える．

- 虐待の話をする前に，医師が守るべき健康についての定義をもう一度考えてみよう．
- WHO憲章によれば「健康とは，病気でないとか，弱っていないということではなく，肉体的にも，精神的にも，そして社会的にも，すべてが満たされた状態にあること」（日本WHO協会訳）とされている．
- 医師はともすれば，肉体的健康のみに，また，視野を広く持っても，精神的な健康をそこに付け加えるだけになりがちである．
- しかし，社会的な健康は肉体的，精神的健康の基盤となっているということを忘れてはいけない．
- 高齢者虐待は，多くの場合虐待者の社会的健康が損なわれたことによって発生する．また，虐待者，被虐待者ともに精神的健康を著しく損ない，被虐待者の肉体的健康も損ないうる事柄である．

高齢者虐待とは

- 高齢者虐待の防止，高齢者の養護者に対する支援等に関する法律（以下，高齢者虐待防止法）が2005（平成17）年に制定され，以下の様に虐待が規定されている（第一章第二条4/

（　）内は筆者追記）．

一　養護者がその養護する高齢者について行う次に掲げる行為
　イ　高齢者の身体に外傷が生じ，又は生じるおそれのある暴行を加えること．（身体的虐待）
　ロ　高齢者を衰弱させるような著しい減食又は長時間の放置，養護者以外の同居人によるイ，ハ又はニに掲げる行為と同様の行為の放置等養護を著しく怠ること．（放置・放任）
　ハ　高齢者に対する著しい暴言又は著しく拒絶的な対応その他の高齢者に著しい心理的外傷を与える言動を行うこと．（心理的虐待）
　ニ　高齢者にわいせつな行為をすること又は高齢者をしてわいせつな行為をさせること．（性的虐待）
二　養護者又は高齢者の親族が当該高齢者の財産を不当に処分することその他当該高齢者から不当に財産上の利益を得ること．（経済的虐待）

- このように，虐待とは単純に殴る蹴るの身体的な虐待だけではなく，暴言などの心理的虐待，受診をさせないなどの放置・放任，年金

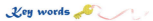

養護者
高齢者虐待防止法第二条2項で「高齢者を現に養護する者であって養介護施設従事者等以外のもの」と定義される．具体的には在宅で高齢者を養護・介護する家族，親族，同居人を指す．

1 2015年度の在宅要介護者の高齢者虐待発生状況

	人数[1]	割合[1]	要介護認定者数	施設入所者数	母数[3]	虐待割合
要支援1	878	5%	877,055		877,055	0.10%
要支援2	955	6%	839,069		839,069	0.11%
要介護1	2,607	16%	1,197,558	77,167	1,120,391	0.23%
要介護2	2,405	15%	1,051,444	136,066	915,378	0.26%
要介護3	1,917	12%	791,189	228,203	562,986	0.34%
要介護4	1,340	8%	728,175	290,369	437,806	0.31%
要介護5	824	5%	583,918	263,190	320,728	0.26%
要介護介護度不明	21	0%	—	—	—	—
要介護状態計	10,947	67%	6,068,408	994,995	5,073,413	0.22%
非要介護	5,454	33%	—	—	27,397,033[2]	0.02%

[1] 2015年「高齢者虐待の防止，高齢者の養護者に対する支援等に関する法律に基づく対応状況等に関する調査結果」より．
[2] 2015年度国勢調査 65歳以上人口から要介護認定者数を減じたもの．
[3] 要介護認定者数から特別養護老人ホーム，介護老人保健施設，認知症対応型共同生活介護を利用している利用者を減じたもの（実際の数より多い）．

の搾取などの経済的虐待と多岐にわたり，おそらく在宅医療の現場では日常的に目にするはずである．

● 同法には，高齢者自身の保護と同時に虐待を行うに至った養護者についての保護もうたわれている．

● 実際の対応は各市区町村が委託，もしくは直接運営する地域包括支援センターが高齢者虐待の初期対応を担っており市区町村ごとに驚くほどの差異がある．

● したがって，高齢者虐待防止法にいうところの虐待と認定されたケースの数も，市区町村ごとに大きく異なっている．

● 市区町村によっては，年間虐待発生件数が0というところも少なくない．これは，住民の意識が高いから虐待が発生しない，というわけでは全くなく，虐待発生件数が少ない市区町村がきちんと虐待への対応を行っていないことの証左に他ならない．

高齢者虐待の発生状況

● それではどのぐらいの頻度で高齢者虐待は起きているのだろうか．先にも述べたように，

高齢者虐待の認定，対応は市区町村ごとに異なり，正確な発生数は把握できないが，高齢者虐待防止法に認定された虐待については，毎年，統計が取られている．

● 2015（平成27）年度の虐待の通報件数は26,688件，うち，虐待事例と認定されたものは16,423件であり，認定率は61％である．全国の65歳以上の人口3,300万人をベースに考えれば，4.9件/1万人の発生頻度となる．

● 介護保険事業状況報告による2015年度末の介護度別要介護認定者数（**1**）と，2015年度「高齢者虐待の防止，高齢者の養護者に対する支援等に関する法律に基づく対応状況等に関する調査結果」から，自宅介護者の介護度別虐待発生状況を推計してみる．ただし，母数の中には，有料老人ホームやサービス付き高齢者向け住宅に住んでいるものも含まれており，ここであげた数字以上の発生率があると考えてよい．

● **1**から，要介護状態の高齢者はそうでない高齢者に比べ10倍程度虐待を受けやすいことがわかる．

● また，要介護3までは介護度が上がるごとに虐待頻度は増え，最大で0.3％程度の頻度で

2 虐待者の続柄

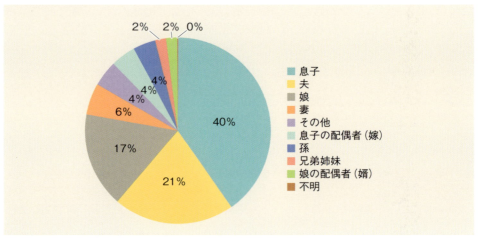

(厚生労働省．2015年度「高齢者虐待の防止，高齢者の養護者に対する支援等に関する法律に基づく対応状況等に関する調査結果」より)

3 介護者の続柄別虐待の相対危険度

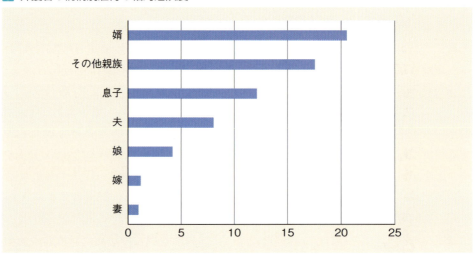

(厚生労働省．2015年度「高齢者虐待の防止，高齢者の養護者に対する支援等に関する法律に基づく対応状況等に関する調査結果」および2015年「国民生活基礎調査」より筆者作成)

虐待が発生している．

介護者の続柄別の虐待発生頻度

- 2013年の国民生活基礎調査によると，同居の主な介護者は，妻28.2％，娘19.8％，嫁18.5％，息子16.8％，夫13.2％，婿0.4％であった．
- この数字と虐待防止調査の数字を組み合わせ，介護のストレスから虐待が発生すると仮定すれば，おおよその虐待発生相対危険度が計算できる．最も頻度の低い妻による虐待を1とすると，相対危険度は婿20.5，その他親族17.6，息子12.1，夫8.1，娘4.2，嫁1.2となる (2, 3)．
- このことから，男性が介護者の場合に虐待に至る率が多く，最も虐待に至る可能性が高いのが婿による介護だということが推測される．

虐待の予防に向けて

- 前項で述べたとおり，介護者が男性である場合には，夫，息子で妻に比べ10倍，婿が主介護者の場合には20倍と非常に高率に虐待が発生する．したがって，**4**に掲げた，虐待に至った要因について特に注意を向け，配慮することが必要となる．
- 要介護者側の要因としては，介護度が3，もしくは4の場合に比較的虐待が発生しやすい．また，認知症がある場合にも発生しやすい．このような高リスク群ではできる限り，デイサービス，ショートステイなどの利用を医師の立場から勧め，介護者の休息に心を配るべきである．
- また，虐待が疑われる場合には担当のケアマネジャー等と相談し，できるだけ地域包括支援センターに通報することが望ましい．そうすることによって，高齢者虐待防止法の規定が適応され，被虐待者とともに虐待者を保護することにもつながるからである．

おわりに

- 私たちは高齢者虐待防止法を上手に使いこなすことを考えたほうがよい．高齢者虐待防止法は被虐待者のみならず養護者の保護もうたっており，上手に使うことで家族の機能が回復する場合も少なくない．
- 訪問診療の対象者が虐待にあっていると感じた場合には，地域包括支援センターに相談してみることをおすすめする．
- 健康を守る医師である私たちは，家族の社会的健康を守る一手段として，高齢者虐待防止法などの法律を上手に使いこなしていく必要がある．

4 虐待発生の要因（複数回答）

項目	割合(%)
虐待者の介護疲れ・介護ストレス	25
虐待者の障害・疾病	23.1
被虐待者の認知症の症状	16.1
家庭における経済的困窮（経済的問題）	14.4
被虐待者と虐待者の虐待発生までの人間関係	12.6
虐待者の性格や人格（に基づく言動）	10.4
虐待者の知識や情報の不足	9.7

（厚生労働省．2015年度「高齢者虐待の防止，高齢者の養護者に対する支援等に関する法律に基づく対応状況等に関する調査結果」より）

発生予防

がんと診断された時からの緩和ケア
早期緩和ケアの導入によって何が予防されるのか

西　智弘
川崎市立井田病院かわさき総合ケアセンター緩和ケア内科

◆ 早期からの緩和ケアとは，進行・再発がんと診断されて早期（概ね2か月以内）に，主治医からの紹介のあるなしにかかわらず，専門的緩和ケアサービスの介入が行われることである．
◆ 早期からの緩和ケアでは，症状緩和はもちろんのこと，病状理解の支援や終末期に向けた話し合いなどが行われる．
◆ 介入の結果として，病状理解の改善，必要以上の治療の減少，QOLの改善が期待できる．

早期からの緩和ケアとは

- 早期からの緩和ケアは「進行・再発がんと診断されてから，早期（概ね2か月以内）に，主治医からの紹介のあるなしにかかわらず，専門的緩和ケアサービスの介入が行われること」と定義される[1]．
- 専門的緩和ケアサービスを行うのは，看護師や医師だけであるべきではない．単独の職種だけでは不十分な介入となることが示唆されており，ソーシャルワーカーや薬剤師，臨床心理士，宗教師，栄養士などの職種が有機的なチームを作って対応する．
- 早期からの緩和ケアの有用性を世界に強く印象付けたのは，2010年にTemelらが発表した無作為化比較試験である[1]．転移のある非小細胞性肺がんと新規に診断された患者151名を，標準治療群（患者本人や家族，腫瘍内科医の要望があった時に緩和ケアチームが関わる）と早期緩和ケア群（診断後早期から緩和チームが関わり，その後も定期的にケアを受ける）にランダムに振り分け比較検討した試験において，QOL（quality of life：生活の質，生命の質）や抑うつの改善だけではなく

1 早期からの緩和ケアの有用性

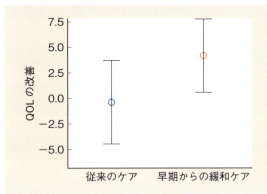

早期からの緩和ケアでQOLが改善する．
（Temel JS, et al. N Engl J Med 2010[1]より）

生存期間も延長を示したということで大きな注目を集めた（**1**）．

- しかしその後数々の追試が行われ，それらのメタアナリシスでは，早期からの専門的緩和ケア介入の効果は，QOLを向上させるとは言えそうだが，抑うつを改善するというにはエビデンスが不十分であり，生存期間延長の効果も不確かであるという報告がされている[2]．

2 終末期についての話し合いの時期と家族の抑うつおよび複雑性悲嘆

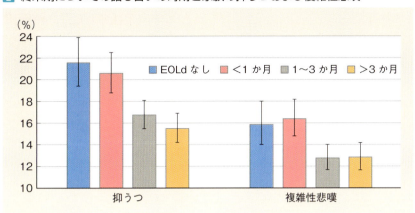

(Yamaguchi T, et al. J Pain Symptom Manage 2017[7]より)

早期からの緩和ケアで行われること

- 導入初期のころの面談では医療者と患者・家族との関係構築，病状や進行度の正確な理解の支援，そして症状緩和，コーピング（ストレス対処），家族のケアなどが中心に行われており，後期になってきたところでは終末期に向けた話し合い（end of life discussion：EOLd）や意思決定支援などが重要視される[3]．
- ここでのEOLdとは，余命や予後に関する話に加えて，終末期の療養場所の希望や，延命処置を行うかどうか，今後の治療についての選好などを，患者・家族・医療者などで話し合うことを指す．
- 治療医と患者・家族との間には「馴れ合い（collusion）」という関係性が生まれることがある．その場合，病状理解の確認やEOLdといった医師−患者関係を悪化させかねない重苦しい話題を診察室で出すよりも，今後の治療や検査の予定などの話題に終始することでそういった話し合いを先送りにする傾向があることが指摘されている[4]．
- 早期からの緩和ケアはこの「馴れ合い」の関係へ，第三者的な立場で介入することとなる．

早期からの緩和ケアで予防されること

- 肺がんの患者に対する研究で，30％の患者は「がんが治る」と思っている．しかし，早期からの緩和ケアが介入したことで，病状の正確な理解が有意に改善された[5]．
- 進行肺がんおよび大腸がん1,231名に対する前向きコホートでは，患者の約半数が積極的延命治療を受けていた．例えば，亡くなる14日以内の化学療法が16％，亡くなる30日以内のICU入室が9％などである．しかし，亡くなる1か月以上前にEOLdを行った群では，必要以上の治療が50〜60％減少し，ホスピスケアを受ける頻度やホスピスケアへの紹介の早さも改善した[6]．こういった治療の減少による医療コストの低下もまた期待される．
- がん患者の遺族9,123名を対象とした質問紙調査の結果で，なるべく早期にEOLdを行ったほうが家族の抑うつおよび複雑性悲嘆の頻度は減少し，患者本人のQOLも改善すると報告されている（**2**）[7]．
- これらの結果からは，早期からの緩和ケアによって病状理解の支援やEOLdを実施していくことは，必要以上の治療とそれによるコス

トを減らし，患者・家族のQOLを向上させることが期待される．

- それはつまり，死へ向かっていく患者，そしてその死後も喪失と向き合わなければならない家族，その双方の悲嘆の病的な進行を予防し，喪失と別れのプロセスをできる限り穏やかに歩めるようにするための介入と言える．
- しかし一方で，不十分なコミュニケーションスキルをもってこれらの介入を行っていくこ

とは，不用意な直面化によって逆に患者の適応障害を誘発したり，医師-患者関係の破綻を招いたりということも懸念される．

- 医療者自身のコミュニケーションスキルの向上がまず必要であり，その上で病状理解やEOLdを行うことが決してネガティブな面だけではなく，「将来の希望を支え，悪いことへ備えていきましょう」というメッセージを伝えていくことが重要である．

文献

1) Temel JS, et al. Early palliative care for patients with metastatic non-small-cell lung cancer. N Engl J Med 2010；363：733-742.
2) Haun MW, et al. Early palliative care for adults with advanced cancer. Cochrane Database Syst Rev 2017；6：CD011129.
3) Yoong J, et al. Early palliative care in advanced lung cancer：a qualitative study. JAMA Intern Med 2013；173：283-290.
4) The AM, et al. Collusion in doctor-patient communication about imminent death：an ethnographic study. BMJ 2000；321(7273)：1376-1381.
5) Temel JS, et al. Longitudinal perceptions of prognosis and goals of therapy in patients with metastatic non-small-cell lung cancer：results of a randomized study of early palliative care. J Clin Oncol 2011；29：2319-2326.
6) Mack JW, et al. Associations between end-of-life discussion characteristics and care received near death：a prospective cohort study. J Clin Oncol 2012；30：4387-4395.
7) Yamaguchi T, et al. Effects of End-of-Life Discussions on the Mental Health of Bereaved Family Members and Quality of Patient Death and Care. J Pain Symptom Manage 2017；54：17-26.e1.

発生予防

正常な死別の悲しみに寄り添う面接

今村弥生
杏林大学医学部精神経科学教室

◆ 正常な悲嘆には，本格的な精神療法ではなく簡易で常識的な精神療法を行う．
◆ 「激励禁忌」神話に囚われない．
◆ 薬物療法は限界を知って控えめに使用する．
◆ 心療の限界を想定しつつ面接を行う．

はじめに

● 人が生きていく上で，家族や親友との死別や，対人関係上の別離，仕事や役割，財産の喪失体験などは避けがたい．
● こういったライフイベントで気分が落ち込み，悲哀感が続くのは，必ずしも疾患としてのうつ病ではなく，正常な心の動きとしての「対象喪失」「悲嘆反応」といえる．
● これらの反応へ，総合診療医の立場で関わる留意点を列挙する．

正常な悲嘆には簡易で常識的な「関わり」を

● 昨今精神科領域だけではなく，職域，地域，教育の現場で実施される認知行動療法において，医療や教育などの専門家であれば，簡易な研修を受けた後に実施できる，簡易型（低強度）認知行動療法の効果が注目され，いわば精神療法の「平凡への回帰」ともいうべき流れが起こっている．
● 一般的な総合診療医は，精神症状について，準・精神科医であるような大掛かりな面接で

はなく，いつもより少しだけ（3～15分）時間をかける（15分までが目安）常識的な面接を心がけるのが基本である．

最初に常識的な共感を

● まずは患者の悲嘆の語りを「共感」して聞く．誰でも知っている基本的な面接技法であるが，本当の意味でこれを実践するのは，思いの外，高次な対応である．
● いきなり至高の共感を目指さずに，悲嘆をクライアントから告げられたなら「お辛かったですね」「それはご愁傷様でした」など，一般的な言葉かけをする．それが治療者の受容の表現であり，それからの15分を喪の対話へと切り替える合図とも言える．
● できるなら「そうですか」など相槌の後，沈黙をもって喪の気持ちを表現することもできる．
● 最初の一言の後，悲嘆について話し続けるかどうかは，クライアントが「話すことで少し気が楽になるなら，お聞きしたい」「言いたくなければ言わなくても良い」という前提で接する．

避けるべき表現

- 励ますつもりでかけた言葉が，その人の悲嘆反応を相対評価する言い方になった場合，相手の心証を害する．「世の中にはあなたよりもっと苦しんでいる人がいる」「あなたの子どもはもっと辛い」などである．
- 感情の動きは，誰かと比べるものではなく，その人のみの思いである．「誰かと比べるものではない」と労うほうが意味がある．
- 「忘れましょう」「なるべく考えないようにしましょう」と，悲嘆が強い段階で言葉をかけるのも心証を害する．
- 正常なこころの動きである悲嘆を，なかったことにするのではなく，少しずつ受け止めるのが常識的な接し方と言える．
- 長期の闘病の末の離別の場合，亡くなった家族と介護者双方を労う言い方，たとえば「今まで本当によく頑張りましたね．ご主人も，奥様も」などと言うこともできる．
- 喪失の事実は消えないが，時間とともに，受け止め方は変化することを伝えることもできる．
- 同時に，普段とは違う心理条件ゆえに，離婚，離職，財産の譲渡などの重要な決断は後伸ばしにするように勧めるのが治療者としての姿勢と考えられる．

激励禁忌神話にとらわれない

- 「うつの人は励ましてはいけない」という有名な面接の方針よりも，クライアントとの距離感，それまでの治療関係を鑑みた常識的な対応が優先される．
- 安易な励まし・なぐさめは，どのような状況でも，なすべきではないが，信頼関係がある間柄で，クライアントの「強さ」を信じ，その上で応援する発言であるなら，非常識な関わりとはみなされない．

1 抗不安薬・睡眠薬を処方する時に考えること

- 薬物療法以外の「関わり」は行ったか
- 依存，奇異反応などのリスクを留意する
- 二次的，社会的問題
- 薬物療法によって直面化が回避されるおそれがある

治療者自身の喪失体験を話すこと

- クライアントと似たような経験を治療者が乗り越えたことがあると語ることは間違っておらず，時に効果的ではあるが，死別や喪失への反応には個人差がある．自身の体験を語る医師の熱意は少なくとも伝わると思われるが，面接としては「切り札」の技法であり，安易に話題にすべきではない．

薬物療法について

- 原則は「薬物療法で症状は取れても，人生の悩みを消すことはできない」である．
- 総合診療医ならば，ベンゾジアゼピン系薬剤（睡眠薬，抗不安薬），抗うつ薬の処方が選択肢にあがると思われる．
- 詳しい用法は他書に譲るが，留意すべき点を 1 に示す．特にベンゾジアゼピン系薬剤はリスクとベネフィットを常に鑑みる必要がある．
- また睡眠薬はしばしば家庭内で共有されたり，場合によっては転売されることも，現実として知っておく必要がある．
- 向精神薬の薬物量に対しては，治療がクライアントの希望なのか，適正治療と言えるのかなど，優先順位を考慮して行う．

精神科医に紹介すべき状況

- たとえ正常な心理であったとしても， 2 のような場合は，精神科への紹介を検討すべきである．
- 対人操作的な言動などで，総合診療医あるい

2 精神科に紹介すべき状況

- 患者が希望するとき
- 具体的な自殺企図がある，または妄想または軽躁などの精神症状が出ているとき
- 専門的な薬物調整が必要なとき
- 対人操作的な言動などで，総合診療医あるいは他の医療スタッフが疲弊しているとき

は他の医療スタッフが疲弊している場合には，依存症，パーソナリティ障害，発達障害など，総合診療医のみでは対応が困難なこと

が示唆される．

- クライアントがスタッフによって態度を変えたとしても，スタッフ間では同じ方針を共有しつつ，精神科への紹介を検討すべきである．

- かかわりようによっては，正常な悲しみが，病的な悲しみに移行することもありうる．「何よりも害をなすなかれ」というヒポクラテスの言葉が，大前提となる局面である．

参考文献

- 大野裕，田中克俊．簡易型認知行動療法実践マニュアル．きずな出版：2017.
- 井原裕．生活習慣病としてのうつ病．弘文堂：2013.

発生予防

不眠予防

澤 滋
社会医療法人北斗会 さわ病院精神科

- ◆ 「眠れない」という訴えと不眠症はイコールではない.
- ◆ 「不眠」の原因は様々であり,眠れないからといって安易に睡眠薬を処方しない.
- ◆ 不眠症を疑った場合,日中の生活における機能障害についても問診する必要がある.
- ◆ 慢性化を防ぐためにも薬物療法に先立ち睡眠衛生指導が重要である.
- ◆ 精神疾患や物質使用,他の睡眠障害の原因が考えられた場合は専門医への紹介を検討する.

不眠の定義と疫学

- 不眠症(insomnia)を定義する診断基準として,国際的にはDSM-5(Diagnostic and Statistical Manual of Mental Disorders, Fifth Edition:DSM-5精神疾患の診断・統計マニュアル)やICD-10(International Classification of Diseases 10 th revision:国際疾病分類第10版),ICSD-3(The International Classification of Sleep Disorders – Third Edition:睡眠障害国際分類第3版)などがある.

- ICSDは米国睡眠医学会発刊の睡眠関連疾患に関する診断基準であり,第3版は2014年に発行された.米国精神医学会による診断基準のDSM-5[1]とICSD-3は多少の違いはあるものの,似ている部分も多い.本稿執筆時点(2017年)ではICSD-3の日本語版が発刊されておらず,ここではDSM-5に基づく診断基準を示す(**1**).なお,本稿では不眠症と不眠障害を同義として記述する.

1 DSM-5による不眠障害の診断基準

A. 睡眠の量または質の不満に関する顕著な訴えが,以下の症状のうち1つ(またはそれ以上)を伴っている:
   (1)入眠困難
   (2)頻回の覚醒,または覚醒後に再入眠できないことによって特徴づけられる,睡眠維持困難
   (3)早朝覚醒があり,再入眠できない
B. その睡眠の障害は,臨床的に意味のある苦痛,または社会的,職業的,教育的,学業上,行動上,または他の重要な領域における機能の障害を引き起こしている
C. その睡眠困難は,少なくとも1週間に3夜で起こる
D. その睡眠困難は,少なくとも3か月間持続する
E. その睡眠困難は,睡眠の適切な機会があるにもかかわらず起こる
F. その不眠は,他の睡眠-覚醒障害(例:ナルコレプシー,呼吸関連睡眠障害,概日リズム睡眠-覚醒障害,睡眠時随伴症)では十分に説明されず,またはその経過中にのみ起こるものではない
G. その不眠は,物質(例:乱用薬物,医薬品)の生理学的作用によるものではない
H. 並存する精神疾患および医学的疾患では,顕著な不眠の訴えを十分に説明できない

(日本精神神経学会〈日本語版用語監修〉「DSM-5精神疾患の診断・統計マニュアル」医学書院;2014[1].p356より)

- 不眠症は睡眠障害の一つであるが，睡眠障害を呈する疾患は他にもあり，閉塞性睡眠時無呼吸症候群などの呼吸関連睡眠障害群，ナルコレプシーなどの過眠障害，睡眠相後退症候群などの概日リズム睡眠-覚醒障害群，レム睡眠行動異常症などの睡眠時随伴症群，レストレスレッグス症候群などの睡眠関連運動異常症などに分類される．また物質・医薬品の生理学的作用でも不眠を訴えることがある．

- 眠れないという主訴の原因を考えずに睡眠薬を処方することは控えるべきであり，上記を疑った場合には専門医への紹介を検討することが重要である．

- 日本では一般成人の21％が不眠で悩んでおり，15％が日中の眠気を自覚しているとの報告もある．

- 睡眠障害になると，眠れないということだけではなく，作業効率の低下，交通事故，その他精神疾患や生活習慣病とも関連することがあり，適切に予防，診断，治療を行うことが必要である．

不眠の分類

- ICSD-2では不眠症を原発性と続発性に分けていたが，DSM-5やICSD-3では身体的，心理的な疾患に続発するのではなく疾患に併発しうるものと変更された．

- ICSD-3では持続期間に基づく分類として，不眠の症状が3か月未満のものを短期，3か月以上のものを慢性と区別しているが，これ

Point

レストレスレッグス症候群

Restless legs症候群，むずむず脚症候群ともいう．「不眠，焦燥」の訴えがある患者では，一見いらいらし落ち着かないため「不穏」と考えられがちで，不穏時の頓服薬が使用されるケースは少なからずある．筆者が経験したケースはレストレスレッグス症候群であったが，眠れない原因を検討するうえで，病歴や身体的診察，並存疾患の可能性を考えることは重要である．

はDSM-5においても睡眠困難の持続期間が3か月以上であることが診断に必要であることと一致する．

- 不眠症は入眠困難，中途覚醒，早朝覚醒に分類される．患者の不眠に関する訴えは曖昧であることも少なくなく，自覚的な「眠れない」という訴えのみによらず，睡眠日誌などを書いてもらうことで，より客観的にとらえることが可能となる．これは不眠症の治療が奏効しない場合に，診断や治療抵抗要因を再評価する際にも有効である．

不眠の治療・予防

- 日本睡眠学会のガイドラインによる不眠症の治療アルゴリズムを示す（**2**[2]）．

- 不眠を訴える患者は，夜間の不眠以外にも日常の眠気，集中力低下，倦怠感，不安，抑うつなど日中の機能障害を伴っているかに着目する．

- そのため不眠症を疑った場合には，日中の生活における機能障害についても問診する必要がある．

- 慢性不眠の成因として，Spielmanはpredisposing factor（準備因子），precipitating factor（促進因子），perpetuating factor（持続因子）からなる "3P" を提唱した[3]．

- 不眠になりやすい人は環境の変化や些細な出来事で不眠を呈しやすい素地があり，これが準備因子に相当するとされる．

- このような人に入院などの環境変化や経済的不安など心理的ストレス，心身の病気などが加わると不眠症状が顕在化しやすく，これが促進因子に相当する．

- 通常であれば促進因子の消失とともに不眠症状は改善する．不眠症に至る患者では，「眠れないと大変だ」などの過度の不安から緊張が高まり，早く寝ようとして眠くなる前から入床する，寝酒をする，夜眠れない分長い昼

2 不眠症の治療アルゴリズム

不眠の訴え

症状把握
・不眠症状の特徴
・日中の機能障害

・過覚醒（不安・抑うつ）
・リズム異常（夜型・夜勤）
・恒常性異常（午睡過多）

不眠の再評価
・身体因，環境因，心理要因
・その他の睡眠障害
　（睡眠状態誤認，レストレス
　レッグス症候群ほか）

治療の要否判定　要　睡眠衛生指導　リスク評価

不要

薬物療法
1）非ベンゾジアゼピン系睡眠薬
2）メラトニン受容体作動薬
3）ベンゾジアゼピン系睡眠薬
4）催眠・鎮静系抗うつ薬

無効
部分寛解

無効

認知行動療法
1）刺激制御法
2）睡眠制限法
3）漸進的筋弛緩法
4）認知療法

有効　維持薬物療法

有効

再燃

休薬　休薬トライアル
・漸減法
・CBTI併用法

寛解

治療終了
睡眠衛生指導

維持療法

CBTI：cognitive behavioral therapy for insomnia（不眠症に対する認知行動療法）.
（日本睡眠学会「睡眠薬の適正な使用と休薬のための診断ガイドライン」2014[2]．p8より）

寝をするなど睡眠衛生上不適切な行動をとる．結果眠れない夜が繰り返されると寝なければならないという不安から，一連の行動がより緊張を伴い不眠をもたらす条件が学習されてしまう．これらがあいまって持続因子となり，ストレスが去った後も不眠症状が持続する．

● 不眠を訴える患者において重要なことは，この慢性化を防ぐことであり，以下に述べるように治療においては，まず睡眠衛生に関する指導を行うことが重要である．

● 多くの患者で睡眠衛生の乱れがあることがあり，睡眠薬を安易に処方することは控えるべきである．

● 以下に睡眠衛生に関する指導内容を示す．なお睡眠衛生指導に関しては，厚生労働省が2014年に公開した「健康づくりのための睡眠

3 『健康づくりのための睡眠指針2014』の「睡眠12箇条」

1	良い睡眠で，からだもこころも健康に
2	適度な運動，しっかり朝食，ねむりとめざめのメリハリを
3	良い睡眠は，生活習慣病予防につながります
4	睡眠による休養感は，こころの健康に重要です
5	年齢や季節に応じて，ひるまの眠気で困らない程度の睡眠を
6	良い睡眠のためには，環境づくりも重要です
7	若年世代は夜更かし避けて，体内時計のリズムを保つ
8	勤労世代の疲労回復・能率アップに，毎日十分な睡眠を
9	熟年世代は朝晩メリハリ，ひるまに適度な運動で良い睡眠
10	眠くなってから寝床に入り，起きる時間は遅らせない
11	いつもと違う睡眠には，要注意
12	眠れない，その苦しみをかかえずに，専門家に相談を

（厚生労働省健康局「健康づくりのための睡眠指針2014」[4]より）

指針2014」が世代別の指導内容もあり使いやすい（**3**[4]）.

- 睡眠衛生指導の後で，長期服用になりやすいリスクがあるかを事前に評価することが望ましいとされる．リスクとして，重度の不眠や抗不安薬の服用歴，高齢者，合併症の存在，ストレスの存在，薬物依存の既往，アルコールとの併用などがあげられる．
- いったん処方した睡眠薬は症状の改善にあわせ減量，休薬が必要だが，それを困難にさせる要因として，高用量の睡眠薬服薬，多剤併用，うつ病などの存在，掻痒や疼痛，頻尿など身体疾患の存在があげられる．
- 薬物治療の詳細については本稿の趣旨である

「予防」からそれるため専門書に譲るが，薬物治療のポイントとして，治療開始時においては可能な限り単剤で対処することが重要であり，初めから多剤処方を組み合わせることは控えるべきである．

- 認知行動療法など非薬物療法も有効であるが，なにより先述の睡眠衛生に関する指導を行うことが重要である．その際，動機付けを行いながらできたことを支持し，ひとつずつ改善していくことが大切である．
- 併存する疾患があればその治療も並行する．
- 睡眠衛生指導は治療開始時のみならず終了時も行う．

文献

1) 日本精神神経学会（日本語版用語監修）. DSM-5精神疾患の診断・統計マニュアル. 医学書院；2014. pp356-362.
2) 日本睡眠学会. 睡眠薬の適正な使用と休薬のための診断ガイドライン. 2014年7月22日更新. http://jssr.jp/data/pdf/suiminyaku-guideline.pdf
3) Spielman A, et al. A behavioral perspective on insomnia treatment. Psychiatr Clin North Am 1987；10：541-553.
4) 厚生労働省健康局. 健康づくりのための睡眠指針2014. http://www.mhlw.go.jp/file/06-Seisakujouhou-10900000-Kenkoukyoku/0000047221.pdf

発生予防

自殺予防

今村弥生
杏林大学医学部精神神経科学教室

◆ 自殺のリスクファクターを念頭に入れておく.
◆ 自殺企図者を責めない.
◆ 孤独と絶望，心理的視野狭窄に留意して関わる.
◆ 精神科への紹介はスムーズに行う.

自殺のリスクファクター

● 精神疾患がある，あるいは人生の大きな困難を抱えている目の前の患者は自殺企図に至るかどうか？　全ての疑わしいケースに対して，自殺予防を前提としてスクリーニングを行うことは現実的ではないが，自殺企図に傾きやすいリスク因子を念頭に置いて診療することは重要である（ **1** ， **2** ）.

● **2** [1,2]は救急外来でのスクリーニングに用いる.

● 特に「中年以降の男性」「離別，喪失体験」「単身生活（家族がいない）」「過去の自殺企図歴がある」場合は，一見，自殺企図とは無縁そうに見えても，リスクを念頭に接するべきである.

● 海外では4つの「P」の質問（past suicide attempts, a plan, probability of completing suicide, and preventive factors）による自殺リスクのスクリーニングツール"P4 Suicidality Screener"が，腫瘍内科やプライマリ・ケア領域などで用いられている報告がある[3].

自殺企図の尋ね方

● 自殺念慮が疑われた時は「死にたい気持ち」について率直に，かつ誠実に尋ねることが推奨されている.

● **3** に自殺企図への質問の仕方を示す. 上の質問から始めて，「いいえ」になればそこで質

---

1 自殺のリスク因子

慢性的（素因的）	急性（促進因子）	防御因子
• 男性 • 高齢（＞65歳） • 自殺企図の既往 • 精神障害 • 慢性身体疾患 • 自殺の家族歴 • 慢性疼痛 • 薬物依存	• 最近の喪失体験 • 精神障害の悪化 • 身体疾患の悪化 • 衝動性 • 自殺手段への接近 • 薬物依存 • 致死性の高い自殺計画	• 結婚 • 信仰する宗教 • 家庭内の子どもの存在 • 積極的な社会支援

2 SAD PERSONS スケール

			Patterson (original)	Hockberger (modifild)
S	Sex	男性は既遂自殺のリスク	1	1
A	Age	高齢者，思春期はハイリスク	1	1
D	Depression	うつ病．絶望感が強い	1	2
P	Previous attempt Psychiatric care	自殺企図の既往　精神科通院中	1	1
E	Ethanol use	アルコール・薬物乱用	1	1
R	Rational thinking loss	合理的思考の欠如．幻想や妄想	1	2
S	Social support deficit	社会的援助の欠如．援助されないという思い込み	1	1
O	Organized plan	具体的な自殺手段の想定，強い意志	1	2
N	No spouse	配偶者の欠如：別居，離婚，死別，未婚	1	1
S	Sickness	病気．とくに慢性消耗性疾患	1	2

Original＝0～4点：低リスク，5～6点：中等度リスク，7～10点：高リスク．
modifild＝5点以下：低リスク（帰宅可），6～8点：中等度リスク（精神科コンサルト），9点：高リスク（入院加療）．

(Patterson WM, et al. Psychosomatics1983[1]；Hockberger RS, et al. J Emerg Med 1988[2]より作成)

3 死にたい気持ちを評価するための質問

上から順に質問して，「いいえ」になればそこで終了	重症度
① 死んでしまったら楽だろうなぁと思ったりしますか？	低い
② 死ぬ方法について考えますか？	
→考えているとすればどういう方法ですか？	
③ 遺書を書きましたか？	
④ 死ぬことばかり考えていますか？	
⑤ 実際に死のうとしていますか？	
⑥ 自分でそれらを止められそうにないですか？	高い

(Schneider RKほか「ACP 内科医のための「こころの診かた」―ここから始める！ あなたの心療」丸善；2009[4]より)

問をやめる．

● 自殺企図についての話をする時は，救急外来のように周りに他の患者がいたり，子どもなど聞かれたくない家族が同席しない状況で尋ねることが強く推奨される．

自殺に気持ちが傾く人への関わり方

● 自殺に気持ちが傾いた考えを方向修正するために，面接の最低限のポイントを押さえた上での，言うべきでない言葉と推奨される言葉を **4**，**5**に示す．

● まず受容が基本である．自殺企図を含めた相手の存在を受け止めること，そして受容した

4 自殺企図に対して言ってはいけない言葉

● 「死ぬ気になればなんでもできると思って頑張りましょう」
● 「現実から目を背けてはいけない」
● 「そのうち，どうにかなりますよ」
● 「自殺をしてはいけない」
● 「他にもっと辛い人がいるのですよ」
● 「なぜ自殺したいと思うのですか？」

5 推奨される言葉かけの例

● 「死にたいと思うほど，辛かったのですね」
● 「話せる範囲でいいので，私でよかったら話してもらえませんか？」
● 「今でも，自殺をしたい気持ちは変わっていないのですか？」
● 「自殺以外の方法で，今を乗り切る方法を，一緒に考えてみませんか？」

からといって「マイ人生哲学」を押し付けてはいけない．命令調や，責めるような言い方は厳禁である．

- たとえ客観的に的を得ていたり，役に立つ助言であったとしても，一方的に治療者の考えを押し付けてしまっては，患者の今までの努力を否定する流れに移行しやすい．
- 病歴を聞くことは重要であるが「なぜ？」と問うと，責める口調になってしまいふさわしくない．
- 大半の自殺企図者に共通する心理として「孤独」「絶望」「心理的視野狭窄」がある．つまり，周囲の援助や自分自身がもつ，状況打開への力や可能性を全否定し，解決策は自ら命を絶つことしかない，と考えてしまっている状況である．
- これらを配慮し，かつ否定せず責めない言葉が，自殺に傾いた心に届く表現となる．
- 「誰か一人でも寄り添ってくれる人がいれば人は自殺をしない」という自殺予防の格言に習って，患者の話に誠意をもって耳を傾け，味方であることを伝え，できれば患者自身が心理的視野狭窄から少しだけ視野を広げ，別の可能性に気づくようになるのを目指したい．
- 「自殺をしない約束」は，しばしば推奨される関わりであるが，自殺の可能性を減じる知見が得られているわけではない．表面的であったり，ルーチンワークの一環として行われるのであれば無意味であり，継続的な治療関係が保証された前提で初めて意味をもつ[5]ので，診療の文脈の中で約束を持ち出すか，考慮すべきである．
- また，時には，患者が約束を守れないこともある．そこで責めてしまうと，共感と受容の治療関係は崩れてしまう．
- 自殺企図への関わりに王道はないが，基本姿勢は日々の診療においても意義のある接し方である．

精神科へコンサルトする時の留意点

- 自殺企図の支援は一人で抱え込まず，メディカルスタッフや地域の資源，家族も含んだ複数の人で支えるのが基本である．
- 精神科へ紹介することは数多く想定されるが，その際，自殺企図以外の疾患はこのまま継続して診療することを患者に伝えてから紹介すると，見捨てるような紹介になりにくい．
- 「信頼する精神科医がいるので，一度意見を聞いてみはどうでしょう？」という紹介が推奨される．

引用文献

1) Patterson WM, et al. Evaluation of suicidal patients：the SAD PERSONS scale. Psychosomatics. 1983；24（4）：343-5, 348-9.
2) Hockberger RS, Rothstein RJ. Assessment of suicide potential by non-psychiatrists using the SAD PERSONS score. J Emerg Med 1988；6（2）：99-107.
3) Dube P, et al. The p4 screener：evaluation of a brief measure for assessing potential suicide risk in 2randomized effectiveness trials of primary care and oncology patients. Prim Care Companion J Clin Psychiatry 2010；12（6）.pii：PCC.10m00978.
4) Schneider RK ほか（著）/井出広幸ほか（監訳）．ACP内科医のための「こころの診かた」―ここから始める！あなたの心療．丸善；2009.
5) 松本俊彦．もしも「死にたい」と言われたら―自殺リスクの評価と対応．中外医学社；2015.

参考文献

- 今村弥生ほか（編）．生きると向き合う―わたしたちの自殺対策．南山堂；2017.

発生予防

労働者の疲労と睡眠
過労リスクとオンとオフのメリハリの重要性

久保智英
独立行政法人労働者健康安全機構労働安全衛生総合研究所
産業ストレス研究グループ上席研究員

◆ 疲労は，休息，休憩，休日等の労働・生活の節目において基本的には回復に向かう性質を持っている．これを疲労の可逆性と呼ぶ．しかし，適切な回復機会が与えられない場合，疲労は過労に進展し，安全，能率，生活，健康等の側面で悪影響を及ぼすことになる．したがって，過労状態を防ぐためには，適切な長さとタイミングで睡眠をとることが重要である．

◆ 1日5時間未満の睡眠だと，最も身近な疾病としての風邪に罹患するリスクが高まることが睡眠実験にて証明されている．一方，風邪ウイルスを投与されたとしても，睡眠時間が確保できている場合には風邪の発症には至らなかった．このことから，適切な睡眠確保の重要性が指摘される．

◆ 労働者の疲労回復には，仕事から物理的に離れる（つまり，職場から離れる）だけでなく，心理的にも仕事の拘束から離れることが重要である．勤務時間外での仕事に関連したメールのやり取りは，疲労回復に重要な徐波睡眠の出現量を低減させる可能性があるため，余暇にはオンとオフのメリハリを保つことが肝要である．

長時間労働の問題 ── 平均値で法定労働時間を上回る働き方

● 現在の日本の労働者に起きている一つの問題として長時間労働があげられる．この問題は，古くて，なお新しい問題である．

● 厚生労働省の毎月勤労統計調査の結果によれば，総実労働時間は年々，減少傾向にある．しかし，一般労働者とパートタイム労働者に分けて総実労働時間を見た際には，一般労働者では，1993（平成5）年からおおよそ年間2,000時間の水準で推移しており，ほとんど変化がないことが分かる．

● 一方で，パートタイム労働者の全体に占める比率は1993年では約15％であったのに対して，2015年では約30％と，ほぼ2倍になっている．つまり，全体の平均値としての総実労働時間の減少の背景には，非正規雇用者の割合が増えていることが大きく関係している．したがって，フルタイムの一般労働者における長時間労働の問題は依然として解消されていないということが指摘できよう．

● そこで，年間2,000時間の働き方とは1日単位で考えた場合，どのような働き方になるのか．2017年で考えた際，年始は4日からで年末は28日までの勤務，ゴールデンウィークとお盆休みにはそれぞれ有給を取って1週間，かつ週5日勤務とした場合，年間の労働日数は240日となるので，2,000時間を240日で割り算した結果，1日8.3時間となる．

● つまり，9時に出勤して休憩を1時間とった場合，18時20分頃に退社という働き方である．さほど問題のない勤務時間であるという印象かもしれないが，1日の法定労働時間が8時間ということを考えれば，平均して，わが国の一般労働者は法定労働時間よりも長く

働いていることになる．
- さらに言えば，この数値にはサービス残業といった目に見えない労働時間は含まれていないので，おそらく，その実態はこの数値よりも大きいことが推測できるだろう．

過労リスク──睡眠の重要性

- 最近の働き方改革や過労死の問題を受けて，わが国の労働者における長時間労働の問題を改善しようとする動きが官民をあげて盛んになっている．
- 過労死という言葉は海外でも「KAROSHI」として通用することはよく知られている．しかし，もう1つわが国の労働文化をよく指示した言葉として「お疲れ様です」といった挨拶に着目してみたい．
- この挨拶，一説によれば，江戸時代から同じ使われ方をしているらしいが，よくよく考えれば，疲労というある意味，ネガティブな状態が挨拶として用いられていることに気づくだろう．
- この種の挨拶は欧米では存在しない．つまり，この挨拶が現在まで死語にならずに広く用いられている背景として，疲れることは美徳であるとする日本の労働文化が生み出した特異な挨拶なのではないだろうか．しかしながら，疲労は時として，疾病や事故等と結びつくものであることは，これまでの研究結果から明らかになっている．
- そこで，次のような研究を紹介したい．この研究は，睡眠時間の長さと，一番，身近な疾病としての風邪の発症についての関連性を検討した実験室実験の知見である[1]．
- この実験の目的は，主観的な報告では，睡眠時間が短いことと，風邪の罹患の関連性についての知見は存在するが，客観的な指標でもって，これらの関連性を検証しようというものであった．164名の健常な実験参加者

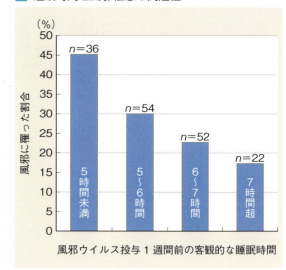

1 睡眠時間と風邪罹患の関連性

(Prather AA, et al. Sleep 2015[1] より)

（18～55歳の年齢範囲）に対して，実験前に腕時計型の睡眠計によって，普段の睡眠時間を調べて群分けを行った．
- 各群は，5時間未満群，5～6時間群，6～7時間群，7時間以上群の合計4群に分類された．その後，実験参加者に風邪ウィルス（ライノウイルス39）を投与し，5日間のうちに，風邪に罹患する割合について，年齢などを調整して各群で比較したのが**1**である．
- 結果は，睡眠時間が5時間未満の群では45％の者がウイルス投与後に風邪に罹患していた．一方で，風邪のウイルスを投与されているにもかかわらず，睡眠時間の長い群，とくに7時間以上の群では15％程度の罹患率であった．
- このことから，睡眠時間が確保されることは，疾病の予防，ひいては労働者の健康を守ることにつながることが示唆される．

過労リスクへの対策──サイコロジカル・ディタッチメント

- 労働者の疲労の回復が生じるためには労働の

拘束から離れることが重要である．
- 従来の産業疲労研究では，休息，休憩，休日といった労働・生活サイクルの節目に，労働者の疲労は回復に向かうと考えられてきた．
- しかし，最近の情報通信技術の発達とともに，仕事を終えて職場から離れることで物理的に労働からの拘束が解かれても，移動中や自宅などで心理的に労働に拘束される場面が増えてきた．
- 最近，産業保健心理学の分野では，働く人々の疲労回復やストレスの解消には，勤務時間以外では，物理的に仕事から離れるだけではなく，心理的にも仕事の拘束から逃れることが重要であるとされている．それをサイコロジカル・ディタッチメント（psychological detachment）という概念で定義し，ドイツのSonnentagらのチームが中心となり，精力的に研究が進められている[2]．
- そこで，サイコロジカル・ディタッチメントと疲労回復に重要な睡眠の質の関連性に，興味深い示唆を与えてくれている知見を以下に紹介する[3]．
- 2 は，翌日への仕事の不安度と，その日の夜の睡眠時脳波を示したデータで，睡眠時脳波の指標は，深い睡眠の際に出現する徐波睡眠の量を示している．
- その結果，翌日の仕事の事ばかり考えているほど，つまりは，帰宅後，心理的に仕事に拘束されていればいるほど，徐波睡眠の量が低下してくる関係性が示されている．

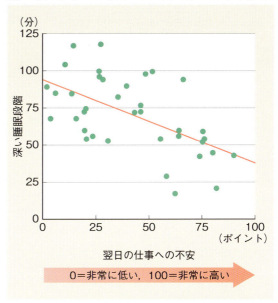

2 翌日の仕事への不安とその日の深い睡眠の関連性

（Kecklund G, et al. Biol Psychol 2004[3] より）

- 睡眠の質が悪化している状態が続くことは，翌日の集中力やモチベーションなどが低下してしまうことから，健康や安全のみならず，仕事の生産性にとっても良質な眠りは非常に重要であることが指摘できる．
- したがって，近年の情報通信技術の発展に伴って，いつでもどこでも働くことに繋がりが持てる環境下においては，仕事による心理的な拘束から逃れることが難しいため，この研究の持つメッセージ，つまり，オンとオフのメリハリを持つことは，わが国の労働者にとって，殊更，重みのあるものだと言えよう．

文献

1) Prather AA, et al. Behaviorally assessed sleep and susceptibility to the common cold. Sleep 2015 ; 38 (9) : 1353-1359.
2) Sonnentag S, Bayer UV. Switching off mentally : predictors and consequences of psychological detachment from work during off-job time. J Occup Health Psychol 2005 ; 10 (4) : 393-414.
3) Kecklund G, Åkerstedt T. Apprehension of the subsequent working day is associated with a low amount of slow wave sleep. Biol Psychol 2004 ; 66 (2) : 169-176.

発生予防

交通事故予防
運転者として 歩行者として

市川政雄
筑波大学医学医療系国際社会医学分野教授

- ◆ 交通事故は減ってきているが，高齢者が多く犠牲になっている．
- ◆ 高齢者は歩行中や自転車乗用中に交通事故の犠牲になりやすい．
- ◆ 歩行者は道路の無理な横断で死亡事故に遭いやすい．
- ◆ シートベルト，チャイルドシート，ヘルメットを使えば，死傷率は確実に下がる．

交通事故の推移と現状

- 近年，交通事故件数と死傷率（人口10万人あたりの死傷者数）はいずれも減少傾向にある（**1**）．
- 65歳以上の死亡率は65歳未満と比べ3倍以上，致死率（死傷者数に占める死者数の割合）も非常に高い（**1**）．
- 今日，死者数の半数以上を高齢者が占める．
- また，死者数の半数は交通弱者（歩行中，自転車乗用中の事故）で（**2**），その約7割を高齢者が占める．
- 原付以上の運転者は高齢になるほど事故を起こすリスクが高くなるが，若年層（16～19歳）より低い（**3**）．
- 交通事故死者数を減らすためには，高齢の交通弱者を守る対策が必要である．

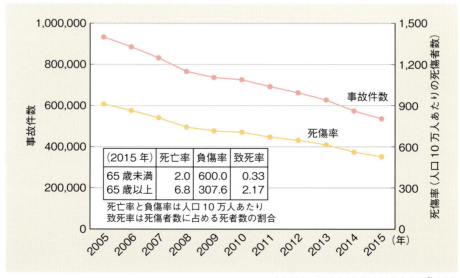

1 交通事故件数と死傷率の推移

(2015年)	死亡率	負傷率	致死率
65歳未満	2.0	600.0	0.33
65歳以上	6.8	307.6	2.17

死亡率と負傷率は人口10万人あたり
致死率は死傷者数に占める死者数の割合

（内閣府．平成28年版交通安全白書[2]より）

2 状態別交通事故死者数・負傷者数の割合（2015年）

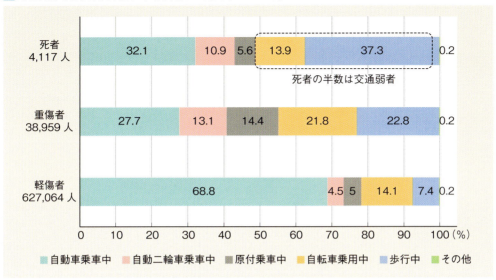

（警察庁交通局．平成27年における交通事故の発生状況[1]より）

3 原付以上運転者（第1当事者）の年齢層別免許保有者10万人あたりの交通事故件数（2015年）

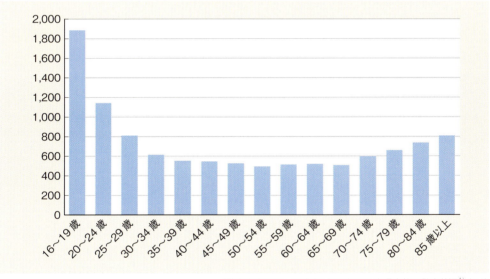

（警察庁交通局．平成27年における交通事故の発生状況[1]より）

高齢者の運転免許制度

- 70歳から運転免許の有効期間が3年となり，免許は3年ごとに更新する（厳密には，70歳で免許を更新する場合，過去5年間に違反がないか，3点以下の違反が1回だけであれば，免許の有効期間は4年である）．

- 70歳から免許更新時に高齢者講習を，75歳から高齢者講習に先立ち認知機能検査を受けなければならない．また，75歳以上の運転者が信号無視など特定の交通違反をした場合は，臨時で認知機能検査を受けなければならない．
- 高齢者講習と認知機能検査は自動車教習所で

4 シートベルト着用・チャイルドシート使用有無別致死率（2015年）

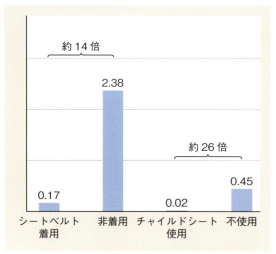

（内閣府．平成28年版交通安全白書[2]より）

受けることができる．
- 認知機能検査の判定は，「記憶力・判断力に心配ありません」「少し低くなっています」「低くなっています」の3段階で，「低くなっています」と判定された場合は臨時適性検査（専門医による診断）を受ける必要がある．
- 臨時適性検査で認知症と診断された場合は運転免許が取り消される．

個人でできる交通事故対策

- 交通事故を防ぐためには道路交通環境や自動車の安全性を高めることが不可欠であるが，個人レベルでできること，すべきことは次の通りいくつかあり効果も認められている（4）．
- シートベルト，バイクヘルメットはどの座席でも必ず着用する（道路交通法で着用義務あり）．
- チャイルドシートは必ず使う（道路交通法で6歳未満の子どもには使用義務あり）．助手席ではフロントガラスやエアバックなどで危険が生じるため，後部座席で使うよう日本小児科学会は推奨している．
- 妊娠中も特別な事情がない限り，シートベルトは必ず着用する（交通の方法に関する教則に「妊娠中であっても，シートベルトを正しく着用することにより，交通事故に遭った際の被害から母体と胎児を守ることができる」と明記され，日本産科婦人科学会・日本産婦人科医会も推奨している）．
- 自転車ヘルメットは必ず着用する（道路交通法で13歳未満の子どもには着用の努力義務あり）．
- 歩行者の死亡事故の半数が横断歩道外の横断中に起きていることから，無理な横断は避ける（交通ルールを守る）．

> 今後，高齢運転者やその家族から車の運転について相談を受ける機会が増えるかもしれない．その際に参考になるのが「認知症高齢者の自動車運転を考える家族介護者のための支援マニュアル©」（国立長寿医療研究センター長寿政策科学研究部，2016年）http://www.dgp2005.com/downloadpage.files/manual_2nd160322.pdf である．
>
> また，臨時適性検査に関しては，「かかりつけ医向け認知症高齢者の運転免許更新に関する診断書作成の手引き」（日本医師会，2017年）http://www.med.or.jp/doctor/report/004984.html が参考になる．

文献

1) 警察庁交通局．平成27年における交通事故の発生状況（平成28年3月）．2016.
https://www.e-stat.go.jp/stat-search/files?page = 1 & layout = datalist & stat_infid = 000031400112 & lid = 000001150496
2) 内閣府．平成28年版交通安全白書（平成28年6月）．2016.
http://www8.cao.go.jp/koutu/taisaku/h28kou_haku/index_zenbun_pdf.html

発生予防

周術期合併症予防

遠藤慶太[1]，平岡栄治[2]
[1]東京ベイ・浦安市川医療センター総合内科
[2]東京ベイ・浦安市川医療センター総合内科部長

◆ 術前も通常通りルーチンの病歴聴取や身体所見が重要である．
◆ 術前の運動耐容能が4 METs以上ある患者は，それ以上の術前検査は不要なことが多い．
◆ 普段服用している薬は，突然の中止で周術期リスクが増加するため継続したほうがよいものもある．一般事項を押さえておいた上で術者と協議する必要がある．

一般的な注意事項

● 周術期管理の目標は以下の3つである．
　① 患者のベースの健康状態や慢性疾患の管理を再評価・最適化する．
　② 手術のリスク評価をして患者と話し合う．
　③ 周術期評価をすることで，潜在的な術後のリスクを明らかにする．
● 病歴聴取（症状・既往歴・内服歴・アレルギーなど）と身体所見はルーチンに行い，必要に応じて術前検査を行うべきである．

● 病歴や身体所見によらずにルーチンに術前検査を行うことは，基本的には推奨されていない（**1**）[1]．
● ルーチンに術前検査を行うことは，コストの増大だけでなく，予定手術が延期される可能性[2]や，それによりがんでは進行するリスクがある．

周術期の心血管疾患の管理

● 非心臓手術における周術期リスク評価は，**2**

---

1 術前検査についての推奨

エビデンスA
● 術前検査を行うかどうかは，病歴と身体所見，周術期リスク評価，臨床判断のもとで決めるべきである
● 健康成人に対しての白内障手術において，術前検査は必要ない（次頁 **TOPICS** 参照）

エビデンスC
● 心疾患の症状や徴候があれば心電図を行うべきである
● 新規または不安定な心血管疾患の症状や徴候があれば胸部X線検査を行うべきである
● 術前尿検査は，泌尿器科的な処置や植え込みを行う際に施行すべきである
● 術前の電解質・クレアチニンは電解質異常または腎機能障害がある場合行うべきである
● 術前の随時血糖やHbA1c測定は，結果が異常の際に周術期管理に影響を及ぼす場合に考慮すべきである
● 術前の血算は，病歴や身体所見から貧血のリスクがあり，周術期に出血が見込まれる場合に施行すべきである
● 術前の凝固能検査は，抗凝固薬内服中の場合，出血の既往がある場合，または肝疾患など凝固異常のリスクがある場合に施行すべきである

エビデンスA：専門家の意見が一致した患者ベースの質の高い研究によるエビデンスがある
エビデンスB：専門家の意見は一致しておらず，患者ベースの限られた研究によるエビデンスがある
エビデンスC：疾患ベースの研究や通常臨床，症例報告を踏まえての専門家のコンセンサスがある

(Feely MA, et al. Am Fam Physician 2013[1] より)

白内障手術など低リスク手術の術前検査のランダム化トライアル

18,189人の白内障の待機的手術を受ける患者の術前において，病歴と身体所見に加えて標準的な医学検査（心電図，血算，電解質，尿素窒素，クレアチニン，血糖）を行った群と行わない群とで，術中・術後合併症に有意な差はなかったという報告[3]がもとになり，白内障手術の術前のルーチンの検査は必要がないとされている．

ただし，50歳以下，全身麻酔患者，3か月以内に心筋梗塞を発症した患者，術前28日以内に何らかの医学検査を受けた患者，英語またはスペイン語が話せない患者は除外されている．通常通り病歴と身体所見をとって異常がないか確認している点は重要である．

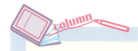

自己申告の運動耐容能4 METsについて

運動耐容能が4 METs以上あれば，周術期合併症が低く，心臓負荷試験は不要とされる．

4 METsの運動とは，1階から3階まで歩いて登る（4 METs），庭いじり（4.4 METs），カートを使用せずにゴルフ（4.4 METs），スイミングはゆっくりであっても4.5 METs程度，ダブルスでテニス（5 METs）などである．

患者自己申告の運動耐容能を内科医が外科医への紹介状に記載しておくのはより丁寧な評価と言えるだろう．

のアルゴリズム[4]を運用するのが実用的である．

- ポイントは，4 METs以上の運動耐容能があれば周術期の心血管合併症のリスクは低い点である（**column**参照）．
- 高血圧症のある患者は血液検査・心電図・胸部X線により臓器障害の評価を行うことが推奨される．
- 二次性高血圧評価も必要に応じて行う（特に褐色細胞腫の場合，マネジメントが変わるので注意が必要）．180/110 mmHg以上の場合は周術期血管イベントリスクが増加することを知っておかねばならない[5]．

周術期の抗血栓薬（抗血小板薬・抗凝固薬）の管理

- 手術の出血リスク，患者の血栓リスクをそれぞれ把握しておく．
- 出血リスクが低い低侵襲手術の場合は抗凝固薬を中止する必要がない，または中止しないほうがよい場合もある（**3**）[6]．
- 元々内服している対象疾患を再確認しておく．抗血栓薬を中止すれば血栓症のリスク，継続すると出血のリスクがある．そのバランスにより中止，継続を決定する．
- アスピリンは一次予防で内服している場合は，7〜10日前からの中止を検討する．二次予防の場合は，冠動脈ステント留置の既往がある場合は**4**を参考にする．
- ステント留置の既往がない患者では，中等度以上の心血管疾患リスクのある患者（ガイドライン上は虚血性心疾患・心不全・糖尿病・慢性腎臓病・脳血管疾患を挙げている）は可能ならアスピリンは継続が望ましく，低リスクの患者ではアスピリンは手術7〜10日前か

2 2014 ACC/AHA ガイドラインによる周術期の心血管疾患管理

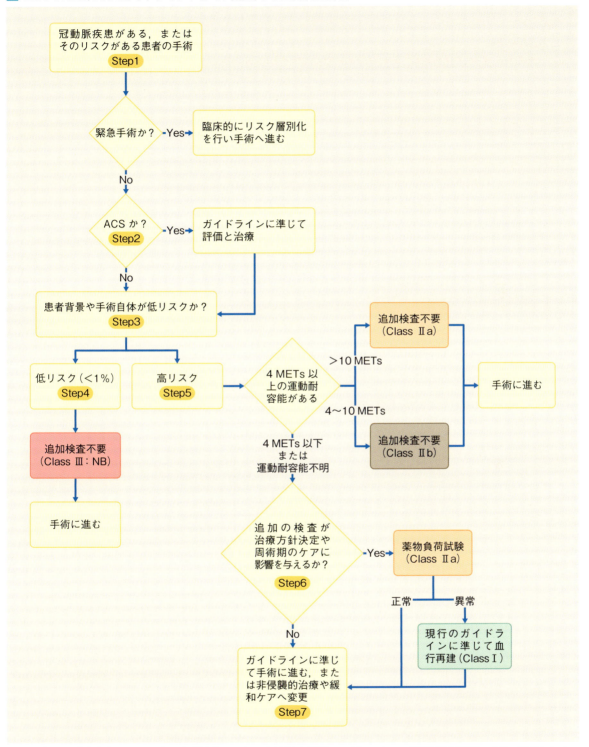

ACC：米国心臓病学会，AHA：米国心臓協会，ACS：急性冠症候群，METs：メッツ（運動量の指標），NB：利益なし（no benefit）．Class分類は，ACC/AHAガイドラインに記載された米国の分類による．

(Fleisher LA, et al. J Am Coll Cardiol 2014[4]より)

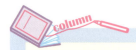

ASA分類

米国麻酔学会(American Society of Anesthesiology)による，麻酔を受ける患者の術前全身状態を分類したもの．ⅠからⅥまであり数字の上昇につれ術前全身状態が悪いことになる．正常で健康な患者はⅠであり，本稿における「ASA分類Ⅱ」は，軽度の全身疾患をもつ患者である．詳細は成書を参考にされたい．

ASA分類	定義	適用例
Ⅰ	正常で健康な患者	健康，非喫煙，飲酒少量以下
Ⅱ	軽度の全身疾患をもつ患者	機能障害を伴わない軽度の疾患． 例：喫煙・機会飲酒・妊娠・肥満
Ⅲ	重度の全身疾患をもつ患者	中等度から重度の実質的な機能障害を伴う疾患 例：コントロール不良の糖尿病・高血圧，COPD，血液透析など
Ⅳ	常に生命を脅かすような重度の全身疾患をもつ患者	発症3か月以内の心筋梗塞・脳血管障害・一過性脳虚血発作など
Ⅴ	手術を受けなければ生存を期待できない瀕死の患者	破裂性胸腹部大動脈瘤，重度外傷など
Ⅵ	臓器提供ドナーとして脳死宣告を受けた患者	

(https://www.asahq.org/resources/clinical-information/asa-physical-status-classification-systemをもとに作成)

3 ワルファリンを中止せずに実施可能な手術・処置

- 内視鏡検査
- 生検
- 血管内手術
- 経皮的冠動脈インターベンション(percutaneous coronary intervention：PCI)
- 心臓電気生理学的検査，アブレーション
- 心臓デバイス留置術(ペースメーカー，除細動器，ループレコーダー)
- 白内障手術
- 皮膚手術
- 抜歯術
- 硬膜外麻酔
- 非心臓の小手術
- 人工膝関節全置換術
- 関節内視鏡手術

(Rechenmacher SJ, Fang JC. J Am Coll Cardiol 2015[6]より)

4 周術期の抗血栓薬の管理

- 待機的な非心臓手術は，ベアメタルステント(BMS)留置から30日，薬剤溶出性ステント(DES)留置から6か月は遅らせたほうがよい(Class Ⅰ)
- 冠動脈ステント留置後に2剤抗血小板療法(DAPT)を受けている患者がP2Y12拮抗薬の中止が必要な手術を受ける場合，可能ならアスピリンは継続が望ましく，P2Y12拮抗薬も術後可能な限り早急に再開したほうがよい(Class Ⅰ)

(Levine GN, et al. Circulation 2016[9]より)

ら休薬が望ましいとされている[7]．

周術期の呼吸器疾患の管理

- 術後肺合併症のリスクとなる患者因子と手術因子を事前に確認しておき，合併症を減らすためにできることを行う．
- 患者リスクは，60歳以上，ASA分類Ⅱ以上(column参照)，心不全，日常生活に介助が必要，慢性閉塞性肺疾患(COPD)がある[10]．
- 手術リスクは，大動脈瘤手術，胸部手術，腹部手術，脳外科手術，3～4時間以上の手術，頭頸部手術，緊急手術，血管手術，全身麻酔である[10]．
- 禁煙は周術期肺合併症を減らす．短期間の禁煙が害になる根拠は乏しく，術前8週間まででは早く禁煙するほど効果が高いというシステマティックレビューがあることからも，手術を要する疾患が見つかり次第，禁煙につい

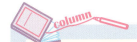

周術期にも重要なアドバンス・ケア・プランニング

特に高齢患者の高リスク手術において，アドバンス・ケア・プランニングは重要である．
手術への心配や懸念，手術に期待しているアウトカム，重篤な回復不能な合併症が生じたときの事前指示などを話し合うスキルは内科医にとっても必要である[8]．

て患者と話し合うのが望ましい[11]．
- 術前患者は一般集団と比べて禁煙が成功しやすいという日本の報告も併せて，日本麻酔科学会では術前の禁煙指導を強く勧めている[12]．
- 術前にCOPDや喘息の急性増悪状態であれば，ベースラインのピークフローに戻るまで治療してから手術を行うことが望ましい．

周術期の内分泌疾患の管理

- 血糖やヘモグロビンA1c（HbA1c）の術前の目標値は明確には定まっていないが，周術期の血糖コントロールが悪いと予後が悪いことは知られており，手術を延期するかどうかは原疾患との兼ね合いとなる．
- 糖尿病が1型か2型か（1型であれば周術期に常にインスリンが必要となるため）と，直近3か月以内のHbA1cを含めた血糖コントロールの程度は，術者に申し送るのがよい．

周術期のその他の臓器管理で知っておくべきこと

- 肝硬変患者では，Child-Pugh分類とMELD（model for end stage liver disease）scoreが周術期リスクと相関するが，特にMELD scoreが16点以上やChild-Pugh分類Cでは周術期リスクが非常に高いため，一般に待機的手術は禁忌となる[13]．

- 高齢者の大腿骨頸部骨折は発症から24〜48時間以内の手術は有意に死亡率・肺炎・褥瘡が少ないため，準緊急手術を要する状態である[14]．そのため，このような患者が受診した時には緊急で手術可能病院への搬送を検討する．

周術期のその他の内服管理

- 今まで維持療法で服用している薬には，中止したほうがいい薬（TNF-α阻害薬など）と，中止するとリスクが増加するためなるべく中止しないほうがいい薬（β遮断薬，スタチン，抗痙攣薬，抗パーキンソン病薬など）がある[15]．
- その他手術当日より前から内服中止を検討すべき薬剤として非ステロイド性抗炎症薬（NSAIDs）があり，出血リスクとなりうることから中止を検討すべきである．中止のタイミングについて明確な決まりはないものの，NSAIDsの血小板凝集抑制作用はアスピリン

Key words

Child-Pugh分類
肝硬変をはじめとした慢性肝障害の予後予測の分類で，ビリルビン・アルブミン・腹水や脳症の有無，プロトロンビン時間により点数化され，classAからclassCまでありCが最重症である．

MELD score
もともと非代償性肝硬変患者の予後予測として用いられたスコアで，現在は肝移植登録患者の重症度判定に主に用いられる．ビリルビン・プロトロンビン時間・クレアチニン・透析治療の有無でスコア化される．

と違い可逆的であることから，各NSAIDsの半減期の5倍の休薬を設ければ十分としているものが多い[16]．

文献

1) Feely MA, et al. Preoperative testing before noncardiac surgery：guidelines and recommendations. Am Fam Physician 2013；87（6）：414-418.
2) Fischer SP. Cost-effective preoperative evaluation and testing. Chest 1999；115（5 Suppl）：96S-100S.
3) Schein OD, et al. The value of routine preoperative medical testing before cataract surgery. Study of Medical Testing for Cataract Surgery. N Engl J Med 2000；342（3）：168-175.
4) Fleisher LA, et al. 2014 ACC/AHA guideline on perioperative cardiovascular evaluation and management of patients undergoing noncardiac surgery：a report of the American College of Cardiology/American Heart Association Task Force on practice guidelines. J Am Coll Cardiol 2014；64（22）：e77-137.
5) Kristensen SD, et al. 2014 ESC/ESA Guidelines on non-cardiac surgery：cardiovascular assessment and management：The Joint Task Force on non-cardiac surgery：cardiovascular assessment and management of the European Society of Cardiology（ESC）and the European Society of Anaesthesiology（ESA）. Eur Heart J 2014；35（35）：2383-2431.
6) Rechenmacher SJ, Fang JC. Bridging Anticoagulation：Primum Non Nocere. J Am Coll Cardiol 2015；66（12）：1392-1403.
7) Douketis JD, et al. Perioperative management of antithrombotic therapy：Antithrombotic Therapy and Prevention of Thrombosis, 9th ed：American College of Chest Physicians Evidence-Based Clinical Practice Guidelines. Chest 2012；141（2 Suppl）：e326S-e350S.
8) 平岡栄治．心臓血管外科周術期におけるアドバンス・ケア・プランニング―望まない術後経過に適切に対応するために．Intensivist 2016；8（1）：211-218.
9) Levine GN, et al. 2016 ACC/AHA Guideline Focused Update on Duration of Dual Antiplatelet Therapy in Patients With Coronary Artery Disease. Circulation 2016；134（10）：e123-155.
10) Qaseem A, et al. Risk assessment for and strategies to reduce perioperative pulmonary complications for patients undergoing noncardiothoracic surgery：a guideline from the American College of Physicians. Ann Intern Med 2006；144（8）：575-580.
11) Mills E, et al. Smoking cessation reduces postoperative complications：a systematic review and meta-analysis. Am J Med 2011；124（2）：144-154.
12) 日本麻酔科学会．周術期禁煙ガイドライン．2015年
http://www.anesth.or.jp/guide/pdf/20150409-1guidelin.pdf
13) Hanje AJ, Patel T. Preoperative evaluation of patients with liver disease. Nat Clin Pract Gastroenterol Hepatol 2007；4（5）：266-276.
14) Simunovic N, et al. Effect of early surgery after hip fracture on mortality and complications：systematic review and meta-analysis. CMAJ 2010；182（15）：1609-1616.
15) 野木真将．中断してもいい薬，中断してはいけない薬―周術期の薬剤管理で考えるべきこと．Hospitalist 2016；4（2）：392-399.
16) Narouze S, et al. Interventional spine and pain procedures in patients on antiplatelet and anticoagulant medications：guidelines from the American Society of Regional Anesthesia and Pain Medicine, the European Society of Regional Anaesthesia and Pain Therapy, the American Academy of Pain Medicine, the International Neuromodulation Society, the North American Neuromodulation Society, and the World Institute of Pain. Reg Anesth Pain Med 2015；40（3）：182-212.

発生予防

感染症の曝露後予防

海老沢馨
神戸大学医学部附属病院感染症内科

◆ 針刺し時は落ち着いて，まずは曝露部を洗浄する．
◆ 自分の防御力を知っておく（ワクチン接種歴，抗体価）．
◆ 曝露後予防のあるものは適切な対応で感染リスクを減らすことが出来る．

針刺し/体液曝露（1）

● 針刺し/体液曝露事故を起こしてしまった場合，まずは冷静に創部の洗浄を十分に行うことが肝心である．速やかにその時行っている作業を中断し，応急処置を行う．

■ **メスや針などの鋭利な器具による受傷の場合**
  • 直ちに流水と石鹸で十分に洗浄する．

■ **患者血液，体液で眼が汚染された場合**
  • 直ちに流水で十分に洗浄する．
  • 大量に汚染された場合，眼科に相談する．

■ **患者血液，体液で口腔が汚染された場合**
  • 直ちに多量の水で数回含嗽する．

● 血液を絞り出すことや曝露面への消毒剤の使用は，有効性が証明されておらず推奨されていない．

● 続いて曝露源および被曝露者の同意を得たうえで以下のステータスを確認する．

■ **曝露源**
  • HBs抗原，HCV抗体，HIV抗原・抗体

■ **被曝露者**
  • HBs抗原・抗体，HCV抗体，HIV抗原・抗体，ALT（GPT）

● 上記を確認の上，曝露源の各病原体に応じて以下の対応をとる．

● 各疾患の予防は曝露後早期に開始する必要があるため，針刺し/体液曝露事故を起こしてしまった場合は，"創部の洗浄後直ちに"所属機関の担当者/責任者に報告する．決して業務終了後や翌日，週明けに報告するといった形をとらないよう事前に申し合わせておく必要がある．

● 曝露源のステータスによって対応が変わるため，できるだけ早期に検査を行うのが望ましい．ただし検査はあくまで曝露源患者の善意によるものであり，時間的拘束と身体的侵襲を伴うため強制はできない．患者の都合で検査ができない場合や即時検査ができない場合は，曝露源不明として対応しておき，結果が判明してから最終的な方針を決定する．

● 体液曝露のリスクのある事業場では常日頃から安全衛生委員会や事業者の選任する安全衛生推進者を中心とした安全衛生管理体制の中でどのような体制をとるか話し合っておくことが最も大切である．

> ここに注目
> 曝露源が不明の場合でも受傷した元の器具（針や刃など）は特定できることが多い．肉眼的に血液の付着があるか，どの部位に使用する器具か，針なら中空針かそうでないかで感染のリス

1 針刺し/体液曝露後の対応の概要

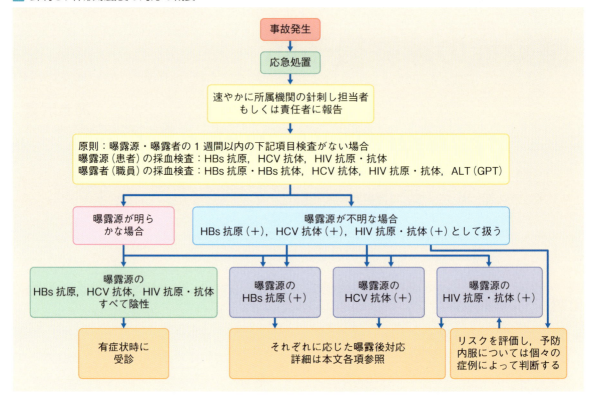

(神戸大学医学部附属病院感染制御部「院内感染対策マニュアル第7版」より作成)

クをある程度見積もることはできる．しかし，器材に付着した血液や体液を検査しても，結果の解釈に一定の見解はなく，二次被害のリスクもあるため推奨されない[1]．

B型肝炎ウイルス[2]

- B型肝炎ウイルス (hepatitis B〈HB〉virus：HBV) に対する曝露後予防は，曝露源の抗原，被曝露者のワクチン接種歴と抗体価によって変わってくる (2)．
- 特に医療従事者やリスクの高い関係者には，事前にHBVワクチンの接種が望ましい．
- HBIG (抗HBs人免疫グロブリン) を使用する場合は，できるだけ早期 (できれば24時間以内) に投与を開始する．曝露後7日以上経過した後のHBIG投与の効果は不明である．

■曝露後のフォローアップ

- 6か月後にHBs抗原，HBc抗原/抗体の検査を行う (1および3か月後に検査を行う施設もある)．
- 最後のワクチン接種から1～4か月後にHBs抗体の測定を行う．

ヒト免疫不全ウイルス[1]

- ヒト免疫不全ウイルス (human immunodeficiency virus：HIV) 感染者の感染性体液曝露があった場合，適切な対策をとることで被曝露者への感染リスクを低下させることができる．
- 予防内服は曝露後できるだけ早期 (数時間以内，できれば同日中) に開始するのが望ましい．72時間以降は効果がない可能性があるが，曝露源の感染力が強い (未治療，治療中

2 HBV曝露時における被曝露者のステータスによる対応

被曝露者のステータス		曝露源患者の情報	
		HBs抗原陽性/不明[*1]	HBs抗原陰性
HBVワクチン未接種もしくは1シリーズ目のワクチン接種が完了していない		HBIG投与×1回 ＋ HBVワクチン接種開始 もしくは HBIG投与×2回 1か月あけて投与	経過観察 今後も曝露リスクがある場合はHBVワクチン接種開始
HBVワクチン接種済み（1シリーズ）	血清HBs抗体陽性（≧10 IU/mL）	経過観察	経過観察
	血清HBs抗体陰性（＜10 IU/mL）[*2]	HBIG投与×1回 ＋ HBVワクチン接種開始	経過観察
HBVワクチン接種済み（2シリーズ）	血清HBs抗体陽性（≧10 IU/mL）	経過観察	経過観察
	血清HBs抗体陰性（＜10 IU/mL）[*2]（nonresponder）	HBIG投与×2回 1か月あけて投与	経過観察

HBIG：抗HBs人免疫グロブリン　0.06 mL/kg　筋注．
[*1] 曝露源不明の場合は原則としてHBs抗原陽性患者の体液に曝露したと考えて対応するが，被曝露者との相談が必要．
[*2] 米国疾病管理予防センター（CDC）は，過去に血清HBs抗体が陽性（≧10 IU/mL）であったことが確認できていれば，曝露時に抗体価が低下していても原則的に抗体陽性者として扱うこととしている[2]．

だがウイルス量が多いなど）と判断される場合は本人と相談の上，投薬の是非を決定する．

■処方例
- エムトリシタビン/テノホビル　1回1錠　1日1回　28日間
- ラルテグラビル（400 mg）　1回1錠　1日2回　28日間
  厳密に12時間ごとに内服する．初回分を単剤にしない．

■曝露後のフォローアップ
- 曝露から6週間後，3か月後，6か月後にHIVスクリーニング検査（抗原/抗体スクリーニング）を行う．

感染性体液[3]は下記のものを指す．
- 血液，血性体液
- 精液，腟分泌物
- 脳脊髄液，関節液，胸水，腹水，心嚢液，羊水

以下については外観が非血性であれば感染性なしと考える．
- 便，唾液，鼻汁，喀痰，汗，涙，尿

- 第4世代以降のHIVスクリーニング検査（抗原/抗体スクリーニング）であれば6週間後，4か月後に短縮することも可能である．

■費用
- エムトリシタビン/テノホビル（ツルバダ配合錠）　1錠 3,863.6円
- ラルテグラビル（アイセントレス錠）（400 mg）1錠 1,553.6円
  上記の内服を28日間行った場合，薬価だけで約20万円（195,165.6円）となる．
- 曝露後予防は保険適用外であるため，全額患者負担となるが，医療従事者の職業曝露の場合は労災保険の適用となる．

> **ここに注目**　自施設で初回分の薬剤を事前に準備しておき，曝露者（職員）が自己判断で初回分の内服を行う形をとっている施設もある．その場合2回目の内服まで12時間の猶予ができ，その間に曝露源の検査および専門家への相談を行う時間的余裕が生まれる．

3 髄膜炎菌曝露後の予防的抗菌薬投与

薬剤	年齢	投与量		投与期間・投与方法
リファンピシン	生後1か月未満	5 mg/kg	12時間毎	2日間
	1か月以上の小児	10 mg/kg	12時間毎	2日間
	成人	600 mg	12時間毎	2日間
シプロフロキサシン[*1]	成人	500 mg		単回投与
セフトリアキソン	15歳未満の小児	125 mg		単回筋注[*2]
セフトリアキソン	成人	250 mg		単回筋注[*2]

[*1] シプロフロキサシンは本邦では100 mg製剤と200 mg製剤がある. 200 mg製剤のみ入手可能な場合は1回400 mgの単回投与で代用する.
[*2] 本邦ではセフトリアキソンを点滴で1 g単回投与することで代用することもあるが, 効果は立証されていない.

C型肝炎ウイルス (HCV)

- C型肝炎ウイルス (hepatitis C virus：HCV) 曝露における曝露後予防対策はない.
- 近年, 治療法の進歩が著しく, 感染成立後の早期発見・早期治療が重要である.

■曝露後のフォローアップ

- 6か月後にHCV抗体の測定を行う.

針刺し/体液曝露以外の曝露後予防

- 針刺し, 体液曝露以外に曝露後の予防が可能な病原体および状況は以下の通りである.

インフルエンザウイルス[4]

- 濃厚接触者の定義は, インフルエンザに罹患した患者の看病をしていた者, 同居者の他, 呼吸器飛沫や体液曝露があったと考えられる者である.
- 基本的に曝露から48時間以内の場合のみ予防内服の対象とする.
- また, 曝露後予防はワクチン接種の代替となるものではない.
- 本邦ではラニナミビル (イナビル®) も予防投与の保険適用が認められたが, 国外では標準的な方法ではない.

■処方例

- オセルタミビル (タミフル®) 1回75 mg 1日

1回 10日間
妊婦であっても安全に使用することができる.

- ザナミビル (リレンザ®) 1回10 mg (2ブリスター) 1日1回 10日間
慢性気道疾患や気管支喘息患者では気管支痙攣を誘発する可能性があるため推奨されない.

髄膜炎菌[5]

- 患者に対して有効な抗菌薬投与が開始されてから24時間は接触感染対策をとる必要がある.
- 適切な対策を講じる前に接触した者には抗菌薬の予防内服が推奨されている.
- 予防内服の対象となるのは "濃厚接触者" であるが, 明確な定義はなされていない. 他疾患に準じて判断する.
- 処方例を **3** に示す.

ヘモフィルス・インフルエンザ菌b型 (Hib)[6]

- 侵襲性のヘモフィルス・インフルエンザ菌b型 (Hib) 感染症の患者の家族と濃厚接触者のうち, 下記を満たす者には抗菌薬の予防内服が推奨されている.
  ① 4歳未満で, 年齢相応のHibワクチン接種を受けていない場合
  ② 12か月未満でHibワクチン接種が終わっ

4 侵襲性Ａ群溶血性連鎖球菌感染症曝露後の予防的抗菌薬投与

薬剤	投与量	投与期間
BPG* ＋ リファンピシン	BPG： 体重＜27 kgでは600,000単位 体重≧27 kgでは1,200,000単位 リファンピシン： 20 mg/kg/日（最大600 mg/日）を1日 2回に分割して投与	BPG：単回投与 リファンピシン：4日間
クリンダマイシン	20 mg/kg/日（最大900 mg/日）を1日 3回に分割して投与	10日間
アジスロマイシン	12 mg/kg/日（最大500 mg/日）を1日 1回で投与	5日間

＊ BPG（ベンザチンペニシリンG）は本邦では入手できないため，現実的にはクリンダマイシンもしくはアジスロマイシンを使用することとなる．

ていない場合
③18歳未満で免疫抑制状態にある場合（Hibワクチン接種の有無に関わらない）
● また，対象となるのはb型と診断された場合のみで，b型以外，もしくは血清型が同定されなかった場合はその限りではない．
● 濃厚接触者の定義は，患者と同居しているか，医療機関受診の1週間前から1日4時間以上の接触が5日以上ある場合とされている．

■処方例
● リファンピシン　1回20 mg/kg（最大600 mg）1日1回　4日間
● 生後1か月未満の場合の投与量は定まっていないが，1回投与量を10 mg/kgとする専門家もいる．

■処方上の注意
● どの薬剤でもそうだが，薬物相互作用に注意が必要である．リファンピシンはCYP（シトクロムP450）を介した他の薬剤との相互作用が多く，処方されている薬剤との相互作用を必ず確認する必要がある．

A群溶血性連鎖球菌
● 侵襲性のA群溶血性連鎖球菌（GAS：Group A Streptococcus）感染症患者への曝露があった場合，重症化リスクの高い場合に限り曝露後予防が考慮されることがある．

● ルーチンでの曝露後予防は推奨されておらず，咽頭炎などの非侵襲性感染症の場合もその限りではない．
● 明確なガイドラインは公開されていないが，米国疾病管理予防センター（Centers for Disease Control and Prevention：CDC）は2002年にrecommendation（推奨）を発表している[6]．
● 濃厚接触者の定義は，患者の症状発現の7日前から24時間以上，同一世帯にいた者とされている．曝露後予防が考慮されるのは以下の者である．
  - 65歳以上
  - HIV感染者（20〜60歳）
  - 糖尿病患者
  - 担がん患者
  - 水痘患者（10歳未満で発症2週間以内）
  - 心疾患患者
  - 静注薬使用者
  - ステロイド薬使用者
● 予防的抗菌薬の使用例を**4**に示す．BPG（ベンザチンペニシリンG）は本邦では入手できないため，現実的にはクリンダマイシンもしくはアジスロマイシンを使用することとなる．

水痘−帯状疱疹ウイルス[8]
● 水痘および播種性帯状疱疹患者では全ての皮

5 ヒトおよび動物咬傷における予防的抗菌薬

	対象となる微生物	予防内服	内服期間, その他
ヒト	*Streptococcus viridans*, その他の Streptococcus, 口腔内嫌気性菌 黄色ブドウ球菌 *Eikenella corrodens*	● アモキシシリン／クラブラン酸 (250 mg/125 mg) 1回1錠　1日3回 ＋ ● アモキシシリン1回250 mg　1日3回 ペニシリンアレルギーの場合： ● クリンダマイシン1回300 mg　1日4回 ＋ ● シプロフロキサシン1回400 mg　1日2回 もしくは ● ST合剤　1回2錠　1日2回	3〜5日間. 感染リスクは傷の深達度や軟部組織損傷の程度，病原微生物による.
ネコ	*Pasteurella multocida*, 黄色ブドウ球菌 連鎖球菌	● アモキシシリン／クラブラン酸 (250 mg/125 mg) 1回1錠　1日3回 ＋ ● アモキシシリン1回250 mg　1日3回 ペニシリンアレルギーの場合： ● ドキシサイクリン1回100 mg　1日2回 ● セフロキシム　1回500 mg　1日2回	3〜5日間 予防内服なしでは感染が成立する可能性が高い.
イヌ	*S. viridans*, 口腔内嫌気性菌 黄色ブドウ球菌 *Pasteurella multocida* *Capnocytophaga canimorsus*	● アモキシシリン／クラブラン酸 (250 mg/125 mg) 1回1錠　1日3回 ＋ ● アモキシシリン1回250 mg　1日3回 ペニシリンアレルギーの場合： ● クリンダマイシン1回300 mg　1日4回 ＋ ● シプロフロキサシン1回400 mg　1日2回 もしくは ● ST合剤　1回2錠　1日2回	3〜5日間 ヒトや猫咬傷に比べて感染のリスクは低く，全例で投与する必要があるとは限らない. 脾臓がないもしくは機能的無脾症の場合は *Capnocytophaga* による重症敗血症をきたす可能性があるため全例予防内服を行う.

疹が痂皮化するまで空気感染対策が必要である.

● 罹患歴やワクチン接種歴がなく水痘-帯状疱疹ウイルス（varicella-zoster virus：VZV）に曝露した場合，曝露後3日以内に緊急ワクチン接種を行う.

● 生ワクチンの接種が出来ない免疫不全患者などでは水痘-帯状疱疹高力価免疫グロブリン（varicella-zoster immunoglobulin：VZIG）を投与するが，国内では入手できないため一般的な静注用免疫グロブリン製剤を使用することがある.

● アシクロビルやバラシクロビルの内服で発症を予防できる可能性があるが，投与量については統一されたプロトコールはない．治療時と同量もしくは半量で行うことが多い.

■処方例

● 乾燥弱毒生水痘ワクチン　曝露後72時間以内に1回接種

● アシクロビル　80 mg/kg/日（最大800 mg/日）　4回に分割　曝露後8日目から7日間内服

● バラシクロビル　1回500 mg　1日2回　曝露後8日目から7日間内服*

*神戸大学医学部附属病院での経験的投与.

ヒトおよび動物咬傷

● ヒトを含めた動物の口腔内には多数の細菌が常在しており，動物咬傷後には抗菌薬の予防内服を行う（**5**）.

狂犬病

● 本邦では狂犬病は根絶されているが，渡航時の曝露などで発症のリスクがある.

● 狂犬病曝露後にワクチン接種を行うことで発症を予防することが出来る.

- ●ワクチン入手可能な施設は限られており，専門医への紹介が望ましい．
- ●曝露前のワクチン接種の有無やワクチン製剤によって対応が異なる．

性的虐待

- ●性的虐待を受けた場合，梅毒，淋菌，クラミジア，トリコモナスを想定し抗菌薬の予防投与を行う．HIVに関しては針刺しの項（☞ p.204）を参照．

■処方例

- ●セフトリアキソン　1回250mg　筋注　単回投与（1回1gの点滴単回投与でも代用可能）

　　　　　　　　＋

- ●メトロニダゾール　1回2g　単回投与

　　　　　　　　＋

- ●ドキシサイクリン　1回100mg　1日2回　7日間

　　　　　　もしくは

- ●アジスロマイシン　1回1g　単回投与

百日咳[9]

- ●百日咳患者への濃厚曝露者は抗菌薬の予防内服を行う．
- ●濃厚接触者の定義は症状のある患者と1m以内での接触歴のある者である．
- ●患者の気道分泌物に直接触れた場合も濃厚接触者として扱う．

■処方例

- ●アジスロマイシン
  1回500mg（初回のみ）
  1回250mg　1日1回（2日目〜5日目）
- ●エリスロマイシン　1回500mg　1日4回　14日間
- ●クラリスロマイシン　1回500mg　1日2回　7日間
- ●ST（スルファメトキサゾール/トリメトプリム）合剤　1回2錠　1日2回　14日間

文献

1) U.S. Public Health Service. Updated U.S. Public Health Service Guidelines for the Management of Occupational Exposures to HBV, HCV, and HIV and Recommendations for Postexposure Prophylaxis. MMWR Recomm Rep 2001；50（RR-11）：1-52.

2) Schillie S, et al. CDC guidance for evaluating health-care personnel for hepatitis B virus protection and for administering postexposure management. MMWR Recomm Rep 2013；62（RR-10）：1-19.

3) Kuhar DT, et al. Updated US Public Health Service guidelines for the management of occupational exposures to human immunodeficiency virus and recommendations for postexposure prophylaxis. Infect Control Hosp Epidemiol 2013；34（9）：875-892.

4) Fiore AE, et al. Antiviral agents for the treatment and chemoprophylaxis of influenza --- recommendations of the Advisory Committee on Immunization Practices（ACIP）. MMWR Recomm Rep 2011；60（1）：1-24.

5) Cohn AC, et al. Prevention and control of meningococcal disease：recommendations of the Advisory Committee on Immunization Practices（ACIP）. MMWR Recomm Rep 2013；62（RR-2）：1-28.

6) Briere EC, et al. Prevention and control of haemophilus influenzae type b disease：recommendations of the advisory committee on immunization practices（ACIP）. MMWR Recomm Rep 2014；63（RR-01）：1-14.

7) Prevention of Invasive Group A Streptococcal Infections Workshop Participants. Prevention of invasive group A streptococcal disease among household contacts of case patients and among postpartum and postsurgical patients：recommendations from the Centers for Disease Control and Prevention. Clin Infect Dis 2002；35：950-959.

8) Marin M, et al. Prevention of varicella：recommendations of the Advisory Committee on Immunization Practices（ACIP）. MMWR Recomm Rep 2007；56（RR-4）：1-40.

9) Tiwari T, et al. Recommended antimicrobial agents for the treatment and postexposure prophylaxis of pertussis：2005 CDC Guidelines. MMWR Recomm Rep 2005；54（RR-14）：1-16.

発生予防

地域での耐性菌発生予防

大倉敬之
大阪急性期・総合医療センター総合内科診療主任

◆ 不適切な抗菌薬使用に対してこのまま策を講じなければ，2050年には全世界で年間1,000万人が耐性菌により死亡すると推定されている．
◆ 抗微生物薬の使用状況，耐性菌の頻度など動向調査を強化し，その上での対策・方針が定められている．

耐性菌発生予防の重要性

● 抗菌薬は感染症の治療に大きな役割を果たしてきたが，その一方で薬剤耐性菌が増加した．

● 不適切な抗菌薬使用に対してこのまま策を講じなければ，2050年には全世界で年間1,000万人が耐性菌により死亡すると推定されている[1]．

● 2015年にWHOにおいて「薬剤耐性対策に関するグローバルアクションプラン」が採択され，それを受けて2016年に日本でも「薬剤耐性（antimicrobial resistance：AMR）対策アクションプラン」を策定した[2]．

● 抗微生物薬の使用状況，耐性菌の頻度など動向調査を強化し，その上での対策・方針が定められている．

● 「抗微生物薬の適正使用」はその取り組みの一つである（**1**）．処方量の目標も設定された（**2**）．

耐性菌発生予防の具体策

● 感染症チームによる診療の介入，広域抗菌薬の許可制，医療者への教育，アンチバイオグラムなどに基づく施設ごとの治療ガイドラインの作成などが有効である[3]．

● 2018年度より，「抗菌薬適正使用支援加算」

1 薬剤耐性（AMR）対策の6分野と目標

	分野	目標
1	普及啓発・教育	国民の薬剤耐性に関する知識や理解を深め，専門職等への教育・研修を推進する
2	動向調査・監視	薬剤耐性および抗微生物薬の使用量を継続的に監視し，薬剤耐性の変化や拡大の予兆を適確に把握する
3	感染予防・管理	適切な感染予防・管理の実践により，薬剤耐性微生物の拡大を阻止する
4	抗微生物薬の適正使用	医療，畜水産等の分野における抗微生物薬の適正な使用を推進する
5	研究開発・創薬	薬剤耐性の研究や，薬剤耐性微生物に対する予防・診断・治療手段を確保するための研究開発を推進する
6	国際協力	国際的視野で多分野と協働し，薬剤耐性対策を推進する

2 抗微生物薬使用量の目標

指標	2020年（対2013年比）
全体	33%減
経口セファロスポリン，フルオロキノロン，マクロライド	50%減
静注抗菌薬	20%減

が新設された．院内に抗菌薬適正使用支援のチームを設置し，感染症治療の早期モニタリングとフィードバック，微生物検査・臨床検査の利用の適正化，抗菌薬適正使用に係る評価，抗菌薬適正使用の教育・啓発等を行うことによる抗菌薬の適正な使用の推進を行うことが要件とされる．

- 外来診療では，急性上気道炎や感染性腸炎など本来抗菌薬が不要な感染症に対する処方が多い．医療者・患者への教育，ガイドラインの遵守，抗菌薬遅延処方戦略などが有効である．
- 2018年度より，「小児抗菌薬適正使用支援加算」が新設された．急性上気道感染症または急性下痢症により受診した小児であって，初診の場合に限り，診察の結果，抗菌薬投与の必要性が認められず抗菌薬を使用しないものに対して，抗菌薬の使用が必要でない説明など療養上必要な指導を行うことが要件とされる．ごく当たり前の診療に，加算が算定されることとなった．
- 厚生労働省健康局結核感染症課が策定した「抗微生物薬適正使用の手引き」は必読である．抗菌薬を求める患者への具体的な説明方法も記載されている．
- 適切な診断，標準的な治療，患者への教育・説明が重要であることはいうまでもない．発熱に抗菌薬，など短絡的な治療は言語道断である．

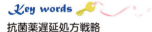

抗菌薬遅延処方戦略
急性非複雑性呼吸器感染症に対して，数日後に増悪すれば患者判断または再診の上，抗菌薬を使用する戦略．臨床的には同等で，抗菌薬使用量が減り，患者満足度も同等と報告された[4]．

文献

1) The Review on Antimicrobial Resistance. Tackling drug-resistant infections globally：final report and recommendations.
   https://amr-review.org/Publications.html
2) 厚生労働省．薬剤耐性（AMR）対策について．
   http://www.mhlw.go.jp/stf/seisakunitsuite/bunya/0000120172.html
3) Barlam TF, et al. Executive Summary：Implementing an Antibiotic Stewardship Program：Guidelines by the Infectious Diseases Society of America and the Society for Healthcare Epidemiology of America. Clin Infect Dis 2016；62(10)：1197-1202.
4) de la Poza Abad M, et al. Prescription strategies in acute uncomplicated respiratory infections：a randomized clinical trial. JAMA Intern Med 2016；176(1)：21-29.

Further reading

- 厚生労働省健康局結核感染症課．抗微生物薬適正使用の手引き 第一版．
  http://amrcrc.ncgm.go.jp/050/index.html

発生予防

Choosing Wisely キャンペーン
過剰医療がもたらす健康リスクを問う

小泉俊三

一般財団法人東光会 七条診療所所長

◆ Choosing Wisely キャンペーンは，米国内科専門医機構（ABIM）財団の主導で2012年に始まった「不要かも知れない医療行為について考え直してみよう」との活動である．
◆「choosing wisely（賢明な選択）」を合言葉に，患者にとって害が少なく，有益な医療行為を行うべく，患者との対話を促進しようとするこの取り組みは現在21か国にまでひろがり，日本でも2016年にChoosing Wisely Japanが発足している．

- スクリーニングや予防接種などに日々かかわることを通じて培われる予防医学的なものの見方は，総合医に欠かせない資質の一つである．
- プライマリ・ケア領域では，"予防"概念をさらに広く捉え，外来での努力にもかかわらず入院となった事例を念頭に，事前の適切な介入があれば"重症化"による入院を"予防"出来た可能性のある病態をACSCs（ambulatory care-sensitive conditions）と名付けて研究対象としている．
- また，高血圧，脂質異常，糖尿病など，動脈硬化のリスク因子となり得る生活習慣病の診療は，脳血管障害や心筋梗塞など重大な健康アウトカムの"発生"を"予防"するための臨床マネジメントと捉えることができる．
- アスピリンの服用やサプリメントの使用，健康的な生活習慣の推奨，心理的・社会的諸問題への介入も同様であり，高齢者ケアもその大部分が"予防"的性格を持っている．

医療的介入自体が健康リスク要因となることについて

- 上述のように，致死的な疾患に罹患するリス

クを低減しようとするさまざまな試みを広義の予防医学と捉えれば，医療的介入の結果として発生する"医療事故"や人々の"医療への過剰な依存"も健康リスク要因であり，医療機関における医療安全への取り組みや過剰医療に警鐘を鳴らす啓発活動も人々の健康を守るための"予防医学"的活動と見ることが出来る．
- 特に，医療への過剰な依存に関しては，近年，飛躍的に進歩しつつある医療技術への期待と人々の健康志向の高まりによって医療機関への受診頻度が増えただけでなく，医療の受け手と提供側の双方の要因が複雑に絡み合って診療が過剰に傾きがちな現実がある．
- その中には，逆説的であるが，予防医学の名のもとに行われている健診や人間ドックの一部も含まれる．
- 少子高齢社会にあって私達が持続可能な保健医療システムを構築するには，医療的な介入が患者に益をもたらさないばかりか医療行為自体が健康に対するリスクとなり得ることも念頭に置く必要がある．このことを前提として，最適な医療とは何か，医療界だけでなく，患者，さらには地域社会全体が現状を振

1 過剰医療に対する海外の主な取り組み

- 過剰診断国際会議　http://www.preventingoverdiagnosis.net/
- 「Too Much Medicine」(BMJ)　http://www.bmj.com/too-much-medicine
- 「Choosing Wisely」(ABIM財団)　http://www.choosingwisely.org/
- 「High Value Care」(ACP)　https://www.acponline.org/clinical-information/high-value-care
- 「Right Care」(B. Lown研究所)　https://lowninstitute.org/news/right-care-series/

BMJ：British Medical Journal，ABIM：米国内科専門医認定機構，ACP：American College of Physician (米国内科学会).

2 Choosing Wiselyキャンペーンの6大原則

1. （保険者や政府でなく，）臨床医主導 (clinician-led) であること，このことは臨床医と患者の信頼を維持するうえで特に重要
2. 強調すべき基本メッセージは，ケアの質と有害事象の予防であって，費用削減ではない
3. 臨床医と患者のコミュニケーションが核心であり，患者に焦点を当て，患者の関与を促す患者/患者団体がキャンペーンの企画/実施に関与する
4. キャンペーンからの推奨は根拠に基づいていることによって，また，継続的に見直すことによって，その信頼性を保つ
5. 多職種連携：可及的に医師，看護師，薬剤師，その他の医療職を含める
6. 透明性：推奨作成プロセスは公開し，利益相反は明示する

(Daniel B. Wolfson, ABIM-Foundationより)

り返り，医療提供のあり方を抜本的に変革しようとする動きが拡がりつつある.

Choosing Wiselyキャンペーンとは

- 近年，先進国の多くで過剰な医療的介入がもたらす医療システムの歪みを憂える声が良心的な医療人の間に広がり，さまざまの啓発活動が展開されている（**1**）.
- なかでも注目を浴びているのが，米国内科専門医認定機構（American Board of Internal Medicine：ABIM）財団の主導で2012年に発足したChoosing Wiselyキャンペーンである.
- 2002年に米欧で同時発表された「新ミレニアムにおける医のプロフェッショナリズム：医師憲章」（Medical Professionalism in the New Millennium：A Physician Charter）を実践に移すべく，キャンペーン活動として，全米の臨床系専門学会に対して"再考すべき（無駄な）医療行為"をそれぞれ5つずつリストアップすることを求めたところ，大部分の専門学会が根拠文献とともにこれに応じたことで大きく注目された.

- 2018年時点で全米80以上の学会から550以上のリストが提供されている.
- キャンペーンの根幹は，「choosing wisely（賢明な選択）」を合言葉に，患者にとって有益であり，弊害が最も少ない医療について"医療職と患者との対話を促進し"，良好な医療コミュニケーションを通じて，（診療上の）意思決定を共有すること（shared decision making：SDM）である.
- **2**にABIM財団によるChoosing Wiselyキャンペーンの6大原則を示す.

Choosing Wiselyキャンペーンの立脚点——医療プロフェッショナリズムとEBM

- このキャンペーンは，上述の「新ミレニアムにおける医のプロフェッショナリズム：医師憲章」に由来し，医療職能団体の主導で一人ひとりの医師に医療者としての原点に立ち返ること，即ち，プロフェッショナルとしての矜持を求めているのが第1の特徴である.
- また，推奨されるべき医療の基準をEBM（根

3 日本における Choosing Wisely 普及の経緯

2013年	ジェネラリスト教育コンソーシアムで講演とワークショップを開催
2014年	徳田安春監修『Choosing Wisely in Japan-Less Is More』の刊行（カイ書林） 「医療の質・安全国際フォーラム in Tokyo」（幕張）で Workshop を 開催 「医療の質・安全学会—過剰医療検証と Choosing Wisely キャンペーンワーキンググループ」を立ち上げ
2015年	ジェネラリスト教育コンソーシアムで講演とワークショップを開催
2016年	徳田安春監修『日本の高価値医療』の刊行（カイ書林） 「Choosing Wisely Japan キックオフセミナー」日本医療機能評価機構で開催 「Choosing Wisely Japan – Student Committee」が発足
2017年	日本医学会シンポジウム「医療における賢明な選択を目指して」を開催 日本病院学会シンポジウムで「過不足のない医療を目指して」と題して講演

拠に基づく医療：evidence-based medicine）に置いているのが第2の特徴である.

●1980年代，D. Sackett は，臨床疫学，即ち，文献的エビデンス，患者の価値観，現場の制約の3つを勘案して臨床判断を行うことを提唱し，後にEBMとして急速に普及したが，Choosing Wisely キャンペーンは，このEBMを原点に立ち戻って実践しようとする運動でもある.

●これまで，evidence-practice gap といえば，"エビデンスがあるのに現場で実施されていない"こと（過少医療）を指していたのに対して，"エビデンスがないのに慣習的に実施されている"（過剰な）診療行為について，"一度，立ち止まって考えなおそう"というのが Choosing Wisely の着眼点である.

Choosing Wisely Japan の発足とわが国におけるキャンペーンの展開

●2014年に開催された国際円卓会議を機にこの機運は欧州・太平洋地域に広まり，2017年から，Choosing Wisely International としての本格的な活動が始まっている.

●わが国では，徳田安春医師がこの動きを取り上げ，『あなたの医療，ほんとはやり過ぎ？—過ぎたるは猶及ばざるが如し Choosing wisely in Japan—Less is More』（2014年，カイ書林）を出版したことがその嚆矢である.

●その後の展開は 3 にまとめたが，2016年10月にはChoosing Wisely Canada 代表のWendy Levinson 教授（トロント大学内科学講座主任教授）を招聘して Choosing Wisely Japan キックオフセミナーを開催し，Choosing Wisely Japan（https://choosingwisely.jp）の設立が宣言された.

●この時期，学生グループも，Choosing Wisely – Student Committee を結成し，「5つのリスト」の邦訳などに取り組んでいる.

●また，2017年6月には，わが国の専門学会に日本版「5つのリスト」提唱を呼び掛ける端緒として日本医学会シンポジウム「医療における賢明な選択を目指して」が開催された.

参考文献

●小泉俊三. 医学と医療の最前線 Choosing Wisely キャンペーンについて. 日本内科学会雑誌2016；105（12）：2441-2449.
●小泉俊三. Choosing Wisely キャンペーンは何をめざしているか—序に代えて. 医学のあゆみ2018；265（2）：177.

救急受診・重症化予防

ACSC の考え方

ambulatory care sensitive conditions

3章

救急受診・重症化予防

ACSC とは

篠塚愛未[1]，**岡田唯男**[2]

[1]社会医療法人社団千葉県勤労者医療協会 南浜診療所家庭医総合診療科
[2]医療法人鉄蕉会 亀田ファミリークリニック館山院長

◆ ACSCはプライマリ・ケアの介入により入院を防ぐことができる疾患のことである.
◆ ACSCによる入院の割合はその地域のプライマリ・ケアの効果を評価する指標の一つとして用いることができる.
◆ 日本でのACSCに関する研究はまだまだ進んでいないが，今後日本でも研究が進み，地域のプライマリ・ケアの質を評価しそれを地域にフィードバックすることで，よりよい地域のヘルスケア作りに役立てることが望まれる.

ACSCとPQI

- ambulatory care sensitive conditions（ACSC）とは，「プライマリ・ケアの適切な介入により重症化による入院を予防できる可能性のある疾患（群）」のことをいう.
- ACSCによる入院の割合は，プライマリ・ケアの効果を測る指標の一つとされている.
- 特に病院の入退院のデータを用いたACSCのケアの質を評価するための指標はprevention quality indicator（PQI）と呼ばれており，簡便で安価に地域のヘルスケアシステムの質を評価する指標として有用と考えられている.
- プライマリ・ケアへのアクセスの良さによりACSCによる入院が減少することは従来から明らかにされていた.
- それに加えて最近，プライマリ・ケアの継続性を十分担保することによりACSCによる入院が減少したというエビデンスも出てきている.
- 急性疾患の発症予防や早期介入，慢性疾患の定期管理や予防接種などが疾患の発症予防・重症化予防となり，ACSCの入院減少につな

げることができると考えられる.
- 英国やオーストラリアのビクトリア州など，国や州全体でACSCをプライマリ・ケアの質を評価する指標として実際に使っているところもある.
- また，入院や救急外来受診を抑制することによる医療費削減などの観点からも，欧米を中心に分析・研究がなされている.
- ACSCは，①急性ACSC（acute ACSC），②慢性ACSC（chronic ACSC），③ワクチンで予防可能なACSC（vaccine preventable ACSC）の3つのカテゴリーに分けて考えられることが多い.
- ACSCの定義（含まれる疾患群）は，エビデンスをもとにICD-10のコードなどを使って正確に決めることができる. しかしながら定義の内容は，大まかな部分は共通しているものの，国や地域によって少しずつ異なっており，医療技術の進歩や社会の変化によっても更新されうるものと考えられる.
- ACSCの定義の比較的新しい例として，英国のBardsleyらが2013年に発表したものを **1** に示す[1]. これはその当時のVictoria State

Health Department（VSHD）と National Health Service（NHS）の定義に新しいエビデンスを加味して作成されている.

ACSCに関するデータ

● 実際にACSCによる入院の割合はどのくらいなのだろうか？　**1**で示したACSCの定義と同じものを使った研究で「英国全体の緊急入院に占めるACSCによる入院の割合は，2001年4月～2010年3月の間18.2～19.1％で推移した」[1] というデータがある. 年齢調整をした上で年次比較をしている研究である.

● また同論文では，ACSCによる入院の年齢分布に関しては**2**，疾患ごとの入院件数は**3**のように示している.

● ところで，ACSCによる入院のデータをとる場合，入院の契機になる病名がACSCの定義に含まれる疾患であれば，すべての事例をその疾患による入院として一律にカウントすることになるため，実際にACSCによる入院が100％予防可能であるわけではない. 例えば，初発の複雑性熱性痙攣で経過観察入院とする場合など，予防がきわめて困難と考えられる事例も統計上は一律にカウントされてしまうのである.

1 ACSCの定義（含まれる疾患群）

疾患	ICD-10コード
acute ACSC	
蜂窩織炎	L03, L04, L08, L88, L980, L983
脱水	E86
歯科関連状態	A690, K02-06, K08, K098, K099, K12, K13
耳鼻咽喉科感染	H66, H67, J02, J03, J06, J312
壊疽	R02
胃腸炎	K522, K528, K529
栄養不良	E40-43, E55, E643
骨盤内炎症性疾患	N70, N73, N74
穿孔性・出血性潰瘍	K250-252, K254-256, K260-262, K264-266, K270-272, K274-276, K280-282, K284-286
尿路感染症	N10, N11, N12, N136, N390
chronic ACSC	
狭心症	I20, I240, I248, I249
喘息	J45, J46
慢性閉塞性肺疾患	J20, J41-44, J47
うっ血性心不全	I110, I50, J81
痙攣・てんかん	G40, G41, O15, R56
糖尿病合併症	E100-108, E110-118, E120-128, E130-138, E140-148
高血圧	I10, I119
鉄欠乏性貧血	D501, D508, D509
vaccine preventable ACSC	
インフルエンザ	J10, J11
肺炎	J13, J14, J153, J154, J157, J159, J168, J181, J188
結核	A15, A16, A19
他のワクチンにより予防可能な疾患	A35-37, A80, B05, B06, B161, B169, B180, B181, B26, G000, M014

（Bardsley M, et al. BMJ Open 2013[1] より. 筆者和訳）

2 英国の2010年度のACSCによる入院の数（年代別）

年齢（歳）	入院件数	人口10万人あたりの件数
0	37,620	5,570
1〜4	84,751	3,270
5〜9	29,214	1,006
10〜14	18,151	609
15〜19	25,071	768
20〜24	28,012	777
25〜29	25,202	702
30〜34	23,064	698
35〜39	25,948	728
40〜44	31,690	811
45〜49	37,133	972
50〜54	39,374	1,190
55〜59	43,943	1,479
60〜64	59,379	1,891
65〜69	64,500	2,649
70〜74	79,262	3,862
75〜79	91,085	5,460
80〜84	98,352	7,848
85以上	140,731	11,749

(Bardsley M, et al. BMJ Open 2013[1] より. 2010年度分を抜粋して筆者和訳)

3 英国の2010年度のACSCによる入院の数（疾患別）

疾患	入院件数	年齢調整人口10万人あたりの件数
acute ACSC		
蜂窩織炎	62,305	100.0
脱水	10,676	13.3
歯科関連状態	10,132	20.0
耳鼻咽喉科感染	88,739	205.2
壊疽	7,856	11.0
胃腸炎	73,066	127.4
栄養不良	204	0.4
骨盤内炎症性疾患	4,561	8.9
穿孔性・出血性潰瘍	5,164	7.7
尿路感染症	145,132	204.8
chronic ACSC		
狭心症	61,125	87.8
喘息	61,151	124.9
慢性閉塞性肺疾患	117,248	161.3
うっ血性心不全	54,728	61.9
痙攣・てんかん	77,165	148.2
糖尿病合併症	53,693	87.4
高血圧	6,320	10.1
鉄欠乏性貧血	11,425	15.5
vaccine preventable ACSC		
インフルエンザ	8,728	17.3
肺炎	118,297	164.9
結核	1,605	3.0
他のワクチンにより予防可能な疾患	3,162	6.1

(Bardsley M, et al. BMJ Open 2013[1] より. 2010年度分を抜粋して筆者和訳)

● では実際は，ACSCの入院のうちどのくらいが予防可能なのだろうか？　これに関しては「2012年のドイツにおける1,860万件の入院のうちACSCによる入院が504万件（27％）あり，実際に予防可能と考えられた入院は372万件（20％）だったと推測された」[2] という研究データがある．ここから計算すると，ACSCによる入院のうち約73％が実際に予防

可能だったと推測される．

日本での動き

● 日本でのACSCに関する研究はわずかに存在するが，英国の研究で用いられた定義をそのまま引用して行われているもののみであり，本邦独自のACSCの定義は筆者が検索しうる限り存在しない．

● 日本における小児を含めたデータでの年齢分布に関しても現在投稿中であるが，割合とし

Memo

筆者が勤務する医療機関での調査は現在投稿中であるが，調査する中で定義に関してもいくつか疑問があった．例えば，水痘-帯状疱疹，ロタウイルス感染（急性ACSCの胃腸炎にも含まれていない）などで入院している患者が一定数存在したのだが，1 も含めほとんどのACSCの定義で vaccine preventable ACSCに含まれていない点などである．

　もし，海外ではそもそも入院しない疾患であるためにACSCに入れるだけのエビデンスが得られないから定義から外れているなどの事情があるのであれば，日本での調査を進めて微調整し，日本独自のACSCの定義を作ることが望ましいのかもしれない．

ては 2 の英国のデータに近く，やはり小児と高齢者に多い結果が得られている．

● すでに発表されている，東日本大震災の前後の比較をしている日本の研究論文（成人のみ対象）では，「ワクチンで予防可能な ACSC と慢性 ACSC による入院は，震災の直後にやや増加したものの速やかにもとに戻ったが，急性 ACSC による入院は震災後長期にわたり増加した」[3] と結論付けている．

● 今後日本でも研究が進んで，地域のプライマリ・ケアの質を評価し，それを地域にフィードバックすることで，よりよい地域のヘルスケア作りに役立てることが望まれる．

文献

1) Bardsley M, et al. Is secondary preventive care improving? Observational study of 10-year trends in emergency admissions for conditions amenable to ambulatory care. BMJ Open 2013 ; 3（1）: e002007

2) Sundmacher L, et al. Which hospitalisations are ambulatory care-sensitive, to what degree, and how could the rates be reduced? Results of a group consensus study in Germany. Health Policy 2015 ; 119 : 1415-1423.

3) Sasabuchi Y, et al. Increase in avoidable hospital admissions after the Great East Japan Earthquake. J Epidemiol Community Health 2017 ; 71 : 248-252.

救急受診・重症化予防／ACSC関連因子

医療提供体制との関連

家 研也
川崎市立多摩病院総合診療内科副部長
聖マリアンナ医科大学総合診療内科講師

◆ 患者の愁訴・疾患に幅広く対応することは重症化予防に繋がる可能性がある.
◆ 継続的な医師-患者関係は，ACSCによる入院を減らすことに繋がる.
◆ 診療所や病院の診療受付時間を延長したりアクセスを良くすることも，慢性疾患の入院予防に役立つ.
◆ 無保険者はACSCの重症化のハイリスクであると認識する.
◆ 本稿では個人に関わる様々な要因の中で医療提供体制とACSCの関連について扱う.

医療提供体制とは

● 医療提供体制の中でイメージが湧きやすいのは，医療機関の提供するサービス内容としての診療範囲の広さ（包括性），診療受付時間，予約の取りやすさ，距離的・心理的なかかりやすさ（アクセスの良さ），医師と患者の長きにわたる関係性（継続性）などである.

● 1回の診療の診察時間の長さや，慢性疾患における外来通院の頻度なども，患者アウトカムと関係がある可能性がある.

● よりマクロな視点からは医療に関わる法律，医療保険システムなどの制度自体も医療提供体制に該当する.

● ambulatory care sensitive conditions（ACSC）自体が最近注目されるようになった概念であり，関連したエビデンスが豊富なわけではない．本稿では上記の様々な要因の中から医療提供体制とACSCの関係についてレビューしていく.

包括性とACSC

● 総合診療の包括性とは，Saultzの教科書では

「地域で一般的に起こるあらゆる健康問題に対応する能力」と定義されている[1]．定義によっては全人的医療などを指す場合があるが，ここでは単に診療範囲の広さと解釈した場合を扱う.

● かかりつけ医が幅広い愁訴・疾患に対処できる場合，普段から患者のACSCを幅広くマネジメントできることで，避けられるACSCによる入院を減らせそうなイメージがある.

● 一方で，医師の能力にも限界があり，幅広く対処することで個々のACSCのマネジメントの質が落ちるのではないか，という反論も想定される.

● 総合診療に関わる様々な特性のうち，包括性は最も研究が進んでいない領域の一つである．その中で，最近発表された以下の研究が興味深い.

● 米国で行われた大規模な研究で，包括性が高い家庭医の担当患者は，包括性が低い家庭医に担当された患者よりも年間の医療費が安く，入院回数が有意に少なかった[2]．この研究はACSCに限定したものではないが，ACSCと直結するアウトカムである入院頻度と包括性の関係を示唆する重要な研究だと思

われる.

- 後述する継続性やアクセスなどの特徴と比較すると，今後の研究の余地が多く残された領域である.

継続性とACSC

- ACSCと継続性に関しては，諸外国では比較的多くの研究がなされている．例えば，医師−患者間の継続性が高いことが，患者の入院率の低さと関連することを示す研究はこれまでに複数報告されている[3,4].
- 2017年に英国において，継続的なプライマリ・ケアがACSCによる入院頻度を減らすことを直接検証した研究が発表され話題を呼んだ[5].
- 継続性の効果については，継続的な医師−患者関係が普段からの適切な予防介入につながり，ACSCによる入院を減らすことが想定されている．実際に継続性が高いと予防医療の受療率が高くなることを示す欧米発の研究は複数存在する.
- 予防やスクリーニングが健診（健康診断，健康診査）に大きく依存する日本では，総合診療医が予防に果たす役割が大きい欧米諸国と同じように継続性が有効なのかは不明である．次に述べるアクセスの良さとあわせて，日本における研究結果が待たれる領域である.
- プライマリ・ケアの継続性を日本で論じるにあたって重要な点は，continuityとlongitudinalityの違いを明確に区別することである．特定の患者の特定の問題を長期間継続して診るcontinuityだけではプライマリ・ケアの継続性として不十分であり，特定の疾患の存在いかんにかかわらない長期的な責任をもった関係性（longitudinality）を扱うべきである[6].

アクセスの良さとACSC

- アクセスに関して，Saultzは，家庭医療の5つの特徴の中で最も健康アウトカムと関連が強いが，衛生環境，栄養，社会経済状態よりはその関連が弱いとしている[1].
- アクセスの良さには多くの切り口があるが，人口あたりのプライマリ・ケア医の数はよく使用されるアクセスの指標である．人口あたりのプライマリ・ケア医が多い地域は少ない地域に比べ，ACSCによる入院率が低いことが報告されており[7-9]，プライマリ・ケアへのアクセスとACSCの間接的なエビデンスと言える.
- 地域の診療所の診療受付時間が長いほうが慢性疾患による入院回数が減る，というデータがある[10]．調べた限り，同様の研究は他に発見できなかったが，非常に面白い着眼点である．少なくとも，自施設において可能な限り定期通院患者からの相談を受け付けられる体制をとることは，検討可能な質向上のポイントになりそうである.

保険の有無とACSC

- ACSCと医療保険の関連に関しても海外でいくつかの検討が行われている.
- 米国の入院患者データを対象とした検討では，ACSCによる入院患者のうち無保険者は，年齢・性別・併存疾患などで調整しても有意に入院期間が短いことが判明した[11].
- 無保険者は医療へアクセスしにくく，前述のアクセスという観点からはACSCによる入院高リスク群であり，さらに重症化してから入院する傾向があることが予測される．それにもかかわらず，入院期間に差が出たことは，医療保険の有無がACSCにおける重要な健康の決定因子になりうることを示している.
- 国民皆保険が基本の日本においても，無保険

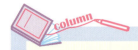

慢性疾患管理の質としての入院

ACSCにおけるケアの質を考えるにあたり，とても興味深い研究を一つ紹介したい[15]．

オランダにおいて，安定した2型糖尿病患者に対して3か月ごと受診群と6か月ごと受診群に割り付けるランダム化比較試験が実施された．その結果，3か月ごと受診と比べて，6か月ごと受診の場合は予定外受診が増える傾向にあるものの，入院頻度は3か月ごと受診のほうが高かった（20.4% vs 16.7%）．しかし，6か月ごと受診群は3か月ごと受診群よりも合計入院日数は長く，入院医療にかかった費用も高かった．つまり，低頻度受診の患者は，入院頻度は低いものの，より重症化して入院し，入院期間も入院医療費も多くかかる傾向にあったと言える．これは感覚的にも理解できる．頻回に外来フォローされるほうが，閾値が低く「念のため」入院になりがちだが，長期的目線ではACSCの重症化による入院コストは下げている可能性がある．

ACSCケアの「質」を考える際，入院頻度をアウトカムとすべきか，合計入院医療にかかる日数やコストをアウトカムとするべきか，についても十分な議論が必要となりそうである．

者や医療費が大きな負担となり受療行動が制限される患者はいる．総合診療医として，無保険などの支払い面での障壁がある患者を「脆弱性」の高い（ACSCによる入院リスクを含む）患者と捉えることが第一歩である．

診察時間の長さや通院頻度とACSC

- 慢性疾患，特に高血圧[12]や糖尿病[13]に関して，通院頻度は慢性疾患コントロールには有意に影響しないとする研究結果がある．
- 一方で，通院頻度とACSC重症化の関係を取り上げた研究はあまり行われておらず，結果も一定しない．ある研究では過去12か月の受診回数が多いほどその後の入院率が低いとする結果であった[14]．一方，受診回数が増えるほど糖尿病関連の入院が増えるとした研究もある[8]．
- 日本の慢性疾患外来は短時間診察・高頻度通院が特徴で，欧米の長時間診察・低頻度通院とどちらが良いのかは不明である．
- ただし，日本的な慢性疾患外来では一度の外来で包括的に予防介入を行うことは難しい．リマインダーなどを活用して年間を通じて少しずつ予防的な介入を実施していく必要がある．

本稿では，他の章とは若干趣向を変え，医療提供体制という広範なテーマに対して文献レビューを試みた．どの切り口をとってもACSCの重症化予防に対して，エビデンスが確立された医療提供体制のあり方が存在する訳ではないことがわかる．今後の日本でACSCの重症化予防という視点をもって実践を繰り返すこと，それと並行して新たなエビデンスを発信していくことも求められている．

文献

1) Saultz JW. Textbook of Family Medicine：Defining and Examining the Discipline. McGraw-Hill；2000.
2) Bazemore A, et al. More comprehensive care among family physicians is associated with lower costs and fewer hospitalizations. Ann Fam Med 2015；13（3）：206-213.
3) Lin W, et al. Continuity of diabetes care is associated with avoidable hospitalizations：evidence from Taiwan's National Health Insurance scheme. Int J Qual Health Care 2010：22（1）：3-8.

4) Gill JM, Manious AG III. The role of provider continuity in preventing hospitalizations. Arch Fam Med 1998 ; 7 : 352-357.

5) Barker I, et al. Association between continuity of care in general practice and hospital admissions for ambulatory care sensitive conditions : cross sectional study of routinely collected, person level data. BMJ 2017 ; 356 : j84.

6) 岡田唯男. Starfieldの4+3（1992, 1998）その3. 実践誌プライマリ・ケア 2017 ; 2（4）: 56.

7) Chang CH, et al. Primary care physician workforce and Medicare beneficiaries' health outcomes. JAMA 2011 ; 305（20）: 2096-2104.

8) Lippi Bruni M, et al. Economic incentives in general practice : the impact of pay-for-participation and pay-for-compliance programs on diabetes care. Health Policy 2009 ; 90（2-3）: 140-148.

9) Rizza P, et al. Preventable hospitalization and access to primary health care in an area of Southern Italy. BMC Health Serv Res 2007 ; 7（1）: 134.

10) Lavoie JG, et al. Have investments in on-reserve health services and initiatives promoting community control improved First Nations' health in Manitoba? Soc Sci Med 2010 ; 71 : 717-724.

11) Mainous AG III, et al. Impact of insurance and hospital ownership on hospital length of stay among patients with ambulatory care-sensitive conditions. Ann Fam Med 2011 ; 9（6）: 489-495.

12) Birtwhistle RV, et al. Randomised equivalence trial comparing three month and six month follow up of patients with hypertension by family practitioners. BMJ 2004 ; 328（7433）: 204.

13) Schectman G, et al. Prolonging the return visit interval in primary care. Am J Med 2005 ; 118 : 393-399.

14) Ng E, et al. Hospitalization risk in a type 2 diabetes cohort. Health Rep 2010 ; 21（3）: 29-35.

15) Wermeling PR, et al. Effectiveness and cost-effectiveness of 3-monthly versus 6-monthly monitoring of well-controlled type 2 diabetes patients : a pragmatic randomised controlled patient-preference equivalence trial in primary care（EFFIMODI study）. Diabetes Obes Metab 2014 ; 16（9）: 841-849.

救急受診・重症化予防／ACSC関連因子

危険因子としての "SDH"
健康の社会的決定要因（Social Determinants of Health）

長嶺由衣子
千葉大学予防医学センター特任研究員/元 沖縄県立粟国診療所所長

◆ 最近20年間の高齢化に伴い，緊急搬送者数は約1.7倍に増加している．
◆ 救急受診者は個人と地域の健康の社会的決定要因を映す鏡となることが多い．
◆ 社会的要因に着目し，地域介入を行うことで重症化予防，救急搬送予防につながる可能性がある．

はじめに

● 総務省消防庁から発行されている「平成28年版 救急救助の現況」[1]によると，2015年の救急自動車による救急搬送人員数は全国で547万8,370人で過去最多となった．延べ件数では国民の23人に1人が搬送されたことになる．

● 救急搬送人員数は1995年は316万人であり，この20年間で約1.7倍に増加している．

● 2015年の救急出動理由の内訳は，1位：急病（63.6%），2位：一般負傷（14.8%），3位：転院搬送（8.4%），4位：交通事故（8.3%）であり，1995年から5年ごとの比較で，交通事故の割合が減り，急病の割合が大幅に増加していることがわかる（**1**）．

● さらに，年齢区分別の搬送人員数からは高齢者が占める割合が明らかに増加していることがわかる（**2**）．

● これらを合わせると，救急搬送人員数，急病での搬送割合の両方の増加は，ここ20年の人口の高齢化が大きな要因となっていると考えられる．

● 本稿では，前半で救急受診の原因となっている可能性の高い健康の社会的決定要因に触れ，後半では社会的要因へのアプローチとして地域づくりを行ったことで救急搬送数を減らした筆者の経験談を紹介する．

健康の社会的決定要因と救急受診

● 健康は，従来の生物医学モデルが明らかにしてきたように，個人の遺伝要因や生活習慣の影響を受けるが，同時に，より "上流の" 社会的・構造的な決定要因が存在することも明らかになっている．

● **3**に示すように，遺伝子や細胞，個人の臓器や組織の特徴に加え，個人の健康行動や生活習慣などはミクロレベルで個人の健康に影響を与える因子と言える．

● 中間にあたるメゾレベルでは，古典的には所得や教育歴，職業階層などの社会経済的背景（socioeconomic status：SES）による健康影響が論じられることが多く，すでに多くの年齢層，国，人種で低SESが健康に悪影響を及ぼすことが明らかになっている[2,3]．

● 臨床現場では，非常に重症化してから救急車で運ばれてくる生活保護の人や，幼い頃から落ち着いて勉強に向き合う環境を得られずに若年妊娠や性感染症で救急室に来る若者，過

ACSC 関連因子／危険因子としての "SDH"　225

1 事故種別の救急出動件数と構成比の5年ごとの推移

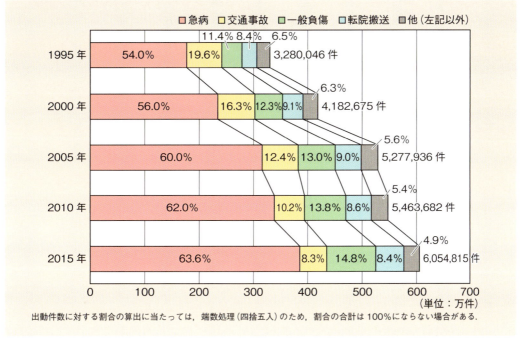

（平成28年度版 救急救助の現況[1]救急篇より）

2 年齢区分別の搬送人員数と構成比の5年ごとの推移

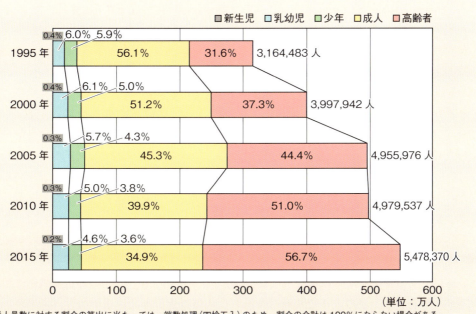

（平成28年度版 救急救助の現況[1]救急篇より）

3 健康の社会的決定要因の階層構造

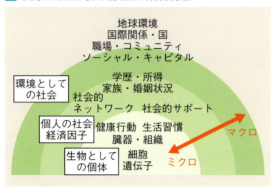

(近藤克則「健康格差社会―何が心と健康を蝕むのか」医学書院；2005より)

労を職場でコントロールできずに自殺に追い込まれ救急車で運ばれてくる人などがこうした例と言える．
- 加えて，個々人の持つ社会的ネットワークやサポートも健康に影響を及ぼしていることも知られている[4]．
- 近くに家族がおらず，社会的に孤立している独居高齢者は，運動機能低下，認知機能低下，早期死亡しやすく[5]，軽微な風邪から重症化して救急車で病院に運ばれることもある．
- また，普段から誰かと話す場がない高齢者ほど要介護状態になりやすいこともわかっている[6]．
- こうした個別の患者が生まれた"上流"へさかのぼると，親が低所得であったり低学歴であることから十分な教育へのアクセスが保証されていなかったり，過労になっているのにそれを許さない職場の雰囲気があるかもしれない．また，ご近所がお互いサポートし合うことが当たり前の地域もあれば，そうではない地域もあるだろう．どのような地域に住んでいるかも個人の健康に影響を及ぼす可能性がある．
- 救急受診者はその地域や国の様々な特徴を浮き彫りにする鏡になることが多いと言える．

地域づくりによる救急受診予防，重症化予防

事例紹介

実践編として，筆者が沖縄県の離島で診療をしていた頃に行った，地域づくりによる救急搬送数を減らす試みを紹介したい．

筆者が赴任していた離島は，当時人口約800人，高齢化率35％で，沖縄県の医師1人ですべてを診る離島の中では中規模の島だった．しかし，筆者が赴任した前年の緊急ヘリ搬送数は53件．その前年，前々年は49件，42件と徐々に増加しており，高齢化率を加味しても冒頭に述べた「23人に1人」より明らかに多過ぎる救急搬送件数だった．

原因を探るため最初に行ったのは，外来に来る高齢の方々の自宅を回り，同居の状況や自宅の建て付けなどを確認したり，島の歴史・文化を学び，この地域の受診行動や健康行動に関わる常識を知ることだった．

並行して，診療所のカルテをさかのぼり，緊急搬送者の年齢層，搬送理由，どこから搬送されているのかを抽出した．

データから浮彫りになったのは，緊急搬送者の3/4は60歳以上の高齢者であること，その内2/3は老人ホームではなく自宅から搬送されていることだった．

搬送理由となった疾患内訳を見ると，気管支喘息発作や風邪をこじらせた肺炎，血圧等のリスクをコントロールしていれば予防可能性のある脳出血や心筋梗塞などが約4割を占めていた．

地域の中の一医師として地域づくりに関わる際，自分はあくまで主役にならないことを徹底する必要がある．

筆者は，上記のようなデータは示さずに，まずは島の保健担当者や保健師，社会福祉協議会やヘルパー，老人ホームのケアマネジャーなど，

島の保健・医療・福祉に関わる関係者が定期的に情報交換を行えるようにするため診療所のスペースを開放し，2週に1回程度の「ゆんたく会」（ゆんたく＝沖縄の言葉でおしゃべりの意）を開催することにした．特に決まった議題はなくとも，お茶とお菓子をつまみながら，今の島をどう見ているかを問いかけるところから始め，どんなことが気になっているか，どんなことができればよさそうかを少しずつ聞いてみた．

初夏のある日，ゆんたく会の中で，かつてご自宅で熱中症にかかり周りに気づかれずに亡くなっている高齢者がいたことが話題に上った．自宅でこのようなことを繰り返さないため，住民票に反映されていない島の中の独居高齢者，老老介護世帯を，まずは地元に詳しい社会福祉協議会の所長の知識とヘルパーの足で把握し，地図に落とし込むことから始まった．浮かび上がった島中の約100人の在宅高齢者の見回りを2～3週間に1回ずつ行い，見回りをした日は必ず診療所に状況を報告して帰っていただくこととした．

見えていなかった在宅高齢者の実態として，島の診療所ではない沖縄本島の病院に受診していると思われていた人の内服が適切に行われていなかったり，健診を受けたことがなく血圧200/120 mmHgで未受診の人が見つかったり，体調不良でも重症になるまで受診せずに我慢し

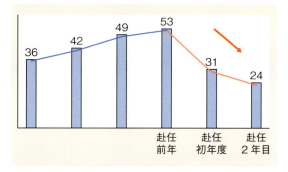

4 島の緊急搬送数の年次推移

ている人々の存在が次々と明らかになった．

これら一つ一つを，診療所受診につなげたり，小さなケガや風邪のような症状に早期に対処できるようになっていった結果，緊急搬送数は1年目に4割減，2年目には半減した（**4**）．

- 本稿では，日々の救急診療で出会う患者から個人・地域の社会的要因を明らかにし，地域の様々な主体とともに地域そのものにアプローチをすることで，重症化予防に寄与できる可能性があることを示唆した．
- 救急受診を通して地域の健康アウトカムが見える総合診療医として，一患者から家族，地域全体を見渡し，患者になる前にできることがないかを是非考え，仲間を増やして行動に移していただきたい．

文献

1) 総務省消防庁［HP］．平成28年版 救急救助の現況，2017．
　http://www.fdma.go.jp/neuter/topics/fieldList9_3_2016.html
　（平成29年版はhttp://www.fdma.go.jp/neuter/topics/fieldList9_3.htmlで閲覧できる）
2) Wilkinson R, Marmot M (eds)．Social Determinants of Health：the Solid Facts．WHO；2003．
　http://apps.who.int/iris/handle/10665/108082
3) Pickett KE, Wilkinson RG. Income inequality and health：a causal review. Soc Sci Med 2015；128：316-326.
4) 佐々木由理ほか．高齢者うつの地域診断指標としての社会的サポートの可能性—2013年日本老年学的評価研究（JAGES）より．老年精神医学雑誌 2015；26（9）：1019-1027.
5) 斉藤雅茂ほか．健康指標との関連からみた高齢者の社会的孤立基準の検討—10年間のAGESコホートより．日本公衆衛生雑誌 2015；62（3）：95-105.
6) Hikichi H, et al. Effect of a community intervention programme promoting social interactions on functional disability prevention for older adults：propensity score matching and instrumental variable analyses, JAGES Taketoyo study. J Epidemiol Community Health 2015；69（9）：905-910.

救急受診・重症化予防／Acute ACSC

胃腸炎

遠井敬大

東京医科大学総合診療科

◆ 胃腸炎の重症化予防に関しては，小児・成人双方とも「脱水の予防」が最大のポイントとなる．
◆ その場合，想定される状況に対して適確な指導と具体的な助言が必須となる．
◆ 小児の場合は母親を中心に具体的なORSの指導や再診のタイミングの指導，高齢者の場合は本人・家族への具体的な指導を徹底し，脱水が増悪しないように心がけるのが大切である．

- 小児や成人，特に高齢者が胃腸炎によって入院する場合の大半は「脱水症」による．
- 水分補給が困難になり，嘔吐・下痢が継続する場合，小児や高齢者は簡単に脱水に陥ってしまう．
- しかし，適切な早期の介入によってそれらの患者を不必要な入院から防ぐことも可能である．以下，その方法を検討してみる．

発症予防

- 胃腸炎は秋季〜冬季にかけて流行が見られることが多く，その大半はウイルス性胃腸炎で，代表的なウイルスはノロウイルスとロタウイルスである．
- これらの感染経路は「経口感染」で，糞便や吐物から手指を通じて感染したり，汚染された食物を摂取することによって感染することが多い．
- その予防法で一番大切なことは手洗いである．手指に付着しているウイルスを機械的に減らすことが手洗いの主な目的である．
- 調理を行う前・食事の前・トイレに行った後・下痢などの患者の汚物やオムツを処理し

た後などには，必ず手を洗うことが大切である．
- また，汚物の処理などを行う際は必ず手袋を着用し，処理後は手袋を外して手洗いを徹底することが大切である．
- その際，汚物に関しては，ビニル袋などに密閉して破棄することが大切である．
- また爪を短くする・指輪を外すなど，ウイルスが潜伏しやすい環境をできる限り減らすことも大切である．
- 消毒用エタノールに関しては，ノロウイルスを失活する効果に乏しく，疑わしい場合は次亜塩素酸ナトリウムを用いて調理器具などを消毒するようにする．
- 加熱が可能な食器などに関しては，85℃以上の熱湯で1分間以上加熱することでウイルスを失活化することが可能となる．
- ノロウイルスに関しては，二枚貝に生息することが多いとされているため，二枚貝を取り扱うもしくは食べる場合は十分に加熱し，調理器具は二次感染を防ぐためにも十分に消毒することが重要である．
- また，集団感染を防ぐためには，患者が食品を扱う仕事に従事する場合は，食品を直接取

り扱う作業に従事させないように注意を促すことが大切である.

- 下痢などの症状が改善した後も，通常は1週間～1か月程度ウイルスの排泄が続く場合があるため，症状改善後も十分な期間食品を直接扱う作業をさせないように指導することが大切である.
- ノロウイルスに関して予防接種はないが，ロタウイルスに関しては乳幼児に限って予防接種が存在する.
- ロタウイルスは，特に乳児の場合感染力が強く重症化しやすいので，予防接種を行うことで発症を予防し重症化を防ぐことが重要である.
- 現在日本では2種類（単価・5価）のロタウイルスワクチンが承認されており，推奨接種期間が限られているため，予め出産前にかかりつけ医とワクチン接種計画をたてておくことが重要である.

早期発見の体系的な方法

- 感染性胃腸炎の診断に関しては，嘔吐・下痢の典型的な症状が揃えばそれほど難しいものではない.
- ただし嘔吐だけ，下痢だけでは他の疾患の可能性も否定できないため，安易に胃腸炎の診断をしないことも重要である.
- 感染性胃腸炎の重症化を防ぐために最も大切なのは早期に脱水症を見抜くことである. 特に小児の場合は口渇感などの自主的な訴えが乏しいため，総合的な判断をすることが大切である.
- 体重減少の有無・毛細血管再充満時間（capillary refilling time：CRT）の延長・皮膚ツルゴールの低下・多呼吸など総合的に判断する.
- また，外来受診時に脱水がなくても，帰宅後に脱水が進むこともあるため，家族に脱水症の対策や再診の注意点を具体的に十分に説明

することが大切である.

- 経口摂取が難しい・排尿が半日以上ない・泣いても涙が出ない・ぐったりしているなどの場合は，必ず再診を促すようにする.
- これは高齢者も同様で，水分摂取が難しい・排尿が乏しいなどの症状が認められる場合は，なるべく早期に再診するよう具体的に指示をしておくことが重要である.
- その際に具体的な対応方法をパンフレットなどに記載し渡しておくと，説明も短時間ですみ，かつ患者・家族は伝えられた内容を聞きもらしたとしても後で確認することが可能となる.

重症化予防

- 胃腸炎の基本的な治療方法は脱水の予防である. 入院となる症例の大半は脱水によるものなので，早期に脱水症を認識し介入することで，入院を回避できる可能性は高くなる.
- 重要なのは経口補液療法（oral rehydration therapy：ORT）である.
- ORS（oral rehydration solution）の組成に関してはWHOから推奨が発表されている（**1**[1]）が，自宅等で作成する場合は**2**[2]が参考となる. 実際にはOS-1（オーエスワン®），アクアライト®ORSなど，市販されているものが使われることが多い.
- 食事摂取に関しても，過去には飢餓期間が必要と言われた時期もあったが，早期に食事摂取を再開したほうがよいとされており，乳児の場合は母乳・人工乳ともに中止の必要はな

1 WHOが推奨するORS製剤の組成

Na⁺ (mEq/L)	K⁺ (mEq/L)	Cl⁻ (mEq/L)	ブドウ糖濃度 (mmol/L)	浸透圧 (mOsm/L)
75	20	65	75	245

（WHO. Oral Rehydration Salts：Production of the New ORS. 2006[1] より）

2 家庭で作るORSのレシピ

- 水1 L
- 砂糖または蜂蜜（1歳未満児には蜂蜜を使用しない）大さじ2杯
- 食塩 小さじ1/4杯
- ふくらし粉（重曹）　小さじ1/4杯
  （ふくらし粉〈重曹〉がない場合は代わりに食塩を小さじ1/4杯）
※飲ませる前に，涙より塩辛くないことを味見して確かめる

（加藤英治「症状でみる子どものプライマリ・ケア」2010[2]より）

いとされている[3]．

- 細菌性腸炎の場合も基本的には抗菌薬は不要で，やはり脱水予防，電解質・体液の補給が重要である．

- 抗菌薬の効果が確認されている細菌性腸炎は，急性の旅行者下痢症・赤痢・キャンピロバクター・腸チフス・non-typhi Salmonella（非チフス性サルモネラ属菌）による菌血症である．

- しかしこれらも必ずしも抗菌薬を使用しなければならないわけではなく，患者の状況によって適宜検討する必要がある．

- 一方，non-typhi Salmonellaはニューキノロン系薬の使用によって細菌の排泄が長期化したり，O-157はHUS（hemolytic uremic syndrome：溶血性尿毒症症候群）が悪化することもあるため，抗菌薬使用に関しては適切な培養を採取した上で慎重に検討する必要がある[4]．

引用文献

1) WHO. Oral Rehydration Salts：Production of the New ORS. 2006.
   http://apps.who.int/iris/bitstream/10665/69227/1/WHO_FCH_CAH_06.1.pdf?ua=1&ua=1（最終アクセス2017/10/04）
2) 加藤英治．〈総合診療ブックス〉症状でみる子どものプライマリ・ケア．医学書院；2010．pp166-193．
3) Practice parameter：the management of acute gastroenteritis in young children. American Academy of Pediatrics, Provisional Committee on Quality Improvement, Subcommittee on Acute Gastroenteritis. Pediatrics 1996；97；424-435.
   http://pediatrics.aappublications.org/content/pediatrics/97/3/424.full.pdf
4) IDATENセミナーテキスト編集委員会（編）．市中感染症診療の考え方と進め方．医学書院；2009．pp83-84．

参考文献

- 藤沼康樹［HP］．高齢者のAmbulatory care-sensitive conditionsと家庭医．
  http://fujinumayasuki.hatenablog.com/entry/2013/10/08/162442（最終アクセス2017/10/04）

救急受診・重症化予防／Acute ACSC

脱水／栄養不良 小児の場合

岡田 悠
医療法人鉄蕉会 亀田ファミリークリニック館山家庭医診療科

◆ 小児は，胃腸炎や高温多湿な環境によって，脱水が起こりやすい．
◆ 軽症〜中等症の脱水であれば，経口補水療法を行う．
◆ 胃腸炎に伴う栄養不良を避けるため，脱水が改善したら食事を再開する．
◆ 夏季に屋外で活動を行う際，暑さ指数（WBGT）を参考に活動内容の調整や水分摂取を行う．

経口補水療法

● 小児の脱水の原因として，胃腸炎，熱中症，発熱，熱傷や尿糖などがある．

● 小児の脱水のリスクファクターとして，胃腸炎に罹患しやすいこと，体重あたりの体表面積が大きいため高温多湿な環境において不感蒸泄量が多くなること，乳幼児は水分が欲しいことを説明できないことがある．

● 脱水が疑われる場合，脱水の程度を評価することが重要である．最近の体重がわかっている場合，体重の変化を利用する．わからない場合，身体所見で評価する（**1**[1]）．

● 軽症〜中等症（＜10％）の脱水であれば，経口補水療法を行う．

● 経口補水療法によって救急受診や入院を予防することができる．

● 経口補水液として，ソリタ®-T配合顆粒2号やOS-1（オーエスワン®）がWHOの推奨する組成に近い（**2**）．

● 水1Lに対して，塩3g（小さじ1/2杯），糖40g（上白糖大さじ4.5杯）を混ぜることで，自宅でも経口補水液を作ることができる．好みによって，レモン果汁などを2〜3滴加え

てもよい．

● ティースプーン1杯（5 mL）を1〜2分毎に飲ませると，1時間あたり150〜300 mL摂取することになる．4時間以上かけて喪失した水分を補う．

● 脱水が改善すると臨床的徴候（**1**）が改善し，尿量が増える．

● 重度の脱水（＞10％），意識障害に伴う誤嚥のリスクや腸閉塞を認める場合，点滴による脱水補正を行う．

胃腸炎による脱水／栄養不良を予防する食事療法

● 胃腸炎症状に伴う食事量の低下や栄養素の吸収不良によって，体重減少が起こることがある．このため，脱水が改善したら，年齢に応じた食事を開始する．

● 食事の早期再開によって嘔吐の回数が増えたり，下痢が遷延したりすることはないとされる．

● 食事の内容としては，砂糖や高脂肪食よりも，穀物，赤身肉，ヨーグルト，フルーツや野菜が好ましい．

1 WHOガイドラインに基づく脱水症の評価

臨床的徴候	予測される脱水の程度		
	なし (<5%)	中等症の脱水 (5〜10%)	重度の脱水 (>10%)
全体的な見た目	良好	落ち着かない，いらいら	無気力，意識障害
目のくぼみ	なし	あり	あり
口渇感	口渇感なく，通常通りに水分を摂取	口渇感あり，一生懸命に水分を摂取	ほとんど飲めないか，全く飲めない
皮膚をつまんだ後の反応	すぐに戻る	ゆっくり戻る	非常にゆっくり戻る
水分喪失量	<50 mL/kg	50〜100 mL/kg	>100 mL/kg

それぞれの項目で2項目以上該当すれば，中等症の脱水や重度の脱水と評価する.

(Somers MJ, 2017[1]より)

2 経口補水液や飲料水の組成

	炭水化物 (g/L)	Na (mEq/L)	K (mEq/L)	浸透圧 (mOsm/L)	価格の目安	その他
WHO推奨 (2002)	13.5	75	20	245		
ソリタ®-T配合顆粒2号	32	60	20	249	1包(100 mL/包)あたり，薬価34.4	医薬品，1包(4.0 g)を水100 mLで溶解して経口投与
ソリタ®-T配合顆粒3号	34	35	20	200	1包(100 mL/包)あたり，薬価34.4	医薬品，1包(4.0 g)を水100 mLで溶解して経口投与
OS-1 (オーエスワン®)	25	50	20	270	1本(500 mL/本)あたり，200円	消費者庁許可個別評価型病者用食品
アクアライト®ORS	40(糖質)	35	20	200	3本(125 mL/本)あたり，300円	消費者庁許可個別評価型病者用食品
ポカリスエット®	62	21	5	326[2]	1本(500 mL/本)あたり，150円	
アクエリアス®	50	12	5	260[2]	1本(500 mL/本)あたり，150円	
リンゴジュース[3]	100〜150	3	20	700		
チキンスープ[3]	0	250	5	450		
コーラ[3]	100〜150	2	0.1	550		
紅茶[3]	0	0	0	5		

- 砂糖が多く含まれている清涼飲料水やフルーツジュースは，下痢が増え，低ナトリウム血症のリスクとなるため，控えるようにする（2）.
- 胃腸炎に対する経口補水療法や食事療法以外の治療法については，「胃腸炎」の項（p228）を参照されたい.

熱中症に対する重症化予防

- 屋外の環境における熱中症のリスクを評価する際，気温・湿度・輻射熱の3つの指標を考慮した暑さ指数（wet bulb globe temperature：WBGT）が有用である.
- 暑さ指数（WBGT）は［環境省 熱中症予防情報サイト］（http://www.wbgt.env.go.jp/）で確認できる.
- 暑さ指数（WBGT）が25〜27℃では積極的に休息を行い，28〜30℃では激しい活動を中止し，31℃以上では屋外での活動を避ける.
- 活動制限以外の予防法として，積極的な水分・塩分の摂取，透湿性・通気性の良い服の

着用，7〜14日以上かけて行う熱への順化がある．

- めまい，立ちくらみ，筋肉痛といった軽症の症状を認めたら，活動を中止し，涼しい環境へ移動し，薄着になり，経口補水液を摂取する．

- 頭痛，嘔吐，倦怠感や意識障害といった中等症〜重症の症状を認めたら，医療機関での評価や治療を行う．

文献

1) Somers MJ. Clinical assessment and diagnosis of hypovolemia（dehydration）in children. In：UpToDate, Post TW（ed）, UpToDate, Waltham MA.（accessed on August 06, 2017）
https：//www.uptodate.com/contents/clinical-assessment-and-diagnosis-of-hypovolemia-dehydration-in-children
2) 遠藤文夫（編）．最新ガイドライン準拠 小児科診断・治療指針，改訂第2版．中山書店；2017．pp.1192-1198.
3) Freedman S. Oral rehydration therapy. In：UpToDate, Post TW（ed）, UpToDate, Waltham MA.（accessed on August 06, 2017）
https：//www.uptodate.com/contents/oral-rehydration-therapy

救急受診・重症化予防／Acute ACSC

脱水／栄養不良 成人・高齢者の場合

若林秀隆
横浜市立大学附属市民総合医療センターリハビリテーション科講師

- かくれ脱水とは，体液喪失を疑わせる自覚症状および他覚所見は認められないにもかかわらず，血清浸透圧値が基準値上限を超えた292〜300 mOsm/kg・H_2Oの状態である.
- かくれ脱水の時点で発見して対応することが，脱水症の予防に有用である.
- 低栄養のリスク（At risk）とは，現在は低栄養ではないが今後，低栄養になるおそれが高い状態である.
- 低栄養のリスクの時点で発見して対応することが，低栄養の予防に有用である.
- 低栄養の予防は，原因（飢餓，侵襲，悪液質）によって異なる.

かくれ脱水

- かくれ脱水とは，脱水症の前段階である．体液喪失を疑わせる自覚症状および他覚所見は認められないにもかかわらず，血清浸透圧値が基準値上限を超えた292〜300 mOsm/kg・H_2Oの状態である[1].
- かくれ脱水の時点で発見して対応することが，脱水症の予防に有用である.
- 介護老人保健施設の通所者では，21%がかくれ脱水に該当した[1].
- 改訂かくれ脱水発見チェックシート（**1**）のカットオフ値を9点とした場合の感度は0.73，特異度は0.82である[1]．ただし，BMI 25以上の女性が他の項目に該当しなくても9点で，かくれ脱水と判定されてしまう点は留意する.
- **1**のチェックシートでかくれ脱水と判定された場合には，脱水症かどうかの評価を行う．**2**の症状の1つでも当てはまる場合には脱水症を疑う．血清浸透圧値を測定して，300 mOsm/kg・H_2O以上であれば脱水症と診断する[2].

1 改訂かくれ脱水発見チェックシート

チェック項目	配点
皮膚の乾燥・カサつきがある	2点
冷たい飲食物を好む	2点
女性である	4点
BMIが25以上	5点
利尿薬を内服している	6点
緩下薬または便秘治療薬を内服している	2点

21点満点でカットオフ値は9点である.
（谷口英喜ほか．日本老年医学会雑誌2015[1]より）

2 脱水症の有無の評価

- 食欲が低下した
- 頭痛や筋肉痛など身体のどこかが痛い
- 元気がない，居眠りしがちである
- 多弁あるいは無口になった
- 尿，涎，痰の量が減った
- 便秘になった
- 微熱が続く
- 指先が冷たい，青白い
- 脇の下が乾いている
- 口のなかが乾いている
- 舌の表面に光感がない
- 暑いのに汗をかかない
- 最近，体重が減少した

（秋山正子．臨床栄養 2014[2]より）

脱水症の予防

- 低栄養やサルコペニアの場合，筋肉量が少ない．筋肉の75％が水分であるため，低栄養やサルコペニアだと体液量も少なくなり，脱水症になりやすい．

- 脱水症の予防には，食事の水分（3食で約1,000 mL）とは別に，1日1,000 mL程度の水分を摂取する．ただし，体形や慢性心不全・慢性腎不全の有無で摂取すべき水分量は異なる．

- 発汗が多い場合や下痢や嘔吐の場合には，水分と電解質を同時に補給できる経口補水液が有用である．ナトリウムとブドウ糖を同時に摂取すると，ナトリウム-グルコース共輸送体によって同時に吸収され，水分の吸収が促進される．

低栄養のリスク（At risk）

- 「低栄養のリスク（At risk）」とは，現在は低栄養ではないが今後，低栄養になるおそれが高い状態である．低栄養の前段階といえる．

- 低栄養のリスクの時点で発見して対応することが，低栄養の予防に有用である．

- 高齢者の低栄養のリスク評価には，簡易栄養状態評価表（Mini Nutritional Assessment-Short Form：MNA-SF）[3-6]が有用である．

- MNA-SFは，過去3か月間の食事量減少（著しい減少：0点，中等度の減少：1点，減少なし：2点），過去3か月間の体重減少（3 kg以上の減少：0点，わからない：1点，1〜3 kgの減少：2点，減少なし：3点），自力歩行（寝たきりまたは車いす：0点，屋内歩行可能：1点，屋外歩行可能：2点），過去3か月間の精神的ストレスと急性疾患（あり：0点，なし：2点），神経・精神的問題（強度認知症またはうつ状態：0点，中等度の認知症：1点，問題なし：2点），BMI（19未満：0

点，19〜21未満：1点，21〜23未満：2点，23以上：3点）の6項目を評価する[2-5]．

- BMIが測定できない場合は，代わりに下腿周囲長（31 cm未満：0点，31 cm以上：3点）で評価する．

- MNA-SFは，14点満点では，12〜14点なら栄養状態良好，8〜11点なら低栄養のおそれあり，0〜7点以下なら低栄養と判定する．

低栄養の原因

- 低栄養のリスクと判断したら，次にその原因を考える．低栄養の原因は飢餓，侵襲，悪液質に分類される．

- 飢餓は，エネルギー消費量よりエネルギー摂取量が少ないことで生じる低栄養である．

- 侵襲は，生体の内部環境の恒常性を乱す可能性がある刺激であり，手術，外傷，骨折，急性感染症，熱傷など急性の炎症で生じる低栄養である．

- 侵襲の場合，CRP 5 mg/dL以上を異化期，CRP 3 mg/dL以下を同化期と判断する目安がある．

- 悪液質とは，「併存疾患に関連する複雑な代謝症候群で，筋肉の喪失が特徴である．脂肪は喪失することもしないこともある．顕著な臨床的特徴は成人の体重減少（水分管理除く），小児の成長障害（内分泌疾患除く）である．食思不振，炎症，インスリン抵抗性，筋蛋白崩壊の増加がよく関連している．飢餓，加齢に伴う筋肉喪失，うつ病，吸収障害，甲状腺機能亢進症とは異なる」[7]．

- 悪液質＝終末期ではないことに留意する．

- がん，慢性心不全，慢性腎不全，慢性呼吸不全，慢性肝不全，慢性感染症，関節リウマチなどの膠原病が，悪液質の原因疾患である．

- 悪液質の診断基準を **3** に示す[7]．

3 悪液質の診断基準

以下の2つは必要条件
- 悪液質の原因疾患の存在
- 12か月で5%以上の体重減少（もしくはBMI 20未満）

その上で以下の5つのうち3つ以上に該当
① 筋力低下
② 易疲労
③ 食思不振
④ 除脂肪指数（筋肉量）の低下
⑤ 検査値異常（CRP>0.5 mg/dL，Hb<12.0 g/dL，Alb<3.2 g/dL）

(Evans WJ, et al. Clin Nutr 2008[7] より)

低栄養の予防

- 低栄養の予防は，原因によって異なる.

- 飢餓が原因の場合，1日エネルギー必要量＞1日エネルギー消費量とすることが予防である.

- 侵襲が原因の場合，予防可能な急性炎症（急性感染症や外傷の一部など）を防ぐことが重要である.

- 悪液質が原因の場合，栄養療法，運動療法，薬物療法を含めた包括的な対応を行う．高蛋白質食（1日1.5 g/体重kg），n-3脂肪酸（エイコサペンタエン酸），六君子湯を検討する．抗炎症作用を期待して，運動を積極的に実施する.

- MNA-SFで減点した項目に対する介入も，低栄養の予防となる.

文献

1) 谷口英喜ほか．高齢者用かくれ脱水発見シートの開発―介護老人福祉施設の通所者を対象とした検討．日本老年医学会雑誌 2015；52：359-366.

2) 秋山正子．高齢者における脱水症の病態と対策．臨床栄養 2014；125：275-280.

3) Vellas B, et al. Overview of the MNA®：its history and challenges. J Nutr Health Aging 2006；10：456-465.

4) Rubenstein LZ, et al. Screening for undernutrition in geriatric practice：developing the short-form mini nutritional assessment（MNA-SF）. J Gerontol A Biol Sci Med Sci 2001；56（6）：M366-372.

5) Guigoz Y. The Mini-Nutritional Assessment（MNA®）review of the literature：what does it tell us? J Nutr Health Aging 2006；10：466-487.

6) MNA® Short Form［簡易栄養状態評価表］日本語版
http://www.mna-elderly.com/forms/mini/mna_mini_japanese.pdf

7) Evans WJ, et al. Cachexia：a new definition. Clin Nutr 2008；27：793-799.

救急受診・重症化予防／Acute ACSC

歯科疾患
総合診療医に知ってほしい予防歯科

蓮池　聡
日本大学歯学部歯科保存学第 III 講座

- ◆ う蝕予防では，「宿主・歯質」，「細菌」，「食事」，「時間」の各因子のリスクを軽減させる．
- ◆ 歯周病予防では，セルフケアによる歯肉縁上プラークコントロールとプロフェッショナルケアによる歯肉縁下プラークコントロールが重要である．
- ◆ 喫煙と糖尿病は歯周病のリスクとなる．
- ◆ ARONJを起こさないためには，該当薬投与の必要性を再考し，投与を行う際には歯科治療を終わらせておくことが必要である．

- 歯科について医師の理解度は決して高くはない．しかしながら，総合診療医は地域医療を担う主役であり，歯科疾患の発症予防および重症化予防に貢献することは可能である．
- ACSCの定義では歯科疾患は Acute ACSC に分類されている（p217「ACSCとは」の 1 を参照）．
- 歯科関連疾患による入院の詳細を全国的に分析した報告はみられないが，施設ごとの報告はみられる（ 1)[1-3]．これらの報告によると入院の半数は抜歯が目的であり，そのうち約1割は有病者における多数歯の普通抜歯である．
- 入院の約1割は炎症による入院であり，その大半はう蝕・歯周病といった歯科コモンディジーズに継発するものである．ゆえにう蝕・歯周病の早期治療を行うことが，入院数を減らすことにつながる．
- 歯科疾患は全身疾患と密接な関連を持ち，生活習慣や服薬習慣が歯科疾患のリスクファクターとなることが多い．有病者では普通抜歯であっても入院が必要となることがあるため，より積極的な重症化予防が必要である．
- 総合診療医は一般的な予防歯科の知識を有し，情報提供を行うことが望まれる．また，う蝕や歯周病への罹患が疑われる患者には早期歯科医院受診を促す必要がある．
- ここでは，口腔の二大疾患である「う蝕」と「歯周病」，および医科歯科連携のうえで注目されている「骨吸収抑制薬関連顎骨壊死（antiresorptive agent-related osteonecrosis of the jaw：ARONJ）」の予防について述べる．

1 歯科疾患による入院の原因

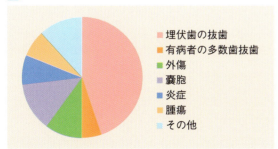

（伊藤優ら，愛知学院大学歯学会誌2016[1]，市原左知子ら，愛知学院大学歯学会誌2008[2]，加藤雅民ら，愛知学院大学歯学会誌1997[3]を元に筆者作成）

2 歯・歯周組織の構造

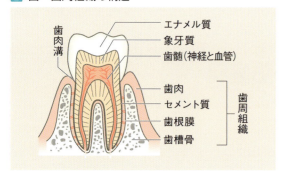

3 う蝕の発症因子—Newbrunの4つの輪

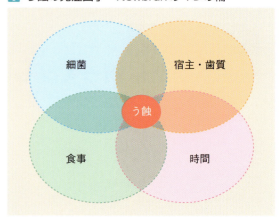

う蝕

う蝕の基本事項

- う蝕（カリエス）とは，一般にむし歯と称されるものであり，ミュータンス連鎖球菌（以下，ミュータンス菌）などのう蝕病原菌が増殖し，スクロースなどを原料として酸を産生し，歯質を脱灰することによって生じる．
- 歯質表層のエナメル質（2）が脱灰されると，歯質は唾液中のミネラルを取り込む（再石灰化）．ゆえに，う蝕は「脱灰と再石灰化を繰り返すダイナミックな病態」とされ，エナメル質の白斑や，う窩を形成していない象牙質う蝕は，このプロセスを適切に管理することで進行を停止させたり治癒させたりすることが可能である．
- Keyesは「宿主・歯質」，「細菌」，「食事」の3つの因子をう蝕発症因子とし，3因子が重なるとう蝕が発現すると提唱した（Keyesの3つの輪）．
- その後Newbrunはこれに「時間」を加え，現在では「4つの輪」がう蝕の発病理論として広く受け入れられている（3）．う蝕予防および自然修復を期待するには，4つの輪を構成する各因子のリスクを低下させることが必要である．

う蝕予防における細菌に対するアプローチ

- ミュータンス菌は酸産生能・耐酸性能を有する．また粘着性の強い不溶性グルカンを産生し，硬組織表面に定着している．
- う蝕予防においてブラッシングによってグルカンを破壊し，口腔内細菌数を減少させる必要がある．
- ミュータンス菌は，出生時には口腔内に存在せず，歯の萌出とともに親から感染すると考えられている．
- 母親のミュータンス菌を減らしたり，食事中のスプーンの共有を行わないことは子どものう蝕予防につながる．

う蝕予防における宿主・歯質に対するアプローチ

- 複雑な歯の形態（深い小窩および裂溝）や歯列が見られる場合，歯ブラシによる清掃が困難であり，う蝕発生のリスクが高くなる．ゆえに単純化・平坦化することは，う蝕の予防につながる．
- 唾液中に含まれているミネラルイオンによって再石灰化は起こる．ゆえに唾液の量と緩衝能は脱灰・再石灰化に大きく関わる．
- 唾液分泌量は一般的には加齢とともに減少す

る．また，中年女性に好発するシェーグレン症候群を発症すると唾液分泌が低下する．
- 降圧薬，抗うつ薬など各種治療薬には副作用として唾液分泌を抑制するものがある．
- 近年，ポリファーマシーが大きな問題となっており，多剤服用患者で唾液分泌量低下がみられることが多い．ゆえに服用薬の整理を行うことはう蝕予防につながる可能性がある．
- 歯のエナメル質は萌出後に唾液にさらされ，石灰化が進む．したがって萌出直後よりも成熟した歯のほうが石灰化度は高い．一方，加齢に伴い，歯周病が進行すると歯根面が露出することが多い．歯根面はエナメル質に覆われていないため，中高年では根面う蝕のリスクが高くなる．
- 再石灰化能向上における歯面へのアプローチとして最も有効な方法は，フッ化物の局所応用である．
- 6〜16歳の子どもに対する効果はコクラン・レビューにて示されており，1,000〜1,250 ppmの高濃度フッ化物配合歯磨剤を用いるとう蝕が23％抑制されると報告されている[4]．
- これまで国内において歯磨剤におけるフッ化物の配合量は1,000 ppm以下とするように定められていたが，2017年3月にその上限が1,500 ppmまで引き上げられた．
- 高濃度フッ化物配合の歯磨剤は6歳未満の子どもへの使用が禁止されている点に注意が必要である．

う蝕予防における食事に対するアプローチ

- 食事要因の中では，砂糖（スクロース）が，う蝕の最大のリスク要因である．
- スクロースは他の糖類とは異なり，有機酸の材料となるだけではなく，口腔細菌の不溶性グルカン合成酵素の基質ともなる．
- しかしながら他の糖類（単糖と二糖）も有機酸の材料となる点は同じであり，糖類の摂取量を制限することはう蝕予防に有効である．

4 歯周病の3大要因

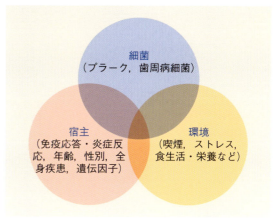

う蝕予防における時間に対するアプローチ

- 脱灰と再石灰化を繰り返すダイナミックな病態のなかで，食事・間食の回数が多いと，再石灰化のための十分な時間が確保できず，脱灰状態が続く．
- 「ダラダラ食い」は避け，規則正しい食生活をおくることが必要である．

歯周病

歯周病の基本事項

- 歯周病は，歯肉，歯根膜，セメント質および歯槽骨で構成される歯周組織が破壊される炎症性疾患であり，成人が歯を喪失する主たる原因となっている．
- 歯周病は，歯の周囲に付着するプラーク中の歯周病原細菌やその代謝産物と生体防御細胞との相互作用の結果，炎症・免疫反応を経て，歯肉の炎症や歯槽骨の吸収などの臨床症状を呈し，進行する．ゆえに歯周病の発症・進行における主因子は細菌因子とされる．
- 歯周組織破壊の過程において，宿主因子や環境因子が強く影響を与え，細菌因子，宿主因子，環境因子が歯周病進行における3大要因とされる（4）．

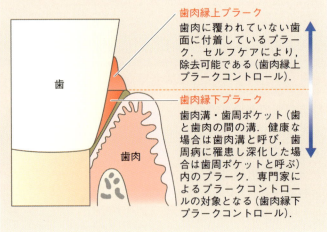

5 歯肉縁上・縁下プラークコントロール

歯肉縁上プラーク：歯肉に覆われていない歯面に付着しているプラーク．セルフケアにより，除去可能である（歯肉縁上プラークコントロール）．

歯肉縁下プラーク：歯肉溝・歯周ポケット（歯と歯肉の間の溝．健康な場合は歯肉溝と呼び，歯周病に罹患し深化した場合は歯周ポケットと呼ぶ）内のプラーク．専門家によるプラークコントロールの対象となる（歯肉縁下プラークコントロール）．

- 環境因子の多くは生活習慣に影響を受けるものであり，多くの生活習慣因子は悪性新生物，心疾患，脳血管疾患，糖尿病などと共通している．
- このようなことから，歯周病は細菌感染症であるとともに，生活習慣病としての側面を有する．

環境および後天的宿主因子

- 喫煙は，歯周病の環境因子からみた最大のリスクファクターである．喫煙者は2〜8倍罹患しやすいと言われている．
- 糖尿病による免疫系機能障害，末梢血管循環障害，創傷治癒遅延などは歯周病の病態を修飾する．
- 抗てんかん薬（フェニトイン），Ca拮抗薬（ニフェジピン），免疫抑制薬（シクロスポリン）などの常用は，薬物性歯肉増殖症を誘発する．

歯周病の治療と予防

- 歯周病においては予防と治療が密接に関係しており，その境界線を引くことは困難である．
- 歯周病の主因子は細菌因子であることから，予防においても治療においても，口腔内細菌（プラーク）を極力減少させることが最も重要とされ，これを「プラークコントロール」と呼んでいる．
- 歯周病の予防においては，セルフケア，プロフェッショナルケア，コミュニティケアの3つのいずれもが重要である．

■歯周病予防の実際
- セルフケアにはプラークコントロールおよび生活習慣改善が含まれる．
- 患者自身が行うプラークコントロールは歯肉縁上プラークコントロール（**5**）であり，ブラッシングが主となる．生活習慣改善には禁煙および健康的な食生活の実践が含まれる．
- プロフェッショナルケアには行動科学的アプローチによる保健指導・生活習慣指導，直接的なプラークコントロール，プラークが堆積しやすい口腔環境の改善（プラークリテンションファクターの修正）が含まれる．
- 歯科医師や歯科衛生士が行うプラークコントロールには歯肉縁下プラークコントロール（**5**）も含まれる．
- 定期的な受診によりプロフェッショナルケアを受けることは歯周病予防に欠かせない．
- コミュニティケアとしては，健康増進法によ

る歯周病検診の機会提供や，健康目標の設定や法整備を含む種々の公衆衛生活動がこれにあたる．

骨吸収抑制薬関連顎骨壊死（ARONJ）の予防

- ビスホスホネート系薬剤およびデノスマブを内服している患者において，抜歯などの口腔外科処置を行った後，創傷治癒が正常に機能せず，骨露出が認められることがある．これを骨吸収抑制薬関連顎骨壊死（ARONJ）と呼

ぶ．
- 骨粗鬆症治療薬で，ARONJを発症する可能性が報告されているものは上記2種類のみである．総合診療医においては，ARONJ発症の可能性も考慮して，投与薬剤を選択してもらいたい．
- 該当薬剤を投与する場合には抜歯やその他歯槽骨に侵襲を与えるような治療を投与前に終了する必要がある．
- また，投与後も定期的な歯科メンテナンスを継続する必要がある．

引用文献

1) 伊東優ほか．名古屋掖済会病院歯科口腔外科における入院患者の臨床統計的検討―最近8年間の実態と傾向について．愛知学院大学歯学会誌2016；54（1）：13-19.
2) 市原左知子ほか．さくら病院歯科口腔外科での過去3年間における入院患者の臨床統計学的観察．愛知学院大学歯学会誌2008；46（4）：515-520.
3) 加藤雅民ほか．公立陶生病院歯科口腔外科における過去8年間の入院患者の臨床統計的観察．愛知学院大学歯学会誌1997；35（3）：439-447.
4) Walsh T, et al. Fluoride toothpastes of different concentrations for preventing dental caries in children and adolescents. Cochrane Database Syst Rev 2010；(1)：CD007868.

参考文献

- 安井利一ほか（編）．口腔保健・予防歯科学．医歯薬出版；2017.
- 日本歯科保存学会（編）．う蝕治療ガイドライン，第2版．永末書店；2015.
  http://www.hozon.or.jp/member/publication/guideline/file/guideline_2015.pdf
- 日本歯周病学会（編）．歯周治療の指針 2015．医歯薬出版；2016.
  http://www.perio.jp/publication/upload_file/guideline_perio_plan2015.pdf
- 顎骨壊死検討委員会．骨吸収抑制薬関連顎骨壊死の病態と管理―顎骨壊死検討委員会ポジションペーパー2016
  日本骨代謝学会［HP］　http://jsbmr.umin.jp/guide/pdf/bppositionpaper2016.pdfなどで閲覧可能．

救急受診・重症化予防／Acute ACSC

耳鼻咽喉科感染症
Airwayを制する

小山泰司
神戸大学医学部附属病院腫瘍・血液内科

- 早期発見のためには臨床症状の把握が重要である．
- 発症や重症化の予防にワクチン接種が重要である．
- 耳鼻咽喉科感染症の発症予防のエビデンスは小児が主であり，成人で適応する場合には注意を要する．

早期発見のために把握するべき症状と対応

- 耳鼻咽喉科の感染症は，頭蓋底から頸部という解剖学的には狭い範囲ではあるが，症状の増悪や重症化により，五感のうちの聴覚・嗅覚・視覚，そして場合によって味覚に影響を及ぼす．

1 耳性頭蓋内合併症

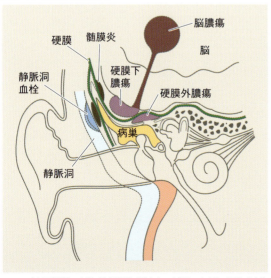

(吉田尚弘．MB ENTONI 2014；166：149-153より)

- 中耳炎や副鼻腔炎の増悪で頭蓋内・眼窩内合併症を起こす．
- 頭痛や巣症状，眼球突出，眼球運動障害，視力低下があれば，画像検査や外科的処置が必要で緊急を要する（**1**，**2**）．
- 口腔・咽喉頭の感染症が重症化することにより気道に影響を及ぼす．
- 咽喉頭感染症や深頸部感染症を疑う状況で呼吸苦を認めれば，緊急気道確保を要する場合がある．
- 発熱のみではなく，病歴や臨床症状を把握することが，早期発見のために重要である．
- 注意すべき臨床症状を**3**に示す．

重症化の予防

- 重症の扁桃炎を治療しないことで，扁桃周囲膿瘍に進展する可能性が指摘されている．しかし，重症の定義が規定されていないこと，扁桃周囲膿瘍の感染源が扁桃炎以外にも指摘されていることに留意するべきである．
- A群β溶連菌による扁桃炎では10日間のペニシリン治療によって，リウマチ熱を予防することが推奨されている．近年では先進国な

2 副鼻腔炎による眼窩合併症

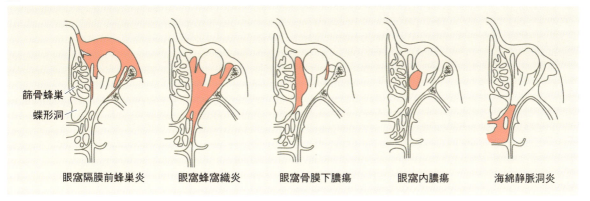

（加藤格ほか．小児科臨床 2006；59：131 より）

3 耳鼻咽喉科感染症の注意すべき臨床症状

中耳炎，乳突洞炎	耳痛，耳漏，難聴，耳後部腫脹，耳介聳立（乳突洞炎）
副鼻腔炎	膿性鼻汁，頭痛，顔面痛，咳嗽，後鼻漏
咽頭炎	咽頭痛，嚥下時痛，頸部リンパ節腫大
喉頭蓋炎	前頸部痛，嚥下痛，嚥下困難，呼吸困難
深頸部感染症	頸部痛，頸部腫脹，嚥下困難，呼吸困難

4 中耳炎で予防効果があるとされているもの

薬物など	肺炎球菌ワクチン，インフルエンザワクチン 反復する場合に予防的抗菌薬 キシリトール，亜鉛，ビタミンD，整腸剤（lactobacillus rhamnosus），授乳時の頭部挙上
外科的手段	鼓膜換気チューブ，アデノイド切除（2歳未満）

注：主に小児の報告である．
(Gisselsson-Solen M. Curr Infect Dis Rep 2015[2]；Gulani A, et al. Cochrane Database Syst Rev 2014[3]；Leach AJ, et al. Cochrane Database Syst Rev 2006[4] より作成)

どでリウマチ熱の発症率が減少してきていることが報告されているが，現時点ではペニシリン治療が第一選択である．
- 中耳炎や副鼻腔炎では早期治療することにより頭蓋内合併症の発生率が低下する可能性が示唆されている．しかし，乳児の乳突洞炎においては中耳炎の早期治療では予防できないという報告もあり，一定していないのが現状である[1]．

発症を予防するために

- 耳鼻咽喉科領域の感染症の予防のエビデンスは，主に小児のデータによる[2-4]．
- 肺炎球菌ワクチンによって，肺炎球菌のみではなくインフルエンザ桿菌（non-typable H. influenzae）による中耳炎の発症率と重症化率が減少する．
- インフルエンザワクチンにより，2歳以上で中耳炎の予防効果が認められている．
- 基礎疾患があり中耳炎を反復する場合には，予防的抗菌薬を投与する場合がある．
- サプリメントで中耳炎を予防するという報告がある（4）．
- 2歳以上の反復性中耳炎に対するアデノイド切除の予防効果はない．
- 反復する副鼻腔炎では，鼻洗浄，抗ヒスタミン薬などによるアレルギー性鼻炎の治療，手術（鼻内，アデノイド切除）で予防効果が認められている[5]．
- 受動喫煙（両親の喫煙）は，中耳炎（急性，反復性），鼻副鼻腔炎の罹患率上昇のリスクとされる．中耳炎について，一部では受動喫煙は1歳未満の中耳炎の罹患率が低下したとい

う報告，また中耳炎のリスクとは関係ないという報告もあるものの，現時点では罹患率上昇のリスクとなっているというのが一般的な見解である[6-10]．
- 溶連菌性咽頭炎では，保菌者からの伝搬や食事への混入によるアウトブレイクの報告があり，接触予防策が期待される．
- インフルエンザ桿菌b型による喉頭蓋炎患者と接触した場合，4歳未満のワクチン未摂取児や免疫不全児では化学的予防（リファンピシンなど）が推奨される．
- 深頸部感染症では，口腔の衛生状態が関与していることが多いことから，口腔内の衛生状態の改善や歯科感染症の早期治療によって発症の予防が勧められている．

引用文献

1) Linder TE, et al. Prevention of acute mastoiditis：fact or fiction？ Int J Pediatr Otorhinolaryngol 2000；56(2)：129-134.
2) Gisselsson-Solen M. Acute otitis media in children-current treatment and prevention. Curr Infect Dis Rep 2015；17(5)：476.
3) Gulani A, Sachdev HS. Zinc supplements for preventing otitis media. Cochrane Database Syst Rev 2014；(6)：CD006639.
4) Leach AJ, Morris PS. Antibiotics for the prevention of acute and chronic suppurative otitis media in children. Cochrane Database Syst Rev 2006；(4)：CD004401.
5) Duse M, et al. Rhinosinusitis：prevention strategies. Pediatr Allergy Immunol 2007；18(Suppl 18)：71-74.
6) Biagini JM, et al. Environmental risk factors of rhinitis in early infancy. Pediatr Allergy Immunol 2006；17(4)：278-284.
7) Uhari M, et al. A meta-analytic review of the risk factors for acute otitis media. Clin Infect Dis 1996；22(6)：1079-1083.
8) Ilicali OC, et al. Relationship of passive cigarette smoking to otitis media. Arch Otolaryngol Head Neck Surg 1999；125(7)：758-762.
9) Marchisio P, et al. Medical prevention of recurrent acute otitis media：an updated overview. Expert Rev Anti Infect Ther 2014；12(5)：611-620.
10) Kaur R, et al. Epidemiology of Acute Otitis Media in the Postpneumococcal Conjugate Vaccine Era. Pediatrics 2017；140(3). pii：e20170181.

参考文献

- Bennett JE, et al. Mandell, Douglas, and Bennett's Principles and Practice of Infectious Diseases, 8th ed. Elsevier Churchill Livingstone；2014.
- Flint PW, et al. Cummings Otolaryngology：Head and Neck Surgery, 6th ed . Elsevier Churchill Livingstone；2015.

救急受診・重症化予防／Acute ACSC

穿孔性・出血性潰瘍

大竹真一郎
おおたけ消化器内科クリニック院長

◆ 消化性潰瘍は*H. pylori*陽性潰瘍が減少し，NSAIDsや低用量アスピリン（LDA）に起因する薬剤性
潰瘍が増加している．
◆ 特に高齢者の場合NSAIDsとLDAを併用していることが多く，また潰瘍が悪化し出血や穿孔を来
した場合重症化する危険性があるため，潰瘍を生じやすい薬の併用に注意し，可能な限り予防し，
発症した際は速やかに診断するように努めるべきである．
◆ 出血性潰瘍を疑う場合には，Glasgow-Blatchfordスコアやショック指数（SI）を利用し，適切なタ
イミングで内視鏡的止血術の可能な医療機関に紹介する．

● 衛生状態の改善による*Helicobacter pylori*
（*H. pylori*）感染率の低下，さらに*H. pylori*
除菌が2000年11月に胃・十二指腸潰瘍に対
して保険適用となり，また2013年2月に*H.
pylori*感染胃炎に適応拡大されたことによ
り，胃・十二指腸潰瘍の発生率は低下してい
る．
● 厚生労働省による2014（平成26）年度患者調
査（疾病分類編）によれば，1984（昭和59）年
の胃・十二指腸潰瘍の患者数は16万4,300人
であったのが，2014年には3万4,500人と約
1/5に減っている．
● *H. pylori*に起因する再発や治癒を繰り返し慢
性的な経過をとる潰瘍は減ったものの，さま
ざまな基礎疾患を持つ高齢者人口の増加，ま
たそれに伴うNSAIDs（non-steroidal anti-in-
flammatory drugs）や低用量アスピリン（low-
dose aspirin：LDA），さらには抗血栓薬や抗
凝固薬による薬剤の影響による急性の潰瘍が
増えている．

NSAIDs潰瘍

● NSAIDs潰瘍はNSAIDsの投与量に依存し，
また単剤投与に比べ多剤投与で発生率が上が
り，出血，穿孔のリスクも増加する．
● 坐薬，貼付剤にも経口投与と同等のリスクが
あるため他院の処方もしっかりチェックし，
過剰投与にならないことに気をつける．
● NSAIDs潰瘍のリスク要因を**1**に挙げる．高
リスクに対する予防治療は潰瘍既往歴のない
患者においても必要である．
● 投与例を**2**に挙げる．ただし，潰瘍の一次予
防における投薬は保険適用とならないことを
留意した上で投与する．
● 防御因子増強薬の投与は出血性潰瘍を減らす
効果がはっきりしないため使わないことを推
奨する．
● NSAIDs潰瘍の半数近くが無症状であり，定
期的な内視鏡観察や貧血のモニタリングを行
う必要がある．
● 予防治療がされていないとNSAIDsによる胃
潰瘍の発生率は10〜15％，十二指腸潰瘍の

1 NSAIDs潰瘍のリスク因子

- 出血性潰瘍既往歴
- 消化性潰瘍既往歴
- 高用量NSAIDsやNSAIDsの併用者
- 抗凝固薬・抗血小板薬や糖質ステロイド，ビスホスホネート製剤の併用者
（糖質ステロイドは消化性潰瘍のリスクファクターとはならないが，潰瘍の治癒を遷延させるため，併用時は注意が必要）
- 高齢者，重篤な合併症を有する者

2 NSAIDs潰瘍予防に使用する薬剤

- プロスタグランジン製剤（ミソプロストール 800 mg/日）
- PPI（オメプラゾール20 mg/日，ランソプラゾール 15 mg，30 mg/日）
- 高用量H₂受容体拮抗薬（ファモチジン80 mg/日）

発生率は3%とされており，また消化管出血の発生頻度は約1%である．

- COX-2選択的阻害薬であれば他のNSAIDsに比し，潰瘍発生率および出血を含む合併症が少ない（ただしLDAと併用した場合は通常のNSAIDsと同等の潰瘍リスクがある）．
- NSAIDs投与開始前に*H. pylori*除菌を行うことは潰瘍発生予防に繋がるため推奨されるが，NSAIDs投与中の除菌治療では予防効果は期待できない．また，潰瘍治療中の除菌は治癒率を高めないので推奨できない．

3 Glasgow-Blatchfordスコア

項目	内容	スコア
BUN (mg/dL)	＜18.2	0
	18.2≦　＜22.4	2
	22.4≦　＜28.0	3
	28.0≦　＜70.0	4
	70.0≦	6
男性Hb (g/dL)	≧13	0
	12≦　＜13	1
	10≦　＜12	3
	10＜	6
女性Hb (g/dL)	≧12	0
	10≦　＜12	1
	10＜	6
収縮期血圧 (mmHg)	≧110	0
	100～109	1
	90～99	2
	＜90	3
その他のリスク因子	脈拍≧100/分	1
	黒色便	1
	失神発作	2
	肝臓疾患	2
	心不全	2

(Blatchford O, et al. Lancet 2000 ; 356 : 1318-1321より)

用は行わないようにする．

- 一方，ナプロキセンは心血管イベントへの影響が少ないとされているため，LDA服用者にはナプロキセンとPPIの併用を検討する．

低用量アスピリン（LDA）潰瘍

- LDAは休薬により血栓症リスクが上がるため，休薬せずにプロトンポンプ阻害薬（proton pump inhibitor：PPI）で治療すべきである．
- LDAによる上部消化管出血の再発予防にはPPIが効果的であるのはもちろん，*H. pylori*除菌で再出血予防効果が期待できる．
- LDA服用者に対するNSAIDsの併用は潰瘍および出血のリスクを高めるだけでなく，COX-2選択的阻害薬を含めたNSAIDs自体が心血管イベントのリスクを上げるため，併

出血性消化性潰瘍

- 消化管出血の予測因子として，吐血はもちろん，血行動態が不安定，ヘモグロビン8 g/dL未満があげられるが，重症化を防ぐためにGlasgow-Blatchfordスコア（3）を利用する．
- スコアが1点以上の場合は緊急内視鏡が必要であると考える．
- 内視鏡治療は薬剤治療単独に比べ，初回止血，再出血の予防ができ，緊急手術への移行また死亡率を減少させることができる．

4 ショック指数（SI）と推定出血量

	正常	軽症	中等症	重症
SI	0.5	1.0	1.5	2.0
推定出血量（mL）	750未満	750～1,500未満	1,500～2,000未満	2,000以上

ショック指数＝心拍数（回/分）/収縮期血圧（mmHg）

- 内視鏡治療のタイミングは2時間以内が望ましいが，遅くとも12時間以内の早期施行を考慮すべきである.
- 出血量の予測としてはショック指数（Shock Index〈SI〉＝心拍数/収縮期血圧）を使うことでより簡易に行うことができる. SIの正常値は0.5とされており，SI値から推測される出血量を**4**に示す.

参考文献

- 日本消化器病学会（編）. 消化性潰瘍診療ガイドライン2015（改訂第2版）. 南江堂；2015.
- 小林健二. 消化器疾患の診かた，考えかた. 中外医学社；2017.

- 虫垂炎が穿孔して，汎発性腹膜炎の場合，手術が行われる．さらに時間が経過して膿瘍形成となっていた場合，緊急手術を行う施設と保存治療（抗生剤治療）→interval appendectomyを行う施設がある．いずれにしろ，長期に及ぶ入院と高い合併症の発生率が問題となる．
- どうしても外科医へのアクセスが困難な場合，各種のエビデンスを総合すれば虫垂炎の約7割は抗菌薬で治癒すると言われている[9]．
- 外科系のエビデンス構築が難しい側面でもあるが，抗菌薬で治癒できなかった約3割には，外科医の判断で手術介入をされた患者と穿孔して膿瘍形成に至った患者が含まれる．
- 膿瘍形成した場合も長期間の抗生剤治療のみで治癒することがあるが，発熱や疼痛がコントロール出来ないケースは確実に存在し，手術介入や穿刺ドレナージが必要とされる．
- つまり，どうしても外科医へのアクセスが困難な場合，多くの軽症例において保存加療は可能であるが，適切な時期に手術や穿刺ドレナージの必要性を検討できる必要があり，重症化予防という観点からは早期の外科医へのコンサルトが推奨される．社会的背景も含めて総合医および開業医の先生方に判断していただくべきであろう．
- 抗菌薬は腸内細菌のグラム陰性桿菌をtargetにする第2世代以上のセフェム系か，腹腔内膿瘍に準じてABPC（アンピシリン）/SBT（スルバクタム）やPIPC（ピペラシリン）/TAZ（タゾバクタム）を経静脈投与することが多い[10]．

- 虫垂炎の穿孔を予防するためには早期に疑いをかけて採血や画像検査をし，診断することが重要である．すでに穿孔した虫垂炎は発熱や腹痛などの症状で診断は容易であろう．穿孔していない虫垂炎は虫垂の位置によって時に診断が困難となる．
- 採血や画像検査まで行ったが，確定診断に至らなかった場合，入院して頻回に様子を診るのは一つの手である．外来フォローする場合も，12〜24時間以内に再診するほうがよい．48時間以上あけてから診察しても，悪化する場合はすでに穿孔してしまっている可能性が高い．
- 最終的にはその地域の外科医の方針にもよるが，安易に造影CTを施行する前に，悩んだら外科へコンサルトしていただくことを，筆者は推奨している．

文献

1) 住永佳久ほか（監訳）．ワシントン外科マニュアル第3版．メディカル・サイエンス・インターナショナル；2009．
2) 寺下新太郎ほか．診断の遅滞した小児虫垂炎性腹膜炎の臨床像解析．小児科臨床 2016；69：827-832．
3) 竹内慎哉．急性虫垂炎の診断．日本外科感染症学会雑誌 2015；12：23-29．
4) Alvarado A. A practical score for the early diagnosis of acute appendicitis. Ann Emerg Med 1986；15：557-564.
5) Samuel M. Pediatric appendicitis score. J Pediatr Surg 2002；37：877-881.
6) Ohle R, et al. The Alvarado score for predicting acute appendicitis：a systematic review. BMC Med 2011；9：139.
7) Brenner DJ, Hall EJ. Computed tomography：an increasing source of radiation exposure. N Engl J Med 2007；357：2277-2284.
8) 渡邊昌彦ほか．内視鏡外科手術に関するアンケート調査─第13回集計結果報告．日本内視鏡外科学会雑誌 2016；21：655-810．
9) 安達洋祐．外科医のためのエビデンス．医学書院；2015．pp2-6．
10) Gilbert DNほか（編）／菊池賢ほか（監修）．日本語版サンフォード感染症治療ガイド2017（第47版）．ライフサイエンス出版；2017．

救急受診・重症化予防／Acute ACSC

尿路感染症
腎盂腎炎はどう予防する？

長田　学
神戸大学医学部附属病院感染症内科

◆ 尿路感染症は最も頻度の多い感染症の一つであるが，努力により発生を減らすことができる疾患である．
◆ 尿道カテーテルは本当に必要な患者のみに使用する．留置中は毎日その必要性を吟味し，必要のない尿道カテーテルはなるべく早く抜去する．
◆ 予防的抗菌薬の適応がある患者は限られる．適応がある場合でも予防の利益が耐性菌獲得やCD腸炎などのリスクを上回るかを十分検討する必要がある．

● 尿路感染症（urinaly tract infection：UTI）は，外来・入院を問わず一般的な細菌感染症の中で最も頻度が多いものの一つである．
● UTIの予防としては，現在は特に尿道カテーテル留置中の患者のUTI（catheter-associated urinary tract infection：CAUTI）予防と，UTIを繰り返す患者の感染予防に主眼が置かれている．

CAUTIの予防ガイドライン

● CAUTIの予防ガイドラインは様々な機関から出されているが，現在最も世界的に広く活用されているのは米国疾病管理予防センター（Centers for Disease Control and Prevention：CDC）が公開している「Guideline for Prevention of Catheter-Associated Urinary Tract Infections 2009」[1]である（**1**）．
● ガイドラインの要点は，一言でいえば「なるべく尿道カテーテルを使用しないこと」である．
● 尿道カテーテルが挿入されていると1日に3～10％の割合で細菌尿が生じ，30日後には

ほとんどの患者で細菌尿が生じる[2]．
● 必要のない尿道カテーテルはなるべく挿入せず，挿入した場合は毎日必要性を吟味し，不要になれば早期に抜去することがCAUTIを減らすことに繋がる．
● ガイドラインには，耐性菌を誘導しないために無症候性の細菌尿を安易に治療しないというような概念も盛り込まれている．
● 日本語に訳された資料もあり，看護師をはじめ感染管理に関わる全ての職種の者が目を通しておくべきであろう．
● 2009年のガイドライン発表後に複数の臨床試験が施行されており，CAUTIを減少させたと報告されている[3]．看護師が主体的に尿道カテーテルの必要性を吟味することでCAUTIが減少したという報告もある．
● 「CAUTIは努力によって減らすことができる」ことを強く認識することが重要である．

UTIを繰り返す患者の予防的抗菌薬

● 尿道カテーテルを使用している患者の予防的抗菌薬や，尿道カテーテル抜去時の予防的抗

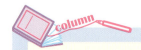

院内感染症を減らすには

　日本では他の先進国と比較すると患者1人あたりの医療スタッフのマンパワーが少なく，患者1人1人に排尿介助を行う余裕がなくて安易に尿道バルーン留置が行われやすい．また，院内感染が病院側にとって経営上の打撃になるという認識はあまりなく，医療スタッフに院内感染症を減らそうというインセンティブが働きにくい．

　一方，米国では2008年以降に医療費抑制の施策の一環として，公的医療扶助制度では入院後院内で発生した感染症に関しては医療費の償還を行わなくなった．つまり院内感染で発生した医療費は病院持ちとなり，病院経営的に大きな打撃となる．このためCAUTIなどの院内感染症を減らそうというインセンティブが強く働くしくみになっている．

　近年，日本でも医療費の増大が社会問題化している．遠からず「院内感染症にかかる医療費は病院持ち」という制度が導入される日が来るのかもしれない……．

1　CAUTI予防における推奨

- 手術患者における尿路カテーテルの使用は，ルーチンではなく必要時に限る．【I-B】
- 患者およびナーシングホーム入居者に対して，尿路カテーテルを失禁管理のために使用しない．【I-B】
- 適切な適応に対してのみカテーテルを挿入し，必要な期間に限り留置する．【I-B】
- カテーテルの無菌的挿入およびメンテナンスは，適切な訓練を受けて正確な方法を知る人（病院職員，家族，患者自身など）のみが行うようにする．【I-B】
- 排尿障害のある患者では，尿路カテーテル留置や恥骨上カテーテルよりも間欠的導尿が望ましい．【II】
- 尿路カテーテルの無菌的挿入後は，採尿システムの閉鎖性を維持する．【I-B】
- 臨床的適応がある場合を除き，短期または長期のカテーテル留置を要する患者におけるカテーテル関連尿路感染（CAUTI）予防のために，全身性抗菌薬をルーチンで使用しない．【I-B】
- 閉塞が予想される場合（例：出血など）を除き，膀胱洗浄は推奨されない．【II】
- カテーテル留置中のカテーテル関連尿路感染（CAUTI）予防を目的として，尿路周囲を消毒薬で消毒しないこと．ルーチンの衛生（毎日の入浴やシャワー時の尿道表面の洗浄など）が適切である．【I-B】
- 留置カテーテルや採尿バッグをルーチンで定期的に交換することは推奨されない．それよりも，感染，閉塞，あるいはシステムの閉鎖性が損なわれた場合など，臨床的適応にもとづいて交換することが推奨される．【II】

【勧告の分類】
カテゴリーIA：強い勧告．最終的な臨床上の有益性または有害性を示唆する，質の中～高いエビデンスにより裏付けられている．
カテゴリーIB：強い勧告．最終的な臨床上の有益性または有害性を示唆する，質の低いエビデンスにより裏付けられている．
カテゴリーIC：強い勧告．州または連邦の規制で義務づけられている．
カテゴリーII：弱い勧告．臨床的な有益性と有害性との間で折り合いがついているエビデンスにより裏付けられている．
勧告なし/未解決問題：未解決問題．エビデンスの質が低く，有益性と有害性の間で折り合いがついていない．

（CDC「Guideline for Prevention of Catheter-Associated Urinary Tract Infections 2009」[1]より一部抜粋して筆者和訳）

菌薬投与については推奨されていない[1]．
- 尿路感染症を繰り返す女性や小児では，予防的抗菌薬の投与は一定の条件下で有用性が示

されている．
- 日本で使用できる薬剤の中で実績が多いのはST（スルファメトキサゾール/トリメトプリ

ム）合剤であり，他の薬剤では知見が限られている．

- 尿路感染症を繰り返す女性に対しては，特に頻度の高い場合や性交後の予防的抗菌薬内服，膀胱炎の自己診断による抗菌薬治療については有用とされる．
- 小児では膀胱尿管逆流（vesicoureteral reflux：VUR）がUTIと強い関連があり，UTIの既往とVURの程度により予防的抗菌薬を行うかどうかが判断される．
- VURのない小児に対する予防的抗菌薬の有用性を証明した臨床研究は少ないが，頻回にUTIを繰り返す患児では予防的抗菌薬を考慮することもある．
- 予防的抗菌薬の適応がある患者でも，投与を行うかどうかは耐性菌獲得やCD腸炎（Clostridium difficile〈CD〉colitis）などのリスクと予防の利益を勘案したうえで慎重に判断がなされるべきである．

抗菌薬以外の手段によるUTI予防

- クランベリージュースやプロバイオティクスによる予防は一時期注目されたこともあったが，近年行われたメタアナリシスではプラセボと比較して明らかな有効性が証明できなかった[4,5]．
- 性交や殺精子剤は女性のUTIのリスクであり，禁欲や殺精子剤含有製品の使用を減らすことはUTIの減少につながる．
- 近年，小児ではVURと下部尿路機能障害（lower urinary tract dysfunction：LUTD）の関連が注目されている．
- 定時排尿（2〜3時間ごとの予定された間隔で排尿），「二重」排尿（排尿直後に座って再び排尿），特定の食品を避ける（炭酸飲料，カフェイン，柑橘類，チョコレート，および食品着色料），慢性便秘児に対する下剤の使用などは，UTI再発の減少につながると期待されている．

文献

1) CDC［HP］. Guideline for Prevention of Catheter-Associated Urinary Tract Infections 2009. https://www.cdc.gov/infectioncontrol/pdf/guidelines/cauti-guidelines.pdf
2) Warren JW. Catheter-associated urinary tract infections. Int J Antimicrob Agents 2001；17：299-303.
3) Saint S, et al. A program to prevent catheter-associated urinary tract infection in acute care. N Engl J Med 2016；374：2111-2119.
4) Jepson RG, et al. Cranberries for preventing urinary tract infections. Cochrane Database Syst Rev 2012；10：CD001321.
5) Schwenger EM, et al. Probiotics for preventing urinary tract infections in adults and children. Cochrane Database Syst Rev. 2015 Dec 23；(12)：CD008772.

救急受診・重症化予防／Acute ACSC

蜂窩織炎

村上義郎

社会医療法人生長会 府中病院総合診療センター医長

◆ 蜂窩織炎は皮下組織を中心とした皮膚軟部組織感染症である.
◆ 蜂窩織炎の所見には，疼痛，熱感，発赤，腫脹の四兆候が見られる.

発症予防

- 蜂窩織炎（cellulitis）は健常な皮膚にはまず起こることはない.
- 一般的な経過は皮膚損傷（白癬や擦り傷，動物咬傷など）を生じた数日後に疼痛，発赤，腫脹などの局所症状が認められるようになる．その後発熱や倦怠感などの全身症状を示すようになる[1].
- その他，**1**にあげる危険因子を有する場合も蜂窩織炎を発症するリスクがある.
- 予防的抗菌薬の投与は，動物咬傷と再発性蜂窩織炎に対してのみ投与が検討される[2].
- 動物咬傷に対しての予防的抗菌薬はイヌとネコ，ヒトによる手への咬傷は有効とされている．しかし，それ以外の部位や動物（哺乳類や爬虫類，鳥類，魚類）による咬傷に対しての予防効果は明確ではない.
- 再発性蜂窩織炎に対しての予防的抗菌薬の効果は有効とされている．抗菌薬はペニシリンやエリスロマイシン，クリンダマイシンなどが使用されている．投与期間は6〜18か月と長期投与である.
- 投与期間中は半数程度の患者では少なくとも1回以上の発症が予防されるが，投与を終了すると予防的投与をしていない場合と同程度

1 蜂窩織炎の危険因子

一次性	全身	• 年齢，肥満，ホームレス
	局所	• 皮膚バリアの破綻（例：創傷，潰瘍，外傷） • 足趾から趾間の感染（例：真菌，ウイルス，細菌） • 浮腫（例：リンパ浮腫） • 蜂窩織炎の既往 • 静脈還流不全 • 乾皮症 • 皮膚炎 • 伏在静脈切除術後 • 乳房温存手術後
再発性	全身	• 肥満，悪性腫瘍，喫煙
	局所	• 浮腫（例：リンパ浮腫） • 足白癬 • 静脈還流不全 • 脛骨領域を含む蜂窩織炎 • 皮膚炎 • 同側の手術手技後

(Raff AB, Kroshinsky D. JAMA 2016[1]より)

の再発率になってしてしまう．そして，肥満，浮腫などの因子があると予防効果はなくなるため，危険因子への介入も必要である.

- また，抗菌薬の長期処方では消化器症状や薬疹などの副作用が問題となる．そのため，予防的抗菌薬の適応については年に3〜4回蜂窩織炎を生じる場合などに限るべきであろう[3].
- リンパ浮腫に対して運動やマッサージなどの介入をすることにより，蜂窩織炎の発症率が58％から9％にまで低下する[1]とされており，

2 蜂窩織炎の鑑別疾患

感染症	
common	遊走性紅斑，単純ヘルペス，帯状疱疹，皮膚膿瘍
uncommon	細菌性（例：類丹毒，壊死性筋膜炎） ウイルス（例：parvovirus B19，CMV） 真菌（例：*Cryptococcus neoformans*，*Sporothrix schenckii*，mucormycosis） 抗酸菌 寄生虫（例：*Trypanosoma cruzi*，*Dermatobia hominis*） 骨髄炎 化膿性関節炎

炎症性変化	
common	薬疹，接触性皮膚炎，血管性浮腫，Sweet症候群，痛風，滑液包炎，結節性紅斑
uncommon	固定薬疹，壊疽性膿皮症，サルコイドーシス，好酸球性蜂窩織炎（Wells症候群），再発性多発軟骨炎，家族性地中海熱，結節性多発動脈炎，脂肪織炎（lipodermatosclerosis），限局性強皮症，好酸球性筋膜炎，外傷性，臍性，SLE），皮膚GVHD

血管性病変	
common	静脈うっ滞性皮膚炎，リンパ浮腫，深部静脈血栓症，表在性血栓性静脈炎，血腫
uncommon	紅痛症，calciphylaxis

腫瘍	
uncommon	丹毒様がん，Paget病（乳房，四肢），炎症性乳がん，リンパ腫，白血病

その他	
common	虫咬傷，棘刺傷，異物反応，皮下注射後，静脈注射後
uncommon	コンパートメント症候群，放射線性皮膚炎，圧挫滅

CMV：サイトメガロウイルス，SLE：全身性エリテマトーデス，GVHD：移植片対宿主病.

(Raff AB, Kroshinsky D. JAMA 2016[1] より)

危険因子への介入は発症予防となる.

早期発見の体系的な方法

- 蜂窩織炎は病歴と肉眼所見で診断されるものであるため，早期診断は比較的容易な疾患である.
- 好発部位は下肢である．他の部位（上肢や顔面）は点滴などの医学的侵襲や潰瘍などの外傷，多臓器からの感染の直接波及（中耳炎や副鼻腔炎，骨髄炎など）によって生じる.
- 危険因子を有する患者が四肢などの疼痛を訴えて来院した場合には，本疾患を鑑別にあげて診察することが早期発見につながる（2）.
- 糖尿病などの免疫抑制状態にある患者は，疼痛などの局所の自覚症状が乏しく，全身症状が前面に出る場合がある．その場合でも軽微な局所の圧痛や発赤などは存在する.

- 寝たきり等，自覚症状を訴えることが困難な患者も含めて全身の診察を行うことが大事である.

重症化予防

- 蜂窩織炎の起因菌は，A群β溶血性連鎖球菌（*S. pyogenes*）と黄色ブドウ球菌が主となる.
- 通常の蜂窩織炎では，上記の菌を考慮して，ペニシリン系抗菌薬または第一世代セファロスポリンでの治療は可能である.
- 化膿性蜂窩織炎であればメチシリン耐性黄色ブドウ球菌（MRSA）の関与を考えての抗菌薬選択（ST合剤やクリンダマイシンなど）を検討する[1,2].
- その他の菌が起因菌となる場合は，基礎疾患と曝露因子が影響してくる（3）．これらの基礎疾患や曝露因子があれば，3の起因菌を

3 基礎疾患や曝露因子に関連した蜂窩織炎の原因微生物

免疫抑制患者（移植後，全身ステロイド，HIV/AIDS，SLE）	イヌ・ネコ咬傷
Streptococcus pneumoniae *Mycobacterium tuberculosis* *Escherichia coli* *Campylobacter* *Serratia marcescens* *Haemophilus influenzae* *Helicobacter cinaedi* *Shewanella putrefaciens* *Cryptococcus neoformans* *Cryptococcus gattii*	*Pasteurella* *Streptococcus* *Staphylococcus* *Neisseria* *Corynebacterium* *Moraxella* *Fusobacterium* *Porphyromonas* *Prevotella* *Bacteroides* *Propionibacterium*
慢性肝障害	**ヒト咬傷**
Vibrio spp. (*V. vulnificus* or *V. cholerae*) *E. coli* *Pseudomonas aeruginosa* *Campylobacter* *Acinetobacter* *Neisseria gonorrhoeae* *Burkholderia cepacia* *S. putrefaciens* Enterobacteriaceae spp.	α- and β-hemolytic *Streptococcus* *S. aureus* *S. epidermidis* *Corynebacterium* spp. *Eikenella corrodens* *Bacteriodes fraglis* *Prevotella* *Porphyromonas* *Peptostreptococcus* *Fusobacterium* *Veillonello* *Clostridium* spp.
慢性腎障害	
V. vulnificus *V. alginolyticus* *Neisseria meningitidis* *E. coli*	
水曝露に関連した皮膚障害	
Vibrio spp. *Aeromonas* spp. *Mycobacterium marinum* *Shewanella* spp. *Streptococcus iniae* *Erysipelothrix rhusiopathiae*	

HIV：ヒト免疫不全ウイルス，AIDS：後天性免疫不全症候群（エイズ），SLE：全身性エリテマトーデス.

(Raff AB, Kroshinsky D. JAMA 2016[1]より)

意識した抗菌薬選択を検討する必要がある.
- そして忘れがちなのが，ドレナージとしての患部挙上による浮腫の軽減と冷却でありこれらも蜂窩織炎の治療には必要である.
- 感染症の経過は悪化もしくは改善である．ただし，どのような経過で改善してくるかを知らなくては治療の失敗なのか自然経過なのかの判断ができない.
- 蜂窩織炎の治療反応の研究では，局所所見の拡大の停止や局所の炎症所見の改善，解熱，白血球減少，CRPの低下を見たところ，治療開始後1日では半数はいずれの改善も見ら

れず，治療開始後3日目では局所の所見の改善は90％以上に見られるが，解熱したのは80％程度で，血液検査での炎症所見の改善は70〜80％程度でしか見られない[4].
- そしてこれは，広域抗菌薬に変更した群でも同様の経過[4]であり，広域抗菌薬の使用が蜂窩織炎の改善を早めるとは言えないものであった.
- また初診時に皮膚科医より蜂窩織炎と診断された場合でも，約30％は後になって別の診断となったという報告もある[5].
- 以上をまとめると，**蜂窩織炎の場合は局所所**

見の改善は3日程度かかる．そして改善傾向とならない場合は抗菌薬が無効であった場合だけを考えるのではなく，診断の見直しをすることが必要なことがある．

● そして重症化予防というよりは，蜂窩織炎と

の鑑別が難しい壊死性筋膜炎などの壊死性軟部組織感染症を早期に鑑別することが，重症皮膚軟部組織感染症の予後改善には必要である．これらの早期診断についての詳細は次項「壊疽」（p258）で述べる．

文献

1）Raff AB, Kroshinsky D. Cellulitis：a review. JAMA 2016；316（3）：325-337.

2）Enzler MJ, et al. Antimicrobial prophylaxis in adults. Mayo Clin Proc 2011；86（7）：686-701.

3）Stevens DL, et al. Practice guidelines for the diagnosis and management of skin and soft tissue infections：2014 update by the infectious diseases society of America. Clin Infect Dis 2014；59（2）：147-159.

4）Bruun T, et al. Early response in cellulitis：a prospective study of dynamics and predictors. Clin Infect Dis 2016；63（8）：1034-1041.

5）Weng QY, et al. Costs and consequences associated with misdiagnosed lower extremity cellulitis. JAMA Dermatol 2016；doi：10.1001/jamadermatol.2016.3816

救急受診・重症化予防／Acute ACSC

壊疽

村上義郎

社会医療法人生長会 府中病院総合診療センター医長

◆ 壊疽の早期発見は重症化予防に繋がる.
◆ 壊疽には乾性と湿性があり，乾性のほとんどは動脈性病変による.
◆ 湿性壊疽は血管病変による虚血性変化以外に感染に関連するものがある.

- 壊疽（gangrene）とは，血流障害による組織の腐敗と壊死（death and putrefaction of tissue usually due to loss of blood supply）である.
- 皮膚軟部組織のみではなく，腸管や虫垂，胆嚢でも壊疽は生じるが，今回は皮膚軟部組織についてのみ言及する.
- その所見によってdry gangreneとwet gangreneに分けて呼称されることがある.
- dry gangrene（乾性壊疽）とは，皮膚が硬く萎縮・乾燥し，色調が茶褐色から青紫色または黒色に変化した皮膚所見を示す. 健常な皮膚との境界は明瞭である. ほとんどが動脈性病変による慢性経過の変化である.
- wet gangrene（湿性壊疽）は皮膚が湿潤し腫脹して暗色調を示し，時に水疱形成や悪臭を伴うことがある. 血管病変による虚血性変化

だけではなく，感染の合併や感染自体による虚血性変化（壊死性軟部組織感染症）などの様々な病態が混在している.
- 感染が原因のものには，ガス壊疽やフルニエ壊疽（Fournier gangrene）がある.

発症予防

- 壊疽の発症予防は，危険因子への介入のみである.
- 糖尿病においては，積極的な血糖管理によって糖尿病性壊疽の発生を抑制できるとされている[4].
- その他にも血流障害の原因には様々な疾患や状態が存在する. それらに対して早期介入を行うことで，末梢血管病変（peripheral artery disease：PAD）の予防につながる（**1**，「末梢動脈疾患による下肢切断」の項〈p274〉参照）.
- 壊死性軟部組織感染症も同様に危険因子への介入以外には現時点で予防方法はなさそうである. 壊死性軟部組織感染症の危険因子を**2**[1]に示す.

1 血流障害による末梢血管病変（PAD）の危険因子

- 喫煙
- 糖尿病
- 高齢者
- 男性（男女比＝2～3：1）
- 高血圧
- 脂質異常症
- 慢性腎不全

(Farber A, Eberhardt RT. JAMA Surg 2016[4]より)

2 壊死性軟部組織感染症の危険因子

- 50歳以上
- 動脈硬化
- 熱傷
- 腫瘍などの免疫不全状態
- 慢性アルコール多飲
- ステロイド使用
- 糖尿病
- 低アルブミン血症
- 静注薬物使用
- 栄養失調
- 肥満
- 末梢血管病変
- 術後感染
- 腸管内容物の脱出を伴う絞扼性鼠径ヘルニア(strangulated femoral hernia with content extravasation)
- 外傷

(Headley AJ. Am Fam Physician 2003[1] より)

3 壊死性筋膜炎の身体所見

Stage 1 (早期)
・触診による熱感
・発赤
・圧痛(皮膚所見より広い範囲)
・腫脹

Stage 2 (中期)
・水疱
・皮膚の波動
・皮膚硬結

Stage 3 (後期)
・血疱
・皮膚の知覚低下
・捻髪音
・皮膚の壊死(色調変化から壊死まで)

早期発見の体系的な方法

- 壊疽は早期発見が重症化予防にも繋がるため重要である.
- PADの診断はABI(ankle brachial index:足関節上腕血圧比)で行われる. 通常は0.9未満を異常と判断する. しかし, 危険因子を有する患者(高齢者や糖尿病, 末期腎不全など高度の石灰化を伴う動脈硬化症をもつ患者)では, 偽陰性または基準値以上(1.3以上)を示すことがある[6].
- PADを強く疑う状況でABIが異常値を示さない場合は, ドップラー検査やTBI(toe-brachial pressure index:足趾上腕血圧比)といった他の非侵襲的検査での評価も検討が必要である[6].
- PADの身体所見には, 跛行や皮膚の色調変化, 血管雑音, 脈拍の触知不良がある. これらの所見は単独でも異常があればPADを示唆するため, 精査を検討する[6].
- 無症候性のPADの場合は除外に十分な所見はない.
- 壊死性軟部組織感染症の早期診断については, wet gangreneの所見を早期に覚知することが必要である.
- ただフルニエ壊疽を含む, 壊死性筋膜炎の病

初期は蜂窩織炎との鑑別が困難である. 身体所見については3のように時間経過とともに変化していく.

- そもそも壊死性筋膜炎は病名の通り, 周辺の結合組織が脆弱な筋膜の感染であり, 壊疽は感染が波及した結果として生じるものである. その病態を考えると, 早期診断には皮膚の発赤や腫脹の範囲を超えて圧痛を認められる場合は壊死性筋膜炎を強く疑うものとなる.
- 壊死性筋膜炎の診断スコアリングにThe LRINEC(laboratory risk indicator for necrotizing fasciitis)scoreがあるが, 最新の報告では病理組織で壊死性筋膜炎と診断された症例の4割程度がThe LRINEC scoreは6点未満であり, 早期診断に有用とは言い難い[3].
- 壊死性筋膜炎の確定診断は試験切開による病理組織検査である. 試験切開を行った際の所見としては筋膜の色調の変化よりも筋膜直上の組織の脆弱性を確認すること(finger sweep test)のほうが有用とされている[5].

重症化予防

- PADの重症化予防としては, 原因疾患への治療介入の他には, 抗血小板薬などの薬物療

法や血行再建術を行うことで末梢の血流を維持，改善させる[4].

● 糖尿病性足病変では，フットケアが悪化予防となる[4].

● 壊死性筋膜炎を含む壊死性軟部組織感染症は，早期診断と早期の外科的治療が重症化予防となる．疑いを持った時点で早急に壊死性筋膜炎の診療に慣れている高次医療機関への転送を検討するべきである．

文献

1) Headley AJ. Necrotizing soft tissue infections : a primary care review. Am Fam Physician 2003 ; 68 (2) : 323-328.
2) Anaya DA, Dellinger EP. Necrotizing soft-tissue infection : diagnosis and management. Clin Infect Dis 2007 ; 44 (5) : 705-710.
3) Chen KJ, et al. Presentation and outcomes of necrotizing soft tissue infections. Int J Gen Med 2017 ; 10 : 215-220.
4) Farber A, Eberhardt RT. The current state of critical limb ischemia : a systematic review. JAMA Surg 2016 ; 151 (11) : 1070-1077.
5) Harrison WD, Kapoor B. Necrotizing soft tissue infection : principles of diagnosis and management. Orthopaedics and Trauma 2016 ; 33 (3) : 223-231.
6) Khan NA, et al. Does the clinical examination predict lower extremity peripheral arterial disease? JAMA 2006 ; 295 (5) : 536-546.

救急受診・重症化予防／Acute ACSC

骨盤内炎症性疾患

水谷佳敬
地方独立行政法人さんむ医療センター総合診療科・産婦人科医長
医療法人鉄蕉会 亀田ファミリークリニック館山家庭医診療科

◆ 生産年齢女性の腹痛では骨盤内炎症性疾患（PID）の可能性を考える.
◆ PIDの診断は臨床診断であり，臨床所見や検査所見から総合的に判断し，速やかに治療を行う.
◆ PIDは不妊症などのリスクファクターである．原因となるクラミジア，淋菌のスクリーニングについて日常診療で確認と提案を行う.

骨盤内炎症性疾患（PID）とは

- 骨盤内炎症性疾患（pelvic inframmatory disease：PID）とは，性的活動性の高い10代〜20代の女性を中心とした，子宮内膜炎，卵管炎，卵管卵巣膿瘍や骨盤腹膜炎などの生殖器感染症の総称である.
- 病原体としてクラミジア，淋菌が重要である．他に腟内細菌叢である嫌気性菌，*Gardnerella vaginalis*，*Ureaplasma* などがある.
- クラミジア感染では，症候性となる女性は10〜20％程度であり，腹痛，発熱，帯下異常で来院する．そのため，帯下の色調変化や臭気の変化についても問診を行う.
- PIDに罹患した女性の8人に1人は不妊症となる．また，PIDは異所性妊娠，慢性骨盤痛の原因となる.
- 炎症が肝臓周囲へ波及し，肝周囲炎を呈するまでに進行すると，右季肋部痛を生じる（Fitz-Hugh-Curtis症候群）.

PIDの診断

- PIDの診断は臨床診断により行う．可能な限り内診による評価を行う（**1**）
- 診断が困難なケースでは子宮内膜生検や腹腔鏡下での確認，膿瘍形成の確認にCTやMRIなども検討される.
- 頸管粘液・帯下からクラミジア，淋菌が検出された場合，HIV（human immunodeficiency virus：ヒト免疫不全ウイルス）検査も考慮する.

> **ここに注目**
> 男性はクラミジア尿道炎を発症すると排尿時痛が顕著となり受診につながりやすい（無症候性も多い）．一方で，9割の女性は無症候性であるため，無治療のまま保菌状態が持続しやすい．そのため無症状であっても，USPSTF（U. S. Preventive Services Task Force）は性活動のある24歳以下の女性と，それ以上の年齢でリスクの高い（複数のパートナーなど）女性に，クラミジア・淋菌のスクリーニングを推奨している．一方で，無症状の男性のスクリーニング検査についてはエビデンス不十分として推奨も否定も示していない（2018年4月現在）.

PIDの治療

- PIDの可能性があれば速やかに治療を行う.

1 PIDのCDC（米国疾病管理予防センター）診断基準

必須基準 （1つ以上）	子宮頸部の可動痛（内診）
	子宮の圧痛
	付属器（卵管・卵巣）の圧痛
付加基準 （診断特異度が 上昇）	口腔温38.3℃以上
	頸管粘液の異常，子宮頸部の脆弱性
	生食下での帯下鏡検で白血球が増多
	血沈の上昇
	CRPの上昇
	クラミジア・淋菌検査で陽性

2 入院を考慮すべき患者

- 外科的な急性腹症（虫垂炎など）を除外できない
- 妊婦
- 通院困難，内服治療が困難
- 外来治療で改善しない
- 全身状態が不良，嘔気や高熱を伴う
- 膿瘍形成を伴う

（米国CDC/日本産科婦人科学会基準より）

3 PIDの治療レジメン

■ 国内で使用されるレジメンの一例（外来）
セフトリアキソン1g　点滴1回
　＋アジスロマイシン1,000mg　単回内服

■ CDCの推奨する本邦で使用可能なレジメンの一例（外来）
セフトリアキソン250mg単回筋注（筋注は適応外使用）
　＋ドキシサイクリン100mg　1日2回内服　14日間
　±メトロニダゾール500mg　1日2回内服　14日間

■ CDCの推奨する本邦で使用可能なレジメンの一例（入院）
アンピシリン/スルバクタム　3g　6時間おきに点滴
　＋ドキシサイクリン　100mg　12時間おきに点滴
上記を内服可能になるまで点滴静注後，外来でドキシサイクリンを続けて内服
（ドキシサイクリンの投与は点滴・内服合わせて14日間とする）

全身状態が悪ければ入院治療を行う（ 2 ）．
- 抗菌薬による治療を行う．本邦における添付文書内の用法用量で使用可能なものを 3 に示す．
- 嘔吐や腹膜炎症状などがある場合は内服治療は困難が予想されるため入院を考慮する．
- ペニシリンアレルギーがあっても，第二・第三世代セファロスポリンとの交差反応性は無視できる程度とされている．
- 直近に子宮内操作（人工妊娠中絶，流産手術

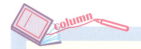

婦人科以外でのクラミジア検査方法

　PIDやカンジダ腟症，細菌性腟症などでは帯下採取を行い，検体の評価を行うことが望ましい．
　婦人科内診台がなくとも検体採取は容易である．スワブを腟内に自己挿入してもらうか，直腸診の要領で側臥位・截石位とし，看護師による採取または看護師立会いのもとに，腟へスワブを挿入する．
　クラミジアや淋菌の検査・スクリーニングでは子宮頸管内粘液の採取が原則であるが，腟内帯下を用いたPCR検査でも，感度・特異度に遜色はないことが報告されている．尿によるクラミジア検査はより簡便であるが，従来法は女性では保険適応がない．
　尿検体を用いたSDA（strand displacement amplification）法は感度・特異度ともに帯下検査と差はないとされるが，あまり普及していない．

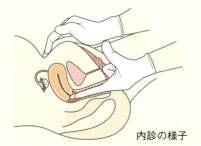

内診の様子

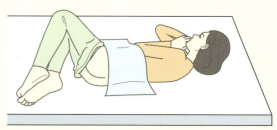

内診台を用いない帯下採取

など）があったケースではメトロニダゾールの併用を考慮する.
● 子宮内避妊具を留置中のPIDでは，治療開始後48〜72時間以内に症状が軽快しない場合は抜去を検討する必要がある.

● クラミジアなどの陽性例では，治療3〜4週間後に再検査で陰性化を確認する（test of cure：TOC〈治癒判定〉）.
● 治療中，パートナーの検査・治療と，両者のTOC陰性確認までは性交を控える.

患者・セックスパートナーのマネジメント

● PID発症60日以内に性行為のあったパートナーは，病原体の種類や同定の是非にかかわらず，クラミジア・淋菌の評価を受け，必要に応じ治療を行う.

PIDの予防

● 最も確実なのは性行為（肛門性交やオーラルセックス含む）をしないことである.
● 性感染症を持たないことが検査で確認された1人のパートナーに固定して性行為を行う.
● コンドームを正しく使用する.

参考文献

● 日本産科婦人科学会/日本産婦人科医会（編/監修）. 産婦人科診療ガイドライン―婦人科外来編2017. 日本産科婦人科学会；2017.
● 井上真智子（編）/柴田綾子，水谷佳敬（著）. 女性の救急外来 ただいま診断中！中外医学社；2017.
● CDC［HP］. Pelvic inflammatory disease（PID）
https://www.cdc.gov/std/tg2015/pid.htm（最終アクセス2017/9/21）
● USPSTF（U.S. Preventive Services Task Force）［HP］. Final Recommendation Statement Chlamydia and Gonorrhea：Screening
https://www.uspreventiveservicestaskforce.org/Page/Document/RecommendationStatementFinal/chlamydia-and-gonorrhea-screening（最終アクセス2017/9/21）
● Schoeman SA, et al. Assessment of best single sample for finding chlamydia in women with and without symptoms：a diagnostic test study. BMJ 2012；345：e8013.
● Stewart CM, et al. Assessment of self taken swabs versus clinician taken swab cultures for diagnosinggonorrhoea in women: single centre, diagnostic accuracy study. BMJ 2012；345：e8107.

救急受診・重症化予防／Chronic ACSC

高血圧

張　耀明

東京都新島村国民健康保険本村診療所

◆日本では高血圧患者は増加傾向にあり，国民の平均血圧を下げることで脳卒中，心筋梗塞による死亡を減らせる．
◆日常診療で18歳以上の成人患者には高血圧のスクリーニングを行う．
◆収縮期血圧180 mmHg以上あるいは拡張期血圧110 mmHg以上の患者が救急を受診した際は，高血圧緊急症かどうか判断する．
◆高血圧による救急受診，入院を減らすために多職種あるいは地域の医療施設と協働し高リスク患者をフォローしていく．

高血圧に関連した救急受診および入院

● 2016（平成28）年の国民健康・栄養調査報告では，20歳以上の日本人男性の34.6％，女性の24.8％が収縮期血圧140 mmHg以上であり[1]，厚生労働省が3年毎に実施している2014（平成26）年の患者調査では高血圧の患者数は1,010万800人と前回の調査に比べ約104万人増加している[2]．

● カナダの研究において，合併症のない高血圧による入院は1,000人あたり3.7人で，都市部，高所得者層，合併症がない人でその割合は低かった[3]．

● また同様にカナダの研究で，1万人の高血圧患者のうちACSC入院となったのが7.1人，救急受診が13.9人であったが，高血圧関連でプライマリ・ケア医の受診頻度が多くなるほど入院も増えており，プライマリ・ケアへのアクセスの良さが非合併高血圧のACSC入院率を下げるとは限らないことが分かった[4]．

● 高血圧はACSC疾患の1つとして挙げられて

いるが，カナダの研究では「高血圧によるACSC入院」かどうかの判断が医師間で異なり評価が難しいとされている[5]．

● 本邦では，Ikedaらの論文で，年間96万人の全死亡のうち死亡リスク上昇分は，喫煙が13.4％，高血圧が10.8％，運動不足が5.4％，高血糖が3.5％，塩分摂取過多が3.5％，飲酒関連が3.2％となっており，高血圧是正による予防可能な死亡が多い（**1**）[6]．

高血圧と合併症

● 高血圧は心血管病（脳卒中および心疾患）の最大の危険因子であり，至適血圧（収縮期血圧120 mmHg未満かつ拡張期血圧80 mmHg未満）を超えて血圧が高くなるほど，全心血管病，脳卒中，心筋梗塞，慢性腎臓病などの罹患リスクおよび死亡リスクは高くなる．

● 「健康日本21」では国民の収縮期血圧平均値を10年間で4 mmHg低下させることを目標としている．これにより脳卒中死亡数が年間約1万人，冠動脈疾患死亡数が年間約5,000

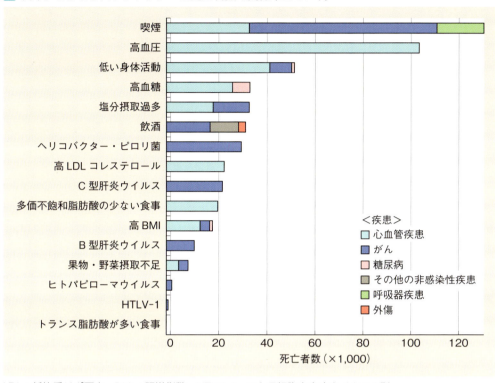

1 日本におけるリスクファクターと死亡者数の関係（2007年）

LDL：低比重リポ蛋白，BMI：肥満指数，HTLV-1：ヒトT細胞白血病ウイルス1型．

(Ikeda N, et al. Lancet 2011[6]より)

人減少すると推計されている[7]．
- ランダム化比較試験のメタアナリシスですべてのクラスの降圧薬による血圧低下は，脳卒中および主要な心血管イベントの有意な低下を示している[8]．

高血圧のスクリーニング

- 高血圧によるACSCに限らずACSC入院を減らすための戦略として，ACSC入院のリスクが高い患者を特定する，定期的な内服薬のレビュー，高リスク患者の症状および治療遵守の定期的（電話）モニタリング，患者および介護者にセルフマネジメントについて教育すること（症状悪化時の対応など），患者に関わる医療施設間での連携の強化などが挙げられる[9]．

- U.S. Preventive Services Task Force（USPSTF）は18歳以上の成人の高血圧スクリーニングを推奨している．スクリーニングの間隔としては40歳以上と高血圧のリスクが高い人（血圧130〜139/85〜89 mmHg，肥満，アフリカ系アメリカ人）は年1回，危険因子がない18〜39歳は3〜5年毎のスクリーニングを推奨している[10]．

- よって，18歳以上の成人が血圧以外の主訴で受診した際にも血圧測定を行い，診察時の血圧が高値（収縮期血圧140 mmHg以上，拡張期血圧90 mmHg以上）であれば「家庭血圧の測定」をお願いすることが実臨床では大切である．

- 高血圧と診断した後の流れに関しては成書に譲る．

2 重症無症候性高血圧の管理

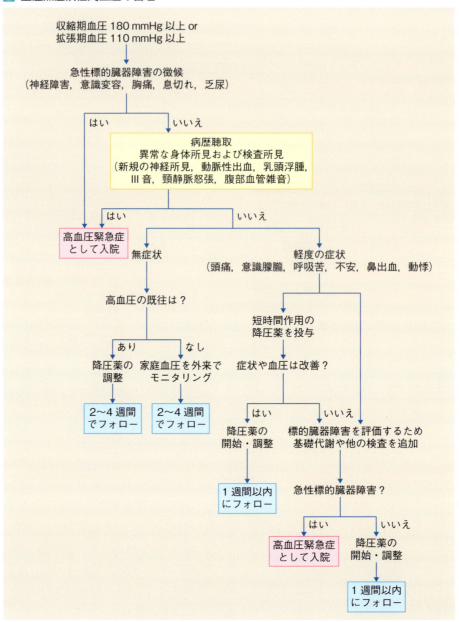

(Gauer R. Am Fam Physician 2017[11] より，（ ）内の症状等は筆者が追記)

重症無症候性高血圧と高血圧緊急症

- 外来や病棟あるいは在宅で血圧180/110 mmHg以上の患者をみたらまず，重度の無症候性高血圧か高血圧緊急症かを判断する．
- 重症の無症候性高血圧は，「急性標的臓器障害がない，180 mmHg以上の収縮期血圧または110 mmHg以上の拡張期血圧」と定義され，高血圧緊急症と区別するために問診，身体診察および検査を行う．
- 高血圧緊急症と診断すれば，入院での降圧管理を行い，重症無症候性高血圧と判断すれば外来フォローとし，血圧の急激な低下は避け，内服降圧薬により数日から数週間にわ

たって徐々に降圧を行う（**2**）[11].

● 高血圧緊急症の治療に関しては「高血圧治療
ガイドライン 2014」第 12 章「特殊条件下高血
圧」等を参考にしていただきたい.

文献

1) 厚生労働省［HP］. 平成 28 年国民健康・栄養調査結果の概要.
http://www.mhlw.go.jp/file/04-Houdouhappyou-10904750-Kenkoukyoku-Gantaisakukenkouzoushinka/kekkagaiyou_7.pdf

2) 厚生労働省［HP］. 平成 26 年（2014）患者調査の概況.
http://www.mhlw.go.jp/toukei/saikin/hw/kanja/14/index.html

3) Walker RL, et al. Hospitalization for uncomplicated hypertension：an ambulatory care sensitive condition. Can J Cardiol 2013；29（11）：1462-1469.

4) Walker RL, et al. Relationship between primary care physician visits and hospital/emergency use for uncomplicated hypertension, an ambulatory care-sensitive condition. Can J Cardiol 2014；30（12）：1640-1648.

5) Walker RL, et al. ACSC Indicator：testing reliability for hypertension. BMC Med Inform Decis Mak 2017；17：90.

6) Ikeda N, et al. What has made the population of Japan healthy? Lancet 2011；378（9796）：1094-1105.

7) 日本高血圧学会高血圧治療ガイドライン作成委員会（編）. 高血圧治療ガイドライン 2014. 日本高血圧学会；2014. 電子版 http://www.jpnsh.jp/download_gl.html

8) Thomopoulos C, et al. Effects of blood pressure lowering on outcome incidence in hypertension：4. Effects of various classes of antihypertensive drugs-overview and meta-analyses. J Hypertens 2015；33（2）：195-211.

9) Freund T, et al. Strategies for reducing potentially avoidable hospitalizations for ambulatory care-sensitive conditions. Ann Fam Med 2013；11（4）：363-370.

10) U.S. Preventive Services Task Force［HP］. High Blood Pressure in Adults（Hypertension）：Screening. https://www.uspreventiveservicestaskforce.org/Page/Document/UpdateSummaryFinal/high-blood-pressure-in-adults-screening（最終アクセス 2017 年 10 月）

11) Gauer R. Severe asymptomatic hypertension：evaluation and treatment. Am Fam Physician 2017；95（8）：492-500.

救急受診・重症化予防／Chronic ACSC

狭心症

水上　暁

医療法人鉄蕉会 亀田総合病院循環器内科部長代理

◆ 冠動脈疾患の発症予防には生活指導が重要である.
◆ 脂質異常症の管理はLDLコレステロールを中心に考える.
◆ 冠動脈疾患のスクリーニングに関する明確なエビデンスはない.
◆ 重症化予防には急性冠症候群を見逃さないことが最も重要である.

発症予防

- 狭心症（angina/angina pectoris）の発症予防には，一次予防，二次予防にかかわらず，喫煙，高血圧，脂質異常症，糖尿病といったリスクファクターの管理が重要である.
- 本邦において推奨されているリスク因子の主な管理目標を**1**に示すが，詳細は各種ガイドラインを参照されたい[1].
- 最も重要な介入は食事・運動・禁煙に関する指導である.
- 中性脂肪（triglyceride：TG）や高比重リポ蛋白（high density lipoprotein：HDL）コレステロールの管理も推奨されているが，これらに対する薬物治療は明確なエビデンスを有さない.

1 虚血性心疾患のリスク因子と管理目標

リスク	管理目標
食事	エネルギー摂取量の適正化，減塩，野菜や果物の摂取増加，食物繊維の摂取増加，獣鳥性脂肪の代わりに植物性・魚肉性脂肪の摂取増加，獣鳥肉の代わりに魚肉，大豆タンパクの摂取増加など
運動	1回30分以上，中等度以上の強度の有酸素運動を週に5回以上 患者の状態に応じてそれ以下の運動であっても行ったほうがよい
喫煙	禁煙
脂質異常症（LDL）	一次予防： 　リスクカテゴリーⅠ：160 mg/dL未満 　リスクカテゴリーⅡ：140 mg/dL未満 　リスクカテゴリーⅢ：120 mg/dL未満 二次予防：100 mg/dL未満
高血圧	若年者・中年者：130/85 mmHg未満 糖尿病や慢性腎臓病（CKD），心筋梗塞後患者：130/80 mmHg未満 脳血管障害患者，高齢者：140/90 mmHg未満
糖尿病	HbA1c（NGSP）7.0％未満
飲酒	男性は1日2単位まで 女性は1単位までの飲酒であれば，むしろ虚血性心疾患のリスク低減

HbA1c：ヘモグロビンA1c，NGSP：国際標準値.

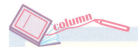

日本と欧米の脂質異常症管理の違い

本邦と異なり，欧米ではLDLコレステロール≧190 mg/dL，年齢40～75歳でLDLコレステロール70～189 mg/dLの糖尿病合併もしくは冠動脈疾患の10年リスク≧7.5％の患者にのみスタチンによる一次予防が推奨されており，LDLの目標値は設定されていない[2]．

これは，baselineのLDL値にかかわらずスタチン導入による冠動脈疾患リスク低減が示されておりLDL値よりも冠動脈疾患リスクに着目していること，費用対効果を考慮していること，リスク因子の検討より治療介入のエビデンスを重視していることが原因として挙げられる．

こちらも理にかなったアプローチと考えられ，筆者は診療の参考にしている．

- 長期の管理を行って初めて予後に影響するため，特に高齢者の薬物治療においては副作用などのリスクも考慮して治療介入を検討する．
- 冠動脈疾患のハイリスク患者であっても，アスピリンなどの抗血小板薬による一次予防の日本人における有効性は示されておらず，推奨されない（「アスピリンの予防的内服」の項〈p133〉参照）．
- 冠動脈疾患を有する患者（二次予防）では低比重リポ蛋白（low density lipoprotein：LDL）コレステロール値にかかわらず，全例スタチン治療の適応になる．スタチン治療開始後にもLDL値が＞100 mg/dLであればスタチンの増量やエゼチミブやPCSK9阻害薬の追加を考慮する．
- 欧米では糖尿病（diabetes mellitus：DM）や慢性腎臓病（chronic kidney disease：CKD）合併，3か月以内の急性冠症候群（acute coronary syndrome：ACS），再発症例，他のリスクファクター管理不良，リポ蛋白高値などのハイリスク患者ではLDL目標値＜70 mg/dLである．

図検査，負荷検査，冠動脈CT，心臓カテーテル検査などによるスクリーニングの有用性を示した明確なエビデンスはない．
- 特に安静時の心電図検査は有用性が低く，また心臓カテーテル検査はその侵襲度の高さから冠動脈疾患のスクリーニングとしては推奨されない．
- 糖尿病患者などの冠動脈疾患のハイリスク症例においては，負荷検査や冠動脈CTによるスクリーニングが有用である可能性があるが，どのような患者にスクリーニングを行うべきかの明確な基準は存在しない．
- 冠動脈疾患のハイリスク患者が負荷の強い運動を始める際のスクリーニングには運動負荷検査が考慮される．
- 最も重要なのは丁寧な病歴聴取による症状の早期発見や，冠動脈疾患のリスク評価およびそのリスクに対する介入である．
- 運動負荷検査は完全左脚ブロック，心室ペーシング，安静時のST低下，左室肥大，ジゴキシンの内服，過去の血行再建術の既往などを有する症例では評価困難であるため，他のモダリティでの評価を専門医に依頼する．

早期発見の体系的な方法

- 無症状の低リスク患者に対する定期的な心電

重症化予防

- 急性冠症候群は早急な診断と治療を要する疾

患であり，この徴候を見逃さないことが重症化予防の最も大切な要素である．

- 新規のST変化はもちろんのこと，労作性狭心痛の新規発症（特に軽労作で起こるもの），繰り返す安静時の狭心痛（特に過去48時間以内）などは急性冠症候群を疑わせる徴候であり，速やかに専門医へ紹介する．
- トロポニンの上昇は極軽度であっても急性心筋梗塞が疑われ緊急を要する．
- 冠動脈疾患の予後に与える影響は心筋虚血の範囲に依存しており，虚血の範囲が広い患者においては血行再建術（経皮的冠動脈インターベンション〈percutaneous coronary intervention：PCI〉や冠動脈バイパス術〈coronary artery bypass grafting：CABG〉など）

の予後改善効果が示唆されている．

- 虚血の範囲が広くなければ薬物治療によるリスクファクター管理および症状緩和に努め，コントロール不良例を専門医に紹介する[3]．
- 重症化予防にはアスピリンをはじめとした抗血小板薬，スタチンが有用である．
- 症状改善目的にはβ遮断薬，Ca拮抗薬，長時間作用型の硝酸薬，ニコランジルなどが使用され，単剤にて効果が不十分な場合は併用療法や血行再建術を考慮する．
- β遮断薬は欧米においては第一選択薬として使用されているが，本邦に多い冠攣縮性狭心症を増悪させる可能性があるため注意が必要である．

文献

1) 日本循環器学会. 虚血性心疾患の一次予防ガイドライン（2012年改訂版）
   http://www.j-circ.or.jp/guideline/pdf/JCS2012_shimamoto_h.pdf
2) Stone NJ, et al. 2013 ACC/AHA Guideline on the Treatment of Blood Cholesterol to Reduce Atherosclerotic Cardiovascular Risk in Adults. A Report of the American College of Cardiology/American Heart Association Task Force on Practice Guidelines.
   https://doi.org/10.1161/01.cir.0000437738.63853.7a
3) Fihn ST, et al. 2014 ACC/AHA/AATS/PCNA/SCAI/STS Focused Update of the Guideline for the Diagnosis and Management of Patients With Stable Ischemic Heart Disease. A Report of the American College of Cardiology/American Heart Association Task Force on Practice Guidelines, and the American Association for Thoracic Surgery, Preventive Cardiovascular Nurses Association, Society for Cardiovascular Angiography and Interventions, and Society of Thoracic Surgeons.
   https://doi.org/10.1161/CIR.0000000000000095

救急受診・重症化予防／Chronic ACSC

うっ血性心不全

末永祐哉

フローニンゲン大学循環器内科 University of Groningen

◆ 心不全 (heart failure) を疑った場合，「症状」「BNP or NT-proBNP計測」「心エコー」が診断の大きな3つのステップである．
◆ 慢性心不全患者は症状の増悪に注意する．
◆ 心不全の予後改善のために処方されている薬が引き起こす可能性のある副作用や，必要なモニタリングに注意する．
◆ 心不全患者に使用すると心不全を悪化させる可能性のある薬剤に注意する．

新規の心不全発症を疑う患者の管理

● 心不全の主な症状としては，全身に水分貯留を起こすうっ血がある．
● 急激に進行する症状を伴うもの以外では，① 症状，② BNP (brain natriuretic peptide：脳性ナトリウム利尿ペプチド) もしくはNT-proBNP (N terminal-proBNP：BNP前駆体N端フラグメント)，③ 心エコー，の3つが心不全疑いの患者においてチェックすべきものとなる．
● ただし，心エコーが正常かどうかは左室収縮能の評価のみでは不十分で，拡張機能，肺動脈圧等いくつか専門的な項目の計測が必要となるため，この時点で循環器内科に紹介したほうがよい．
● 一般的な診断のフローチャートを**1**に示す[1]．
● 大事なのは，とにかく**心不全の診断には症状の存在が必須**である，ということである．
● 心不全の症状はしばしば非特異的だが，だからこそ「心不全症状がない心不全」というものは存在しない．

心不全慢性期の管理

● 心不全患者の慢性期に聴取すべき項目を**2**に示した
● 心不全は入退院を繰り返す疾患であり，慢性期の管理としては症状が増悪していないか観察する事が非常に重要である．
● 心不全の増悪には大きく分けて2パターンが存在する事が知られており，徐々に下腿浮腫等が進行し，水分貯留の症状が数日から数週で出現するものと，数時間単位で急激な呼吸苦を来すものがある．
● 前者は徐々にみられる体重増加や下腿浮腫で事前に検知し，利尿薬の量の調整等で対応できる可能性はあるが，後者は通常救急車で救急対応ができる施設へ搬送される事が多い．
● 過去に心不全入院歴がある患者は，ない患者に比べて心不全の増悪および再入院のリスクが高いので，それを念頭におき診察をする．

薬物治療

● 心不全の薬物治療としてよく行われるものに

1 心不全を疑う患者への検査・診断のフローチャート

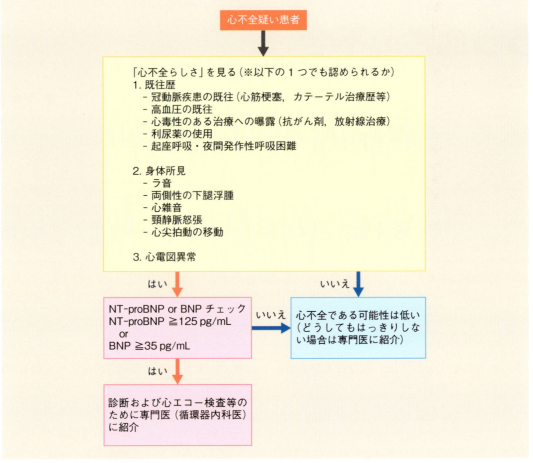

BNP：脳性ナトリウム利尿ペプチド，NT-proBNP：BNP前駆体N端フラグメント．
(Ponikowski P, et al. Eur J Heart Fail 2016[1]を参考に作成)

2 心不全患者の慢性期に聴取すべき項目

聴取すべき病歴	内容
息切れ・疲労感がどのような時にどれくらいの強さで生じるか，胸痛・運動耐容能・生活強度・性的活動等について	NYHA機能分類を評価するため，また心筋虚血の可能性を知るため
食事がとれているか，体重減少について	消化器症状は心不全患者においてよく見られる．また体重減少（カヘキシア）は心不全患者において予後不良因子である
体重増加があるか	急速な体重増加は体液貯留を示唆する
動悸を感じることがあるか	心房細動合併時には抗凝固療法が強く勧められる
末梢性浮腫や腹水等に関する自覚症状	体液貯留を示唆する
夜間呼吸困難・不眠	睡眠時無呼吸を治療する事は心機能の改善と肺高血圧の低下につながる可能性がある
最近の心不全治療薬の怠薬があったか	必要である薬が処方されていない場合，それが不耐性・禁忌である事等が原因であるかを確認する
心不全を増悪させるような薬を服用していないか	必要であれば取り除く
食事について	どれくらい水分/塩分摂取について気を使っているか
周囲の環境	家族のサポートが得られているか，内服へのアクセスが悪くないか，等

NYHA：ニューヨーク心臓協会．

3 心不全患者によく使われる薬剤とその注意すべき事項

薬剤	例	注意すべき事項
利尿薬	フロセミド トラセミド	• 減量する際には体液の急激な貯留に，増量する場合は腎不全および高カリウム血症に注意
β遮断薬	カルベジロール メトプロロール	• 徐脈とそれによる症状に注意
ACE阻害薬	エナラプリル ペリンドプリル	• 腎機能悪化に注意 • ARBとの同時投与は高カリウム血症および腎機能不全のリスクを高めるため，通常は勧められない． • 乾性咳嗽（因果関係が疑われればARBへの切り替えを考慮）
ARB	ロサルタン テルミサルタン	• 腎機能悪化に注意 • ACE阻害薬との同時投与は高カリウム血症および腎機能不全のリスクを高めるため，通常は勧められない
ミネラルコルチコイド 受容体拮抗薬	スピロノラクトン エプレレノン	• 腎機能・高カリウム血症に注意．モニタリングして，eGFR＜30 mL/分/1.73 m²では中止を考慮
ジギタリス製剤	ジゴキシン	• ジギタリス中毒症状に注意（血中濃度で除外不可） • 血中濃度モニタリングで0.5〜0.8 ng/mLを目指す．＞1.0 ng/mLで死亡率上昇

ACE阻害薬：アンジオテンシン変換酵素阻害薬，ARB：アンジオテンシンⅡ受容体拮抗薬，eGFR：推算糸球体濾過率．

は，利尿薬・β遮断薬・ACE（angiotensin converting enzyme：アンジオテンシン変換酵素）阻害薬・ARB（angiotensin Ⅱ receptor blocker：アンジオテンシンⅡ受容体拮抗薬）・ミネラルコルチコイド受容体拮抗薬・ジギタリスがある．

● 上に挙げた薬物治療は，利尿薬とジギタリスを除いて，これまでに多くの大規模臨床試験でその生命予後改善効果が示されているため，心不全の診断がついている患者に投与されている場合，特に症状等や検査値に大きな変動がない限りは中断するべきではない（中断する事による有害事象はこれまでの研究から十分に考えられるため）．

● それぞれの薬物を内服している心不全患者に

おいて，日常診療で留意すべき事項を**3**にまとめた．薬を中止，または増減したほうがよいと思われるときは，できれば循環器内科医に相談する事が好ましい．

● 心不全患者に使用する事が好ましくない，できれば使用しないように気を付けたい薬剤としては以下の3つがある．

NSAIDs：体液貯留と心不全の増悪を引き起こし，利尿薬抵抗性を高める可能性がある．

アムロジピンを除くカルシウム（Ca）拮抗薬：陰性変力作用により心不全を悪化させる可能性がある．

チアゾリジン（グリタゾン）系薬：体液貯留を起こし心不全を増悪させる可能性がある．

文献

1) Ponikowski P, et al. 2016 ESC Guidelines for the diagnosis and treatment of acute and chronic heart failure：The Task Force for the diagnosis and treatment of acute and chronic heart failure of the European Society of Cardiology (ESC). Developed with the special contribution of the Heart Failure Association (HFA) of the ESC. Eur J Heart Fail 2016；18 (8)：891-975.

救急受診・重症化予防／Chronic ACSC

末梢動脈疾患による下肢切断

織田暁寿
医療法人社団あかつき ホームクリニック柏院長

◆ 慢性疾患による下肢切断の原因として，本稿では末梢動脈疾患（PAD）について解説する．
◆ リスクが高く，病歴や身体所見からPADが疑われる場合，足関節上腕血圧比（ankle brachial pressure index：ABI）が非常に有用であり第一選択の検査となる．
◆ 症候性PADの非侵襲的治療には薬物療法と運動療法がある．
◆ 薬物療法は，全身の動脈硬化性疾患のリスクを下げる治療と下肢機能改善のための治療に分けられる．

末梢動脈疾患（PAD）の疫学

● 四肢切断例のうち，80％が血管原性，残りが外傷，腫瘍によるとの報告がある[1]．高齢者の増加に伴い，血管原性の割合は増加傾向にある．

● 血管原性の主な原因疾患は末梢動脈疾患（peripheral arterial disease：PAD），糖尿病であり，糖尿病性足病変は神経障害と血流障害により発生する．本稿では血流障害であるPADについて取り上げる．

● PADは下肢症状の有無により分類される（**1**）．

● 下肢PAD罹患率は明らかではないが，日本では約1～3％と推察されている[2]．アメリカではおよそ800～1,200万人が罹患し，40歳以上の罹患率は4.3％との報告がある[3]．

患肢の予後

■ 無症候性

● 最も多く，症候性の約3倍[3]．

● 無症候性の26％に間欠性跛行（intermittent claudication：IC）症状が出現したとの報告がある[3]．

● 糖尿病合併例では間欠性跛行を経ずに重症下肢虚血（critical limb ischemia：CLI）になることがある．

■ 症候性

間欠性跛行

● 5年後の時点で不変70～80％，跛行悪化20～30％，重度虚血肢1～3％との報告がある[2,3]．

重症下肢虚血

● 急速に重症下肢虚血になった場合は切断リス

1 PADの分類

無症候性		最も多い．症候性の約3倍[3]
症候性	間欠性跛行（IC）	「運動により生じ，休憩にて軽減する特定の筋肉内での再現性のある不快感」 症候性の70～80％[2]．最初の臨床症状であることが多い
	重症下肢虚血（CLI）	「重症虚血で安静時疼痛または潰瘍・壊死を伴い，血行再建なしでは組織の維持や疼痛の解除が行えない状態」

クが高い[2].

- 下肢切断リスク評価としてWIfI分類がある[4].

患者の予後

- 全体では1年間で脳心血管イベント発生率5.4％，死亡率3.8％との報告がある[2].
- 間欠性跛行群では5年間に心筋梗塞または脳梗塞20％，死亡率10～15％との報告がある[3]．心血管イベントリスクは下肢切断リスクよりも高い．

リスクファクター，スクリーニング

- 下肢切断のリスクファクターとして以下があげられている．
  年齢（60歳以上[2]，加齢[3]，65歳以上[5]），男性[2,3,5]，喫煙[2,3]，糖尿病[2,3]，高血圧[2,3]，脂質異常症[2,3]，冠動脈疾患[2]，脳血管疾患[2]，慢性腎臓病（透析）[2,3]，高ホモシステイン血症[3].
- 50～64歳でのリスクファクターとして，糖尿病，喫煙，高血圧，脂質異常症の合併またはPAD家族歴がある[5].
- 50歳未満のリスクファクターには，糖尿病とそれに加えて1つ以上の動脈硬化性疾患の合併[5]がある．
- その他，新規リスクファクターとして，高感度CRP，インターロイキン6，フィブリノーゲン等の炎症マーカー上昇の有用性はまだ明らかではない[3].
- USPSTF（U.S. Preventive Services Task Force）では，足関節上腕血圧比（ABI）を用いた成人のPADおよび心血管疾患のスクリーニングはエビデンスが不十分であるとされている[6].
- リスクがなく，PADを疑わせる所見のない患者にABIを行うことは推奨されない[2,3,5].
- 症候性PADの患者に，超音波検査による腹部大動脈瘤のスクリーニングが推奨されている[5].

診断

- 症状や身体所見からPADが疑われる場合，第一選択としてABIを行う．
- ABI結果の評価は，異常（≦0.90），ボーダーライン（0.91～0.99），正常（1.00～1.40），非圧縮（＞1.40）[5]とする（**2**）.
- ABIが0.90以下であれば，PADの診断は感度75～95％，特異度95％以上[3]とされている．
- ABIが1.4を超える場合は，石灰化した動脈の圧縮性が乏しいことが予測される．その場合，趾動脈はあまり石灰化しないため，TBI（toebrachial pressure index：足趾上腕血圧比）が有効である[2,3,5]（**2**）.
- 間欠性跛行等の症状が強く，ABIが基準内の場合，運動負荷ABIが有用である[2,3,5]（**2**）.
- 血行再建を考慮しない患者にはCT血管造影（CTA），磁気共鳴血管造影（MRA），ドップラーエコー等の動脈画像検査は行わない[2,3,5].
- 間欠性跛行の鑑別疾患を**3**に示す．

治療戦略

- 無症候性PADでは特定の薬物の効果を検証した結果はない．全身的な動脈硬化性疾患の一部分症としてリスクファクター（特に禁煙）の治療を行う．患者教育も重要である[3]．また，血行再建の適応はない[2,3,5].
- 無症候性PADにおける抗血小板薬投与の有用性については，ガイドラインによって違いがあり，脳心血管疾患イベント発生率を下げるとされているもの[5]や，有効性は明らかで

Key words

WIfI分類
Millsら[4]による下肢切断リスクのStage分類．W（wound；足病変の状態），I（ischemia；虚血重症度），fI（foot infection；足部感染の程度）の3つの組合せによるWIfIスコアによりStage分類される．『末梢閉塞性動脈疾患の治療ガイドライン』（2015年改訂版）[2]に和訳がある．

2 PAD診断のアルゴリズム

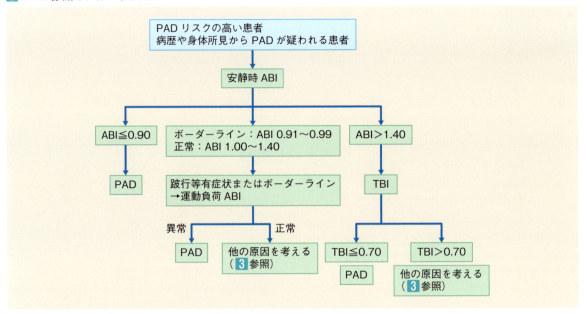

ABI：足関節上腕血圧比，TBI：足趾上腕血圧比．
（日本循環器学会．末梢閉塞性動脈疾患の治療ガイドライン〈2015年改訂版〉[2]および2016 AHA/ACC Guideline on the Management of Patients With Lower Extremity Peripheral Artery Disease[5]を参考に作成）

3 間欠性跛行の鑑別疾患

疾患	部位	症状の特徴	運動による影響	安静による影響	体位による影響
症候性ベーカー嚢腫	膝窩，腓腹部下方	腫脹，圧痛	運動に伴う	安静時も出現	なし
静脈性跛行	下肢全体	張るような裂けるような痛み	歩行後	緩徐に軽減	挙上により軽減
慢性コンパートメント症候群	腓腹筋	張るような裂けるような痛み	多量の運動後	極めて緩徐に軽減	挙上により軽減
脊柱管狭窄症	両側臀部，下肢後面	痛みと脱力感	PADに類似	回復に時間がかかる	腰椎前屈により軽減
神経根圧迫	下肢に放散	鋭く刺すような痛み	座位，立位または歩行により出現	安静時にも出現	体位変換により改善
股関節炎	腰部外側，大腿	疼くような不快感	強度の異なる運動後	すぐには軽減しない	体重負荷がない状態で改善
足関節炎	足関節，足底弓	疼くような痛み	強度の異なる運動後	すぐには軽減しない	体重負荷がない状態で改善

(Society for Vascular Surgery lower extremity guidelines writing group, et al. J Vasc Surg 2015[3]および2016 AHA/ACC Guideline on the Management of Patients With Lower Extremity Peripheral Artery Disease[5]を参考に作成)

ないとされているもの[3]がある．
- 症候性PADの中でも，重症下肢虚血は血行再建または下肢切断が必要となるため，早期に専門医へ紹介する．
- 間欠性跛行を中心とした症候性PADにおける運動療法は非常に有効である[2,3,5]．開始前に障壁となる併存疾患の評価を行う．
- 監視下運動療法が推奨されるが，実施できる施設は限られており，利用できない場合は在宅での運動療法（週3〜5回，1回30分の歩

行)[2,3]を行う.

- 間欠性跛行を中心とした症候性PADの薬物療法は,全身の動脈硬化性疾患のリスクを下げる治療と下肢の機能を改善するための治療に分けられる.
- 動脈硬化性疾患のリスクを下げる薬物療法としては,抗血小板療法(推奨度A),禁煙(推奨度A),スタチン療法(推奨度A),血糖管理(HbA1c 7.0％未満)(推奨度B)等がある[2,3,5].
- 下肢機能を改善するための薬物療法として,シロスタゾールが歩行距離を伸ばす目的で使用される.心不全患者には禁忌である[2,3,5].
- 抗血小板療法として,アスピリン(75～

325 mg/日)が推奨されるが,クロピドグレル75 mg/日を代替としてもよい[2,3,5].両剤併用の有用性は証明されていない[5].また抗凝固療法は推奨されない[3,5].
- 間欠性跛行を中心とした症候性PADの侵襲的治療の適応は個別に決定されるべきである.先述したように保存的療法をしっかりと行うと間欠性跛行の予後は比較的良好であるので,その良好な予後と患者のQOLに及ぼす影響とを比較して考える必要がある.また,ABIや画像検査の結果は予測指標としては不十分である[2,3,5].
- インフルエンザ予防接種を行うべきである[5].

文献

1) Dillingham TR, et al. Limb amputation and limb deficiency : epidemiology and recent trends in the United States. South Med J 2002 ; 95 : 875-883.
2) 日本循環器学会2014年度合同研究班報告.末梢閉塞性動脈疾患の治療ガイドライン(2015年改訂版) http://www.j-circ.or.jp/guideline/pdf/JCS2015_miyata_d.pdf
3) Society for Vascular Surgery lower extremity guidelines writing group, et al. Society for Vascular Surgery practice guidelines for atherosclerotic occlusive disease of the lower extremities : Management of asymptomatic disease and claudication. J Vasc Surg 2015 ; 61 (3 Suppl) : 2S-41S.
4) Mills JL Sr, et al.The Society for Vascular Surgery Lower Extremity Threatened Limb Classification System : Risk stratification based on Wound, Ischemia, and foot Infection (WIfI). J Vasc Surg 2014 ; 59 (1) : 220-234.
5) 2016 AHA/ACC Guideline on the Management of Patients With Lower Extremity Peripheral Artery Disease.
6) U.S. Preventive Services Task Force [HP]. Final recommendation statement : peripheral arterial disease (PAD) and CVD in adults : risk assessment with Ankle Brachial Index. https://www.uspreventiveservicestaskforce.org/Page/Document/RecommendationStatementFinal/peripheral-arterial-disease-pad-and-cvd-in-adults-risk-assessment-with-ankle-brachial-index

救急受診・重症化予防／Chronic ACSC

糖尿病合併症

三好優香[1]，小川 理[2]

[1]医療法人鉄蕉会 亀田総合病院糖尿病内分泌内科／自衛隊中央病院代謝内科
[2]医療法人鉄蕉会 亀田総合病院糖尿病内分泌内科部長

- 糖尿病関連合併症の予防には自己管理教育と療養支援が重要である．患者自身に自らの最高の主治医になってもらい，医療従事者はそのサポーターになることが理想である．説明不足がなくても理解不足はあるので，繰り返し指導・理解度の確認をすることが重要である．
- 合併症は大きく慢性合併症，急性合併症に分けられる．
- 慢性合併症予防には血糖コントロールのみならず早期からの集学的治療が重要である．慢性合併症は5年以上の長期経過で発症進展するものである．症状が何もないからと治療を中断させないことが必要である．
- 急性合併症には高血糖緊急症（糖尿病ケトアシドーシスや高浸透圧高血糖状態），低血糖がある．発症予防にはアドヒアランスを考慮した薬剤選択，指導が重要である．
- 高齢者では闇雲にHbA1cを低下させることよりも安全性を重視したコントロールを行う必要がある．

慢性合併症

- 慢性合併症の発症および重症化予防のためには血糖コントロールのみならず，血圧，脂質のコントロール，肥満の解消などの総合的な介入が必要で，薬物療法だけでなくライフスタイルの管理が重要である．
- ライフスタイル管理には，食事，運動，睡眠，ストレス管理，飲酒，喫煙，口腔ケアなどがある．それぞれの詳細については成書や各種ガイドライン等[1,2]を参照いただきたい．
- なかでも喫煙については独立した因子として合併症に寄与する影響が大きく，禁煙は重要視されている（）[3]．

細小血管合併症

- 血糖コントロール目標については，日本糖尿病学会をはじめとする各種ガイドラインを参考にする（2，3）[1,4]．
- 糖尿病罹病期間が長いほど有病率は高くなる．発症早期から良好なコントロールを達成し，それを維持することにより合併症の発症進展を抑制することができる．細小血管合併症でも血糖コントロールのみならず，血圧，脂質管理の有効性が示されている[3]．
- 自覚症状が乏しい場合もあり，症状出現時にすでに重症化していることもあるため，定期

> **Memo**
> **legacy effect**
> 大規模臨床試験の追跡調査の結果から，強化療法群と従来療法群とで試験終了後は約10年後のHbA1cに差がない状態になったにもかかわらず，強化療法群で細小血管合併症は引き続き発症の抑制が確認されたのみならず，試験終了時に有意差がなかった心血管障害でも有意差が示された．これらの効果はlegacy effect，Metabolic Memoryと呼ばれた．良好な血糖コントロールの恩恵は，時間がかなり経ってから受けられる可能性があることが示された．このため早期からの厳格な管理が求められている[5,6]．

1 2型糖尿病の総合的介入

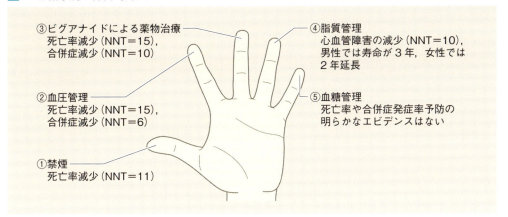

③ビグアナイドによる薬物治療
死亡率減少（NNT＝15），
合併症減少（NNT＝10）

④脂質管理
心血管障害の減少（NNT＝10），
男性では寿命が3年，女性では
2年延長

②血圧管理
死亡率減少（NNT＝15），
合併症減少（NNT＝6）

⑤血糖管理
死亡率や合併症発症率予防の
明らかなエビデンスはない

①禁煙
死亡率減少（NNT＝11）

禁煙，血圧管理，ビグアナイドによる薬物治療，脂質管理，血糖管理の順に寄与が大きい．
NNT：number needed to treat（10年で記載）．

（Erlich DR, et al. Am Fam Physician 2014[3]）より）

2 日本糖尿病学会ガイドラインによる血糖コントロール目標

目標	コントロール目標値[注4]		
	血糖正常化を目指す際の目標[注1]	合併症予防のための目標[注2]	治療強化が困難な際の目標[注3]
HbA1c（％）	6.0未満	7.0未満	8.0未満

治療目標は年齢，罹病期間，臓器障害，低血糖の危険性，サポート体制などを考慮して個別に設定する．

注1) 適切な食事療法や運動療法だけで達成可能な場合，または薬物療法中でも低血糖などの副作用なく達成可能な場合の目標とする．
注2) 合併症予防の観点からHbA1cの目標値を7%未満とする．対応する血糖値としては，空腹時血糖値130 mg/dL 未満，食後2時間血糖値180 mg/dL 未満をおおよその目安とする．
注3) 低血糖などの副作用，その他の理由で治療の強化が難しい場合の目標とする．
注4) いずれも成人に対しての目標値であり，また妊娠例は除くものとする．

（日本糖尿病学会〈編著〉「糖尿病診療ガイドライン2016」[1]より．65歳以上の高齢者については3を参照）

的な評価を行う．

■神経障害
- 定期的な自覚症状の有無について問診，足の視診を行う．

■網膜症
- 自覚症状を認めないことも多く，少なくとも1年に1回の定期的な眼科受診を指示する．合併症の状況，罹病期間，血糖コントロール状況によっては間隔を短くすることもある．
- 眼科医との情報共有のために糖尿病連携手帳を活用する．健診などで行われる無散瞳眼底カメラは，眼科医による検査と比べて感度が

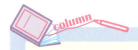

厳格な血糖コントロール＝HbA1cを下げること？

ACCORD Study[7]の結果より，厳格な血糖管理群で死亡率が増加することが示され，HbA1cを下げることは危険という認識が広まった．各々の「厳格な血糖コントロール」という言葉の定義が異なった状態で議論をしてはいないだろうか．筆者らは，HbA1cに関わらず，正常な血糖状態を達成することと考えている．

持続血糖モニタリングにより同じHbA1cであっても血糖日内変動プロファイルが大きく異なることを経験する．HbA1cはあくまで約2か月間の平均血糖値を示しているに過ぎない．6.0％未満を達成することが正常な血糖状態を示しているわけではない．HbA1cが6.0％でも低血糖が起きている状態を正常な血糖状態と言えるであろうか．

HbA1cが良くても来院時血糖値が高い場合には食後高血糖が残っている可能性，HbA1cが高くても来院時血糖値が低めの場合は低血糖の可能性などを考えながら治療方針を決めることもある．筆者らの考える厳格な血糖コントロールの達成は容易ではない．簡便な血糖日内変動をあらわす指標の登場が期待される．

③ 高齢者糖尿病の血糖コントロール目標

		カテゴリーI	カテゴリーII	カテゴリーIII
患者の特徴・健康状態[注1]		①認知機能正常 かつ ②ADL自立	①軽度認知障害～軽度認知症 または ②手段的ADL低下，基本的ADL自立	①中等度以上の認知症 または ②基本的ADL低下 または ③多くの併存疾患や機能障害
重症低血糖が危惧される薬剤（インスリン製剤，SU薬，グリニド薬など）の使用	なし[注2]	7.0％未満	7.0％未満	8.0％未満
	あり[注3]	65歳以上75歳未満：7.5％未満（下限6.5％） / 75歳以上：8.0％未満（下限7.0％）	8.0％未満（下限7.0％）	8.5％未満（下限7.5％）

（日本糖尿病学会〈編著〉「糖尿病診療ガイドライン2016」[1]より．図中の注については日本糖尿病学会HP〈http://www.jds.or.jp/modules/important/index.php?page=article&storyid=66〉などを参照のこと）

落ちるとの報告もあるので注意が必要である．

■ 腎症
- 早期診断に尿中微量アルブミンの測定が有用である．血圧管理，塩分制限の指導を行う．体重増加・下腿浮腫などの観察を指導しておく．

大血管合併症
- 糖尿病発症早期からの厳格な血糖コントロール，集学的治療は，糖尿病大血管合併症の発症抑制に有効である．

- 冠動脈造影，頸動脈エコー，脈波伝播速度，心エコー，負荷心電図などの検査をスクリーニングとして無症状の症例や心電図異常のない症例に実施することの有用性にコンセンサスは得られていない．無症候性心筋虚血の場合もあるので個々の状態を勘案して実施する必要がある．
- 大血管合併症の有無を問診により拾い上げること，定期的な安静時心電図により精査を必要とする症例を見逃さないことが重要である．
- 重症化予防のためには，大血管合併症の症状について患者，家族に予め理解をさせておくこと，症状が出現した場合は経過を見ることなくすぐに受診させるように指導するが重要である．

糖尿病足病変

- 糖尿病足病変は神経障害や末梢動脈疾患と関連して糖尿病患者の下肢に生じる感染，潰瘍，足組織の破壊性病変と定義される．
- 神経障害や末梢動脈疾患を有する患者がハイリスク群である．ハイリスク群に対する足の定期的観察，多職種によるフットケア，患者へのフットケア教育が重要である．

急性合併症

糖尿病ケトアシドーシス

- 糖尿病ケトアシドーシス（diabetic ketoacidosis：DKA）は，インスリン作用の高度な欠乏により引き起こされる，ケトーシス，アシドーシスを主徴とした状態である．1型糖尿病や痩せ型の長期罹病期間を有する患者など，インスリン分泌が低下している患者で起こりやすい．
- DKAの誘因として治療アドヒアランスの低下，感染症によるものが多い[8]．加糖飲料の多飲で起こることもある．
- DKAの重症度は血糖値のみでは判断できない．消化器症状，脱水，ケトン尿などの所見の有無を確認し，DKAを疑うことが重要である．
- 初発の1型糖尿病の場合，受診時の症状のみならず，それ以前に高血糖症状があったか問診し疑うことが重要である．
- DKA予防策としてインスリン注射継続の必要性を十分理解させておくことが重要となる．基礎インスリンの投与が生命維持のために不可欠であることを理解させ，経口摂取不能な時を含め，いかなる時も基礎インスリンは中断しないように指導する．
- また感染症などいわゆるシックデイにおける対応策も患者および家族に事前に指導しておく．

■SGLT2阻害薬による正常血糖DKA

- SGLT2（sodium-glucose cotransporter2）阻害薬によるDKAが報告されている[9]．その中には血糖値がさほど高くない（＜250 mg/dL）DKAもあり，血糖値のみでDKAの重症度を判断することはできないので注意が必要である．
- 消化器症状がある場合にDKAを鑑別にあげることが重要である．
- インスリン分泌能が低下している患者へのSGLT2阻害薬投与を控える，シックデイの場合は中止することを事前に指導しておく．

■劇症1型糖尿病

- 劇症1型糖尿病は1型糖尿病のサブタイプで，インスリン分泌能が急激に低下し，ごく短期間でDKAをきたすため，迅速な対応が必要である．
- 妊娠中の発症，免疫チェックポイント阻害薬による発症も報告されている．消化器症状が出現した場合は，悪阻，薬剤による消化器症状ではなくDKAであることが稀にあるので注意が必要である．

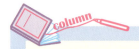

シックデイの教育

　糖尿病患者が感染症などによる発熱，下痢，嘔吐や食欲不振のために食事が摂れない状態をシックデイと呼ぶ．

　シックデイでは血糖値が普段より乱れやすくなる．高血糖，ケトーシスをきたし，糖尿病ケトアシドーシスや高浸透圧高血糖状態に陥る場合がある．このためシックデイの時は普段と異なる対応が必要となる．シックデイの理解は通常時には忘れてしまうことがあるため，繰り返し指導が必要である．

　食事が摂取できない間の内服薬は基本的に中止となる．食事が摂れる際には食事量に応じて調整する方法もある．

　SGLT2阻害薬やビグアナイド薬（BG）については副作用が起きやすいため，体調不良時には中止するよう指導する．対応が不明な場合は医療機関に連絡するように指示しておく．

シックデイへの対応

①インスリンは中断しない	基礎インスリン：食事摂取に関わらず注射 追加インスリン：食事量に応じて食直後に注射 　通常の半分以上摂取➡通常量 　通常の半分以下摂取➡通常の半量 　ほとんど食べられなかった時➡中止
②脱水予防	1日1L以上の水分摂取
③ケトン体産生予防	100〜150 gの糖質摂取
④頻回な自己血糖測定	

高浸透圧高血糖状態

- 高浸透圧高血糖状態（hyperosmolar hyperglycemic state：HHS）は，著明な高血糖（≧600 mg/dL）と高度な脱水に基づく高浸透圧血症により循環不全を来した状態である．ケトーシスはあっても軽度でアシドーシスは認めない．
- 誘因の30〜60％を感染症が占めている[8]．そのほか糖尿病薬の中止，脳血管・心血管イベント，外傷，ステロイドホルモンなどの薬剤，加糖飲料の大量摂取が誘因となる場合がある．高齢者の発症が多い．
- 高血糖症状について事前に理解させておく．高血糖症状出現の場合に飲水が励行されるが，ブドウ糖含有スポーツドリンクは高血糖を増悪させるので，事前に摂るべき飲料について患者に指導することが必要になる．

低血糖

- 重症低血糖に関する全国調査によると，重症低血糖の要因として，食事の内容，タイミングの不適合，薬剤の過量投与，誤投与が全体の約7割を占めていた．使用薬剤はインスリン，スルホニル尿素（sulfonylurea：SU）薬を使用しているものが約94％であった．SU薬を投与されていた約半数が腎症3期以降であった[10]．
- 上記を踏まえた重症低血糖予防策として，まず食事内容を確認し，糖質摂取が少ない・食事量が不安定な場合には，超速効型インスリンやSU薬，グリニド薬は低血糖をきたしうるため，低血糖を起こしにくい薬剤へ変更を検討する．
- 一時的に食事が摂れないような場合を想定して，予め休薬する薬剤を本人家族に指導す

4 低血糖を起こしやすい状況

- 薬剤服用の間違い，過量投与
- 食事量が不安定な時
- 運動量増加時
- 飲酒
- 肝機能，腎機能低下
- ステロイド投与減量時

る．一包化処方されている場合，SU薬は別包にして，食事が摂れない時は内服しないように指導しておくことも有用である．

- 食事間隔が一定でない・特に間隔があいてしまうことが多い場合，SU薬は作用時間が短いグリニド薬または低血糖を起こしにくい薬剤，混合型インスリンは混合製剤以外へ変更を検討する．
- HbA1cが高いからといってインスリンやSU薬の増量を漫然と行わない．腎機能の変化に合わせてSU薬は減量，他剤への変更を検討する．最も強力なSU薬であるグリベンクラミドの使用は避ける．低血糖が起こりやすい

状況（4）や低血糖時の対応を，予め患者，家族へ指導しておくことが重要である．

- 血糖コントロール目標は，年齢，罹病期間，合併症の状態，低血糖などのリスクを勘案し個別に設定するべきである．特に高齢者ではADL，使用薬剤などによって個別に目標HbA1c値を設定する（3を参照）[4]．

> **ここに注目** インスリン注射の手技不良により低血糖・高血糖を起こすことがある．混合型インスリン製剤使用時には撹拌不良があると先に超速効型成分が消費され，残った中間型成分の効果遷延による低血糖が誘発されることがある．撹拌が不要な配合型インスリン製剤が登場しているので変更も一案である．
>
> また，疼痛回避のため同じ場所にインスリン注射を繰り返すと皮下硬結を生じ，インスリンの効果が不十分となる．この状態でインスリンを増量すると正常部位に注射をした際にインスリン過量となってしまう．インスリン療法中のコントロール悪化時にはインスリン手技不良を確認する．

文献

1) 日本糖尿病学会（編著）．糖尿病診療ガイドライン2016．南江堂；2016．
2) Standards of Medical Care in Diabetes-2018 Diabetes Care January 2018 Volume 41, Supplement 1 http://care.diabetesjournals.org/content/41/Supplement_1
3) Erlich DR, et al. "Lending a hand" to patients with type 2 diabetes : a simple way to communicate treatment goals. Am Fam Physician 2014；89（4）：256-258.
4) 日本老年医学会・日本糖尿病学会（編著）．高齢者糖尿病診療ガイドライン2017．南江堂；2017．
5) Holman RR, et al.10-year follow-up of intensive glucose control in type 2 diabetes. N Engl J Med 2008；359（15）：1577-1589.
6) Nathan DM, et al.Intensive diabetes treatment and cardiovascular disease in patients with type 1 diabetes. N Engl J Med 2005；353（25）：2643-2653.
7) Action to Control Cardiovascular Risk in Diabetes Study Group, et al. Effects of intensive glucose lowering in type 2 diabetes. N Engl J Med 2008；358（24）：2545-2559.
8) Umpierrez G, Korytkowski M. Diabetic emergencies-ketoacidosis, hyperglycaemic hyperosmolar state and hypoglycaemia. Nat Rev Endocrinol. 2016；12（4）：222-232.
9) Handelsman Y, et al. American association of clinical endocrinologists and American college of endocrinology position statement on the association of SGLT-2 inhibitors and diabetic ketoacidosis, Endocrine Pract 2016；22（6）：753-762.
10) 難波光義ほか．糖尿病治療に関連した重症低血糖の調査委員会報告．糖尿病2017；60（12）：826-842.

救急受診・重症化予防／Chronic ACSC

鉄欠乏性貧血

内堀善有
みえ医療福祉生活協同組合高茶屋診療所

◆ 鉄欠乏性貧血は血清鉄の低下だけでなく，「ヘモグロビン12 g/dL未満，TIBC（鉄結合能）360 µg/dL以上，血清フェリチン12 ng/mL未満」を満たすものとされる．
◆ 高度貧血をきたしている場合は，輸血も考慮する．

- 鉄欠乏性貧血は「血清鉄が少ない貧血」と考えられがちだが，実際は，血清鉄については診断基準になく，血清鉄の低下だけで診断してはいけない．
- ヘモグロビン12 g/dL未満，TIBC（total iron binding capacity：鉄結合能）360 µg/dL以上，血清フェリチン12 ng/mL未満を満たすものを鉄欠乏性貧血と診断する[1]．
- 日本では，鉄欠乏性貧血に関しての大規模な統計は存在せず，厚生労働省が施行している「国民健康・栄養調査」が参考資料として参照されることが多いが，上記の診断基準で調査されているわけではないので，フェリチン値が低い貧血の人口が分かるのみである．
- 上記データによると，青年期〜40歳代の女性にフェリチン値が低値の貧血の人口が多い[1]．

鉄欠乏性貧血で認める症状と原因

- 貧血そのものの症状として，疲れ，脆弱性，頭痛，イライラ，運動耐容能低下，労作性呼吸困難，めまい，狭心痛等がある．
- また，異食症，氷食症，むずむず脚症候群等を認めることがある．

- 原因としては，失血に伴うものでは，外傷性の出血，吐血や黒色便，喀血，月経過多，妊娠，出産，血尿等がある．
- その他には，セリアック病，萎縮性胃炎，ピロリ菌感染，減量手術等による鉄吸収障害，エリスロポエチン治療後の再分配，尿路系・肺のヘモジデローシス，遺伝性疾患，鉄剤不応性鉄欠乏性貧血等がある．

鉄欠乏性貧血の早期発見と診断後の流れ

- エビデンスのグレードが高いものとして，U.S. Preventive Services Task Force（USPSTF）が推奨する，妊娠中の女性の採血検査のスクリーニングが挙げられる[2]．
- それ以外のケースは，一般的には，原因疾患に対しての精査・加療を行った上で，上記症状や採血検査にて小球性貧血がある患者に鉄欠乏を認めた際に，診断基準の項目をチェックし，欠乏している鉄の量を推定し，経口もしくは静注の鉄剤にて3〜6か月治療を行う方針となる．
- 診断後の流れは **1**[3]のようになる．特に，貧血の消失を確認後も，貯蔵鉄つまり血清フェ

1 鉄欠乏性貧血の診断後の流れ

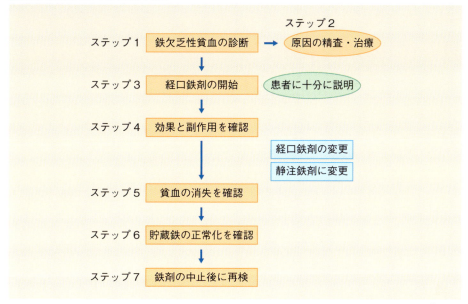

(岡田定. 日本内科学会雑誌2010[3] より)

リチン値の正常化を確認することと，その後，鉄欠乏性貧血の再燃がないか確認することが重要である．

- 高度貧血をきたしている場合は，輸血も考慮する必要がある．

文献

1) 内田立身. 鉄欠乏―日本の現状と病態. 日本内科学会雑誌 2010；99(6)：1194-1200.
2) Siu AL；U.S. Preventive Services Task Force. Screening for Iron Deficiency Anemia and Iron Supplementation in Pregnant Women to Improve Maternal Health and Birth Outcomes：U.S. Preventive Services Task Force Recommendation Statement. Ann Intern Med 2015；163(7)：529-536.
3) 岡田定. 鉄欠乏性貧血の治療指針. 日本内科学会雑誌 2010；99(6)：1220-1225.

救急受診・重症化予防／Chronic ACSC

喘息

小宮山学
ありがとうみんなファミリークリニック平塚院長

◆ 喘息の予防には，環境整備等による増悪因子の軽減と薬物療法による長期管理とを組み合わせた介入が必要となる．
◆ 薬物による長期管理では吸入ステロイド薬を第一選択とし，病状評価に応じた薬剤選択を行う．
◆ 非薬物的管理では，まず危険因子を避ける対策を行い，ピークフローや喘息日誌などによる自己管理を促す．
◆ 最終的な長期管理目標として，患者または家族による十分な自己管理のうえで，健常人と同様の日常生活を送れる状態を作ることがある．

薬物的アプローチによる長期管理

- 喘息 (asthma) 治療の長期管理目標は，①呼吸機能の維持，②増悪や喘息死の回避，③QOL の改善，④健常人と同様の日常生活を送れることなどである．
- 「長期管理薬」と「発作治療薬」のそれぞれの役割を理解して治療・指導にあたる．
- 未治療患者には重症度の分類（**1**）に応じた治療ステップ（**2**）が推奨される．
- **3** に基づいてコントロール状態を判断し，コントロールが不十分または不良の際は治療のステップアップを検討する．また 3～6 か月コントロール良好であればステップダウンを考慮する．
- 吸入ステロイド薬 (inhaled corticosteroid：ICS) は，長期管理薬の第一選択薬であり最も効果的な抗炎症薬である．副作用は全身性のものは少なく，口腔・咽頭カンジダ症，嗄声などがある．
- 早期に ICS または長時間作用性 β_2 刺激薬 (long acting β_2 agonist：LABA) の配合剤

（ICS/LABA）を開始することで，急性増悪の回数を減少させる（early intervention）．
- ICS や ICS/LABA の種類は多いが，①ドライパウダー定量吸入器，加圧式定量吸入器，ソフトミストインヘラーなどのデバイスの違い，②残量表示の有無，③微粒子の径（肺内到達率や咳の惹起），④加圧式定量吸入器におけるエタノール臭の有無，⑤薬価，などを考慮し，適正な薬剤を選択する．
- 発作時・乳幼児・高齢者などで適切な吸入ができないときはネブライザーを検討する．
- 通常，発作治療薬は短時間作用性 β_2 刺激薬 (short acting β_2 agonist：SABA) を用いる．ブデソニド・ホルモテロール（シムビコート®）を長期管理薬として使用している場合，ホルモテロールは気管支拡張効果の即効性が高く，同じデバイスを発作治療薬としても使用できる（SMART 療法；single inhaler maintenance and reliever therapy）．
- ブデソニド（パルミコート®）は妊娠に影響しないことが報告されており，米国 FDA では唯一，安全性のカテゴリーを B と認定してい

Chronic ACSC／喘息　　287

◼1 未治療患者の症状と目安となる治療ステップ

	治療ステップ1	治療ステップ2	治療ステップ3	治療ステップ4
対象となる症状	（軽症間欠型相当） • 症状が週1回未満 • 症状は軽度で短い • 夜間症状は月に2回未満	（軽症持続型相当） • 症状が週1回以上，しかし毎日ではない • 月1回以上日常生活や睡眠が妨げられる • 夜間症状は月2回以上	（中等症持続型相当） • 症状が毎日ある • 短時間作用性吸入β₂刺激薬がほぼ毎日必要 • 週1回以上日常生活や睡眠が妨げられる • 夜間症状が週1回以上	（重症持続型相当） • 治療下でもしばしば増悪 • 症状が毎日ある • 日常生活が制限される • 夜間症状がしばしば

（日本アレルギー学会「喘息予防・管理ガイドライン2015」協和企画；2015．p.141より）

◼2 喘息治療ステップ

		治療ステップ1	治療ステップ2	治療ステップ3	治療ステップ4
長期管理薬	基本治療	吸入ステロイド薬 （低用量）	吸入ステロイド薬 （低〜中用量）	吸入ステロイド薬 （中〜高用量）	吸入ステロイド薬 （高用量）
		上記が使用できない場合は以下のいずれかを用いる LTRA テオフィリン徐放製剤 ※症状が稀なら必要なし	上記で不十分な場合に以下のいずれか1剤を併用 LABA（配合剤使用可）[5] LTRA テオフィリン徐放製剤	上記に下記のいずれかを1剤，あるいは複数を併用 LABA（配合剤使用可）[5] LTRA テオフィリン徐放製剤 LAMA[6]	上記に下記の複数を併用 LABA（配合剤使用可） LTRA テオフィリン徐放製剤 LAMA[6] 抗IgE抗体[2,7] 経口ステロイド薬[3,7]
	追加治療	LTRA以外の 抗アレルギー薬[1]	LTRA以外の 抗アレルギー薬[1]	LTRA以外の 抗アレルギー薬[1]	LTRA以外の 抗アレルギー薬[1]
発作治療[4]		吸入SABA	吸入SABA[5]	吸入SABA[5]	吸入SABA

ICS：吸入ステロイド薬，LABA：長時間作用性β₂刺激薬，LAMA：長時間作用性抗コリン薬，LTRA：ロイコトリエン受容体拮抗薬，SABA：短時間作用性β₂刺激薬

[1]：抗アレルギー薬は，メディエーター遊離抑制薬，ヒスタミンH₁拮抗薬，トロンボキサンA₂阻害薬，Th2サイトカイン阻害薬を指す．

[2]：通年性吸入アレルゲンに対して陽性かつ血清総IgE値が30〜1,500 IU/mLの場合に適用となる．

[3]：経口ステロイド薬は短期間の間欠的投与を原則とする．短期間の間欠投与でもコントロールが得られない場合は必要最小量を維持量とする．

[4]：軽度の発作までの対応を示し，それ以上の発作についてはガイドラインの「急性増悪（発作）への対応（成人）」の項を参照．

[5]：ブデソニド/ホルモテロール配合剤（シムビコート®）で長期管理を行っている場合には，同剤を発作治療にも用いることができる（SMART療法）．長期管理と発作治療を合わせて1日8吸入までとするが，一時的に1日合計12吸入まで増量可能である．ただし，1日8吸入を超える場合は速やかに医療機関を受診するよう患者に説明する．

[6]：チオトロピウム臭化物水和物のソフトミスト製剤（スピリーバ®レスピマット®）

[7]：LABA，LTRAなどをICSに加えてもコントロール不良の場合に用いる．

（日本アレルギー学会「喘息予防・管理ガイドライン2015」協和企画；2015．p.140より）

◼3 喘息コントロール状態の評価

	コントロール良好 （すべての項目が該当）	コントロール不十分 （いずれかの項目が該当）	コントロール不良
喘息症状（日中および夜間）	なし	週1回以上	
発作治療薬の使用	なし	週1回以上	
運動を含む活動制限	なし	あり	コントロール不十分の項目が3つ以上当てはまる
呼吸機能（FEV₁およびPEF）	予測値あるいは自己最高値の80%以上	予測値あるいは自己最高値の80%未満	
PEFの日（週）内変動	20%未満[1]	20%以上	
増悪（予定外受診，救急受診，入院）	なし	年に1回以上	月に1回以上[2]

[1] 1日2回測定による日内変動の正常上限は8%である．

[2] 増悪が月に1回以上あれば他の項目が該当しなくともコントロール不良と評価する．

（日本アレルギー学会「喘息予防・管理ガイドライン2015」協和企画；2015．p.137より）

る.

- LABAは吸入, 貼付, 経口の投薬経路があり, 必ずICSと併用して使用する. 副作用として振戦, 動悸, 頻脈などが見られる.
- ロイコトリエン受容体拮抗薬（leukotriene receptor antagonist：LTRA）は気管支拡張作用と気道炎症抑制作用を有し, ICSやLABAと併用することで増悪回数およびQOLを有意に改善させる.

非薬物的管理と患者指導

- 環境整備により増悪因子の軽減を図り, 薬物療法を組み合わせて長期的な介入を行う.
- 喘息の一次予防（感作の予防）としては, 小児では妊娠・出産時および出生後の環境の調整（**4**）が, 成人では職業性喘息の感作予防が重要である
- 喫煙は呼吸機能の悪化だけでなく, ICSの効果を減弱させるため本人・家族の禁煙は必須である.

4 喘息の主な一次予防

妊娠・出産時	母親の禁煙
	妊娠中の過度の肥満・体重増加の回避
	できるだけ経腟分娩を促す
出生後	両親の禁煙
	母乳栄養の推奨
	適切なスキンケア（洗浄・保湿）の励行
	ダニやハウスダスト回避（掃除, 布団干しなど）
	生後1年間は広域抗生物質の使用を極力避ける

5 喘息の主な危険因子と対策

危険因子	対策
アレルゲン	掃除等によるハウスダストやダニの減量や除去
	動物アレルゲンを回避・除去する
	浴室・台所・洗濯機・エアコンなど, 室内真菌類の減少
	花粉, 真菌類, 野外昆虫など, 屋外アレルゲンの回避
呼吸器感染症	飛沫感染・接触感染などの標準予防策
	中等度以上の喘息患者へのインフルエンザワクチン接種
喫煙	能動喫煙および受動喫煙の回避
	喫煙者である患児の親への禁煙指導
薬物	β遮断薬を原則禁止する
	NSAIDs過敏への対応, 他剤への変更
刺激物質	花火や調理などの煙の回避
	化粧品・ヘアスプレー・接着剤・殺虫剤・生け花等, 強い臭気物の排除
二酸化硫黄・黄砂	大気汚染や火山, 温泉地, 黄砂などを避けるかマスクなどで回避
月経・妊娠	月経前喘息発作の予防（基礎体温・月経周期を予測し管理する）
	妊娠中の喘息増悪予防（吸入ステロイド薬の継続など）
肥満	体重コントロール
アルコール誘発喘息	お酒（アルコール含有飲食）を避ける
職業性喘息	職業上（趣味含む）の曝露原因の同定と回避
鼻炎・副鼻腔炎	アレルギー性鼻炎や副鼻腔炎の治療
気象・天候	曇天・台風・気温の急激な変化など天候を予測した行動
運動・過換気	乾燥した冷たい空気の過剰吸引や過換気の回避
感情変化とストレス, 過労	ストレスマネジメント, 休息

NSAIDs：非ステロイド抗炎症薬.

- 二次・三次予防（発病および増悪の予防）は，様々な危険因子を避け，それぞれの因子に応じた対策（5）を行うことが必要である．特にハウスダストやダニ曝露の予防については，患者向け説明書などを用いて，具体的に指導することが望ましい．
- ピークフローを測定することにより，重症度を自身で客観的に把握でき，増悪時に注意する自覚症状を認識し，発作の対応を早期に行うことができる．
- 患者や家族自身で状態を評価・管理するための具体的な方法として，①喘息日誌をつけて症状やピークフロー測定値を記入させることや，②喘息コントロールテスト（Asthma Control Test：ACT）によるコントロールの状態の評価，また，③自己管理計画書（アクションプラン）を手渡して重症度の評価と薬剤の調整まで自己管理する，などの方法がある．

参考文献

- 日本アレルギー学会喘息ガイドライン専門部会（監修）．喘息予防・管理ガイドライン2015．協和企画；2015.
- Global Initiative for Asthma（GINA）．2015 Global strategy for asthma management and prevention.
  http://ginasthma.org/wp-content/uploads/2016/01/GINA_Report_2015_Aug11-1.pdf
- 2018 GINA Report, Global Strategy for Asthma Management and Prevention.
  http://ginasthma.org/2018-gina-report-global-strategy-for-asthma-management-and-prevention/
- 田原正夫．喘息．横林賢一ほか（編）．［Gノート別冊］Common Diseaseの診療ガイドライン―総合診療における診断・治療の要点と現場での実際の考え方．羊土社；2017．pp32-41.

救急受診・重症化予防／Chronic ACSC

総合診療医が診る慢性閉塞性肺疾患（COPD）
早期発見から確定診断までのアプローチ

川島篤志
市立福知山市民病院総合内科医長

◆ 喫煙者で "COPDらしさ" を認めれば，積極的にCOPD評価ができるアクセス可能な医療機関に紹介する．
◆ 肺以外にも，口腔内衛生，体重・筋肉量や生活強度，骨粗鬆症の評価を意識する．
◆ 各種ワクチンや（必要時は）歯科受診を勧める．
◆ （該当年齢であれば）肺がん検診，および他のがん検診の受診の意向を確認する．
◆ 呼吸状態が悪化した際にどこまでの医療を行うかを含めたアドバンス・ケア・プランニング（advance care planning：ACP）を，本人・家族と，状態が悪化する前に繰り返し行う．

COPDの定義・疫学

● 慢性閉塞性肺疾患（choronic obstructive pulmonary disease：COPD）は，わが国においても有病率・死亡者数は年々増加している．

● 2018年4月に日本呼吸器学会からCOPDガイドラインが改訂された[2]が，COPDの定義は大きく変わっておらず，「タバコ煙を主とする有害物質を長期に吸入曝露することなどにより生ずる肺疾患であり，呼吸機能検査では気流閉塞を示す．気流閉塞は末梢気道病変と気腫性病変がさまざまな割合で複合的に関与し起こる．臨床的には徐々に進行する労作時の呼吸困難や慢性の咳・痰を示すが，これらの症状に乏しいこともある．」とある．

● NICE study[1]では，40歳以上の日本人のCOPD有病率は8.6％で患者数は約530万人と推定される一方，厚生労働省患者調査によるとCOPDと診断された数は約26万人であり，「氷山の一角を診ている」と表現されるため，プライマリ・ケア領域において，COPDを疑い的確な診断につなげることが求められ

る．

● 定義にあるだけでなく，重症度評価にも呼吸機能検査の重要性があるが，ここにCOPD診療のポイントがあると考える．

COPD早期発見への障害

● COPDが早期発見されていない理由に，呼吸器内科医の不足，呼吸機能検査へのアクセス＋解釈，禁煙支援のためのスキルがあると感じている．

● 呼吸器内科の医師不足・医師偏在に関しては，日本呼吸器学会からの『呼吸器診療に関わる医師増加策の必要性』[3]にもあるように，都道府県格差・都道府県内格差・病院規模内格差がある．その呼吸器内科医の診療の興味が閉塞性肺疾患に向いていない（もしくは割くだけの時間がない）可能性も否定できない．自施設の診療圏内でCOPDに興味をもっている呼吸器内科医，もしくは対応している医師の存在はぜひ確認してもらいたい．

● 呼吸機能検査へのアクセスであるが，一般的

な健康診断には呼吸機能検査は含まれていない．任意型の人間ドックなどに呼吸機能検査が含まれていることはあるが，その検査意義を理解していないと検査を受ける可能性は高くはない（非喫煙者には必ずしも不要である一方で喫煙者は敬遠する可能性がある）．

- 地域医師会主導で無料呼吸機能検査を行ったスパイロキャラバンというキャンペーン運動は興味深く，類似の事業を期待したい[4]．

- 一般診療において，呼吸機能検査がある医療機関，また簡易スパイログラフィで検査をしたうえで後方医療機関に紹介する際も患者が検査や紹介受診を希望しないなどのハードルの高さがある．

- 医師が喫煙者，もしくは喫煙関連疾患の認識が浅い場合で非呼吸器内科医であれば，呼吸機能検査という選択肢が出てこない可能性がある．患者だけではなく医療者への啓発が必要である．

- 手術前や人間ドックなどで呼吸機能検査が施行されている場合であっても，FV（flow volume）曲線の解釈が十分でないために閉塞性パターンが認識されずに経年的な悪化をたどる例もある．

COPD発見のための病歴聴取・身体診察

- COPD発見のための問診の最重要点は，喫煙にある．その際に，禁煙支援に結びつく評価ができることが望ましい（行動変容・ニコチン依存症の視点）．

- COPDのスクリーニングに，簡便な質問票COPD-Qがある[2]．極端な言い方をすると，「20年以上，20本/日以上喫煙している50歳以上で何らかの症状がある」人は検査の提案をすることになる．

- 進行したCOPDでの身体所見は特徴的なものが多く，診察室だけでなく，街中を歩いて

いるだけで，COPD体型の人を見つけることができる[5]．その代表的なものには，胸鎖乳突筋の発達，胸郭の形などがあるが，呼吸補助筋である斜角筋の使用や頸静脈（外頸静脈でも評価可能）の吸気時の虚脱（や呼気時の上昇：auto PEEPを反映）も参考になる．

- 筆者は，労作時の呼吸苦を診察で捉えるためには，診察室入室直後からの呼吸数・SpO_2/PRの変化も参考にしている．

- ガイドラインにおいても，「疑うことが大切」と明記されており[2]，呼吸機能検査を含めた確定診断をするための医療機関受診を勧めることができるような総合医の力量が求められる（病歴聴取・身体診察・地域医療資源の把握・患者説明）．

COPDの評価・治療

- COPDの診断のあと，気流閉塞（% FEV_1）に基づく病期分類を行う．

- わが国のガイドラインでは，COPDの管理目標として，Ⅰ：現状の改善として，①症状およびQOLの改善・②運動耐容能と身体活動性の向上および維持，Ⅱ：将来のリスクの低減として，③増悪の予防，④全身併存症および肺合併症の予防・診断・治療，を挙げている．

- 一方，COPDの診断・管理を目的とした国際的な指針GOLD[6]では，本人の症状（呼吸苦の評価に用いるmMRC質問票や呼吸苦以外の評価にも用いるCAT質問票），そして急性増悪・入院の頻度の組み合わせ（従来のABCD評価）も加味して，治療方針を決定する．

- 主として呼吸に関連する治療に関しては，基本的には副作用に留意しながら，症状軽減・急性増悪のリスク軽減を目的に，長時間作用性抗コリン薬（long-acting muscarinic antagonist：LAMA）±長時間作用性β_2刺激薬（long-acting β_2 agonist：LABA）が基本線となる．ただし，吸入指導が適切にできるこ

とが重要である.

- 喘息合併COPDでは吸入ステロイド(ICS)を基本薬とするが, COPDに対しては, ICS単剤は推奨されていない[2].
- 去痰薬・テオフィリン製剤・経口ステロイドは推奨レベルは高くない.

■ 禁煙支援を行う

- 禁煙支援を既に行っている医師にとっては既知のことではあるが, 禁煙支援は薬剤処方をして終わりではない. 自身が禁煙支援に関与できない場合は, 適切な医療機関への受診を促す必要性がある(禁煙支援の5Aアプローチ)[2].

■ ワクチン接種を行う[7]

- インフルエンザワクチンは全員に毎年, 肺炎球菌ワクチンの接種は対象者に勧める.
- インフルエンザワクチンに関しては, 本人のみでなく, 本人に関わる人への接種を強く推奨することが重要である. 私見であるが, 特に咳エチケットを守れない可能性が高い年齢層と関わる患者には, その家族全員に自分の身を守るためにもワクチン接種を依頼することも重要であると認識している.

■ 口腔内ケアについて説明する

- 特にCOPD患者においては喫煙習慣からの歯周病の合併は高率である. また, 口腔内不衛生からの食事摂取不良が, 低栄養につながる可能性がある.
- う歯や歯周病はself limitedな疾患では"ない"ことを説明し, 早期の歯科受診を勧める役割がある.

■ リハビリテーション・食事指導など

- 非薬物療法において, 呼吸リハビリテーション, 身体活動性に対する介入, セルフマネジメント教育, 栄養管理が重要である.
- COPDでは栄養障害が高頻度に認められる. QOLの低下や増悪・入院のリスク, 呼吸不全への進行や死亡のリスクも高く, 体重減少は気流閉塞とは独立したCOPDの予後因子

であることも留意したい[8].

- 骨粗鬆症はCOPDの約35%に合併するとされているが, 十分な評価がなされていない[9]. 喫煙のみならず, 全身性炎症や低酸素血症・低栄養などの複数の要因が考えられており, 早期診断と骨量の維持や骨折の予防に留意すべきである[2].

■ 酸素療法

- 高度慢性呼吸不全を伴うCOPDにおいて, 酸素療法は予後を改善する.
- 肺高血圧症の評価や動脈血液ガス分析を行う必要性, もしくは急変時対応についても含めて, 対応できる医療機関との連携が必要である.
- なお, 自治体間で対応は異なるが, 呼吸機能障害での身体障害者としての社会資源のサポートが可能である. 身体障害者福祉法の指定医との連携や介護保険などの社会的資源の活用への助言も忘れないようにしたい.

■ アドバンス・ケア・プランニング

- COPDの急性増悪時に対するアドバンス・ケア・プランニング(advance care planning: ACP)についても議論を深める必要性がある(「アドバンス・ケア・プランニング」の項〈p145〉参照).
- 感染契機によるCOPD急性増悪を例にすると, 契機となる感染がいつ起こるかわからない+急激に悪化する可能性があるために, かかりつけ医の受診を経ずに救急診療・搬送される可能性がある. その際, 低酸素血症だけでなく, 高二酸化炭素血症が併存している場合, 救急や入院診療において, 人工呼吸器管理下による強制換気を必要とする可能性あることを事前に説明することが円滑な救急・入院診療につながることを認識したい.

文献

1) Fukuchi Y, et al. COPD in Japan：the Nippon COPD Epidemiology study. Respirology 2004；9（4）：458-465.

2) 日本呼吸器学会COPDガイドライン第5版作成委員会（編）．COPD（慢性閉塞性肺疾患）診断と治療のためのガイドライン2018 第5版．メディカルレビュー社；2018.

3) 木村弘ほか．わが国における呼吸器内科医師の実態に関する調査報告．日本呼吸器学会雑誌 2006；44：312-318.

4) 大林浩幸ほか．慢性閉塞性肺疾患早期診断のための，プライマリケア領域におけるスパイロキャラバンの成果．日本呼吸器学会誌 2014；3（3）：372-379.

5) Badgett RG, et al. Can moderate chronic obstructive pulmonary disease be diagnosed by historical and physical findings alone? Am J Med 1993；94（2）：188-196.

6) Global Initiative for Chronic Obstructive Lung Disease（GOLD）．
http：//goldcopd.org/（最終アクセス2018/05/21）

7) 綾部悦里好ほか．高齢者COPDの急性増悪に対するインフルエンザワクチンの効果．日本呼吸器学会雑誌 2008；46（7）：511-515.

8) Cao C, et al. Body mass index and mortality in chronic obstructive pulmonary disease：a meta-analysis. PLoS One 2012；7（8）：e43892.

9) Yamauchi Y, et al. Mortality associated with bone fractures in COPD patients. Int J Chron Obstruct Pulumon Dis 2016；11：2335-2340.

3章　救急受診・重症化予防──ACSC の考え方

救急受診・重症化予防／Chronic ACSC

てんかん

園田真樹
横浜市立大学医学部脳神経外科
ミシガン州立ウェイン大学小児科および神経内科

◆ 不要な救急受診や重症化を防ぐためには，①正確なてんかん（初期）診断，②適切な治療効果判定による質の高いてんかん診療，③患者教育や，医療福祉サービスによる患者や家人の抱える不安や生活・社会的，経済的問題への積極的な介入が必要である．

◆ 診療方針で悩む場合や薬剤抵抗性てんかんが疑われた場合は，速やかにてんかん医・てんかん専門施設に紹介し，双方向性の診療連携体制をとることが重要である．

てんかんの診断と治療の開始

てんかんの診断

● てんかん診療ガイドライン2018では，てんかん（epilepsy）は「てんかん性発作を引き起こす持続性素因を特徴とする脳の障害」と定義される[1]．

● てんかんの診断には，国際抗てんかん連盟（International League Against Epilepsy：ILAE）によるてんかんの定義[2]が有用である（**1**）．

1　国際抗てんかん連盟（ILAE）によるてんかんの定義

（1）24時間以上の間隔で2回以上の非誘発性※（または反射性）発作が生じるもの．

（2）1回の非誘発性（または反射性）発作が生じ，その後10年間にわたる発作再発率が2回の非誘発性発作後の一般的な再発リスク（60%以上）と同程度である．

（3）てんかん症候群と診断されている．

※「非誘発性」という用語は，明らかな誘因がない慢性疾患としての自発発作である．
これに対し，「誘発性発作」は，急性症候性発作，状況関連発作ともよばれ，脳炎，外傷，脳血管障害，代謝障害などの急性の脳への侵襲に対する反応として発症する発作である．

(Fisher RS, et al. Epilepsia 2014[2] より)

● （全身けいれん）発作で救急外来を受診した時は，非てんかん性（けいれん）発作（循環器疾患，脳血管障害，心因性非てんかん発作など）の鑑別・治療を行う．

● てんかん性発作が疑われた場合，誘発性発作の原因鑑別・治療は行うが，てんかんを疑って抗てんかん薬（anti-epileptic drug：AED）の処方を急いで行う必要はない．

● 非誘発性発作が疑われた場合，一般外来で，詳細な病歴・発作症候の情報の聴取などを行う（**2**）．

● 初回発作であれば，脳波検査（光刺激，過呼吸，睡眠負荷検査を含む）や画像検査（MRI・CT）も併せててんかん診断を進める．

治療の開始

● 原則は，正確なてんかん診断をした上で，AED開始を考慮する．

● 初回非誘発性発作の過半数は孤発性発作（5年以内の発作再発率：約35%）であるため，原則AEDは開始せずに経過観察を行う．

● 無治療でも発作再発がない患者に焦っててんかん患者と診断し，長期にわたり不要なAED内服を強いることは，不利益が大きい

2 てんかん診断の問診事項

1. 患者および発作目撃者から発作の情報を聴取する場合
   a. 発作の頻度：日・週・月・年単位か，群発するか
   b. 発作の状況と誘因：光過敏性など
   c. 発作の前および発作中の症状：身体的，精神的症候および意識障害
   d. 発作の持続時間
   e. 発作に引き続く症状
   f. 外傷・咬舌・尿失禁の有無
   g. 発作後の頭痛と筋肉痛
   h. 複数回の発作のある患者では初発年齢
   i. 発作および発作型の変化・推移
   j. 最終発作
   k. 発作と覚醒・睡眠との関係

2. 発作目撃者からの発作に関する病歴を聴取する場合
   a. 発作の頻度
   b. 発作の前および発作中に観察された詳細な状態（患者の反応，手足の動き，開閉眼，眼球偏位，発声，顔色，呼吸および脈拍）
   c. 発作後の行動，状態の詳細
   d. 家族撮影のビデオ

（日本神経学会〈監修〉「てんかん診療ガイドライン2018」[1]より）

ことも考慮する.
- 神経学的異常，脳波異常，てんかんの家族歴，高齢者の場合は，発作再発率が高いので，**初回非誘発性発作のみでも治療開始**を検討する.
- また，患者の希望がある場合や社会的背景からどうしても再発を避けたい場合もAED治療の適応となる.
- てんかんと診断した際には，AED内服開始を考慮するのみではなく，てんかん自体や治療についての患者教育や，利用できる医療・福祉制度について積極的に医療者側から情報を提供する. その際，併存する精神疾患や知的障害の有無にも留意する.

てんかん診療ネットワーク(https://www.ecn-japan.com)は，てんかん地域施設連携を図ることに役立つ. てんかんの初期診断や治療方針で迷った時，難治てんかんの暫定診断時や，逆に治療内容が安定した時など，双方向に紹介し合うてんかん専門医・てんかん専門施設との連携を行うことで質の高いてんかん診療を目指す. また，同ネットワークは，てんかん診療上の有用な情報のみでなく，患者へのてんかん（診療）に関する情報提供にも利用できる.

抗てんかん薬（AED）の選択

- 発作症候，脳波所見から発作型診断（**3**[3]）を行った上で，年齢，性別，副作用，忍容性，基礎疾患，他の内服薬との相互作用，薬価，ガイドラインによる推奨，保険適用など多くの要素を考慮し，AEDを選択する（**4**）.
- 成人発症てんかんの多くは，局在関連性てんかんであり，全身けいれんで受診する成人患者の多くに**局在関連性てんかんの二次性全般化**も含まれる.
- 全身けいれんに先行する部分発作もしくは複雑部分発作の症候がないかを積極的に収集し，二次性全般化の鑑別に努める.

薬剤調整と血中濃度測定

- AEDは**単剤投与を基本**とし，発作が抑制されるまで**少量から漸増**する.
- 発作制御に至らない場合は，てんかん診断の見直しや服薬状況，内服量の確認などを行った上で無効と判断し，次の薬剤を投与する.
- AEDのDo処方外来にせず，発作情報を更新し，治療効果の評価を行う（**2**）.

3 てんかんの4分法分類（ILAE1989年分類）と示唆する症候，代表症候群

	局在関連性 （焦点性）	全般性
特発性	• 小児期に発症 • 局在関連症状と局在脳波所見がある • 画像所見上，異常なし • 成長に伴い発作が寛解する <代表例> 中心・側頭葉棘波を伴う良性小児てんかん（BECT） 後頭部突発波小児てんかん	• 25歳以上の発症は稀で，他の神経症状がない • 断眠やアルコールなど誘発因子がある • 起床直後の全身けいれんやピクつき（ミオクロニー発作）が生じる • 発作型が欠神発作である • 脳波上，光突発反応がある．全般性3 Hz棘徐波複合あるいは多棘徐波複合などを示す <代表例> 小児欠神てんかん 若年ミオクローヌスてんかん 覚醒時大発作てんかん
症候性	• 病因となる既往歴（頭部外傷，脳梗塞など）がある • 発作の前兆（感覚性発作，自律神経発作を示唆）がある • 発作起始時，発作中の局在性運動や感覚徴候がある • 自動症などがある <代表例> 海馬硬化症を伴う内側側頭葉てんかん	• 発症年齢が非常に早い（新生児期，乳児期：1歳未満） • 頻回に発作がある • 発症前からの精神遅滞や神経症候がある • 神経症候の進行や退行がある • 広汎性脳波異常がある • 器質的脳形成異常などがある <代表例> West症候群 Lennox-Gastaut症候群

（日本てんかん学会〈編〉「てんかん専門医ガイドブック―てんかんにかかわる医師のための基本知識」2014[3]より一部改変）

4 発作型と薬物選択（成人てんかん）

	第一選択薬	第二選択薬	慎重投与すべき薬剤
部分発作 （部分てんかん）	カルバマゼピン，ラモトリギン，レベチラセタム，ゾニサミド，トピラマート[注1]	フェニトイン，バルプロ酸，クロバザム[注1]，クロナゼパム，フェノバルビタール，ガバペンチン[注1]，ラコサミド，ペランパネル[注1]	
強直間代発作 間代発作	バルプロ酸（妊娠可能年齢女性は除く）	ラモトリギン，レベチラセタム[注1]，トピラマート[注2]，ゾニサミド，クロバザム[注1]，フェノバルビタール，フェニトイン，ペランパネル[注1]	フェニトイン
欠神発作	バルプロ酸，エトスクシミド	ラモトリギン[注3]	カルバマゼピン，ガバペンチン，フェニトイン
ミオクロニー発作	バルプロ酸，クロナゼパム	レベチラセタム[注2]，トピラマート[注2]，ピラセタム[注1]，フェノバルビタール，クロバザム[注1]	カルバマゼピン，ガバペンチン，フェニトイン
強直発作 脱力発作	バルプロ酸	ラモトリギン[注4]，レベチラセタム[注2]，トピラマート[注2]	カルバマゼピン，ガバペンチン

[注1] 本邦では，併用療法のみ保険適用（2017年9月現在），[注2] 本邦では，保険適用外，[注3] 本邦では，定型欠神発作で保険適用，[注4] Lennox-Gastaut症候群における全般発作で保険適用．

（日本神経学会〈監修〉「てんかん診療ガイドライン2018」[1]より，注は筆者）

- ● ミオクロニー発作や複雑部分発作は，発作と認知がされず発作制御良好と誤解されている場合があることにも留意する．

- ● 救急外来受診を繰り返す患者では，救急利用時の背景を聴取し，治療効果・方針の再評価と，普段通りの発作である場合は必ずしも救

5 抗てんかん薬（AED）の血中濃度モニターを行うべき状況

1. 望ましい発作抑制状態が得られたときの個々の治療域の血中濃度の確立
2. 臨床的な副作用の診断
3. コントロール不良または発作再発（breakthrough seizure）時の服用状況（アドヒアランス）の評価
4. 薬物動態が変化する状態（小児，高齢者，他疾患の併存，剤型の変化など）での投与量の調節
5. 薬物動態の変化が予測される場合（妊娠，相互作用がある薬物の追加または除去）
6. 用量依存性の薬物動態を示す薬剤（特にフェニトイン）の用量調節

（須貝研司. Clinical Neuroscience 2011；29：42-47/日本神経学会〈監修〉「てんかん診療ガイドライン2018」[1]より）

急受診は必要ないことなど，発作時の対応についても患者やその家族と一緒に確認する.

● 血中濃度測定（therapeutic drug monitoring：TDM）は，外来でルーチンに行わずに目的を意識して行う（5）.

● 有効血中濃度は，治療上の目安である血中濃度底値の範囲であることに留意し，血中濃度が有効血中濃度の範囲以下でも発作抑制が良好であれば投与量を増やす必要はなく，逆に範囲以上でも副作用がない限りは，発作制御が得られなければ，増量を試みる.

● 治療効果判定とTDMは，一般的にAED半減期5倍の期間で安定する血中濃度の定常状態で行う. 一方，減量・中止時にも半減期5倍の期間を影響判定時期の目安にする.

● カルバマゼピンなど自己代謝誘導を生じるAEDや薬物間相互作用を生じる多剤内服患者などの薬剤導入・追加時や内服量変更時のTDMは間隔を細かく行う必要もある.

薬剤抵抗性てんかん

● 適切なAED 2種類を単剤もしくは併用内服しても一定期間（1年以上もしくは治療前の最長発作間隔の3倍以上の長いほう）発作を抑制できない場合，薬剤抵抗性てんかんと定義される[1].

● 適切なAEDの内服でも，約30％の患者は薬剤抵抗性てんかんとなるが，AEDをさらに追加しても，発作制御に至る患者は少数であるため，AEDの変更・追加を繰り返し続けるべきではない.

● 薬剤抵抗性てんかんには，診断的な問題（例：発作型診断が違う，非てんかん性発作をてんかんとして治療している）や治療的な問題（例：低い内服アドヒアランス，薬剤の種類・量・方法などが不適切）に起因する「見せかけの薬剤抵抗性てんかん」と，「真の薬剤抵抗性てんかん」とがあるが，それぞれの鑑別や治療は，容易ではない.

● 真の薬剤抵抗性てんかんが疑われた場合は，薬物療法の再検討，および手術，免疫療法などの他の治療法を検討する.

● てんかん診療において対応が困難な場合や薬剤抵抗性てんかんが疑われる場合は，てんかんと診断した根拠・経緯や現在までの治療経過（現在，使用していないAEDの種類・量や効果も含む）をまとめ，早めにてんかん専門医・てんかん専門施設に紹介することを検討する.

文献

1) 日本神経学会（監修）. てんかん診療ガイドライン2018. 医学書院；2018.
2) Fisher RS, et al. ILAE official report：a practical clinical definition of epilepsy. Epilepsia 2014；55：475-482.
3) 飛松省三. てんかんの疫学. 2分類（1981年，1989年，2010年の比較）. 日本てんかん学会（編）. てんかん専門医ガイドブック—てんかんにかかわる医師のための基本知識. 診断と治療社；2014. pp5-10.

救急受診・重症化予防／Vaccine preventable ACSC

インフルエンザ

海老沢馨
神戸大学医学部附属病院感染症内科

◆ インフルエンザの発症予防で最も効果的なのは毎年のワクチン接種である．
◆ 咳エチケットや手指衛生の徹底により伝播を防ぐ．
◆ 曝露後の発症予防には予防投薬が選択肢となる．

- インフルエンザは時に命に関わる疾患である．予防の上で最良なのは毎年のワクチン接種である．
- ワクチンについては別項（「インフルエンザワクチン」〈p61〉参照）で取り上げているので，本稿ではそれ以外の対策について述べる．

予防内服・吸入

■オセルタミビルとザナミビル
- インフルエンザウイルスへの曝露後48時間以内に抗ウイルス薬の予防内服を行うことで発症を抑えることができる．
- オセルタミビル（タミフル®），ザナミビル（リレンザ®）が選択肢となる．
  【処方例】
  - オセルタミビル（タミフル®） 1回75 mg 1日1回 10日間
    妊婦であっても安全に使用することができる．
  - ザナミビル（リレンザ®） 1回10 mg（2ブリスター） 1日1回 10日間
    慢性気道疾患や気管支喘息患者では気管支痙攣を誘発する可能性があるため推奨されない．

■その他の抗インフルエンザウイルス薬
- ラニナミビル（イナビル®）：保険上は予防投与が認められているが，効果に関しては本邦から報告（20 mg 1日1回を2日間もしくは3日間）[1] はあるものの，通常の使用量である40 mg単回投与の予防効果は証明されていない．
- ペラミビル（ラピアクタ®）：現時点で予防効果を示した報告はない．

非薬物的介入

一般社会・家庭内における予防策
- 米国疾病管理予防センター（Centers for Disease Control and Prevention：CDC）は，ワクチン以外のインフルエンザ予防に6つの指針をまとめている（**1**）．

■マスク
- インフルエンザウイルスの大きさは0.08～0.12 μmである．
- 一般的に販売されているマスクは3～5 μmの物質を除去するとされているためウイルスそのものの通過を防ぐことはできない．しかし，ウイルスを含む飛沫は5 μm程度とされ

1 ワクチン以外のインフルエンザ予防対策

1.	接触を避ける	体調不良を訴える人との接触を避ける．自分の体調が悪い時は他人との接触を極力避ける
2.	体調不良の場合は自宅待機する	可能なら仕事，学校，外出などは避けて自宅で療養する
3.	咳エチケット	咳嗽や鼻をかむ場合は口や鼻をティッシュなどで覆うことで，周囲へのウイルスの飛散を防ぐ
4.	手指衛生	手洗いをこまめに行うことで病原体への曝露を避ける．水や石鹸がない場合はアルコール手指消毒でもよい
5.	眼，鼻，口に触れないようにする	ウイルスで汚染された表層を触れた手から粘膜面を介して感染するため，極力触らないようにする
6.	その他の一般的な健康に注意する	自宅や学校などで，よく触れる部分を清潔に保つ．睡眠時間を十分にとり，適度の運動とストレスのマネジメントを行い，水分摂取と栄養分の多い食べ物を食べる

(CDC HP〈https://www.cdc.gov/flu/protect/habits.htm〉より作成)

ており，飛沫の粘膜面への直接曝露を防ぐ効果はある．
- マスクの着用をインフルエンザ患者の発生後早期(36時間以内)に行うことにより，家庭内の二次感染を減らすことができたとする報告がある[2]．

■ 手指衛生
- 家庭内でのインフルエンザ発生後，早期に手指衛生を徹底することで家庭内の二次感染を減らすことができたという報告がある[2]．

■ 加湿器
- 空気が乾燥すると咽頭粘膜の防御機能が低下するため，室内の湿度を適切に保つことも予防に有効である．
- 家庭内の湿度を保つことでインフルエンザの二次感染が減ったという報告もある[3]．ただし，これはあくまで家庭内に限ったものであり，通勤，通学途中や学校，職場などでの曝露については防ぐことはできない．
- また，加湿器を介したレジオネラ感染の報告[4]もあるため，加湿器内の清潔環境を保つことが大切である．

■ うがい
- うがいの効果に関しては本邦からいくつかの報告があるが，インフルエンザに限った場合は有意な予防効果はなかったとされている．一方で，上気道感染全体の予防には効果が期待できる[5]．

■ その他
- 乾布摩擦など，民間療法としての予防方法を

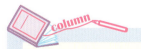

乾布摩擦と健康

　乾布摩擦は簡便な健康法として多くの地域で行われてきた．
　機序として迷走神経緊張などの自律神経を介したものやコルチゾール分泌などの内分泌系の機序が考えられているが，健康への直接の影響は不明である．上記の機序についても摩擦の部位や程度，基礎疾患などによって変わるとされている．
　また，摩擦療法全般における副作用として脳血管障害や皮膚潰瘍，骨筋肉への障害など[6]が報告されており，一概に良いことばかりではないことも念頭において，専門家の指示のもとに行うべきである．

2 手指消毒を行う5つのタイミング

1 患者への接触前

2 清潔操作の前

3 血液・体液に曝露されたおそれのある時

4 患者への接触後

5 患者周囲環境への接触後

(WHO Guidelines on Hand Hygiene in Health Care, 2009[8]より)

推奨する者もいるが，効果を立証したランダム化比較試験はない．

● 近年"空間除菌"をうたう製品が多数販売されているが，明確な効果が証明されたものはない．かつ，インフルエンザウイルスは"ウイルス"であり"菌"ではないため，空間を除菌してもインフルエンザを防ぐことはできない．

医療機関内での予防策

● 医療機関内でのインフルエンザの伝播を防ぐために大切なのは，標準予防策と飛沫予防策である．

■ 標準予防策（手指衛生）

● 微生物のいる飛沫は1m程度までしか届かないが，床以外の飛沫の落下した場所（机やマウス，キーボード，リモコンなど）や飛沫のついた手で触った場所（手すり，取っ手，ドアノブなど）に触れた場合，その手指で口や鼻を触ると感染が成立する可能性がある．

● 飛沫に触れる可能性がある場合は手袋を着用し，着脱の前後で手指消毒を行う（**2**[8]）．

● 手指衛生の順守率が高い病棟（>75％）では，インフルエンザの院内伝播が有意に少なかったとする報告がある[7]．

■ 飛沫予防策

● 飛沫予防策は以下の3つからなる．

① **患者の配置**：明確な根拠は乏しいが，インフルエンザ患者は可能な限り個室に収容することが望ましい．外来待合などで患者が混雑する状況を避け，上気道症状のある患者は1m以上間隔を空ける．ベッド間隔も1mを保つようにする．

② **患者の移送**：患者の移送は最小限にし，必要な時以外行わないよう心掛ける．

③ **個人防護具**(personal protective equipment)**の利用**：医療従事者は患者から1.8～3m以内に近づくとき，病室に入るときにはサージカルマスクを着用する．マスクを着用した群ではインフルエンザの院内伝播が有意に少なかった[7]．また，マスクは個人防護具であり，表面に付着した病原体による二次感染を防ぐため，使用後は持ち歩かずにその場で廃棄する．

重症化予防

■インフルエンザワクチン

- インフルエンザワクチンの重症化予防効果については別項に譲る(「インフルエンザワクチン」の項〈p61〉参照).

■ステロイド,免疫グロブリン

- 原稿執筆時点(2017年9月)で,ステロイドの併用により臨床的アウトカムが改善した,もしくは重症化を予防できたという明確な報告はない.
- また,2009年のH1N1インフルエンザの際,早期のステロイドの投与によって死亡リスクが上昇したという報告[9]もあり,ステロイド投与は慎重に行う必要がある.
- 一方で間質性肺炎や慢性閉塞性肺疾患(chronic obstructive pulmonary disease: COPD)の急性増悪,気管支喘息の合併など,ステロイドが必要な場合もあることを考慮すると,患者個々に応じた判断が必要となる.
- 免疫グロブリンについても,いくつかの臨床データで有効であるという報告[10]はあるが,重症化予防もしくは重症例の治療のために全例で推奨される段階には至っていない.

文献

1) Kashiwagi S, et al. Laninamivir octanoate for post-exposure prophylaxis of influenza in household contacts: a randomized double blind placebo controlled trial. J Infect Chemother 2013; 19: 740-749.
2) Tsang TK, et al. Household transmission of influenza virus. Trends Microbiol 2016; 24: 123-133.
3) Lapidus N, et al. Factors associated with post-seasonal serological titer and risk factors for infection with the pandemic A/H1N1 virus in the French general population. PloS One 2013; 8: e60127.
4) Bonilla Escobar BA, et al. [Legionella pneumophila pneumonia associated with the use of a home humidifier in an immunocompetent girl]. Med Clin (Barc) 2014; 142: 70-72.
5) Satomura K, et al. Prevention of upper respiratory tract infections by gargling: a randomized trial. Am J Prev Med 2005; 29: 302-307.
6) Ernst E. The safety of massage therapy. Rheumatology (Oxford) 2003; 42: 1101-1106.
7) Apisarnthanarak A, Mundy LM. Factors associated with health care-associated 2009 influenza a (H1N1) virus infection among Thai health care workers. Clin Infect Dis 2010; 51: 368-369.
8) WHO Guidelines Approved by the Guidelines Review Committee. WHO Guidelines on Hand Hygiene in Health Care: First Global Patient Safety Challenge Clean Care Is Safer Care. World Health Organization; 2009.
http://apps.who.int/iris/bitstream/10665/44102/1/9789241597906_eng.pdf
9) Brun-Buisson C, et al. Early corticosteroids in severe influenza A/H1N1 pneumonia and acute respiratory distress syndrome. Am J Respir Crit Care Med 2011; 183: 1200-1206.
10) Hung IFN, et al. Hyperimmune IV immunoglobulin treatment: a multicenter double-blind randomized controlled trial for patients with severe 2009 influenza A (H1N1) infection. Chest 2013; 144: 464-473.

救急受診・重症化予防／Vaccine preventable ACSC

肺炎

米本仁史
神戸大学医学部附属病院感染症内科

- 肺炎は2011年度以降，日本人の死因の第3位を占めている．
- 高齢者の肺炎や医療・介護関連肺炎では誤嚥性肺炎の頻度が高く，その発症予防について知っておきたい．
- 肺炎リスクを高める薬剤があり，その処方には常に注意が必要である．

市中肺炎

- 65歳以上のすべての成人に対し，沈降13価肺炎球菌結合型ワクチン（プレベナー13®）と23価肺炎球菌ワクチン（ニューモバックス®NP）を両方接種することが勧められる[1]．具体的な接種方法を **1** に示す（「高齢者肺炎球菌ワクチン」の項〈p80〉参照）．
- インフルエンザワクチンはインフルエンザに関連した肺炎による入院の予防効果が示され

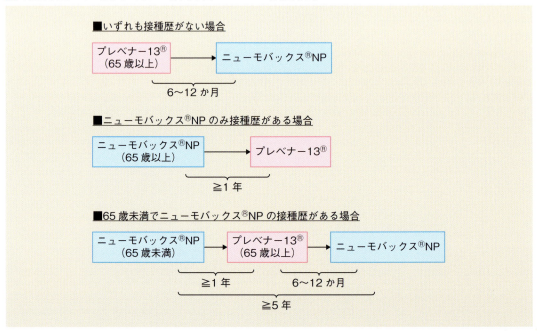

1 免疫不全のない成人に対する肺炎球菌ワクチンの接種方法

(Tomczyk S, et al. MMWR Morb Mortal Wkly Rep 2014[1]より)

ており[2]，すべての成人に対し接種が勧められる（「インフルエンザワクチン」の項〈p61〉参照）．

● 喫煙，不良な口腔内衛生，制酸薬は市中肺炎を増加させるため，これら要因の除去に努める．

● 急性上気道炎（いわゆる"風邪"）に対する抗菌薬投与は，肺炎発症をわずかに減少させるが，その予防効果は非常に小さく，副作用や耐性菌の選択リスクを考慮すると勧められない．

● HMG-CoA還元酵素阻害薬による肺炎予防，肺炎による死亡率低下効果を示した報告が多数存在するが，エビデンスレベルは高くない．

医療・介護関連肺炎

● 医療・介護関連肺炎（nursing and healthcare-associated pneumonia：NHCAP）は，長期療養型病床や介護施設の入所者など介護を要する者に生じた肺炎を指すわが国独自の概念である．

● NHCAPを生じる患者には高齢者や基礎疾患を有する患者が多く，誤嚥性肺炎の割合が高いことが特徴である．

● ニューモバックス®NPによるNHCAPの予防効果を示したランダム化比較試験がわが国から報告されており，肺炎球菌性肺炎とそれによる死亡だけでなく，すべての原因による肺炎を有意に減少させることが示されている[3]．

誤嚥性肺炎

● 誤嚥性肺炎は嚥下機能の低下した患者が口腔咽頭の細菌を誤嚥することにより生じるため，予防には誤嚥の予防と口腔咽頭環境の改善を目指したアプローチが重要である（**2**[4]）．

● 頭位挙上では非挿管患者での肺炎予防効果を

2 誤嚥性肺炎の予防手段

目的	方法
誤嚥の予防	● 嚥下機能評価 ● 嚥下リハビリテーション ● 頭位挙上（30°程度） ● アンジオテンシン変換酵素阻害薬 ● 嚥下反射を低下させる薬剤の中止 ● ドライマウスをもたらす薬剤の中止
口腔咽頭環境の改善	● 口腔ケア

（Teramoto S, et al. Respir Investig 2015[4]を参考に作成）

示したエビデンスレベルの高い報告は乏しいが，胃食道逆流の予防効果が期待される．

● アンジオテンシン変換酵素阻害薬には肺炎予防効果がある．特に脳卒中の既往のある患者で予防効果が高い．

● アンジオテンシンII受容体拮抗薬に肺炎予防効果はない[5]．

● シロスタゾール（プレタール®），アマンタジン（シンメトレル®），カベルゴリン（カバサール®），テオフィリン（テオドール®），モサプリド（ガスモチン®），半夏厚朴湯，六君子湯，カプサイシンなども肺炎予防効果を示した報告が存在するが，副作用や保険適用を考慮する必要がある．

> ここに注目
> 　嚥下反射を低下させる睡眠薬，鎮静薬，抗精神病薬や，ドライマウスをもたらす抗コリン薬，三環系抗うつ薬，選択的セロトニン再取り込み阻害薬，利尿薬などの処方は必要最小限とする．
> 　胃瘻造設は経鼻胃管と比較して肺炎を減らさない．肺炎予防を目的とした胃瘻造設は行わない．

人工呼吸器関連肺炎

● 人工呼吸器関連肺炎の予防手段としては，非侵襲的陽圧換気の使用により可能な限り気管挿管を避けること，鎮静薬の使用を最小限とすること，毎日鎮静薬を中止して自発呼吸トライアルを行うこと，声門下吸引が可能な挿

管チューブの使用，回路交換を最小限とすること，頭位挙上などを組み合わせた「バンドルアプローチ」が勧められる[6].

文献

1) Tomczyk S, et al. Use of 13-valent pneumococcal conjugate vaccine and 23-valent pneumococcal polysaccharide vaccine among adults aged ≧ 65 years：recommendations of the Advisory Committee on Immunization Practice (ACIP). MMWR Morb Mortal Wkly Rep 2014；63(37)：822-825.

2) Grijalva CG, et al. Association between hospitalization with community acquired laboratory-confirmed influenza pneumonia and prior receipt of influenza vaccination. JAMA 2015；314(14)：1488-1497.

3) Maruyama T, et al. Efficacy of 23-valent pneumococcal vaccine in preventing pneumonia and improving survival in nursing home residents：double blind, randomized and placebo controlled trial. BMJ 2010；340：c1004.

4) Teramoto S, et al. Update on the pathogenesis and management of pneumonia in the elderly-roles of aspiration pneumonia. Respir Investig 2015；53(5)：178-184.

5) Caldeira D, et al. Risk of pneumonia associated with use of angiotensin converting enzyme inhibitors and angiotensin receptor blockers：systematic review and meta-analysis. BMJ 2012；345：e4260.

6) Klompas M, et al. Strategies to prevent ventilator-associated pneumonia in acute care hospitals：2014 update. Infect Control Hosp Epidemiol 2014；35(Suppl 2)：S133-154.

救急受診・重症化予防／Vaccine preventable ACSC

結核

大倉敬之
大阪急性期・総合医療センター総合内科診療主任

◆ 潜在性結核感染症に対する治療で，活動性結核発症を抑制できる．
◆ 潜在性結核感染症の診断・治療は患者背景を把握し，そのリスクを評価してから行う．
◆ 必ず活動性結核を除外した上で，潜在性結核感染症の治療を行う．

潜在性結核感染症とは

● 結核菌に曝露した患者のうち，肺結核を発症するのは1割程度で，その多くが1〜2年以内とされる．

● 潜在性結核感染症（latent tuberculosis infection：LTBI）は，結核菌による感染は成立しているが，発病していない状態を指す．

● 以前は結核を発症する前の予防の概念は存在したが，潜在的な「疾患」として認識された．結核菌を殺すことは予防ではなく「治療」といえる．

結核発症のリスク

● 活動性結核のリスク，潜在性から活動性結核発症の相対リスクを **1**[1]に挙げる．

● 各地域での結核発生率の確認，結核曝露歴（特に家族内），渡航歴，ホームレスかどうかなども重要である．

潜在性結核感染症の診断と治療

● 潜在性結核感染症（LTBI）の診断におけるゴールドスタンダートは存在しない．

1 結核のリスク

	潜在性から活動性結核への進展リスク
HIV	50-110
珪肺	10-25
維持透析	10-25
TNFα阻害薬	1.7-9.0
糖尿病	2.0-3.6
低体重・低栄養	2-3
喫煙	2-3
飲酒	1.5
悪性疾患	16（頭頸部がん）
臓器移植後	20-74
胸部X線で線維結節影	42905
2年以内の曝露	10.5

HIV：ヒト免疫不全ウイルス，TNF：腫瘍壊死因子．
（Dheda K, et al. Lancet 2016[1]より）

● 結核感染の間接的な証拠として，ツベルクリン反応，クォンティフェロン®やTスポット®TB（T-SPOT）などインターフェロンγ遊離試験（interferon-gamma release assay：IGRA）が用いられることが多い（**2**）．

● ただし，ツベルクリン反応はBCG接種の影響を受けるため解釈には注意が必要である．

● 治療適応は，活動性結核発症のリスク，IGRAの結果から総合的に判断する．一定の

❷ QFT-3GとT-SPOT

	QFT-3G	T-SPOT
採血	専用試験管1 mLを3本	ヘパリン加全血6 mLを1本
検体搬送時間	16時間以内	8時間以内 （T-cell Xtend®付加で32時間以内）
刺激抗原	ESAT-6, CFO-10, TB7.7	ESAT-6, CFO-10
IFN-γ測定方法	ELISA法（IFN-γの定量）	ELISpot法 （IFN-γ産生細胞数のカウント）
保険点数	630点	630点

QFT-3G：クォンティフェロン®TBゴールド，T-SPOT：Tスポット®TB，IFN-γ：インターフェロンγ，ELISA法：Enzyme Linked Immunosolvent Assay（酵素免疫測定法），ELISpot法：Enzyme-Linked ImmunoSpot assay.

見解はないが，ガイドライン[2]では相対リスク4以上が目安とされている．

● よって，IGRAの結果が陽性であった場合に治療を行う患者に対してのみ測定が推奨される．やみくもに，IGRAを測定すべきではない．

● 治療は，イソニアジド5 mg/kg/日（最大300 mg/kg/日）を1日1回，米国では9か月が推奨されている．日本のガイドラインでは「6または9か月」と記載されている．

● 副作用でイソニアジドが使用できない場合は，リファンピシンを10 mg/kg/日（最大600 mg/日）を1日1回，4か月が標準的である．

● 潜在性結核感染症治療前に，活動性結核ではないことを十分に確認しておく．

● 単剤投与では治療効果は得られず，耐性を生じるのみである．

● 最低でも胸部X線写真と喀痰の抗酸菌検査を提出しておく．

文献

1) Dheda K, et al. Tuberculosis. Lancet 2016；387：1211-1226.
2) 日本結核病学会予防委員会・治療委員会．潜在性結核感染症治療指針．結核2013；88：497-512.

救急受診・重症化予防

低出生体重児

池田裕美枝
京都大学大学院医学研究科社会健康医学系専攻健康情報学分野

◆ 低出生体重児や早産児は，地域医療の介入によりある程度予防できると考えられている．
◆ NICE guidance and public health outcomes 2012は公衆衛生改善指標の一つとして「正期産での低出生体重児」を挙げており，WHOも2025年までに低出生体重児を30％減らすという目標を掲げている．

低出生体重児を減らす意義

- 2,500 g未満を低出生体重児といい，なかでも1,000～1,499 gを極低出生体重児，1,000 g未満を超低出生体重児という．
- 低出生体重児は，出生直後から医療介入が必要であったり，感染症が重症化しやすかったりするため予防できるに越したことはない．
- 近年，欧米の疫学研究から出生時の低体重が，将来その児が肥満や糖尿病を生じるリスクになることが示唆されて注目を浴びている．
- The Dutch Famine Birth Cohort Study は，オランダで1944～1945年，平均摂取カロリーが400～800 kcalという極度の低栄養状態を経験した妊婦から生まれた子どもを対象としたコホート研究であるが，糖尿病や心血管系疾患，肥満といった代謝疾患のリスクが胎生期の低栄養により上昇することを示唆した．
- その背景に，遺伝子の発現に関わる染色体構造の調節，すなわちエピジェネティクス（p22 *Key words* 参照）の変化が胎生期から乳幼児に起こりやすいことが関連していると考えられるようになり，胎生期から乳幼児に至る栄養環境が成人以降における生活習慣病発症リスクに影響する（developmental origins of health and diseases：DOHaD）という概念が提唱されている．
- DOHaDに基づいたヒトの妊娠期の栄養に関する介入研究はまだ行われていないため，確定的なことは言えない．
- 日本での糖尿病の年間医療費は2013（平成25）年度で1兆2,076億円，また，日本では低出生体重児の割合が増加しており（2013年で9.6％），若年女性のやせが深刻化している（20歳代の22.3％，30歳代の15.5％がBMI＜18.5のやせである）ことから，低出生体重児を減らすための社会的な取り組みは多面的に見直されている．
- **1**に，WHOが推奨している低出生体重児を減らすための取り組みを紹介する．WHOの推奨は，妊婦健診が十分行われていない途上国にも適用できるように作成されているが，日本でも参考になる．

妊娠前のケア

- 喫煙，社会的経済的状態，ストレス，精神疾

1 WHOが推奨する低出生体重児予防

■ 地域レベルでの介入
- 思春期女子への十分な栄養
- 産前・産後の禁煙推奨
- 妊娠可能年齢女性や思春期女子への鉄，葉酸サプリ（貧血が20％以上の地域では）

■ 妊娠前の介入
- 妊娠と妊娠との間隔をあけること
- 受胎前の毎日の葉酸サプリ
- 禁煙推奨

■ 妊婦健診での介入
- 胎児発育モニタリング
- 妊娠中の鉄と葉酸の摂取
- 医学的理由のない帝王切開や誘発分娩を減少させる
- 禁煙推奨

（必要時のみ）
- 蛋白栄養サプリ
- カルシウム摂取が少ない場合は毎日のカルシウムサプリ
- 子宮頸管無力症既往の女性への子宮頸管縫縮術
- 妊娠高血圧腎症のリスクが高い場合には，妊娠16週までの抗血小板薬投与
- 早産リスクが高い場合には黄体ホルモン剤投与*
- 早産となりそうな場合，胎児肺成熟促進目的でのコルチコステロイド投与
- 細菌性腟症や無症候性細菌尿がある場合の抗生剤投与
- 早産の時期の重症妊娠高血圧腎症に対する集中治療

■ 産後ケアでの介入
- 完全母乳栄養の早期開始
- 次の妊娠までの間隔を適切にあけること

*国内には切迫早産治療に保険適用のある黄体ホルモン製剤がないため，一部の医療機関でしか実施されていない．

2 早産のリスクファクター

- 泌尿器の感染症
- 喫煙
- 母体の低体重
- 社会的経済的要因
- うつ
- ストレス
- 低栄養
- 歯周病
- 体外受精

患，コントロールされていない膠原病などの母体基礎疾患は，低出生体重や早産のリスクになる（**2**）．全ての妊娠可能女性が身体的，精神的，社会的に健康であることは次世代の健康促進の観点からも重要である．

- 全ての女性が適切な時期に望んで妊娠できるよう，避妊教育，safer sex教育を積極的に行いたい．
- また妊娠前，妊娠中，出産後，いずれの時期も，禁煙はとても大切である．

女性の栄養

- 日本人女性は貧血の頻度が高い．2005，2006年国民健康・栄養調査によると，20〜49歳女性のHbの25パーセンタイル値は約12 g/dLであった．
- WHOの一般成人女性の貧血の基準Hb 12 g/dLを適用すると，日本の成人女性の25％は貧血となる．妊娠前，妊娠中は特に，鉄サプリメントの摂取を勧める．
- 前述のように，日本人女性にはやせが多いため，妊娠前から栄養に関する正しい知識の普及が大切である．

文献

1) NICE guidance and public health outcomes 2012
https://www.nice.org.uk/advice/lgb5/chapter/Domain-2-health-improvement
2) WHO Global Nutrition Targets 2025：Low Birth Weight Policy Brief
http://www.who.int/nutrition/topics/globaltargets_lowbirthweight_policybrief.pdf
3) 厚生労働省．平成27年国民健康・栄養調査結果の概要
http://www.mhlw.go.jp/file/04-Houdouhappyou-10904750-Kenkoukyoku-Gantaisakukenkouzoushinka/kekkagaiyou.pdf
4) 厚生労働省．［資料］周産期医療体制の現状について
http://www.mhlw.go.jp/file/05-Shingikai-10801000-Iseikyoku-Soumuka/0000096037.pdf

救急受診・重症化予防

熱性けいれん

岡田　悠
医療法人鉄蕉会 亀田ファミリークリニック館山家庭医診療科

◆ 1回目の熱性けいれんそのものを予防する方法はないが，手洗いなどの感染対策や予防接種を行うことで発熱する機会を減らすことは発症予防に有用な可能性がある．
◆ けいれんが5分以上続く場合，家庭では救急要請，医療機関では抗てんかん薬投与を行う．
◆ 発熱時のジアゼパム投与は，熱性けいれんの再発予防効果がある．しかし，眠気やふらつきなどの副反応があるため，ルーチンでの使用は推奨されない．

1回目の発症予防について（一次予防）

● 初回熱性けいれんのリスクファクターとして，出生後28日以上の入院，第一，二度近親者の熱性けいれんの既往，発達の遅れ，保育園の通園がある[1]．いずれも熱性けいれんの発症予防のために調整できる要素ではない．
● 発熱時のジアゼパム投与や抗てんかん薬の継続的内服は副反応があるため，1回目の発症予防として推奨されない．
● 感染対策や予防接種を行うことで発熱する機会を減らすことが，発症予防に有用である可能性はあるが，文献的には証明されていない．
● 感染対策として，家庭内での手洗いの徹底，アルコールでの清拭による環境整備，胃腸炎に罹患した児のおむつ交換場所の設定があげられる．
● 現在の年齢において接種可能な予防接種は積極的に受ける．また，小児にみられるロタウイルス性胃腸炎に伴う胃腸炎関連けいれんを予防するため，ロタウイルスワクチンの接種は推奨される．

医療機関での熱性けいれんの発作対応（二次予防）

● けいれん発作が5分以上続くとき，自然収束しづらいため，早期に治療介入を行う．
● 第一選択薬として，ミダゾラム0.15 mg/kgを1 mg/分の速度で静脈内投与，あるいは，ジアゼパム0.3～0.5 mg/kgを緩徐に静脈内投与する[2]．
● 静脈ルートが確保困難である場合，適応外使用となるが，ミダゾラム筋肉内注射（0.2～0.5 mg/kg），鼻腔内投与（0.2 mg/kg），頬粘膜投与（0.2～0.5 mg/kg）やジアゼパム直腸内投与（0.3～0.5 mg/kg）を検討する[2]．
● ジアゼパム坐薬は，投与から有効血中濃度に達するまで30分程度かかるため，発作治療薬としては推奨されない．
● 第二選択薬以降の治療については他書を参照されたい．
● 高次医療機関に搬送する目安としては，自施設でけいれんの対応が困難，けいれんが15分以上続く，1回の発熱機会内に複数回の発作，意識障害の遷延や麻痺，全身状態の悪化などがあげられる．

保護者に対する家庭での熱性けいれん発作対応の説明

- 熱性けいれんの発作が落ち着いて帰宅する際や，熱性けいれん既往児が発熱で受診した際，保護者に家庭で熱性けいれんが起きたときの対応を説明する．以下は，説明する内容である．
  - 硬いものや鋭いものが周囲にない床やベッドに，児を横にする．
  - 児の頭を横に向け，唾液や吐物を口から出せるようにする．
  - 舌をかまないように，口の中に何かを入れることはしない．
  - けいれんが5分以上続いたり，けいれんが止まった後の意識の戻りが悪かったりする場合，救急要請を行う．

熱性けいれんの既往がある小児に対する再発予防（三次予防）[3]

- 再発予測因子（**1**）をもたない熱性けいれんの再発率は約15％である．なお，再発予測因子を有する症例も含めた熱性けいれん全体の再発率は約30％である．
- 単純型熱性けいれんは，反復してもてんかん発症率を増加せず，認知・学習能力にも影響がない．このため，複雑型熱性けいれんを中心に適応基準が決められている（**2**）．
- ジアゼパム坐薬は，37.5℃を目安として，1回0.4～0.5 mg/kg（最大10 mg）を挿肛し，発熱が持続していれば8時間後に同量を追加

---

1 熱性けいれんの再発予測因子

1) 両親いずれかの熱性けいれん家族歴
2) 1歳未満の発症
3) 短時間の発熱-発作間隔（概ね1時間以内）
4) 発作時体温が39℃以下

いずれかの因子を有する場合，再発の確率は2倍以上となる．
（日本小児神経学会「熱性けいれん診療ガイドライン2015」[3] p.8より）

---

2 熱性けいれんの既往がある小児における発熱時のジアゼパム投与の適応基準

1) 遷延性発作（持続時間15分以上）
2) 次のi～viのうち2つ以上を満たした熱性けいれんが2回以上反復した場合
   i. 焦点性発作または24時間以内に反復する発作
   ii. 熱性けいれん出現前より存在する神経学的異常，発達遅滞
   iii. 熱性けいれんまたはてんかんの家族歴
   iv. 12か月未満
   v. 発熱後1時間未満での発作
   vi. 38℃未満での発作

1）または2）を満たす場合に使用する．
（日本小児神経学会「熱性けいれん診療ガイドライン2015」[3] p50より）

する．
- 眠気やふらつきなどの副反応に留意し，これらの既往がある場合は減量も検討する．
- 使用による眠気のため，脳炎・脳症の鑑別が困難になる場合もある．
- 予防投与の期間については，最終発作から1～2年，もしくは4～5歳までの投与がよいとされる．
- 抗てんかん薬の継続的内服は原則推奨されず，ジアゼパム坐薬による予防が困難である際に検討する．

文献

1) Bethune P, et al. Which child will have a febrile seizure? Arch J Dis Child 1993；147：35-39.
2) 日本小児神経学会（監修）．小児けいれん重積治療ガイドライン2017．診断と治療社；2017．pp24-32.
3) 日本小児神経学会（監修）．熱性けいれん診療ガイドライン2015．診断と治療社；2015.
   https://www.childneuro.jp/modules/about/index.php?content_id=33

救急受診・重症化予防

不定愁訴

國松淳和
医療法人社団永生会 南多摩病院総合内科

◆ 日本の診療現場にfitする，不定愁訴に関するエビデンスはほぼない．
◆ 不定愁訴によってマスクされうる，比較的深刻な疾患を除外する．
◆ 「頻回受診」自体を症状と考えて，患者に接するべきである．
◆ ごく軽症の不安・強迫・パニックは，家庭医でも介入していきやすい．

不定愁訴とは

● 「不定愁訴」という日本語は，臨床現場でしばしば用いられるが，厳密には対応する英訳（例えばmedically unexplained symptoms）と必ずしも同義ではない．そのため，日本の医療の現状にfitした英語論文はほとんどない．
● ここでは，不定愁訴を「主に身体的愁訴が比較的長期間にわたり存在し続け，その内容は時にまとまりがなく，時にこだわりが強く心気的で，総じて了解し難いことに対して不安となっていて，そして医師からみて一見して医学的異常があると思えないものであって，実際に生命の危機の徴候がないか緊急疾患が除外されているもの」とする．

本当に不定愁訴か

● 実臨床では，患者の訴えている症状が本当に不定愁訴なのか（緊急疾患や内科的疾患が除外されているか）が第一歩となる．
● 不定愁訴と認識しても，病気が隠れていないとは言い切れない．
● 不定愁訴を訴える患者が，自ら精神科や心療内科を希望して受診することはほぼない．
● 基本的には訴えるのは身体愁訴であり，自分が身体疾患があると信じて疑わない・あったら怖い，と思って来院するので，内科や救急外来といった一般外来を受診する．

"入院しかねない"不定愁訴と問題点

● **1**のような疾患が，不定愁訴によってマスクされ，発見が遅れてしまうことがある．
● これらは本来，不定愁訴的な症状の段階であってもできれば早く精査に結びつけたい．
● 実地医家，家庭医にとっては，不定愁訴が高

1 比較的長期の不定愁訴を呈することもあり，その場で緊急性はないが，本来すぐに精査へつなげるべき疾患

● 慢性硬膜下血腫
● 甲状腺機能低下症
● 多発性硬化症
● 脳腫瘍
● Fisher症候群
● 血管炎
● 副腎皮質機能低下症
● 甲状腺機能低下症
● 脳動脈瘤
● 脳腫瘍

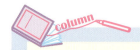

頻回受診者に関する文献

日本国内で文献検索をしてみると，救急医学系の学会などでは頻回受診者(frequent flyer/frequent user)はテーマとされることがあるようである．ただ，原著論文とはなっていない．この領域では本邦では十分なエビデンスはまだない．

しかし，どんな患者がfrequent flyingとなっているかを知ることは重要である．そしてその診療状況が，現実のものに沿っているかも重要である．

そこで「国内」「プライマリケア・家庭医療セッティング」「頻回受診」を満たすものとして2つの文献が該当したのでそれを表に示す．

「頻回受診者」に関する国内の文献と要約

① 長嶺敬彦．頻回受診者の検討．家庭医2巻4号，pp407-412（1986.10）	萩市大島診療所における24例の頻回受診者が対象．受診の理由は身体的なことであるが，ほぼ全例で何らかの精神的ケアが必要だった．人間関係のトラブル，軽症のうつ，不安状態が多かった．心身医学的アプローチが有効だった．
② 川本竜一．頻回受診者に関する臨床的検討．心身医療4巻10号，pp1247-1252（1992.10）	僻地診療所において月8回以上医師の診療を求めて受診した者を頻回受診者と定義．1年間で27人の患者が頻回受診していた．全例が何らかの身体症状で来院しており，疼痛関連が多かった．基礎疾患では整形外科的疾患が多くみられ，心理・社会的背景では患者本来の性格の偏りや患者自身にストレスとなる何らかの日常生活上の出来事が全例で見出された．直接精神症状を訴えた者は3人と少なかったが，全例でうつ状態や不安状態といった異常がみられた．治療で有用だったのは，傾聴であった．

じて行動が不適切となり結果として入院してしまう，というのが不定愁訴の転帰の最重症型であり，これを通常の診療の中で予防することが求められる．

- 不定愁訴による入院を防ぐことで，プライマリ・ケア〜高度急性期医療すべてのセッティングにおいて医療者やリソースの疲弊を予防できるはずである．
- ただし，不定愁訴による不適切な受療行動（頻回受診〈frequent flying/frequent use〉など）を防ぐには，患者の行動に介入せねばならず，単に「身体疾患の除外」だけでは予防できない．

筆者の考え方

- 筆者の経験では，一般外来・救急外来へのfrequent flyingの背景疾患となる精神的問題のうち，プライマリ・ケア医，家庭医でも対処可能であるのは，軽度の(診断基準に満たないレベルの)全般性不安障害，強迫性障害，パニック障害であると考える(軽症がゆえに，精神症状と認識されず身体症状/不定愁訴になってしまうと考える)．
- ただし，初期段階ではそれを直ぐに評価しきらなくてもよい．
- 一般外来・救急外来などにおいて「頻回受診」に直面した時，まずは医療者がその行動を不適切とみなす前に，患者の話を聴くことが必須である．これは大掛かりな面接ではなく，10〜15分くらいの常識的な面接でよい．
- そのような時間を取れない場合は，その場で話を聴かなくてもよく，そのかわり後日時間の取れる外来を案内する．同意できるなら精神科・心療内科でもよいであろうが，難しい場合にはプライマリ・ケア医，家庭医の出番

であるといえる.

- 確実に次の外来につなげる,確約する,ということが重要である.緊急疾患の除外後の別れ際に,「何かあったらまた来てください」のような具体性のない言葉は避けるべきである.「何か」が何なのか,「また」とはいつなのかを明示する必要がある.

- 「約束をする」ということが,すでに診療の始まりであり,また治療にもなることがある.

- 実際にこうした頻回受診の行動面に介入すると決めたら,その行動あるいは身体症状/不定愁訴の裏に,「不安・強迫・パニック」のいずれかではないかという目でもみていくとよい.

- 頻回受診をする患者本人に,「なぜそんな理由で受診するのか」などと訊くのはほぼ徒労に終わることが多い.

- そうではなく「頻回受診をしてしまう」こと自体を症状と捉えるべきケースは多い.

- 患者は,頭ではわかっていてもつい心配になってしまうのである.考えを強制したり介入したりすることは難しい.そうではなく,行動に注目するのである.

- 頻回受診という「行動」を診ていれば,それを担当医が症状と考えるようになるから,それを問題視することができるようになる.

- 医師は合理的だから,「なぜ受診するのか」「そんなことをする理由はないのに」と理詰めで考えてしまう.外来診療の場で,患者を論破しても全く解決にならない.

- ついついしてしまう行動自体を患者の困りごとだと考えれば,自然と「不安・強迫・パニック」が問題であることに行き着くことが多い.ここが治療の対象となる.

- 気分変調症や解離性障害,身体表現性障害,離人性障害だと思われる患者には,主治医として直接手を出すべきでない.

2 不安・強迫・パニックに使われる漢方薬

- 半夏厚朴湯 (はんげこうぼくとう)
- 柴胡加竜骨牡蛎湯 (さいこかりゅうこつぼれいとう)
- 抑肝散 (よくかんさん)
- 抑肝散加陳皮半夏 (よくかんさんかちんぴはんげ)
- 加味帰脾湯 (かみきひとう)

具体的な対処法

- たんたんと話を聞くことから始める.

- 面談は長時間である必要はないが,その代わり次回の約束を医師の側から持ちかける.長時間の面談をたまにするのではなく,短時間でもよいから定期的に面談する.

- 面談時間は,回によって長かったり短かったり,バラバラにならないように気をつける.

- 例えば「不安」の場合,その不安がその患者に起きたことでごく自然のこと(身内の死など)に由来するなら,薬物を使用せず傾聴だけで改善することも多い.

- 身体症状がある患者には,最低限の検査を行うことは多いが,検査が「患者の話を聞く」ことに取って代わらないことに留意する.検査"も"行うのである.

- 患者が薬物療法を希望する傾向があり,かつ処方しないことで診療の関係が難しくなりそうであるならば,処方内容としてまずは漢方薬がよい(**2**).

- 「不安」の成因が判然とせず,強固ならば抗不安薬がよいが,判断に自信がない場合は専門医(精神科・心療内科)に委ねる.

- 処方する場合は,頓用でなく医師の管理下の少量・定時内服がよいとされる.

- 特性が強迫・パニックの傾向に寄っているなら少量のSSRI (selective serotonin reuptake inhibitor;選択的セロトニン再取り込み阻害薬)がよいが,これも慣れていない場合には専門医に紹介してよい.

予防医療の実践

4章

予防医療の実践／予防を診療の中に組み込む

エビデンス-診療ギャップと
エビデンス・パイプライン

岡田唯男
医療法人鉄蕉会 亀田ファミリークリニック館山院長

◆ 一般的な疾患の診療と同様に，予防医療においても「エビデンス-診療ギャップ」(evidence-practice gap：EPG) は存在する.
◆ EPGが生じる仕組みは「エビデンス・パイプライン」を用いると理解しやすい.
◆ 予防医療は重要だが緊急でないため，先送りになりやすいからこそ，日常診療に取り入れる意識付けが重要となる.
◆ 家庭医らしい診療，診療所づくりそのものが予防サービス提供の可能性を上げる.

予防医療の現状

● 米国を中心とする海外で，患者が受けるべきとされている予防医療サービス（「予防医療〈ヘルスメインテナンス〉の4領域」の項〈p5〉参照）を適切に受けている割合には幅がある（50〜89％[1]，42.7％[2]）. 分野ごとでは，スクリーニングが55％，予防接種が24％，カウンセリングが9％で実施されている（急性疾患の受診や慢性疾患の定期受診〈illness visit〉ではどれもさらに低かった）とあり[3]，項目ごとでは，最も低いものはアルコールのスクリーニングと短時間介入（brief intervention：BI）の10％，最も高いものは子宮頸がんスクリーニングの85％[4]であった.

● 計画されたHCM (health care maintenance) visit（健診のための受診）では，平均30分の診療時間で，平均して予防医療の54％が実施，スクリーニングでは73％，カウンセリングの45％，予防接種の34％，個別には18.3％（アスピリンについてのカウセリング）〜92.9％（大腸がんスクリーニング）であった[5].

● 日本においては，がん健診の受診率は，向上

は見られるものの軒並み低値で32.7％（子宮がん検診）〜47.5％（肺がん検診）(2013年)[6]，インフルエンザワクチンの接種率は50％(2014年)[7]とされている. 診療所において喫煙者やアルコール使用のスクリーニングがどのぐらいの割合でルーチンに実施されているかのデータは探すのすら困難である.

● カナダの家庭医療診療所に模擬患者を紛れ込ませた場合，医師は，「やったほうがよい」とされるA推奨の予防サービスの65.6％，B推奨の31.0％，根拠のはっきりしないC推奨の21.8％，実施することの根拠が乏しいとされるD推奨の21.8％，E推奨の4.9％を実施したとされる[8].

● また，入院中の例では一般内科での入院患者1人当たり3.8個の予防サービスの必要性が認識され，そのうちの46.5％が入院前に提供されており，入院中に追加の8.7％が実施されている[9].

エビデンス-診療ギャップ（EPG）の存在

● エビデンスレベルや推奨レベルが高い特定の

1 エビデンス・パイプライン

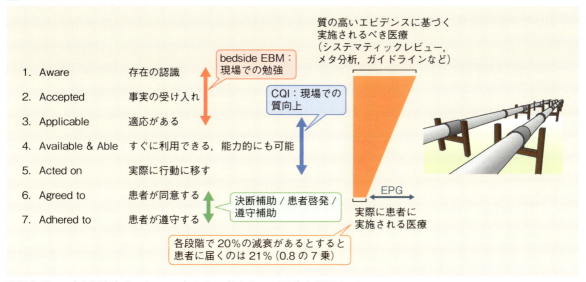

理想(efficacy)と現実(effectiveness)のGap(fidelityの低下)を説明する7つのA

(Glasziou P. Evid Based Med 2005[12])を参考に作成)

診療行為が存在するにもかかわらず，実際に臨床の現場でその診療行為が十分に実践されていないことを「エビデンス-診療ギャップ（evidence-practice gap：EPG）」と呼ぶ．

- McGlynnら[10]によると，米国民はその時点で強く推奨されている標準的な診療行為の約50％しか享受できていないとされる．前述の数字は実施すべき予防医療サービスにもEPGが存在することを示している．

- 一般的にはある時点での推奨と現場で起きている事との乖離の事をEPGと呼ぶが，時間的なギャップ（タイムラグ）も存在し，医学的に重要な発見が現場の診療に導入されるには平均17年必要で，しかもそこまでたどり着く知見は全体の14％程度とされている[11]．

「エビデンス・パイプライン」の考え方

- EPGがなぜ生じるかについては，Glasziou[12]の「エビデンス・パイプライン」の考え方が参考になる（1）．
- 内陸の油田から湾岸のタンカーまで石油を運ぶ長いパイプラインをイメージしてほしい．数多くの研究の集積としてsystematic reviewやメタ分析，ガイドラインが作成されるが，それが実際患者に享受されるまでに「7つのA」（1の①〜⑦）と呼ばれる障害をすべて乗り越える必要があるとされる．理論上1つの障害を乗り越える際に20％の減衰が生じるとすると，全てを乗り越え，患者へ届けられるのはたったの21％にしか過ぎない．

- Cabanaら[13]が，医師がガイドラインを遵守しない（できない）理由を説明する数々の障害を示す枠組みを提示しているが（2），これらに含まれる要素はGlasziouの「パイプライン」で提示されたものとほぼ同じである．

- これらの減衰を起こす「7つのA」は日本の医療現場でも同様に存在する事が報告されている[14]．

fidelity（忠実度）
＝パイプラインの水漏れ

- 湾岸のタンカーまで届く石油の量が足りない

② 医師の行動変容と関連させた，ガイドラインの遵守に対する障害

行動変容の順序　知識　→　態度　→　行動

ガイドライン遵守への障害

- **精通不足**
  情報量
  読むための時間
  ガイドラインへのアクセスのしやすさ

- **認識不足**
  情報量
  読むための時間
  ガイドラインへのアクセスのしやすさ

- **特定のガイドラインとの合意不足**
  エビデンスの解釈
  患者への利用可能性
  費用対効果が悪い
  ガイドライン作成者への信頼不足

- **一般的なガイドラインそのものへの合意不足**
  "マニュアルすぎる"
  利用するには厳格すぎる
  作成過程がバイアスを含む
  医療者の自主性への冒涜
  実践的でない

- **アウトカムへの期待不足**
  ガイドラインにある推奨を実践しても期待する結果が得られないと思っている

- **自信不足**
  ガイドライン通りの推奨を実践できると思っていない

- **やる気不足／これまでの医療の惰性**
  習慣
  ルーチン

- **外部の障害**
  患者要因
  　患者が合意しない
  　ガイドラインの推奨に対する患者の好み
  ガイドラインの要因
  　ガイドラインの特徴
  　逆の立場のガイドラインの存在
  環境要因
  　時間不足
  　資源不足
  　組織内の制限
  　診療報酬不足
  　医療過誤への懸念

(Cabana MD, et al. JAMA 1999[13] より)

場合，タンカーから油田に対して「もっと石油をたくさん掘れ！もっと送れ！」というだろう．採掘量や採掘速度を増やしたりパイプラインに投入する石油の量や流す速度を増やせば届く石油の量は増えるだろう．この行為は医療でいうとより強力な薬や，より診断精度の高いスクリーニングツール，より効果の高いカウンセリング方法を開発することに相当する．

- しかしそうすることは，既に医療サービスが実際に届いている人が受ける医療の質が向上するだけであり，今届いていない人に対して届くようになることはない．

- 実際には現在実施している医療の質を上げようとすることは石油の純度を上げることであり，それは最初から石油が届いている人の受け取る石油の質が上がるだけであり，届いていない人に石油が届くようにはならない．

- いくらエビデンスに乗っ取ってやっている，ガイドラインを使用している，クリニカルパスを導入している，といっても，現実にEPGが存在し，患者が実際に受けるケアにまで到達していなければ，やっていないのと同じある．

- 医療はやったかどうか，ではなく実際に患者が特定の医療を受けられたか，結果が良くなったかを持って質を判定されるべきであり，この程度，つまりEPG（パイプラインでの漏れ落ちによる減衰）がどれだけ少ないか（あるべき医療からのかけ離れがどれだけ少ないか）をfidelityと呼ぶ[15]．

- fidelityの向上のための方法の多くは，非常に簡便で多大な効果を生むにもかかわらず（診療録に特定の治療対象者である旨の印/リマインダーを付けるなど）[16]，fidelityの解消に費やされる費用の100倍の金額が，それよ

3 競合需要モデル（competing demands model）

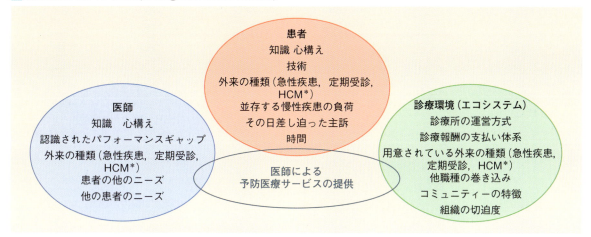

HCM：health care maintenance.

(Jaén CR, et al. J Fam Pract 1994[19]より)

りもずっと効率の悪い新薬や類似薬（"me-too" drug）の開発に費やされているという悲しい現実が存在する[15]．石油の純度を上げることに執心しすぎず，意識をパイプラインの穴をふさぐことにもっと注ぐべきである．

プライマリ・ケアの現場では何が起きているか

- われわれ家庭医の診療の現場には急性疾患のケア，慢性疾患のケア，そして予防の3つのタスクが存在するとされる[1]．
- 前者2つが主目的である外来診療を illness visit，家庭医療先進国では健康維持，増進を主たる目的とした外来を HCM（health care maintenance）visit, well visit, check up visit などと呼び，そのために年1回程度主治医を訪れることが保険でカバーされることが多い．
- 米国のプライマリ・ケアの現場では，1人の家庭医が担当する地域の2,500人の患者全員に必要な予防医療を提供するだけで1日7.4時間かかり[17]，かつ，10のよく見られる慢性疾患に必要なすべてのケアを提供するには，全患者の病状がコントロールされており，安定しているという前提でも追加で1日3.5時間必要とされている（安定していなければ，その3倍の時間）[18]．それだけで，合計1日11時間弱必要なうえ，その他にもその都度生じる感冒や発熱，ねんざといった急性の症状への対応にはさらに追加の時間が必要である．
- しかし現状は3つのタスクの中では急性疾患のための受診が最も多く[1]，症状のない慢性疾患，さらには症状も疾患も存在しない予防医療はどうしても急を要するものによって押し出されて（crowded out）しまいがちである（competing demands theory）．
- Jaén ら[19] は予防医療が実際の提供に至るまでに影響する様々な因子を competing demands model として提示している（3）．
- このコンセプトは，スティーブン・R・コヴィーの名著『7つの習慣』[20] の「第三の習慣 重要事項を優先する（最優先事項を優先する）」の中で提示される時間管理マトリクス（4）と似ている．3と比較しながら見てほしい．
- 人生や仕事，会社でいうと，「第2領域」は50

4 『7つの習慣』[20] で提示される時間管理マトリクスに診察の実際をあてはめたもの

緊急度

	高	低
高	**第1領域（憂い）** 急いでやらないと大きな損失を生じること → すぐに対応する 救急 急性期のケア 臨死期の緩和ケア	**第2領域（備え）** 締め切りがないが重要なこと それ以外の領域のタスクが優先され最も後回しになりやすいが，先送りし続けると突然第1領域のタスクとなる．（血糖管理を怠った結果合併症で緊急入院，がん検診を怠ったため進行がんで発見，いよいよ死期が迫ってからの病院からの訪問診療依頼のため緊急導入） → 常にこの領域に対応するための時間確保を意識し，少しずつ，こつこつ優先的に時間を確保する（通常第3, 4領域を削ってここに振り分ける） 慢性疾患の管理 予防　健康増進 早期／安定期の緩和ケア
低	**第3領域（穀潰し）** → 自分がすべき内容か？を考える	**第4領域（憂さ晴らし）** 楽しいが積み重ねとならないもの → もう少し削れないか？を考える

重要度

（各領域名の横の（　）内の表現は，大橋悦夫「LIVE HACKS!（ライブハックス！）―今を大切にして成果を5倍にする「時間畑」の法則」2008[21]より）

歳までに引退，エベレスト登頂，定年までに1億円貯める，40歳で社長になる，新製品の開発など，自分にとって重要であるが，締め切りのないものばかりで，眼前の「第1領域」や「第3領域」「第4領域」によって後回しにされる．しかし，それを続けるとある日突然，定年まで3年で貯金は500万円しかないとか，既存のヒット商品が売れなくなってきているのに次を担う新製品のめどが立っておらず，経営的にも開発に回す余裕がない，といった，重要でかつ緊急事項に「化ける」ことになる．

● そうならないために，常に緊急ではないが重要なことを達成するために必要なことを意識しながら，第3, 4領域をうまく他者に委譲したり，削ったりして，第2領域に取り組む

時間を確保することが肝要となる．

● 診療現場では，まさに本書で扱っている内容のほぼ全てが，第2領域に含まれる．それらの「備え」を怠ると，安定していると思われていた血圧160台の患者は突如脳卒中を起こし，肺炎球菌ワクチンを先延ばしにしていた高齢者が肺炎で入院し，せん妄，転倒，骨折，廃用，自宅に帰れないというスパイラルが起こる．また，早期から訪問診療や緩和ケアの話や人生最後の過ごし方の話をしてこなかったために，いよいよ余命数日となった時にあわてて訪問診療のできる受け入れ先を探す，といった具合で第1領域に「化ける」こともある．

● 症状が出てからの急性期のケア，対応が「受け/防御」であるのに対し，前もって手を打

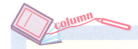

opportunistic prevention

　本文で述べたように，海外では必要な予防医療を個別化し，実施するためだけの受診（計画されたHCM〈health care maintenance〉visit〈健診のための受診〉）が保険適用となるため，そのためだけの時間を確保することが可能だが，日本では一般的に行われているHCM visitは，乳児健診，妊婦健診ぐらいであり（保険適用外であるが），一般成人は会社や地域での健診として，エビデンスよりも法律を根拠として個別化されず実施されている．

　一方で，予防医療とは関係のないillness visit（一般的な症状や患者ニーズに基づく受診）の中で，期を逸せず，予防医療を滑り込ませるのがopportunistic prevention（期を逃がさない予防）である．とは言っても，風邪の患者にがん健診の話などは唐突でもあるため，うまく，受診理由やシステムと絡める必要がある．

　筆者の勤務する医療機関では，受診理由にかかわらず血圧は全員測定で（インフルエンザの予防接種であっても），毎回の受診時の問診票では喫煙に関する項目が存在する．初診時限定ではあるが，うつを拾い上げる3つの質問と最後に受けた健診/検診の内容と時期の記載欄を用意している．それらも踏まえつつ，風邪や喘息の受診ではタバコの話をするのは自然な流れであるし，妊娠可能な年齢の女性の受診で処方をする場合には妊娠の可能性を当然聞くことから，避妊/STI予防，もしくは葉酸摂取の話につなぐことができる．小児の受診は毎回予防接種の抜け落ちを確認しているし，小児の問診票には同居者に喫煙者がいるかを尋ねている．インフルエンザの予防接種だけの人には，接種しながら，「検診は受けていますか？」ぐらいの質問はできる．

　もちろん，慢性疾患で定期的に通っている人は病状が安定していれば，年に1回程度必要な予防医療の確認を行うことはそれほど難しくないだろう（実施そのものは保険が使えないが，確認をし推奨することは地域包括診療料の算定条件として求められている）．

　日本では，HCM visitが一般的ではないため，そのほぼ全てをopportunistic preventionで行わなければならず結構大変である．筆者らの施設で使用している資料（ **5** ，施設HP〈http://www.kameda.com/pr/health/index.html〉からも閲覧可）などを参考に供されたい．

ちつづける予防医療が「攻め/攻撃」であるのはそのためである．

重要・緊急の考え方

- ではどこから，第2領域の時間を確保するのか．一見，第3領域は医学的には緊急でないと思われる発熱，腹痛などの「患者判断での緊急」受診，薬局からの疑義照会や，電話対応をしている看護師からの質問，事務からの書類催促やレセプト対応など，第4領域は患者との雑談，隙間時間でのテレビ，新聞，スタッフとの雑談などのように思われる．しかし，第3領域だと思われるそれらは，相手にとってみれば「緊急」な問題であるし，書類やレセプトは経営上待てない．また，雑談はその結果，信頼関係が深まるという意味では「重要」であるし，そのために，社会で起きている時事問題をある程度知っていることも重要であろう．診療現場に第3，4領域は存在しないのかもしれない．
- このように重要/緊急の判断は誰にとってなのか，何に対してなのか，の視点によって，変わり得るため，"competing demands（需要の競合）"なのである．
- そんな中，それでも急性疾患や慢性疾患の受診などのillness visitを利用してのopportunistic prevention（ **column** 参照）を患者や家

5 筆者の施設で使用している成人患者用資料

予防医療の薦め
亀田クリニック 総合内科・家庭医診療科かかりつけで成人の患者さまへ

　下記は科学的根拠と治療指針に基づいた検診項目です。対象の方には，症状が無くても，より健康で長生きするためにお薦めします。ただし，症状や病気がある際の保険診療とは異なり，**予防医療は原則自費診療となります**。市町村健診や人間ドックを活用し，担当医の先生と良く相談してください。

予防接種　（※2）
- **肺炎球菌ワクチン**：65歳以上もしくは持病のある方に（心，肺，肝，腎，糖尿病等）2種類あります。
- **インフルエンザワクチン**：全ての方に。毎年。
- **破傷風ワクチン**：全ての方に。初回は3回，その後10年毎（三種混合にも含まれています）。
- **B型肝炎ワクチン**：糖尿病（特に60歳未満）・透析患者・慢性肝疾患・B型肝炎患者の家族・医療従事者の方等に。
- **HPVワクチン（ヒトパピローマウイルス）**：子宮頸がん予防に。26歳以下の女性に。
- **帯状疱疹ワクチン**：50歳以上の方に（組み換えワクチン2回），または60歳以上の方に（生ワクチン1回）。

注：他にも，海外（特に途上国）に行く予定がある方は担当医と相談してください。

がん検診　（※1，胃がん検診のみ※3）
- **大腸がん検診**：50歳〜75歳（便潜血毎年〔2回法〕か，大腸内視鏡3〜10年毎）家族歴がある方は要相談。
- **胃がん検診**：50歳以上（胃バリウム検査を1〜3年毎か，上部消化管内視鏡を2〜3年毎）。
- **乳がん検診**：40歳[もしくは50歳]〜75歳（マンモグラフィーを2年に1回）。
- **子宮頸がん検診**：性交開始後21歳〜65歳（子宮頸部擦過細胞診を3年に1回）。
- **肺がん検診**：55歳〜80歳，喫煙歴（1日1箱×30年以上相当）がある方のみ（低線量肺CTを毎年）。

注：上記のがん検診は特に検診の利益が大きく，対象の方が行うと健康でより長生きすると科学的に証明されている項目です。しかし，近年では若年性のがんも問題になっておりますし，これらに当てはまらない方達もがんに罹る可能性はあります。心配な方は担当医とご相談ください。

生活習慣病　（※1）
- **高血圧**：血圧　　**高脂血症**：コレステロール　　**糖尿病**：血糖とHbA1c
- **肥満**：体重　　**喫煙**：禁煙を強くお薦めします
- **飲酒**：飲酒は節度をもって（ビールなら1日500ml，日本酒1日1合，焼酎1日0.5合まで）
- 定期的な**運動**，**歯科受診**をお薦めします。

全般　（※1）
- **骨粗鬆症**：65歳以上の女性（骨密度の写真）
- **転倒予防**：65歳以上（転倒しやすければリハビリ）
- **腹部大動脈瘤**：65〜75歳の喫煙したことがある（生涯で100本以上）男性に（腹部超音波検査1回）
- **淋菌・クラミジア感染症**：性交の経験がある女性（尿か子宮頸部のPCR検査）
- **うつ病**：2週間以上のうつ気分・興味の減退があればご相談ください。**家庭内暴力**も

特定の方に　（※1）
- **性行為感染症の危険性がある方に**：HIV・梅毒・B型肝炎，C型肝炎の検査
- **妊娠を考えている方に**：葉酸毎日0.4mg内服（神経管開存症が減ります），風疹抗体検査，妊娠前カウンセリング（百日咳追加予防接種等）
- **ご高齢の方に**：介護保険（総合相談室で相談），事前指示（かかりつけ医と相談）

参考文献：※1: USPSTF (U.S. Preventive Service Task Force)
　　　　　※2: ACIP (Advisory Committee on Immunization Practices)
　　　　　※3: 科学的根拠に基づくがん健診推進のページ

最終改訂：2018年4月11日　総合内科・家庭医診療科　文責：八重樫牧人　K2018-077 30.5

族の特定のニーズに合わせて，統合させて取り込んでいることが家庭医の真の価値とされ[22]，その結果，家庭医は1回の外来で平均3.05件の問題（37％の患者で3個以上の問題，18％の患者で4個以上，65歳以上：平均3.88個，糖尿病患者：平均4.60個）を取り扱

6 予防医療提供に影響する因子

予防医療の提供可能性を上げるもの

- 成人，肥満，喫煙者，飲酒者，新患，過去1年で受診の少ない患者[24]
- ソロプラクティス（グループ診療に対して），診療報酬支払制度が包括払いか給料制（出来高払いに対して）[8]
- 質改善活動，診療方針変更，クリニックの運営に関して他職種が決断に参加している[26]
- リマインダーシステム，レジストリーの存在[26]
- 自動音声電話によるリマインダーシステム（5～9か月後にマンモグラフィー，子宮頸がん検診，インフルエンザワクチンの実施率がそれぞれ，1.26，1.24，2.07倍）[27]
- 家庭医らしい診療（**7**）

予防医療の提供可能性を下げるもの

- 診察室に他の家族が存在，急性疾患による受診，薬剤の処方を伴う診療[24]

7 家庭医らしさが予防サービスの提供の可能性を上げる

- 家庭医療のコアとなる特徴がより多く提供されることと患者満足度，予防サービスの提供が相関[22]
- プライマリ・ケアの4つの要素（固定された主治医，患者のことを医師が熟知していること，コミュニケーション，ケアの調整）が予防医療の提供と相関（前者2つが，予防接種，後者2つがスクリーニングおよびカウンセリングと相関）[28]
- 診療所のglobal PCMHスコア（0～21）が高いほど，予防サービス実施の遵守率が高い（score1点につき2.3％増加）[2]
- 診療所にfirst contact accessibility（かかりやすさの担保）があると予防サービスの提供が増加（1.36～1.62倍）[29, 30]
- PCMHスコアが高いほどがん検診実施率の改善（しかももっとも社会経済レベルの低いグループで改善度が高く，結果的に社会格差も減少させる）[31]

PCMH：patient centered medical home（患者中心のメディカルホーム）

い[23]，最終的には急性疾患，慢性疾患の受診（illness visit）においても32％で予防サービスを提供している[24]．

- どうしても急性疾患，慢性疾患の中でもコントロールの悪い患者に意識も時間もとられがちであるが，実際に予防可能な疾患を発症する実数は症状の軽いもの，リスクの低い集団からより多く出る（"予防医療のパラドックス：Preventive Paradox"，「予防医療とは」の項〈p2〉参照）[25] こと，また緊急ではないが重要なこと（第2領域）を先送りにすることで，それらが突如「緊急事項」に化けることを知っているため，忙しいながらもコツコツと予防医療に取り組む健気な家庭医の姿が目に浮かばないだろうか．

どのようにパイプラインの水漏れを減らすのか

- このことに応えるべく，「7つのA」の各段階の減衰を減らすための枠組みやアイデアを，

医師の認識レベル，医師-患者のコミュニケーションレベル，患者レベル，それらを取り巻くシステムレベルの大きく4つに分けて考えるのが良いが，ここではどのような要因がより高い予防医療の提供と関連しているかの研究を幾つか紹介しておく（**6**，**7**）．

- また，本章にてそのいくつかのアプローチを取り上げているので参考にしてほしい．
- 家庭医らしい診療，診療所づくりを心がけるだけで，結果として予防医療の提供が増えるということにも注目してほしい．
- 家庭医「らしさ」がどのようなものかについては，PCMH（Patient Centered Medical Home 患者中心のメディカルホーム）をキーワードに調べてみてほしい．

本稿は，羊土社Gノート（2017年Vol.4 -No.3）〈特集 患者にきちんと届く！ 届ける！ 予防医療プラクティス〉の拙著「エビデンス-診療ギャップとエビデンス・パイプライン」（pp557-565）より許諾を得て改変転載し，加筆したものである．

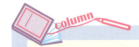

推奨される数多い予防医療の中で優先順位をどのようにつけるのか

推奨される予防医療を全部提供できるのが理想であるが,推奨度の高いものだけでも数は多い.それら(USPSTFのA,B推奨＋ACIP〈米国予防接種諮問委員会〉の推奨)の中から,インパクトの大きさと,費用対効果の観点から(各1〜5点,合計2〜10点),重み付けによる順位付けを行った研究が存在する.2006年に存在したリストの約10年ぶりのアップデートである[4]．
ぜひ出典の全リストに目を通されることをお勧めする.

- 10点満点(3つ)
  - 小児の予防接種
  - 若年者のタバコ使用の短時間の予防カウンセリング
  - 成人のタバコ使用のスクリーニングと短時間カウンセリング．
- 8点(4つ)
  - アルコールの誤使用についてのスクリーニングと短時間介入(BI)
  - 心血管疾患リスク高値者へのアスピリンによる予防
  - 子宮頸がんスクリーニング
  - 大腸がんスクリーニング

文献

1) Crabtree BF, et al. Delivery of clinical preventive services in family medicine offices. Ann Fam Med 2005；3(5)：430-435.
2) Ferrante JM, et al. Principles of the patient-centered medical home and preventive services delivery. Ann Fam Med 2010；8(2)：108-116.
3) Stange KC, et al. Direct Observation of Rates of Preventive Service Delivery in Community Family Practice. Prev Med 2000；31(2Pt1)：167-176.
4) Maciosek MV, et al. Updated priorities among effective clinical preventive services. Ann Fam Med 2017；15(1)：14-22.
5) Shires DA, et al. Prioritization of evidence-based preventive health services during periodic health examinations. Am J Prev Med 2012；42(2)：164-173.
6) 国立がん研究センター がん情報サービス[HP]．がん検診受診率(国民生活基礎調査による推計値)
http://ganjoho.jp/reg_stat/statistics/stat/screening.html(最終アクセス2017/2/1)
7) OECD Data[HP]．Influenza vaccination rates.
https://data.oecd.org/healthcare/influenza-vaccination-rates.htm(最終アクセス2017/2/1)
8) Hutchison B, et al. Provision of preventive care to unannounced standardized patients. CMAJ 1998；158(2)：185-193.
9) Brull R, et al. Missed opportunities for prevention in general internal medicine. CMAJ1999；160(8)：1137-1140.
10) McGlynn EA, et al. The quality of health care delivered to adults in the United States. N Engl J Med 2003；348(26)：2635-2645.
11) Balas EA, Boren SA. Managing clinical knowledge for health care improvement. In：Bemmel J, et al editors. Yearbook of Medical Informatics 2000：Patient-Centered Systems. Schattauer Verlagsgesellschaft mbH；2000：pp65-70.
12) Glasziou P. The paths from research to improved health outcomes. Evid Based Med 2005；10(1)：4-7.
13) Cabana MD, et al. Why don't physicians follow clinical practice guidelines? A framework for improvement. JAMA 1999；282(15)：1458-1465.
14) 前田健太．臨床現場におけるエビデンス不適応の決定に寄与した要因の調査．臨床現場でのエビデンス適用・不適用決定の過程と結果に関する調査研究 平成17年度 総括研究報告書；2006. pp；187-190, 190(1), 191-202.

15) Woolf SH, Johnson RE. The Break-Even Point : When Medical Advances Are Less. Ann Fam Med 2005 ; 3 (6) : 545-552.

16) Stamos TD, et al. Effectiveness of chart prompts to improve physician compliance with the National Cholesterol Education Program guidelines. Am J Cardiol 2001 ; 88 (12) : 1420-1423, A1428.

17) Yarnall KS, et al. Primary care : is there enough time for prevention? Am J Public Health 2003 ; 93 (4) : 635-641.

18) Østbye T, et al. Is there time for management of patients with chronic diseases in primary care? Ann Fam Med 2005 ; 3 (3) : 209-214.

19) Jaén CR, et al. Competing demands of primary care : a model for the delivery of clinical preventive services. J Fam Pract 1994 ; 38 (2) : 166-171.

20) Covey SR (著)/ジェームス・スキナー, 川西茂 (訳). 7つの習慣―個人, 家庭, 会社, 人生のすべて 成功には原則があった！. キング・ベアー出版；1996.

21) 大橋悦夫. LIVE HACKS！（ライブハックス！）―今を大切にして成果を5倍にする「時間畑」の法則. ゴマブックス；2008.

22) Stange KC, et al. The value of a family physician. J Fam Pract 1998 ; 46 (5) : 363-368.

23) Beasley JW, et al. How many problems do family physicians manage at each encounter? A WReN study. Ann Fam Med 2004 ; 2 (5) : 405-410.

24) Flocke SA, et al. Patient and visit characteristics associated with opportunistic preventive services delivery. J Fam Pract 1998 ; 47 (3) : 202-208.

25) Rose G (著)/曽田研二ほか (監訳), 水嶋春朔ほか (訳). 予防医学のストラテジー――生活習慣病対策と健康増進, 医学書院；1998.

26) Hung DY, et al. Influence of primary care practice and provider attributes on preventive service delivery. Am J Prev Med 2006. ; 30 (5) : 413-422.

27) Crawford, et al. Interactive voice response reminder effects on preventive service utilization. Am J Med Qual 2005 ; 20 (6) : 329-336.

28) Flocke SA, et al. The association of attributes of primary care with the delivery of clinical preventive services. Med Care 1998 ; 36 (8 Suppl) : AS21-30.

29) Pandhi N, et al. Preventive service gains from first contact access in the primary care home. J Am Board Fam Med 2011 ; 24 (4) : 351-359.

30) Pandhi N, et al. Number of first-contact access components required to improve preventive service receipt in primary care homes. J Gen Intern Med 2012 ; 27 (6) : 677-684.

31) Markovitz AR, et al. Patient-centered medical home implementation and use of preventive services : the role of practice socioeconomic context. JAMA Intern Med 2015 ; 175 (4) : 598-606.

予防医療の実践／予防を診療の中に組み込む

いつ行い，その効果をどのように伝えるか

堀越　健
医療法人社団家族の森 多摩ファミリークリニック

◆ 予防医療は日常診療の中で常に意識する必要がある．
◆ 自院を訪れた患者に限らず，地域全体も予防医療の対象となる．
◆ 予防医療の効果を伝えるために「伝え方」に気遣う．

いつ行うのか

● 予防医療を提供することは，地域の病院や診療所に勤務する医師にとって非常に重要な業務のひとつである．
● 予防医療は，日常診療においていつでも意識して取り組む必要がある．

McWhinneyの9つの原則

● McWhinneyは著書の中で家庭医の9つの原則を説いている（**1**）[1]．
● この中で特に予防医療においては3と4が重要であり，家庭医は自分の診療する地域・対象は「population at risk（リスクにさらされている住民）」と捉えるものとしている．
● つまり，目の前の個別の患者だけを対象とした医療を提供していては不十分であり，自分が診療を行う地域・住民全体を予防医療の対象と考えるべきだとしている．

opportunistic prevention

● 予防医療を提供するべき相手は，最初から予防医療を受けようとして医師の前に現れるとは限らないため，その機会を逃さないことが重要である．

1 McWhinneyによる家庭医の9つの原則

1. 家庭医は「人」の専門家である．
2. 家庭医は「病い」を文脈としてとらえる．
3. 家庭医は予防と健康教育に取り組む．
4. 家庭医は患者個人と住民全体との両方を診る．
5. 家庭医は地域ネットワークを効果的にする．
6. 家庭医はその地域の中に住む．
7. 家庭医はその人の家で診察する．
8. 家庭医は自分を振り返りながら診療する．
9. 家庭医は世界の医療資源のバランスを考える．

(McWhinney IRほか「マクウィニー家庭医療学（上巻）」2013[1]より)

● この姿勢を「opportunistic prevention（機会を逃さずに提供する予防医療）」と呼ぶ[2]（「エビデンス–診療ギャップとエビデンス・パイプライン」の項，**column**〈p321〉参照）．
● 感冒など不定期に来院した患者に対して，ごく短時間でも喫煙や飲酒の状況など意識して情報収集や情報提供を行うこともこれにあたる．
● また，先に述べたMcWhinneyも家庭医が定期的に患者の診察を行うのは患者の疾病予防と健康教育のためであるとしている．
● 年間を通じ複数回の定期診察が必要な患者は予防医療を実施しやすい患者と言えよう．

院外の活動への参加

- 院外で活動できる機会があれば積極的に受けるようにしたい.
- 特に住民との交流機会を作ったり, 園医・校医としての活動を行うことは地域全体への予防医療活動につながる.

その効果をどのように伝えるのか

リスクコミュニケーション

- 「ある個人・もしくは社会残体にリスクについて説明すること」をリスクコミュニケーションと呼ぶ[3].
- 予防医療の実績のためには相手に情報を伝え, 理解して実行してもらう必要がある. 伝えたい情報は医療の不確実性を伴う健康面の話題であり, ある問題が, 個人もしくは社会全体にとってどのようなリスクなのか, どの程度のリスクなのか, そのリスクに対してどのような対応をすべきなのか, 意見交換を行い相互理解を深める過程が必要になる.
- リスクコミュニケーションの目標は, 説明相手との「この人・組織の言うことならば私は信頼しますよ」という信頼関係の構築にあり, 決して「説得する」ものではない.
- 予防医療の効果を伝えるには, 客観的な事実について直感的で腑に落ちる理解を得られるよう説明していく必要がある.
- ただし, 予防医療は確率や統計の話題が多く理解し難いのに加え, 近年は情報が氾濫しており相互理解への障壁が多い. 以下, リスクコミュニケーションのために有用と思われるポイントを挙げる.

■リスクの評価

- 普段の生活の中で何をリスクと思うのかを「リスク認知」と呼ぶ.
- 人生の中で何を重要な問題と考えるかは非常

に多彩である. 立場や状況により異なり, 倫理観, 経験, 人種, 性別, 文化, 職業などによっても影響を受ける.
- 説明する際にはリスクが過大評価・過小評価される可能性があることを認識しておく.

■言葉づかい

- 専門用語を多用せず, 平易な表現を心がける必要がある. 医療者が理解できない単語を用いると, 患者はその後の話を聞くことができなくなる.
- また, 「○○は否定できない」「○○な可能性がある」などの表現は因果関係がわかりにくく, 「結論は何か」が伝わりにくくなる. 「だいたい」「かなり」などの程度や確率の表現は医師と患者で認識が異なるため, できるだけ数字を利用して伝える工夫が必要になる.
- ただし説明に数字を用いる際にも注意が必要である. たとえば「何億」や「0.0001」など, 数字は大きすぎても小さすぎてもイメージがしにくいため, 患者の理解は得られにくい. 「ガンマ」とか「マイクロリットル」などの一般では聞き慣れない単位を用いた説明も理解が得られにくいため, なるべく単位を揃えてわかりやすい表現を心がけるべきである.
- リスクを説明する際には「5%」というだけでなく, 「20人に1人」といった表現を併用するとよりイメージがわきやすい. さらに各事象ごとにリスクの比較ができるよう「1,000人中何人」のように集団の人数を揃えて説明することが推奨されている.
- 同じことを言っていても, 情報がどのような形で与えられるかによって患者がどのように感じるかに大きな影響が出る. たとえば「1,000人中2人が死亡」と「1,000人中998人が生存」とどちらか一方を伝えられた場合, 「死亡」というネガティブな表現の影響が大きくなる傾向がある. 同じ情報を異なる方法で同時に提示することが推奨されている.
- また, 治療効果を伝える際にはそれを示すた

2 治療効果を示す指標

RR (relative risk)	相対危険度
RRR (relative risk reduction)	相対危険度減少率
ARR (absolute risk reduction)	絶対危険度減少率
NNT (number needed to treat)	治療必要数（治療効果を得るのに必要な人数）
NNS (number needed to screen)	ある有害事象を予防するために必要なスクリーニングを受ける人数．スクリーニングの有効性を判定する指標

めの指標（2）が存在している．有病率などによってその解釈が大きく異なるため注意する．指標を有効に用いることで患者への説明・理解の促進に大きく役立つものである．

■態度
● 説明する側の準備不足があっては伝わるものも伝わらなくなる．
● 平時のうちに学習し，説明に向けた準備を進めておく必要がある．
● また，見た目・態度など第一印象から与えるイメージは非常に大きいということを意識するべきである．

● さらに，相手を論破しない姿勢を保つことが重要となる．頭ごなしに個人の体験や意見を否定するような態度を取ることは，信頼関係の構築には障壁になることが多い．

まとめ

● 患者ひとりひとり，状況に合わせた取り組みを続け，相互理解が進むことで地域からの信頼を得ることになる．
● 地域医療を続けるためにも常に予防医療を意識する必要がある．

文献
1) Ian R. McWhinney, Thomas Freeman（著）/葛西龍樹，草場鉄周（訳）．マクウィニー家庭医療学 上巻．ぱーそん書房；2013.
2) Kikano GE, et al. Are You Practicing 'Opportunistics' Prevention? Fam Pract Manag 2000；7：56.
3) 西澤真理子．リスク コミュニケーション（エネルギーフォーラム新書 022）．エネルギーフォーラム；2013.
4) Baruch Fischhoff, et al（編）/中山健夫，杉森裕樹（監訳）．FDA リスク＆ベネフィット・コミュニケーション―エビデンスに基づく健康・医療に関する指針．丸善；2015.

予防医療の実践／予防を診療の中に組み込む

医療者のアプローチ
CQI の実践を多職種で楽しむ文化醸成を

小坂鎮太郎[1]，松村真司[2]
[1]地域医療振興協会練馬光が丘病院総合診療科
[2]松村医院院長

◆ 日々の診療の中でCQIを意識して，PDCAサイクルを回すことを習慣とする．
◆ 改善したい目標について最善の知識に基づいた情報と，現場において最大限可能な対応方法を多職種で吟味して達成するための指標を作成する．
◆ 指標の達成率の振り返り（audit）をする期間を設け，多職種チームで共有し，次の改善のためにPDCAサイクルを回すことを組織文化とする．

CQIとは

● CQI（continuous quality improvement：継続的質改善）とは，ある特定の診療行為やサービスに関するデータを，基準となるパフォーマンスと比較して集め，アウトカムに影響する指標（indicator）を探り，その妥当性を評価し，ケアプロセスと管理における問題点を探る過程である．

● CQIの文化とは日常業務の一環として，システム全体を絶え間なく改善し，入手可能な最善の知識に基づき行動するために継続的に努力し続けることである．

● これには，変化を検証して改善に結びつけるPDCA（Plan-Do-Check-Act）サイクルを適応し実践することが含まれる．

● CQIの過程の1つとして，自己の診療が，最善の診療と比較してどの地点にいるのかを評価して，行動を起こすことを可能とする自己省察のプロセスがある．

● 自発的に，患者や利用者を巻き込み，多職種チームで行うことでより一層の効果を生み出すため，CQIを行う際には同じ目的を持ったチームを形成することが望ましい．

● 具体的には，65歳以上の肺炎球菌ワクチンの接種，禁煙指導，糖尿病患者の眼底確認などの診療を，自己の受け持ち患者でどれくらい達成できているのかを確認し（**5**参照），医師，看護師，薬剤師など診療に関わる**多職種がチームを組み，どのように改善できるか話し合い，実践につなげることがその第1歩**となる．

質の設定と質の評価指標の作成

● **診療の質とは，個人及び集団に対する診療行為が望まれた健康状態をもたらす確率を上げ，かつ最新の専門知識と合致する度合い**をいう．すなわち，的確なタイミングで適切な診療行為が行われる医療のことを意味する．

● ガイドラインと評価指標は標準診療を扱っているという点で類似している．しかし，ガイドラインの目的が情報の普及による診療支援であるのに対して，評価指標は診療の評価を目的としている．

● 指標の見本はいくつかあるが，米国ランド研究所（RAND Corporation）が提示するACOVE-3やカナダHQO（Health Quality Ontario）の提

1 評価指標の目的別の要因カテゴリー

要因	定義	IOM	HQO
安全性 (safety)	患者およびヘルスケアの提供者は，治療やケアに害にあってはいけない	◎	◎
有効性 (effectiveness)	診断・治療について，介入しないという選択肢を含め，どのくらい効果があるかエビデンスを基に考える	◎	◎
患者中心性 (patient-centeredness)	患者の病 (illness) の経験と個々の患者の要望に応え，患者自身が自分の受けるケアの決定に関与することを重視	◎	◎
適時性 (timeliness)	現場でどれくらい切迫している問題か，優先順位の高い課題	◎	◎
効率性 (efficacy)	費用（交通・薬剤・資源など）と効果のバランスを考える コストを減らす，ムダを減らす	◎	◎
公平性 (fairness/equality)	全人口への利益の担保を，社会経済状況で格差がでないように分配する	◎	◎
継続性 (continuity)	ヘルスケアシステムに参加している全ての機関で，協働して質の高いケアへ移行させる工夫	—	◎
適切性 (appropriate)	人々の健康にとって必要なものを，限られた資源の中で適切に運用する工夫	—	◎

(米国IOM〈Crossing the Quality Chasm〉およびカナダHQOを参考に作成)

2 評価指標の属性

	診療の質 (技術)	経済性	患者満足度	評価や改善の具体例とアプローチ方法
	適切・迅速な医療技術	必要かつ十分な医療，最大のコストパフォーマンス	患者・家族が提供された医療への満足度	
構造 (structure) 医療を生み出す環境 (人・物)	• 医師・看護師などの配置（数・スキル） • パスやマニュアルのプロセス管理	• 診療内容にマッチした人材や設備の投資	• 入院環境の設備や人材配置 • アメニティの充実 • 待ち時間	• 病院機能評価などの評価団体による評価 • 患者の快適度調査
過程 (process) 医療を提供する過程や手順	• 苦痛の軽減された検査・治療 • 検査・治療に対する患者・家族の納得と理解	• 過不足のない治療法の選択と適切な提供速度 • 適正な在院日数	• 食事の充実 • ベッドやリネンの清潔，快適さ • 職員の接遇対応	• クリニカルパスなど標準化工程との差を評価 • ガイドライン遵守率を評価
結果 (outcome) 医療を提供した結果の成果	• その時の医療水準での妥当な治療結果 • 本人・家族の納得・理解	• 最終的に患者が支払う医療費が疾患・重症度別でも適性であること	• 提供された医療・価格・サービスに対する総合的な満足度	• 「臨床指標」をベンチマーク（外部委託と自施設評価）
バランス (balance) 介入によって起こる有害事象	• 検査や治療に伴う侵襲と有害事象のリスク • 介入による合併症率を示す	• 介入によって得られる利益 • 有害事象で発生する治療費	• 提供された医療と起こった有害事象とのバランス	• 合併症発生率（例：肺塞栓のスクリーニング実施後AKIの発生率：AKI予防バンドル）

AKI：急性腎障害.

(Donabedian A「医療の質の定義と評価方法」健康医療評価研究機構；2007[3] を参考に作成)

示するものを参考にすると理解がしやすい[1,2].

- 自分達で評価指標を作成するには，まずは改善を目指す目的の領域を明確にすることから始める.
- その目標達成のための診療についてエビデンスレベルが高く，推奨される最善の診療項目を抽出する.

- 目的については，米国IOM（Institute of Medicine）やカナダHQOの提示する指標のカテゴリー分類を参考に，**何を目的とした指標かを明らかにし**（**1**），**その指標が構造，過程，結果，最終的なバランスのいずれに属するかを検討する**（**2**）[1,3,4].
- 具体例としては，大腸がん検診としての便潜

3 チェックリスト作成のためのチェックリスト

開　発	起　草	検　証
□はっきりとした目的が簡潔に定義されている	□仕事の区切りがよいところに一時停止点（チェックリストを使用するタイミング）が設定されている	□実際に使うことになる人たちにテストしてもらった（実際の現場またはシミュレーションで）
各項目は □見逃される可能性が高く，必須である □見逃しを防ぐ手立てが不十分である □具体的な行動を促すものである □声に出して確認できるものである □チェックを行うことによって改善できるものである	□一つの一時停止点でチェックするのは9項目まで □平易な言葉でわかりやすく書かれている □目的に沿ったタイトルが付けられている □シンプルかつ論理的な形にまとめられている	□何度もテストし，その結果に応じてチェックリストを改良した □仕事の流れを妨げない □チェックリストを通すのに時間がかかりすぎない □手遅れになる前に問題を探知できる
以下についても検討したか？ □チームメンバーのコミュニケーションを向上させるような項目を加えること □チームメンバー全員にチェックリスト作成に参加してもらうこと	**フォーマット** □1ページに収まる □色の使用は最小限に抑えてある □文字の色が濃く，背景の色は薄い □作成日（または更新日）がはっきりと記されている	□今後，チェックリストを見なおし，改良する予定を立てた

(Gawande A「アナタはなぜチェックリストを使わないのか？―重大な局面で"正しい決断"をする方法」晋遊舎；2011[7]より)

血検査は，死亡率減少効果を目的とした有効性のある過程指標である．

- 候補とした指標の妥当性を検証するために10名程度のメンバーから構成される専門家パネル（expert panel）を作成し，ランド研究所の開発した合意形成方法であるDelphi法を用いて各項目の重み付けを行い，候補を絞るのが一般的である．
- 具体的な作成過程は松村[5]，東[4]，Fukumaら[6]の論文を参考にされるとよい．

指標遵守率向上のための工夫1「チェックリスト」[7]

- 指標を作成し，目標を決めて活動を開始しても，漏れは起きるものである．その対策としてチェックリストが建築や航空などの様々な業界で使用されてきた．
- この方法は，大きな成果を上げることができるが，項目が多く煩雑であったり，長期間の慢性的使用になると，実際には施行されてい

なくてもチェックだけされることなどの弊害もみられるため，継続的な成果共有や振り返りによる文化醸成が重要である．

- チェックリストの作成方法には，Gawandeの提案するいくつかの工夫を参考にしてほしい（**3**）[7]．
- 筆者の施設（練馬光が丘病院）では慢性閉塞性肺疾患（chronic obstructive pulmonary disease：COPD）増悪や喘息，市中肺炎など疾患別に，入院時（診断エラー予防），入院中（管理漏れ予防），退院時（再入院予防）といった停止点ごとにチェック項目を5項目程度ずつ記入したA4用紙1枚のチェックリストを使用して診療の質評価項目の遵守率向上に使用している．
- 結果として入院患者の在院日数や処方内容が登録されているDPC（診断群分類包括評価）データから算出した達成率は，他施設と比べ高い遵守率となっており，有効性を実感している．

4 COPD患者の再入院予防のための退院時バンドル

COPD増悪で入院した際に，再入院予防として以下の項目を退院までに実践する

- 喫煙の有無と禁煙指導を具体的に立案する➡医師，看護師
- ワクチン（肺炎球菌，インフルエンザ）接種の確認と実施を計画する➡医師，看護師
- 呼吸リハビリテーションの継続プランを家族とともに共有する➡療法士
- 吸入の実技を確認して，吸入指導を行う➡薬剤師，看護師
- 今後の診療方針とアクションプランの説明（Teach backで理解を確認）➡医師，看護師

指標遵守率向上のための工夫2 「ケアバンドル」[8]

- ケアバンドルとは患者や患者ケアの環境へのエビデンスに基づいた介入を束にしたもので，それらは同時に実践されることで個別の介入よりもよいアウトカムをもたらすことが出来る介入推奨項目のセットである．
- ケアバンドルは，チェックリストと異なり，項目が少数で，複数の起草点を持たないことにある．
- 4 にCOPDの退院時バンドルの例を示す．このケアバンドルは欧米において再入院を減らしたが，死亡率・QOLは変わらなかった．
- バンドルの特徴は3〜5個の介入を含み，多くの臨床医の同意が得られる内容になっている．
- また，特定の疾患や場所を想定して，お互いに補完しあえるよう多職種で実行する形態になっていて，さらには規律的ではなく記述的内容で，実行権限は現場に委ねるため各現場の状況に応じて変更が許容されるのが特徴である．
- これらの遵守率を定期的に測定して，低い項目をどうするか継続的に検証していく過程も重要な点である．

臨床指標達成の振り返り（clinical audit）と検証

- auditは患者ケアのあらゆる局面に関する記録を体系的に公式に調査する方法である．
- 「clinical audit」とは，カルテや処方の内容を振り返り，患者に提供される医学的ケアの質改善の機会を見出すことや，改善を実現するためのシステムを提供するために現場で実践されるPDCAサイクルのcheckに相当する．
- 基準が達成されているかの評価には，年に1，2回などの定期的なauditが望ましく，その結果を改善するための計画を立案して，再びPDCAサイクルを回すことになる．
- auditのためには評価項目の抽出が必要となるが，eXchart（エクスチャート）などの集収して調べたい記載項目をテンプレート化して入力することで電子カルテ上で集計しやすくなるソフトを利用すること，分かりやすいようにカルテに記載すること，レセプトやDPCデータで拾いやすい項目を指標にすること，といった工夫をすることが望ましい．
- とりわけ外来診療においては，カルテ記載から集められる情報の信頼性や，データをどの情報源から得ていくか，など検討すべき点が多い．
- また，これらのauditを行う上で様々な障壁が実際には存在するため，情報の妥当性と収集の実現可能性のバランスをとっていく必要がある．
- 5 にカルテレビューから測定したデータ表示の見本を提示する．具体的な評価項目作成，auditを行う上での問題点については松村の報告[5]を参考にされるとよい．

実践における障壁と打破するための鍵

- ここまででCQIを診療に組み込むための方法論と見本を提示してきた．実際には 6 のよ

予防を診療の中に組み込む／医療者のアプローチ　333

5　肺炎球菌ワクチン接種率，禁煙指導の測定の見本

項目	指標	医師	レセプトからの調査対象患者	実際の入力数	項目分子	項目分母	達成率	SE	95% CI
肺炎球菌ワクチン	65歳以上の全患者におけるワクチン接種のカルテ記載率	A	100	100	22	100	22%	0.04	0.14-0.31
		B	100	100	53	100	53%	0.05	0.43-0.63
		C	100	81	36	81	44%	0.03	0.03-0.05
禁煙指導	喫煙患者に対して，禁煙治療の提示の記載の有無	A	—	100	1	100	1%	0.01	0.00-0.05
		B	—	26	3	26	12%	0.06	0.02-0.30
		C	—	18	4	18	22%	0.1	0.06-0.48

SE：標準誤差，95% CI：95%信頼区間.

6　質改善（QI）に対する一般的な障壁と対策

質の規定因子	QIへの障壁	対策
目標設定（goals）	患者ケアの質改善について優先目標がない 目標を高くしすぎた失敗	シンプルで，達成可能なものから始める
管理上の支援（administrative support）	リーダーからの支援がない 活動するには不十分な資源（人的・技術的）	安全性，有効性，そして何よりも現場において即時性のある項目を選択して説得する
現場の支援（clinical support）	医師，多職種の参加不足 看護部の指導者の参加・説明による巻き込み不足	
質改善活動内容（QI initiative）	改善より失敗探しになる，チームワーク不足 協調的参加というよりも独裁的な参加・運営	長所を評価して伸ばす 小さな改善も評価する
データの利用（use of data）	信頼できる欠損の少ないデータへのアクセスが困難 比較する標準データ（benchmark）へのアクセス不足	診療情報管理士，システムエンジニアやパソコンに強い人と相談する
現実的な問題（contextual issues）	看護師など多職種の数・質（教育）不足 多数のQI活動が並行して資源が足りなくなる	意欲・余裕の生まれる主任世代と組む

（Bradley EH, et al. JAMA 2001[9]を参考に作成）

うな大きな障壁があることはよく分かっている[9]．しかし，診療の質を向上させていくためには実践あるのみである．
- 現場ですぐに喜ばれる改善を急ぎたいテーマを（適時性），**負担のない内容で**（実現可能性），研究や改善の活動への**動機を高める世代を巻き込んだ多職種**で行う（チーム医療）提案こそが，管理者や現場の支援を得る鍵だ

と考える．
- そして，経過報告では定期的に感謝の念をもってフィードバックを行い，**チームが方向性と動機を失わないように常に目標を掲げ共有していく**，ゴール・オリエンテッドなアプローチを取ることがCQI活動を診療に組み込むための鍵であると考える．

文献

1) Cheryl Levitt（著）／松村真司ほか（監訳）．家庭医療の質—診療所で使うツールブック．カイ書林；2015.
2) RAND Corporation. Quality Indicators – ACOVE 3.
https://www.rand.org/health/projects/acove/acove3.html
3) Avedis Donabedian（著）／東尚弘（訳）．医療の質の定義と評価方法．健康医療評価研究機構；2007.
4) 東尚弘．第4章 診療の質と公衆衛生の考え方．相澤好治（監修），臨床医のためのパブリックヘルス．中外医学社；2010. pp78-83.
5) 松村真司．標準評価項目を用いた地域診療所のプライマリケア・サービスの包括的研究評価．科学研究費助成事業研究成果報告．2015.

https://kaken.nii.ac.jp/ja/grant/KAKENHI-PROJECT-24616029/

6) Fukuma S, et al. Development of quality indicators for care of chronic kidney disease in the primary care setting using electronic health data : a RAND-modified Delphi method. Clin Exp Nephrol 2017 ; 21 (2) : 247-256.

7) Atul Gawande（著）/ 吉田竜（訳）. アナタはなぜチェックリストを使わないのか？―重大な局面で "正しい決断" をする方法. 晋遊舎；2011.

8) Resar R, et al. Using Care Bundles to Improve Health Care Quality. IHI innovation Series white paper. Institute for Healthcare Improvement；2012.
http://www.ihi.org/resources/Pages/IHIWhitePapers/UsingCareBundles.aspx

9) Bradley EH, et al. A qualitative study of increasing beta-blocker use after myocardial infarction : Why do some hospitals succeed? JAMA 2001 ; 285 (20) : 2604-2611.

Further reading

- Fondahn E, et al（ed）. The Washington Manual of Patient Safety and Quality Improvement. Wolters Kluwer；2016.
  医療の質・安全についての考え方や取り組みについて，歴史的背景から実際の方法論までコンパクトにまとまっている.

- 古谷健夫（監修），中部品質管理協会（編）. "質創造" マネジメント―TQM の構築による持続的成長の実現. 日科技連出版社；2013.
  トヨタの品質の統計管理とカイゼンの文化が構築される過程と工夫が記載されている. 組織の文化醸成の参考書としても推薦したい.

- Quality Improvement in Primary Care
  https://www.ahrq.gov/research/findings/factsheets/quality/qipc/index.html
  AHRQ が無料で提供する CQI に必要な情報ツール. Web からのリンクで様々な資料が利用できる.

予防医療の実践／予防を診療の中に組み込む

予防医療のシステムズ・アプローチ

青木拓也
京都大学大学院医学研究科社会健康医学系専攻医療疫学分野

◆ 多忙な臨床の現場において，医師が，個人の努力で適切な予防医療を適時に実施することは，一般的に困難である．
◆ なぜなら，予防医療は患者の受診理由になることが少ないことから，医師が能動的にアプローチする必要があり，加えて，その一連のプロセス（患者毎に推奨される予防医療と実施頻度を検討→カルテ等で実施履歴を確認→推奨を患者と共有→同意を得た上で実施）に，限られた診察時間の中で相応の時間と労力を割かなければならないからである．
◆ そのため，効果的な予防医療の実践には，医師をサポートする予防医療のシステム化が有用である[1]．
◆ 本稿では，これまでの研究で有効性が報告されている，医療機関における予防医療のシステムズ・アプローチについて概説する．

パネル・マネジメント

● わが国は，プライマリ・ケアに関してフリーアクセス制を採用しているため，各々の医療機関を主治医として利用している患者集団のリスト（パネル）は，明確に定義されていないことが多い．
● しかし，医療機関で予防医療をシステム化する際には，パネルをターゲットにした集団レベルの情報収集と介入（パネル・マネジメント）を，多職種チームで行うことが有効である[2]．
● パネルに基づき，医師と多職種が協働することによって，すでに慢性疾患等で定期通院をしている患者に加え，風邪の診察や健診・予防接種の時のみ受診する様な健康な住民に対しても，効果的な予防医療アプローチを行うことが可能になる．
● なお，パネルを特定の患者集団（例：健診や予防接種時のみ受診する患者）で分割・管理

する手法は，パネルの層別化と呼ばれ，パネルの利用可能性を向上させる上で役立つ．
● また，パネル・マネジメントは，自院の予防医療の実施状況を把握し，その改善策を検討する等，医療の継続的質改善においても有用である．
● パネルの厳密性は患者登録制を採用する他国に劣るとしても，パネル・マネジメントはわが国の医療機関でも実施可能である．
● パネル・マネジメントはさらに，院内の患者を対象としたインリーチ・パネル・マネジメントと，院外の患者を対象としたアウトリーチ・パネル・マネジメントに分類される．

リマインダ

● 予防医療に関する情報を対象者に提供するリマインダの有効性は，多くの研究で検証されている．リマインダは患者対象と医師対象に大別される．

1 日本でも実現可能性が高い予防医療のシステムズ・アプローチの例

パネル・マネジメント	リマインダ	予防医療アシスタント
◉特定の患者集団パネルの作成 例) • 定期通院している糖尿病患者 • 地域包括診察料の算定患者 • 未就学児(予防接種) • 健診時のみ受診する患者 • 禁煙外来を実施中の患者 ◉パネルを用いた予防医療実施 　状況の評価 • 結果に基づく改善策の検討	◉患者対象 例) • 手紙を用いた,小児の予防接種リマインダ • eメールを用いた,禁煙外来期間中の受診リマインダ ◉医師対象 • 予防医療スケジュールのチャート 　(一部の電子カルテは対応) • 看護師によるカルテのタグ付	◉外来ラウンドナースの活用 • 待ち時間中にカウンセリング ◉パネルやリマインダの情報を利用 ◉情報提供ツールの活用 • パンフレット等 ◉医師との情報共有 • 予防医療に関するニーズ,患者の価値観等の共有

患者対象

- 患者対象のリマインダは,推奨される予防医療に関する情報を患者に提供するだけでなく,受診に対する心理的障壁を下げること(特に定期通院していない患者)も目的としている.
- リマインダの手法には,手紙,電話,eメール等があるが,手法によらず予防医療の実施割合を向上させることが示されている(予防接種の場合,約1.5〜2.2倍)[3].
- なかでも電話でのリマインダは最も有効性が高いが,一方でコストも最も大きい.
- 手紙を用いたがん検診の勧奨は,日本では自治体レベルで行われていることが多い.

医師対象

- 臨床経験が豊富な医師であっても,個人の力だけで予防医療を適時に漏れなく患者に提供することは困難である.
- それゆえ,医師を対象としたリマインダに関する研究は数多く存在し,リマインダが予防接種やがん検診の実施割合を,絶対差で約5〜20%上昇させることが報告されている[4].
- 手法には,電子カルテの自動ポップアップ,患者個別の予防医療スケジュールのチャート活用,カルテへのタグ付け等がある.
- 日本では,電子カルテで自動的にリマインダ

を検出できるシステムを採用している医療機関は少ないが,チャートの活用やタグ付けは,電子カルテ・紙カルテ問わず実施可能性が高い.

予防医療アシスタント

- 予防医療アシスタントとして,医師以外の職種が診察の前後の時間を利用し,予防医療に関するカウンセリングを実施することも有効なアプローチの一つである[1].
- 予防医療の相談に対する患者の時間的・心理的ハードルを下げる他に,医師が患者の受診理由や慢性疾患のマネジメントに専念しやすくなるといった副次的な利点もある.
- 日本では,外来ラウンドナース(外来待合室を巡回し柔軟な対応を行う看護師)がその役割に適していると考える.
- アシスタントとして十分機能させるには,予防医療に関する教育や情報提供ツール(パンフレット等)の準備が必要である.前述のパネルやリマインダの情報をアシスタントが利用できると,より効果的である.

まとめ

- これまでの内容を基に,1に,日本でも実現可能性が高いと思われる予防医療のシステム

ズ・アプローチの例を挙げた.
- 本稿で述べた通り,効果的な予防医療を漏れ無く実施する上でのキーワードは,「システム化」,「集団を対象としたケア」,「多職種チーム」だが,これらは予防医療に限った話ではなく,例えば慢性疾患のケアにおいても同様に重要である.
- 今後益々,プライマリ・ケア医がリーダシッ

プを発揮し,医療機関でこの様な質改善を行っていくことが求められていると考える.
- なお本稿で取り上げたアプローチは,海外で考案・検証されたものであり,現在の日本のセッティングで全てを導入するには多大な労力がかかる.そのため自院のリソースに合わせて,実施可能性の高いものから段階的に試みることをお勧めする.

文献

1) Stone EG, et al. Interventions that increase use of adult immunization and cancer screening services : a meta-analysis. Ann Intern Med 2002 ; 136 : 641-651.
2) Margolius D, Bodenheimer T. Transforming primary care : from past practice to the practice of the future. Health Aff (Millwood) 2010 ; 29 : 779-784.
3) Jacobson Vann JC, Szilagyi P. Patient reminder and recall systems to improve immunization rates. Cochrane Database Syst Rev 2005 ; (3) : CD003941.
4) Balas EA, et al. Improving preventive care by prompting physicians. Arch Intern Med 2000 ; 160 : 301-308.

予防医療の実践／Health Promotion ── 地域へ出よう

地域アセスメント
環境に潜むリスクのスクリーニング

山田康介
更別村国民健康保険診療所所長
北海道家庭医療学センター

◆ 総合医は，日常診療等で地域・コミュニティの健康関連問題（予防医学的課題）に気づきやすい立場にある．
◆ アプローチの第一歩は，地域・コミュニティを定め，特徴をよく理解することである．
◆ 診察室を飛び出して，地域・コミュニティの人々と対話しよう！

なぜ総合医が地域アセスメントを行うのか？ ── 気づきから始まる地域アセスメント

● 外来診療において個々の患者の健康リスクや疾病予防について対話すると，必然的に日常生活や職業，家族といった多様なコンテクストを知ることになる．

● そのような患者の語りに耳を傾けているうちに，あるパターンがあることに気づいたことはないだろうか？
「うちの患者さんたちは工場勤務，しかも交代勤務で生活リズムが安定せず過食傾向にある人が多いな」
「独居の高齢者で食事内容が単調になっている人が目立つ．手軽に食べられる炭水化物中心で肉や魚の摂取量が少なくなっている」

● これらは患者個人の問題でありながら，同時に患者の背景にある地域やコミュニティの抱える問題であると言える．地域やコミュニティの健康関連問題を調査し介入するのは主として保健所や市区町村の保健師の仕事と考えがちであるが，診療の場で患者との対話からこういった問題に気づくことができるのは

プライマリ・ケアに携わる総合医ならでは，と言える（**1**）．

● また，自身の診療圏に居住し，町内会活動などに参加している総合医も少なくない．仕事を離れた場で地域やコミュニティの健康問題に気づくこともあるだろう．
「このまちは坂や階段が多くて，足腰が不自由な人には暮らしにくいな…買い物はどうしているんだろう？」

● このような気づきもまたプライマリ・ケアに携わる総合医ならでは，と言えるだろう．

● このように総合医は，保健師と同様に地域・コミュニティの健康問題を「気づき」としてとらえやすい立場にあり，かつそれにアプローチしたい，と強く動機づけされる可能性がある．

● そして，「強く動機づけ」された総合医が地域・コミュニティの健康問題にアプローチする時の第1のステップが地域アセスメントである．

● このような活動は金銭的な利益を生むものではなくボランティア的なものにならざるを得ない一方で，そのプロセスや成果は総合医として大きなやり甲斐に繋がるものでもある．

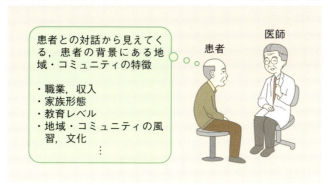

1 患者の健康関連問題は地域・コミュニティの健康関連問題

- また，プライマリ・ケア医の研修プログラムにおいてレジデントが地域アセスメントを行うことが地域・コミュニティ志向をもった次世代のプライマリ・ケア医を増やすことに繋がるとする報告も認められ[1]，2018年度から開始される総合診療専門医制度のプログラム整備基準[2]の到達目標においても「地域ニーズに応じた優先度の高い健康関連問題の積極的な把握と体系的なアプローチを通じて，地域全体の健康向上に寄与する」と述べられており，今後の総合医のあり方を示唆している．

地域アセスメントの枠組み

- 地域アセスメントはマクロな視点で地域の健康課題を抽出する，という点で公衆衛生や地域看護（保健師）の領域と関連が強い．
- 研究手法も含め多数の方法論が存在するが，総合医が利用しやすいものとして2つのモデルをあげたい．

■ Community As Partner モデル

- 地域看護学領域のモデルで，日本においては市区町村の保健師が地域アセスメントを行う上での良いガイドになると思われる．2004年に発売された第4版が日本語訳[3]され出版されており，原著は改訂が続けられ最新のものは2014年出版の第7版[4]である．

■ Community Oriented Primary Care（COPC）モデル[5]

- 公衆衛生-総合医領域のモデルで，地域の総合医が地域アセスメントを行うことを想定し作成されている．このモデルが発表された1990年代～2000年代前半にかけて米国内の複数の総合医（家庭医療）レジデンシーが研修プログラムにCOPCモデルを取り入れたという複数の報告が認められる[6]．
- これらのモデルは領域が異なるものの基本的な枠組みは同様である．例としてCOPCモデルの概念図を示す（**2**）．
- 概要は，①アプローチする地域・コミュニティを定め，さまざまなデータからその特徴を明らかにし，②介入対象とする健康関連問題を見出し，③それに対する介入方法を定め実施し，④その結果を評価するというものである．
- 地域・コミュニティの構成員を巻き込みそのプロセスをともにすることが中心に据えられていることも特徴である．
- 以下，COPCの枠組みに沿って適宜Community as Partnerモデルにも触れながら地域アセスメントの手法についてエッセンスを紹介する．

2 Community Oriented Primary Care（COPC）の概念図

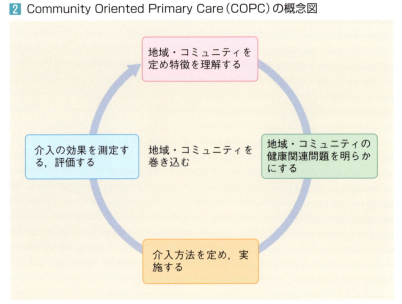

(Rhyne R, et al〈ed〉.「Community-Oriented Primary Care：Health Care for the 21st Century」；1998[5]より)

地域・コミュニティを定め特徴を理解する

地域・コミュニティを定める

- コミュニティとは，何かを共有する人のグループである．例えばそれは，言語や地理的な境界，年齢，クリニックの患者，特定の原因を持つもの(例：難病)，アイデンティティやきずな，歴史や価値観を共有する人のグループであろう．
- 構成員は所属するコミュニティが持つその「共通性（commonality）」を認識・理解している[5]．
- 「日常の診療や仕事外の場面で得た『気づき』はどのようなコミュニティの抱える問題だろうか？」という問いを考えることがこのステップにおける作業である．
- 冒頭で紹介した「気づき」の例を元に考えてみる．工場勤務者の例では，対象となるコミュニティは地域の交代勤務制をとっている工場の職員ということになるかも知れない．総合診療医自身が工場の産業医という立場であれば関わりやすいが，そうでない場合は工場の産業医や安全衛生委員とコンタクトをとることが入り口になるかも知れない．
- 「まちに坂や階段が多い」という事例では対象となるコミュニティは地理的な境界をもったものになるであろう．

地域・コミュニティの特徴を理解する

■ Secondary data と Primary data

- アセスメントする対象として定めた地域・コミュニティについて理解を深めることが次のステップである．理解を深めるために情報を収集するのであるが，情報は大きくSecondary data と Primary data に分けられる[5]．
- **Secondary data**：対象として定めた地域・コミュニティに関する「既存の」データをSecondary data と呼ぶ．市区町村の人口統計，疾病統計，介護保険に関するデータ，自治体が提供する健康診断のデータ，地域・コミュニティの歴史を綴った要覧などが代表的な例である．市区町村の役所や保健所が保有

3 地域・コミュニティの特徴を理解するために収集する情報

```
Ⅰ．地域のコア
  1．歴史
  2．統計（人口統計，疾病統計など）
  3．民族性（住民性）
  4．価値観と信念
Ⅱ．サブシステム
  1．物理的環境（気候，動植物，区画，建物，水，自然美など）
  2．保健・医療と社会福祉（資源や制度，人材やその関係性，健診や介護保険など）
  3．経済（産業や商店街，雇用など）
  4．安全と交通（公共の交通機関，住民の日常的な移動手段など）
  5．政治と行政（優勢な政党，リーダーは誰か？　行政に対する住民の認識など）
  6．情報・コミュニケーション（地域住民の情報の入手方法，新聞やTV，インターネットなど）
  7．教育（地域にある幼保・学校，住民の学校に対する評価，教育の課題など）
  8．レクリエーション（子ども，大人，高齢者の居場所，レクリエーションの場）
Ⅲ．認識
  1．住民（住民の地域・コミュニティに対する認識）
  2．あなたの認識（調査者の認識）
```

(Anderson ET, et al.「Community As Partner：Theory and Practice in Nursing」4th[3]，7th[4]を参考に作成)

していることが多く，一部はwebサイトで公開されているものもある．地域・コミュニティの特徴を理解する上で欠かすことのできない作業である．

- **Primary data**：総合医が「自身で収集する」地域・コミュニティに関するデータをPrimary dataと呼ぶ．Secondary dataでは対象とする地域・コミュニティの大まかな特徴や傾向をつかむことができるが，対象とする地域・コミュニティや総合医の「気づき」に関係する情報や深い理解を得ることは難しいため，Primary dataの収集を必要とすることが少なくない．

■ **どのような情報を収集するのか？**

- Community as Partnerモデルでは，地域・コミュニティの理解を深めるために**3**にあげるデータを網羅的に収集し，地域の課題を先入観なしにゼロから見出すプロセスを提示している．

- しかし，患者の診療を本業とする総合医は地域看護領域と同様にこれだけの情報収集を行うことは難しい，と感じる人も少なくないと思われる．

- そのような場合には，対象とする地域・コ

ミュニティについて概略をとらえられる程度に把握した後は「気づき」に関連する情報を中心に収集し，必要に応じて広げていくことが現実的である．

- これらの情報をSecondary data，Primary dataから得ていくのである．

■ **どのように情報を収集するのか？——診察室を飛び出そう！**

- webサイトや情報を持つ地域の役所や保健師にアプローチしてSecondary dataを入手し，地域・コミュニティの概略や「気づき」に関連した情報を入手することが最初のステップである．

- しかし，通常Secondary dataだけでは地域・コミュニティの深い理解に至ることは難しい．Secondary dataとして得られる情報は自治体単位であることが多く，例えば対象と定めたコミュニティがより小さなコミュニティである場合，Secondary dataのみでは詳細な情報は得られない可能性がある．

- そこで次に行われるのがPrimary dataの収集である．Community as Partnerモデル，COPCモデルそれぞれがさまざまな調査法を紹介している（**4**）．

4 地域アセスメントで用いられるPrimary dataの収集方法

- 地域・コミュニティのマップづくり（ウィンドシールドサーベイ）
  ―物理的なレイアウト
  ―リーダーや組織，グループ，ネットワークなど
- インタビュー
- 調査
  ―郵便による質問紙法
  ―電話調査法
- フォーカスグループ，スモールグループミーティング

5 総合医の地域アセスメントの例

1. 総合医の勤務する医療機関
   1. 郡部，人口4,000人のA町にある公立診療所

2. 総合医の気づき
   1. 独居の高齢者が多くて食事内容が単調になっている人が多い．手軽に食べられる炭水化物中心で蛋白質摂取量が少なくなっている．

3. 総合医が対象としたコミュニティ
   1. A町の独居後期高齢者

4. コミュニティの特徴の理解
   A町の保健福祉課の管理栄養士，同じ課内に設置されている地域包括支援センターの保健師に相談し，データをみせてもらいつつディスカッションした．
   1. Secondary data
      A町内の独居後期高齢者は75世帯，75人．うち，町の後期高齢者向け健診を定期的に受診している人は40人．A町では後期高齢者向け健診で「フレイル」についてスクリーニングすることにしており，30人が「フレイル」に該当する，という結果であった．
   2. Primary data
      総合医「診察中，後期高齢者の人と食生活の話をしていると野菜は好きでよく食べるけど，肉や魚は週に2〜3回くらいしか食べない，などという人が多かったのです．」
      管理栄養士「データはとっていないが，『フレイル』に該当する人たちに健診結果をお伝えしながら聴いてみると蛋白質摂取量が推奨に満たない人がとても多いことに気づいたところだったんです．」
      総合医「そういえば転んでけがをして受診する人も結構いるな」
      地域包括支援センター保健師「地域包括としても独居の高齢者の方ができるだけ住み慣れた地域で暮らしていけるような支援を行っていきたいので，このことについて取り組みたいです．」
      総合医「もう少し，データを探したり，実際の独居高齢者の方たちの話も聴いてみたいですね．」

5. 地域・コミュニティの健康課題を明らかにする
   A町の独居高齢者の「フレイル」予防
   ※総合医，保健師（地域包括支援センター），管理栄養士の3者でディスカッションしたところ，現時点では十分現状の深い理解に至っていないと考えられ，さらにどのようなデータを集めるとよいのか検討したり，町内の高齢者向けの講演会を開くなどして住民の生の声を聴いてみることも検討することにした．

- 注意点として，フォーマルな調査ほど，また構造化した質問を行うほど漏れのない情報が得られるが，一方，得られる回答に"本音"が反映されなかったり，深い情報が得られなかったりする場合がある．また，そのための準備に労力がいるものでもある．

- そこで筆者が総合医に求めたいのは，実際に対象とするコミュニティに足を運び，そこにいる人たちと対話することである[7]．
- 直接電話を入れ面談を申し込んだり，イベント等に足を運び他の参加者と対話をしたり，関心のあるグループや組織のメンバーとして

活動したり，など方法はさまざまである．

● そのような機会を通じて，地域・コミュニティの人々が置かれている環境や現状，資源，鍵を握る人やその関係性，価値観や文化を生きた情報として（まさしくPrimary dataとして）学ぶ機会になったり，総合医の「気づき」を自ら語りその反応を得ることもできる．

● このような経過を通じて，総合医と地域・コミュニティの人々間に豊かな人間関係が築かれ，ともに課題に取り組む仲間やチームが形成される可能性が生まれるのである．

地域・コミュニティの健康関連課題を明らかにする

● 前項で述べたように地域・コミュニティの特徴や「気づき」に対する理解を丁寧に深めたならば，もはや総合医はアプローチすべき健康関連課題とその優先順位，さらにはその背景にある複雑な要因について十分理解していることであろう．そして，その健康課題にともに取り組む仲間についても目星がついているはずである．

● **5** に，本稿で，ある総合医があげた気づき「独居の高齢者で食事内容が単調になっている人が目立つ．手軽に食べられる炭水化物中心で肉や魚の摂取量が少なくなっている」についての取り組み例を紹介し，読者の理解の一助としたい．

おわりに

● 総合医が地域・コミュニティの健康関連問題にアプローチする際の第一歩，「地域アセスメント（診断）」について論じた．

● 総合医は診察室を飛び出し地域・コミュニティの人々と対話を積み重ね理解を深めることで，予防医学に重要な貢献を果たしうる立場にある．また，それは総合医として大きなやり甲斐にも繋がるものなのである．

文献

1) Wilder V, et al. Community Health Needs Assessment as a Teaching Tool in a Family Medicine Residency. Fam Med 2016；48（8）：635-637.
2) 日本専門医機構．総合診療専門研修プログラム整備基準（2017.7.7）．
http://www.japan-senmon-i.jp/program/doc/comprehensive170707rev2.pdf（最終アクセス2017年9月25日）
3) Anderson ET, McFarlane J（編）/金川克子ほか（監訳）．コミュニティ アズ パートナー—地域看護学の理論と実際，第2版．医学書院；2007.
4) Anderson ET, McFarlane J（eds）. Community As Partner：Theory and Practice in Nursing, 7th. Lippincott Williams & Wilkins；2014.
5) Rhyne R, et al（ed）. Community-Oriented Primary Care：Health Care for the 21st Century. American Public Health Association；1998. pp118-147.
6) Harper PG, et al. Implementing community-oriented primary care projects in an urban family practice residency program. Fam Med 2000；32（10）：683-690.
7) 筧裕介．ソーシャルデザイン実践ガイド—地域の課題を解決する7つのステップ．英治出版；2013. pp53-91.

予防医療の実践／Health Promotion ── 地域へ出よう

Social Capital
予防としての地域づくり

井階友貴
福井大学医学部地域プライマリケア講座教授
福井県高浜町国民健康保険和田診療所

- ◆ 予防やヘルスプロモーションを考えるうえで，「健康の社会的決定要因」の考察は欠かせない．
- ◆ Social Capitalの醸成が予防やヘルスプロモーションに効果があることが証明されており，多分野にわたる地域づくりへの寄与が期待されている．
- ◆ Social Capitalの醸成が予防やヘルスプロモーションに資することができるのは，人とのつながりが行動様式・健康意識を伝播させることや，人との交流そのものに健康になれる効果があることからと考えられる．
- ◆ 総合診療医として，健康の社会的決定要因やSocial Capitalの概念に関係した取り組み，活動，介入，提案，コーディネートを実行することで，地域の予防やヘルスプロモーションが促進される可能性がある．

Social Capitalと健康の社会的決定要因

- ● 診察室を出て地域全体に目を向ける総合診療医にとって，"予防""ヘルスプロモーション（health promotion）"はこの上なく重要な概念と言える．
- ● 予防とは「健康の損失を前もって防ぐこと」であると考えると，予防を考えるうえでどうしても考慮すべき要因がある．それが，「健康の社会的決定要因（Social Determinants of Health：SDH）」である（「危険因子としての"SDH"」の項〈p224〉参照）．
- ● 一見「生活習慣」や「遺伝」等の個人的な要因で決まっていそうな人の健康であるが，実はその要因に影響する社会的な要因が数多く存在し，影響を出し合っているという考え方である．
- ● SDHの一つに，「Social Capital」があり，日本語では社会関係資本などと言われ，「ネッ

トワークやグループの一員である結果として個人がアクセスできる資源」と定義されている[1]．

- ● いわゆる"地域の絆・信頼関係"等で示されるSocial Capitalであるが，一見つかみどころのないこの概念が，どれだけ健康に寄与しているのであろうか？
- ● 国内外で研究が進められており，地域社会への信頼の強弱により平均寿命が違うとした報告（**1**）[2]や，同じく健康寿命（要介護状態となるリスク）が違うとした報告（**2**）[3]等，多くの研究により証明されている．

Social Capitalと予防・健康増進

- ● では，Social Capitalが予防や健康増進にどのように役立つのか？　そのヒントは，いくつかの報告の中に落ちている．
- ● 有名な米国Framinghamの疫学研究から，Christakisら[4]は「肥満が伝染する!?」という

1 地域社会への信頼と年齢調整死亡率

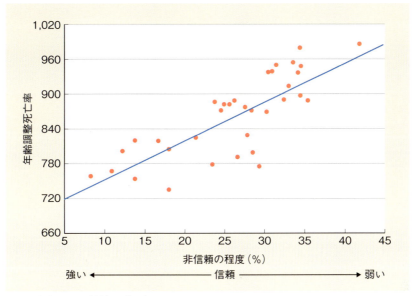

互いに信頼できる地域ほど長寿である．
(Kawachi I, et al. Am J Public Health 1997[2]より一部筆者改変)

2 地域社会への信頼と健康寿命——高齢者の4年後の要介護率

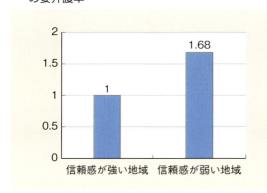

(Aida J, et al. J Epidemiol Community Health 2013[3]より筆者作成)

結果を導き出した．地域内の交流関係を調べ上げ，ある肥満の者と友人関係にあると，肥満になるリスクを32年間で45％上げられるという結果である．さらに，友人の友人が肥満である場合にも20％，そのまた友人の場合にも10％，リスクを上げられるという．
● これは，「その地域で生活していることで，地域に住む者同士が生活や健康にかかわる行動に影響を与え合っている」，つまり，「人の行動様式が伝染する」ということである．地域に健康的な生活を営む人が増え，その人が多くの人とつながりを生めば，健康的な行動が伝染し，地域全体が健康になり，予防につながる可能性がある．
● また，このような興味深い報告もある．日本の高齢者を対象にした研究で，①スポーツ組織に参加して運動をしている群，②スポーツ組織に参加せず運動もしていない群，③スポーツ組織に参加せず1人で運動している群，④スポーツ組織に参加するが運動はしていない群（おしゃべりや交流のみしている群），の4つの群で，どの群が一番健康長寿か（要介護リスクが低いか）を検討したものである．Kanamoriら[5]によると，最も健康寿命が長かったのが，①組織参加し運動している群だったのだが，なんと④群も①群と同等の（有意差のない）要介護リスクであったという．さらに，③組織に参加せずに運動し

3 組織参加および運動と要介護リスク

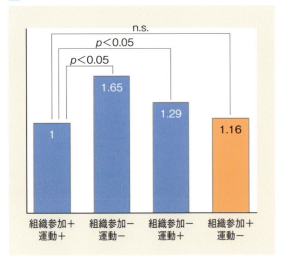

n.s.：有意差なし．
(Kanamori S, et al. PLoS One 2012[5]より筆者作成)

ている群は，①群に比して約1.3倍要介護リスクが高かった（**3**）．
- このことはつまり，人と会い交流することそのものに，人を健康にする力が秘められているということである．出会い，交流する場所をコーディネートするだけで，予防や健康増進につながる可能性がある．

地域づくり・地域ヘルスプロモーションとしてのSocial Capital

- このようなSocial Capitalのチカラを地域に利用するためには，その地域ごとに違う特性を見極めつつ，既存の取り組みの活用，新たな資源の発掘，広範囲の地域協働を進めながら，じっくりと取り組む必要がある．
- 筆者の関わる福井県高浜町では，健康増進を担当する保健師グループが，野菜の摂取推進を主軸とした「たかはま健康チャレンジプラン」を推進している．
- そこで筆者が高齢者対象に実施している社会疫学的縦断調査から，どのような人が毎日野菜を摂取できているのかを分析したところ，女性ではIADL (instrumental activities of daily living：手段的日常生活動作)や地域の買い物資源が重要であることが示されたが，男性ではむしろIADLや買い物資源は関係がなく，支えてくれる（＝野菜を食べさせてくれる）人がいるか，が強く影響していることが判明した（**4**）．
- このようにSocial Capitalの要素は，一般的な健康増進計画を後押しする違った切り口を提供してくれるものである．
- さらに高浜町では，Social Capitalの醸成そのものを目標とした取り組みも開始している．それが，月1回誰でも自由に集まり，参加者提案の話題についてざっくばらんにおしゃべりをして交流し，参加者同士，団体同士，地区同士のSocial Capitalの醸成を，直接的・間接的に目指した集まり，「けっこう健康！高浜☆わいわいカフェ（通称"健高カフェ"）」である（**5**）．
- 毎回あらゆる分野（ヘルスケアのみならず教育，商工観光，まちづくり等）のあらゆる立場（住民，行政，医療介護等）の参加を得ており，また自由な話の中から新たな取り組みが地域で実現しており，健高カフェの場でのSocial Capital醸成のみならず，地域の取り組みの現場での地域内のSocial Capitalの醸成にも寄与できているのではと期待を寄せているところである．
- 成果として測定できるようになるには何年もかかり，数字での証明が難しい可能性もあるが，個人的には，Social Capitalを醸成しようとする過程にはさまざまな関係者（住民，行政，専門職）との掛け合いが必要になるため，ヘルスリテラシーや地域主体性の向上につながるのみならず，臨床業務の円滑さや仕事へのモチベーション等，さまざまに専門職側にも恩恵がもたらされると感じているところである．
- Social Capitalは健康分野のみならず，教育，

4 高浜町における高齢者の社会的要因と毎日の野菜摂取との関連(男女別)

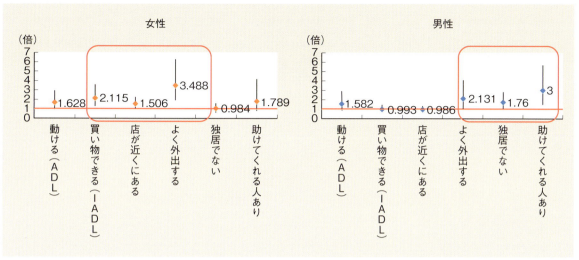

そうでない人に比して何倍,毎日野菜を摂取できている者が多いかを年齢,等価収入,教育歴で調整.

5 「けっこう健康!高浜☆わいわいカフェ」の様子

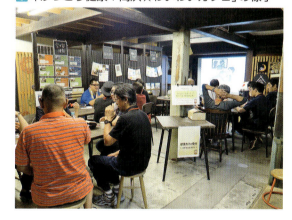

治安,経済など,地域にとってなくてはならない様々な分野に良い効果をもたらすことが証明されており,われわれが総合診療医として地域そのものに関わるうえで非常に親和性・有効性の高いものであると確信している.

文献

1) Lisa F. Berkman ほか(編)/高尾総司ほか(監訳). 社会疫学(上・下). 大修館書店;2017.
2) Kawachi I, et al. Social capital, income inequality, and mortality. Am J Public Health 1997;87(9):1491-1498.
3) Aida J, et al. Does social capital affect the incidence of functional disability in older Japanese? A prospective population-based cohort study. J Epidemiol Community Health 2013;67(1):42-47.
4) Christakis NA, Fowler JH. The spread of obesity in a large social network over 32 years. N Engl J Med 2007;357:370-379.
5) Kanamori S, et al. Participation in sports organizations and the prevention of functional disability in older Japanese:the AGES Cohort Study. PLoS One 2012;7:e51061.

予防医療の実践／Health Promotion —— 地域へ出よう

予防医学の住民教育と医療者の教育
ヘルスリテラシーと早期発見，予防

稲葉　崇[1]，**阪本直人**[2]
[1]筑波大学附属病院総合診療グループ
[2]筑波大学附属病院総合診療グループ地域医療教育学講師

◆ わが国の3大死因であるがん（一部を除く），脳卒中，心血管疾患を引き起こす生活習慣病は，生活習慣や服薬管理をはじめ，セルフケアの質にも起因することから，患者教育の重要性は高い．

◆ 諸外国に比較し，日本人はヘルスリテラシーが低い集団である．そのため，より高い教育効果を引き出すには，受け手に最適化された手法の選択や伝え方の工夫に並行して，ヘルスリテラシーが低い人にも配慮したアプローチが決め手になる．

◆ 人は社会的・経済的条件やコミュニティへの参加の有無など健康の決定要因にも多分に影響を受ける．ヘルスリテラシーもその1つであり，住民をも巻き込み，ソーシャル・サポートをいかに上手く活用できるかがカギとなる．

住民教育の必要性

● 日本人の死因の上位を占めるがん，脳卒中，心筋梗塞などは，死亡数割合では約6割を占め[1]，一般診療医療費の約3割を占める[2]．

● 日本人の死因の原因を源流にまでさかのぼると**1**からも，生活習慣が発端の大部分を占めている[3]ことが分かる．

● 健康は本人の自覚や行動に左右される要素が強く，いつまでも医療者任せの住民のままでは根本解決には至らない．これこそが，近年個人や地域のヘルスリテラシー（health literacy：HL）の向上が強く望まれている所以である．

ヘルスリテラシー

● ヘルスリテラシーとは，「健康情報を入手し，理解し，評価し，活用するための知識，意欲，能力であり，それによって，日常生活におけるヘルスケア，疾病予防，ヘルスプロモーションについて判断したり意思決定をしたりして，生涯を通じて生活の質を維持・向上させることができるもの」[4]とされる．

● Nakayamaらによるヘルスリテラシーの各領域を評価するHLS-EU-Q47（European Health Literacy Survey Questionnaire）を用いて日本とヨーロッパのパネル（一般人）を対象に比較検討された研究[5]では，日本人は，例えば「処方薬の服用方法を理解することが難しい」と感じている人が多いなど，世界的に見てヘルスリテラシーが低い集団である．

● またアジア各国を含めた同様の調査[6]では最下位であった（**2**）．

● ヘルスリテラシーが低いと**3**[7]に示すように極めて広範囲の問題を引き起こすことから問題視されており[5]，日本人に対するヘルスリテラシー向上に向けた住民教育のニーズは極めて高い．

● これはまた，教育介入時にはヘルスリテラシーの低い集団への配慮が必要であることを同時に意味している[8]．

1 日本人の死因の原因

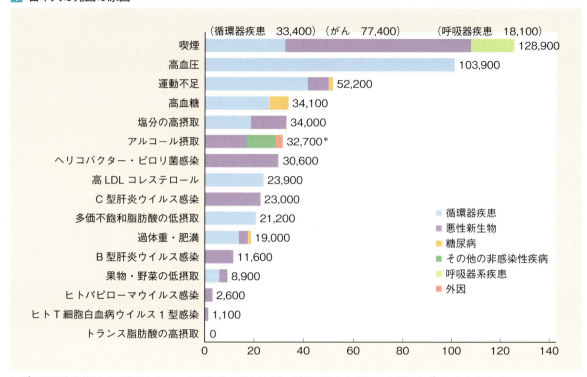

わが国の研究を集めメタ解析を行い，非感染性疾患と外傷における日本人の死因の原因をグラフにしたもの．
*アルコール摂取は，循環器疾患死亡2,000人，糖尿病死亡100人の予防効果が推計値として報告されているが，図には含めていない．

(Ikeda N, et al. PLoS Med 2012[3] より)

2 国別のヘルスリテラシーの平均点

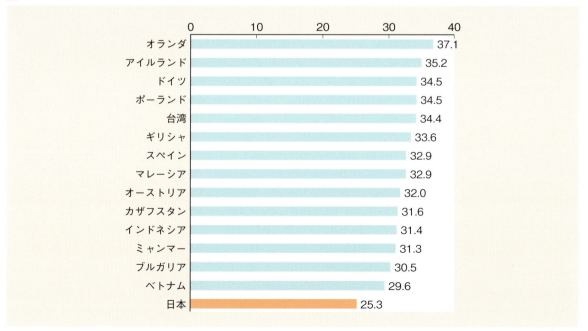

(Duong TV, et al. J Epidemiol 2017[6] より)

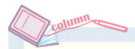

日本人はヘルスリテラシーが低い

Nakayamaら[5]は，20〜64歳の男女を対象に，HLS-EU-Q47日本語版による調査を行った．それによると，ヘルスリテラシーが「不足」「問題あり」に相当する人の割合は，ヨーロッパではそれぞれ12.4%，35.2%であったのに対し，日本では49.9%，35.5%と多くを占めた．

また，ヘルスケア領域において，情報の入手，理解，評価，活用の各プロセスにおける行動を，全般にわたって「難しい」と感じている人の割合は，ヨーロッパよりも高い結果となった．

具体的には，処方薬の服用方法を理解することが「難しい」(「とても難しい」および「やや難しい」)と感じている人の割合が，ヨーロッパの6.5%に対し日本は25.6%と高かった．

この調査結果は臨床現場で働くわれわれの感覚とおおよそ一致するのではないだろうか．

3 ヘルスリテラシーが低いことでもたらされる健康や医療への影響

医療リソースの消耗	・救急サービスを利用しやすい ・慢性の病気のために入院しやすい ・死亡率が高い
セルフケア能力の問題	・長期間または慢性的な病気を管理しにくい ・薬の管理やセルフケアがうまく実施できず，薬が増えたり，治療に失敗したりしやすい ・医学的な問題の最初の徴候に気づきにくい
健康情報のアクセス・理解の問題	・ラベルやメッセージが読み取れない ・病気，治療，薬などの知識が少ない
予防・健康管理の問題	・予防サービス(マンモグラフィ検診，インフルエンザ予防接種など)を利用しない ・職場でケガをしやすい
コミュニケーションの問題	・ヘルスケア専門職に自分の心配を伝えられない

(Vernon, JA, et al. Low Health Literacy ; Implications for National Health Policy. 2007[7]より抜粋し筆者翻訳．米国のレポートであるが，参考になると思われる)

住民教育の実際

企画・アプローチ

■企画
- 日常臨床で問題に感じているテーマを扱うのでよい．
- それ以外に，地域の課題の抽出(「地域アセスメント」の項〈p338〉参照)や保健師や住民からのニーズ調査に基づき企画内容を決定する[9]．
- 健康教育の企画段階から住民を巻き込む．地域住民が主体的に考え，行動するような企画を共に考えることが大切である．

■アプローチ
- 適切な参加者を集めることが重要となる．募集の際，テーマだけでなく具体的な内容を明記し，さらに，どういう人に参加してもらいたいかを明確に提示する．その一手間をかけるか否かで，運営のしやすさと教育効果が異なる．
- 取り扱うテーマに対する参加者の関心具合のばらつきを少なくし，参加者同士の交流を促進させることができれば，住民協力型のヘルスプロモーションLearning Partner Model (LPM，後述**column**〈p355〉参照)へと発展させやすくなる．

- 事前に参加者のプロフィールや準備状態を把握し，フォーカスを絞る．講師として呼ばれて実施する場合などは，参加者のコントロールができない．その場合は，年齢・性別をはじめ，事前アンケートや保健師からの情報で，参加者の行動変容ステージ（関心期なのか，実行期なのか），関心事やニーズ，実施予定のテーマに対する事前の理解度など，対象者を把握した上で，内容を適正化するよう心がける．
- 健康教育に慣れるまでは，参加者のプロフィールを感覚的にも把握しやすい自施設の患者やその家族を対象にするのが最もアプローチしやすい．また，健康教育を通して，医師の人となりを知ってもらえる絶好のチャンスとなる．
- 住民の中でも，ハイリスクな人を対象にしたい場合は，保健センターの協力を得て，健診で異常を指摘された人へ手紙を送って集めるなどの方法がある（ハイリスクアプローチ）．

コンテンツ開発

- 指導すべき要点について参考になる書籍として，『健康教育マニュアル』（岡山明編著，日本家族計画協会）や『説明力で差がつく保健指導』（坂根直樹ほか，中央法規出版）などの保健指導領域のものもある．
- 健康教育に慣れるまでは，下記のような既存のコンテンツを活用するとよい．
【紙芝居型教材】拡大図版「セレクトシート」（日本家族計画協会）
【書籍】『使える！ 健康教育・労働衛生教育55選』（産業医科大学産業医実務研修センター編，日本労務研究会）など

■地域の健康問題も盛り込むことで，参加者の問題意識を引き出す

- 参加者の地域における罹患率や疾病構造など，地域特有のデータを内容に盛り込むと自分たちのこととして捉えやすく，説得力が増

す[10]．
- そのデータを見て感じたことや地域特有の健康問題を生み出している原因などを住民目線でディスカッションする「アクティブラーニング」のエッセンスを取り入れることで，より主体性が高まる．

■参加者の多様性に対応できるように準備する

- 参加者のばらつきを少なくすることが理想的ではあるが，実現できないことも多い．実際，参加予定だった家族の代理で参加される人もいる．
- 集団を対象にした住民教育は，そもそもポピュレーションアプローチであり，幅広い層へ届ける工夫も求められる．そのため，これから準備を始める人向け，実践者向けの内容を盛り込んだり，異なる難易度のコンテンツを入れておくなどの準備をしておき，当日の参加者の状況に合わせ提示できると，よりよい．
- 事前の知識量，理解力，認知特性や学習パターンの違い（イメージでの理解，耳学問，細かく数字で理解したいなど）を想定したコンテンツ作り，関わりを心がける必要がある．

伝え方，効果的な手法の選び方

- 説明のみでは限られた情報しか記憶に残らない．アクティブラーニングを取り入れ，経験

Key words

アクティブラーニング

学習者が受動的となってしまう授業を行うのではなく，能動的に学ぶことができるような授業を行う学習方法のこと．具体的には教育者による一方的な指導ではなく，学習者による体験学習や教室内でのグループディスカッション，ディベート，グループ・ワークを中心とするような授業のことを指す．しかし，必ずしも座学は含まれないというわけではなく，質疑応答などは参加者が能動的に質問しているのであれば広義のアクティブラーニングに含まれる．アクティブラーニングは大学の教育改革が進む中で取り入れられ，それがさらに小学校や中学校，高等学校の教育にまで及ぶようになり，教育界で注目されているキーワードである．

4 ガニエの9教授事象と住民教育における具体例

ガニエの9教授事象	住民教育における具体例 （高血圧患者に対する食事療法教育をテーマとした健康教室の例*）
1. 学習者の注意を喚起する	高血圧の放置によって生じうる問題をテーマにグループディスカッション．参加者の知人の経験を共有してもらったり，事例紹介を交える．生活習慣の中での位置づけ，そして，動脈硬化，心筋梗塞や脳卒中などとの関係について理解することの意義を共有する
2. 授業の目標を知らせる	動脈硬化疾患を防ぐべく，ここでは高血圧に対する食事療法（塩分制限）に焦点を当て，日常生活で実践できるようになることが，今日の目標であることを知らせる
3. 前提条件を思い出させる	高血圧とその原因．高血圧の定義，降圧目標値，血圧測定の方法などを確認する．塩分制限をすることでどれくらい血圧が下がるのかを教え，共有する
4. 新しい事項を提示する	塩味は，加齢現象，慣れ現象により最も曖昧な味覚であることを伝え，塩分量を確認することの重要性を提示する．その上で，食品に含まれる塩分の計算方法をレクチャーする．具体的な塩分制限の方法（減塩醤油を使うなど）をレクチャーする
5. 学習の指針を与える	自分の現在の1日の食事摂取量を調べ，計算する
6. 練習の機会をつくる	今日から自分が始めることができる減塩の計画を立てる．例：味噌汁を持参し，アドバイスし合う機会を用意
7. フィードバックを与える	参加者各個人の塩分制限計画を共有し，さらに塩分摂取量を減らせそうな点をグループや全体で話し合う
8. 学習の成果を評価する	今日から実際に行う自分の減塩計画を確認する．その際，確実な行動と成果を生み出しやすくする「SMARTの法則」に基づいて行うよう促す
9. 保持と転移を高める	健康教室が終了してしばらく時間を置いた後に第2回を開催し，そこで実際の食事内容などを確認（味噌汁持参などもよい）したり，実際の血圧値などを確認したりする機会を設ける

*減塩は患者教育の中でも効果の出にくいものの一つであり，より工夫が必要なため，あえてここで例として取り上げた．

を通した学習を促進させ，住民の行動変容を起こしやすくする．

- 具体的には，インタラクティブな仕組みを計画する．一方向型のレクチャーではなく，双方向型のレクチャー（グループディスカッション，聴衆に質問しながら進める等），体験型を取り入れることにより教育効果が上がる．

- 事前課題で足並みをそろえる．職場での健康教育など，ある程度の協力が得られる場合は，事前に課題を出すことで，参加者の最低限のレベルを揃えることが可能な場合もある．

- クイズ形式も取り入れる．参加者の興味を引き出したり，参加者同士のディスカッションを促進させたりする効果がある．

- 質問に答える学習方法は，脳に対して知りたいニーズを呼び起こした後に情報提供することになるため，大脳生理学的にもリーズナブルとされる．

- 参加者の興味のあることから話す．冒頭から

質問に答える方法もある．事前または当日のアンケートで参加者の興味のある事柄を集めておき，冒頭のトピックスとして紹介し，本編で詳しく解説する手法もある．

- 教育を効果的に行うために内容の設計・構成を考えることをインストラクショナル・デザイン（instructional design：ID）と呼ぶ．このIDの中に知識や技術を教える時の9つのプロセスをまとめた「ガニエの9教授事象」がある．これを参考にして全体の構成を考えることで，より効果的な教育が可能である（ 4 ）．レクチャーの最初に目標や内容構成を話して全体像を示すことは特に重要である．

- 医療系学生も活用する．もし，実習中の医療系学生がいれば，グループディスカッションに交じったり，ファシリテーターをやってもらう．

- 参加者にとって，学生は気軽に質問しやすい相手である．学生にとっては，質問される内容，参加者同士のディスカッションを通し

5 参加人数によるメリットとデメリット

	メリット	デメリット
1対1 もしくは1対少数	• 学習者の理解や反応を把握しやすく，よりきめ細やかなフォローができる • 料理方法やインスリンの打ち方などスキル系の教育に向く • 質問や意見が出やすい雰囲気を作りやすい	• 一度に少人数しか教育できず，広める内容に効率はよくない • 参加者同士のディスカッションによる学習効果やピアサポートが期待できない，もしくは効果が出にくい
1対多数	• 一度に大人数の教育ができるため効率がよい • 参加者同士のディスカッションによる学習効果やピアサポートが期待でき，効果が出やすい	• 個々の学習者の理解や反応を把握しづらく，よりきめ細やかなフォローができないためスキル系の教育に向かない • 質問や意見が出やすい雰囲気を作りにくい

て，価値観，生活状況，理解度など患者理解の重要な学習機会となり，双方にメリットがある．

● 参加人数の決定は，**5**のメリットとデメリットを勘案し，適切な人数を選ぶ．会場の広さや参加者人数によって決まることも多いが，人数の違いによる利点・欠点を意識して使い分けるとよい．

● 1対多数の場合，参加者を大勢の中の1人にしないように心掛ける．参加者との心理的距離を縮めるために，会場を広く使い，演台よりも前の位置に立ったり，ジェスチャーを大きく取るよう心掛けたり，会場を歩きながら話したりするとよい[11]．

● ニーズ志向型のインタラクティブな教室になるように下記の工夫をする．
  • グループ学習形式を取り入れる
  • 個別に質問を投げかける（質問されることを嫌がる参加者もいるため，前列に座るような意識の高い人を選ぶ工夫も必要）
  • 質問用紙を事前に配布し，講演中に参加者の質問に対応する
  • 講演終了後に個別の質問コーナーを設けるなど．

提示方法の工夫

● 提示方法にはPower point，Keynote，OHP，板書，寸劇など様々な方法がある．多くの医師が使い慣れているであろうPower pointか

ら始めるのでよい．ただし，スライドによる教育手法は，参加者の集中力を削いだり，伝えたい事項が分かりにくくなる要素を持ち，その場合は教育効果が落ちる[12]ため，以下のような工夫が必要となる．

● 聴衆の心へ届けるために居心地の良い環境を整え，集中力や興味を削ぐ要因を徹底的に排除する．

● 文字を最低18ポイント以上の大きさ（スライドの縦横比，聴衆との距離によってはさらに大きいサイズが必須となることもある）にして視認性を高める．

● 気が散らないよう派手なスライド背景は避ける[13]．

● レーザーポインターはクルクル回すと集中力を散乱させるため，避ける．

● 音声が聞こえやすいようにする．会場の温度や明暗なども必ず自分で確かめ，当日のセッティング（発表者がコントロールできる数少ない環境の1つ）を最適化させる努力を惜しまない．

● あくまでも演者が主役．スライドは，図表や文字による理解を助けるサポーター役である．

● 自分の言葉で話せるよう事前準備を十分に行っておき，スライドをそのまま読んだり，「読み原稿」を読み上げたりしないように心がける．

● 十分な準備により，自信を持って話すことが

できれば，より伝わりやすくなる．また，参加者の反応を見る余裕もできるため，反応を見ながら説明内容を変えることもできるようになる．

- 参加者の理解スピードには差があるため，スライドを進めるスピードは「板書」に近いスピードで進め，参加者の様子によって調整する．
- 参加者に生活の場で実践されてこそ意味があるため，持ち帰ることのできる資料の提供はニーズ・重要性ともに高い．
- 特に自主的に参加される人は，資料に書き込みながらの受講を好む傾向がある．教室の途中参加でも確実に手に取れるよう，資料は会場入口に配置する．講師の実演に注目してもらいたいなどの理由で事前配布しない場合は，その旨を明示すると参加者は安心する．
- 配布資料は，要点を厳選した上で厚紙のカードにして配るほうが，全スライドを印刷した冊子を渡すよりも活用されやすい．さらにカード裏にマグネットシールを付け，冷蔵庫などに貼って常時復習してもらうように促せば，より日常生活での実践につながりやすい．
- LPM（後述）[14]を意識して，参加者本人だけでなく，さらには家族・友人などにも共有してもらうよう積極的に促す．

📄 *Memo*

プレゼンテーションには下記の書籍なども参考になる．

- ●『医療者のための伝わるプレゼンテーション』（齊藤裕之ほか編，医学書院）
  医師と看護師などを対象に書かれている．プレゼンターとしての考え方や態度，情報整理や要点の絞り方，聞き手の心に届ける工夫などにはじまり，フィードバックを活かした改善方法に至るまで丁寧に紹介．患者教育の場でも活かせるエッセンスがふんだんに込められている良書．

- ●看護師向けであるが要点をまとめた資料の実例として，筆者によるweb公開資料も参考にされたい（→"[PDF] 行動変容 阪本直人 学習ポイント"で検索）．

内容の評価と改善，その後の継続

- 学習者の継続性を担保する仕組みを作る．保健センター等主催の既存コース（ウォーキング，ヨガ，料理教室など）へつなげるなどのコラボ企画を計画に組み込んでおく．
- 「教えてもらう」から「共に教え合う」へ．教室をはじめからグループラーニング形式で実施し，参加者によるピア・サポート環境を整えていく．生徒という位置づけから互いに教える文化を育てていく．
- 自分との約束など，アフターケアを用意する．教室の最後に「3週間後の自分に向けたメッセージカード」を預かり，設定した期日に参加者宅へ郵送．近況を主催者である医師や保健師に報告してもらう．その際，主催者へ向けて質問が記入できるようにしておくとレスポンス率は高くなり，学習効果も高められる．
- 内容の評価にPDCAサイクルを活用する．PDCAサイクルとはPlan（計画），Do（実行），Check（評価），Action（改善）の4つのこと．毎回実施しながらPDCAを回し続け，継続的に質を上げていくことができる．
- 常に評価（Check）を繰り返す．学習者とコースの内容の2つの側面から評価を行う[15]．アンケートやテストで学習者の理解度を評価する．今後に活かせるよう項目の吟味が重要．項目が多すぎると正確性も回収率も下がる．アンケートと引き換えに受講認定証やハンドアウト（資料）を渡すなどの工夫で回収率を上げる．
- 住民との協働で効果的な波及効果を狙う．各市区町村における一次予防の対象者は膨大な数にのぼることから，医療従事者が住民教育を行う構図だけに頼るとリソースが足りず，目的が果たせない．また，継続性の問題もある．
- この問題の解決に，意識の高い住民がヘルス

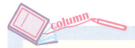

LPM──それは古くて新しい"期待される今後の住民教育のあり方"

LPM（Learning Partner Model）は科学的根拠に基づいた学習知識が，日常的な文脈において人から人へ伝達される一連のプロセス[14]とされる．

Navarroらによって約20年かけて構築されたLPMによるヘルスプロモーション・プログラムでは，「受講者の知識や態度の向上が見られると同時に，講座を受講していない家族や友人（学習パートナー）にも同様の変化が見られた」という海外の成果を踏まえ，日米での学習内容の伝達度に関連する要因が盛んに研究されている．

米国の場合は，研究費による運営が主体であり，介入プログラムの成果が確認できなければ，単年度予算にて終了してしまうリスクを持っている．

しかし，わが国特有の行政事業協力型保健ボランティアの運用資金は自治体予算であり，ある程度の説明責任を果たすことができれば持続可能性が見込まれる．米国と比較して持続可能性が担保されやすい環境にあるからこそ，その価値をより効果的に引き出すための方略が世界的に期待されている．

ケアリーダーとなり，周辺住民に対しさらに知識・技術・態度を伝達させる介入手法が取られている．このような仕組みをLearning Partner Model（LPM；**column**参照）といい，その有用性が報告されている[14]．

- 茨城県シルバーリハビリ体操指導士事業もその一例である．受講者である住民が指導士講師となり，地域の高齢者に対して介護予防のための体操の普及活動を展開した．この事業は大規模かつ長期的な事業展開実績（2004年〜）があり，解剖運動学や高齢者保健福祉制度を学んだ認定（3級〜1級）体操指導士の資格をもつ住民が県内に8,000人以上在籍（2017年12月28日現在）している[16]．
- 健康の社会的決定要因の一つである地域住民によるソーシャル・サポートの活用が今後，より重要な位置を占めるようになる．

ヘルスリテラシーの低い集団や高齢者も意識した住民教育の工夫

- 質問しても恥ずかしくない環境を作る．米国の報告ではヘルスリテラシーが十分にある集団であっても，「バカにされるのではないか？」と恐れ，質問することを躊躇する[9]と言われており，奥ゆかしいわが国の国民性を鑑みるとより一層の配慮が必要になるかもしれない．
- そこで，「ヒンケツ（貧血）と聞いてたちくらみだと思う人（67.6％とのデータがある[10]）や，具体的にどういう状態なのか分からない人も多いのですが，あなたの場合どうですか？」という風に，「知らない人は他にも多い」というメッセージを含ませた前振りがあると，心理的負担が軽減される．
- 医療者はよく使用しているが，一般人は知らない（分からない）用語を把握し，説明を加えるなどの配慮をする．「HbA1c」は一般人の27.2％しか知らない[17]．
- 1回に伝える情報を制限し，単純明快（省略ではなく）[18]に話す．
- シンプルなフレーズを繰り返すほうが教育上効果的[9]である．多職種間で同じフレーズを用い，様々な場面で理解の確認と修正を繰り返し[19]，より確実に伝える．その上で，複数回に分けて説明を積み上げていく方法．いわ

6 加齢に伴って子音が聞き取りにくくなる

（「聞き間違えない国語辞典」資料より）

ば「情報の分割払い法」[19]のほうが，はるかに相手に伝わる．
- 必要以上に声を大きくするよりも低い声でゆっくりと話すと伝わりやすい．高齢者の聴覚障害の原因の最多である老人性難聴は高音域から障害される．また加齢により，単語を聞き分ける能力や情報処理能が低下しているため，滑舌良くゆっくりと話す．
- 高齢者は子音が聞き取りにくくなる（6）．「咀嚼（そしゃく）」など，高音域を含むhy, sh, t, kは65歳以上が特に聞き取りづらい音である．この場合咀嚼を「噛み砕く」に言い換えると，お酢などとの聞き間違いが防げる．Memoに紹介したような取り組みもあり，

今後の展開が期待されている．
- スライドや資料はカラーユニバーサルデザイン（様々な色覚特性の人でも識別できる色使いや，色に頼らずとも認識しやすいよう配慮した，皆にとって見やすいデザイン）を取り

📝 **Memo**

『聞き間違えない国語辞典』
D2C主催コードアワード2017ベスト・イノベーション受賞．
https://www.codeaward.jp/ awards/2017/work02.html
約150万の聞き間違えやすい言葉とそれを避ける話し方を収録した辞典．
独自開発の「聞き間違えが見えるフォント」により，当事者の聞こえの問題を視覚化することに成功（三省堂・パナソニック共同開発）．

入れる．
- 特に，赤と緑が区別しづらい人が多い（日本全体では300万人以上おり，血液型がAB型の男性の比率に匹敵する）ことに留意する．
- "色のシミュレーター"アプリなどを用いることで，それぞれの色覚タイプ（2色覚）の見え方が再現できるため，区別しづらい配色の有無が容易に確認できる．
- ヘルスリテラシーの低い人は3行以上の文章は読み飛ばす傾向にある[12]ため，長い文章を避けるよう心掛ける．
- 漢字は，対象者に応じて，小学校学習指導要領のうち6年生までに習うものに限定するなどの配慮も必要である．その際，web上にある「小学校で習う漢字 チェックツール」などが有用である．

医療者の協力・教育

- 予防医学の推進にあたり，多職種との協働は不可欠である．協働で，より多くの住民に教育効果を届かせることもでき，また，医師のリソース軽減にもつながりうる[20]．そのため，看護師や薬剤師が地域に対して教育活動ができるようにしていく．
- 企画段階から多職種（なるべく住民も）の協力を得たり，内容について評価を受けたりする[21]ことで，伝わりやすさ，難易度，コンテンツ量など，質の改善により有用となる．
- 医師だけで企画する場合に生じやすい，一般の人には分かりづらい表現や難しい内容になるのを予防できる．
- 医療者を対象に教育を行う場合も，職種やキャリアにより準備段階が大きく異なるため，前述の通り参加者のコントロールと把握を行う．

Memo

「色のシミュレーター」
浅田一憲氏により開発されたカラーユニバーサルデザインを実践するためのアプリ．自分と違う色覚を持つ人はどのように色が見えているのかをシミュレーションで体験することができる．
http://asada.tukusi.ne.jp/cvsimulator/j/

文献

1) 厚生労働省．平成28年（2016）人口動態統計（確定数）の概況．
http://www.mhlw.go.jp/toukei/saikin/hw/jinkou/kakutei16/index.html
2) 厚生労働省．平成27年度 国民医療費の概況．
http://www.mhlw.go.jp/toukei/saikin/hw/k-iryohi/15/dl/kekka.pdf
3) Ikeda N, et al. Adult mortality attributable to preventable risk factors for non-communicable diseases and injuries in Japan：a comparative risk assessment. PLoS Med 2012；9（1）：e1001160.
4) Sørensen K, et al. Consortium Health Literacy Project European. Health literacy and public health：a systematic review and integration of definitions and models. BMC Public Health 2012；12：80（日本語訳：中山和弘）．
5) Nakayama K, et al. Comprehensive health literacy in Japan is lower than in Europe：a validated Japanese-language assessment of health literacy. BMC Public Health 2015；15：505.
6) Duong TV, et al. Measuring health literacy in Asia：Validation of the HLS-EU-Q47 survey tool in six Asian countries. J Epidemiol 2017；27（2）：80-86.
7) Vernon, JA, et al. Low Health Literacy：Implications for National Health Policy. Department of Health Policy, School of Public Health and Health Services, The George Washington University；2007.
https://publichealth.gwu.edu/departments/healthpolicy/CHPR/downloads/LowHealthLiteracyReport10_4_07.pdf
8) ［webサイト］ヘルスリテラシーとは．健康を決める力「ヘルスリテラシーを身につける」
http://www.healthliteracy.jp/
9) 特集 いま一度，健康教育を考える―PDCAを回していますか？保健師ジャーナル 2016；72（8）：629-635.
10) 宮坂忠夫ほか．健康教育の考え方．最新保健学講座別巻1健康教育論．メヂカルフレンド社；2011. pp2-17.
11) 中井俊樹．クラス規模は授業にどのような影響を与えるのか．名古屋高等教育研究 2006；（6）：5-19.

12) Harden RM. Death by PowerPoint-the need for a "fidget index". Med Teach 2008；30：833-835.

13) ［webサイト］The Power of PowerPoint.
http://thepopp.com/

14) 助友裕子ほか．市民向け講座で得たがん予防知識が受講者以外の地域住民に普及する可能性―Learning Partner Modelを用いた検討．日本健康教育学会誌2016；24（1）：12-22.

15) 向後千春．上手な教え方の教科書―入門インストラクショナルデザイン．技術評論社；2015.

16) ［webサイト］茨城県立健康プラザ「シルバーリハビリ体操指導士養成事業」
http://www.hsc-i.jp/04_kaigo/torikumi.htm（最終アクセス2018年1月1日）

17) 国立国語研究所「病院の言葉」委員会．病院の言葉を分かりやすく―工夫の提案．勁草書房；2009.

18) Reynolds G（著）/熊谷小百合（訳）．プレゼンテーションZEN，第2版．丸善出版；2014.

19) 福田洋ほか（編著）．ヘルスリテラシー―健康教育の新しいキーワード．大修館書店；2016.

20) Health literacy online：A guide to writing and designing easy-to-use health Web sites. U.S. Department of Health and Human Services, Office of Disease Prevention and Health Promotion；2010.
https://health.gov/healthliteracyonline/2010/Web_Guide_Health_Lit_Online.pdf

21) Strange KC, et al. How do family physicians prioritize delivery of multiple preventive service? J Fam Pract 1994；38：231-237.

Further reading

● 福田洋ほか（編著）．ヘルスリテラシー―健康教育の新しいキーワード．大修館書店；2016.
本稿では触れていないLow HLの発見方法，HLを上げる方法，HLを上げるだけでなく合わせることの重要性なども取り上げられており，HLについて学ぶ上で必携の1冊である．

● 佐伯胖（監修），渡部信一（編）．「学び」の認知科学事典．大修館書店；2010.

● Philip Hawkeほか（著）/福田忍（訳）．日本人研究者のための絶対できる英語プレゼンテーション．羊土社；2011.
タイトル中に「英語…」と入っているが，日本語で記載されている．特に非言語的コミュニケーションの章は，住民教育に活用可能であり，講演中の参加者との交流のコツから，表情・身振り，ポインターの使い方まで具体的に解説されている．また，冒頭のチェックリストは住民教育の準備が整っているかを確認するためにも活用可能．

● 苅宿俊文ほか（編）．〈ワークショップと学び2〉場づくりとしてのまなび．東京大学出版会；2012.

● 阪本直人．ヘルスリテラシーと患者さんの行動変容．Gノート2017；4（3）：582-595.

予防医療の実践／予防医療のジレンマ

予防医療における臨床倫理

向原　圭
久留米大学医療センター総合診療科准教授

- ◆ 予防医療を実践する現場で感じる様々な倫理的ジレンマを解決するための系統的アプローチが存在する.
- ◆ 無症状の人に対する予防医療はその利益が害を上回るというエビデンスが特に求められる.
- ◆ 現在わが国で行われている予防医療の多くに利益相反が存在することを認識する必要がある.
- ◆ 予防医療においても臨床医は患者と意思決定の共有をすること(インフォームドコンセント)が求められる.
- ◆ 臨床医は地域全体に対する公衆衛生的介入の倫理的ジレンマについても考えていく必要がある.

臨床倫理の定義

- 臨床倫理は「患者と医師とのやり取りの中で起こる事柄において道義的に正しいか間違っているかについて判断すること」と定義できる[1].
- 予防医療の実践において臨床医が直面する問題は様々であるが, 倫理においては「道義的に」正しいか間違っているかについて考えるということをあらためて強調しておきたい.

臨床における倫理的ジレンマを解決するための系統的アプローチ

- 系統的な臨床倫理のアプローチを **1** に示す[2]. この系統的アプローチの特徴は, 倫理的問題は何か, 参考になる倫理的ガイドラインは何か, についてしっかりと考えることにあり, 重要な事柄が見過ごされない, 類似した事例に対して一貫性を持って対応できるといった利点がある.
- 予防医療を実践する現場で感じる様々な倫理

1 臨床における倫理的ジレンマに対するアプローチ

- 平易な言葉で表現すると, 何が問題やジレンマとなっているか
- 医学的な事実や問題点は何か
- 医療専門職の心配事, 価値観, 優先事項は何か
- 患者の心配事, 価値観, 優先事項は何か
- 倫理的な問題点は何か
- 参考になる倫理的ガイドラインは何か
- 現場における対応すべき実際的問題は何か

(Lo B.「Resolving Ethical Dilemmas : A Guide for Clinicians, 5th ed」2013[1], table1-1より)

的ジレンマにおいても, このアプローチを試してみるとよいだろう.

臨床倫理における原則(ガイドライン)

- **1** で示した系統的アプローチにおいて, 参考になる倫理的ガイドラインは何かを考えることが示されているが, ここでは「ガイドライン」と「原則」を互換性のある言葉として扱う.
- およそ40年前に米国で発表されたThe Belmont Reportにおいて, 人間に対する尊重, 善行, 公正性の3つが人間を対象とした科学

的研究における倫理の原則として示された[3].

- この3原則は臨床倫理においても通じるものであり，予防医療を実践する現場での倫理的ガイドラインとして参考になる．

- 人間に対する尊重の原則においては患者の自律性を尊重することが求められ，善行の原則においては患者にとって利益が害を上回る医療を行うことが求められ，公正性の原則においては，限りある資源を有効に活用することが求められる．

- 本稿では，この3つの原則のうち，患者にとって利益が害を上回る医療を行う原則，そして患者の自律性を尊重する原則に焦点を当てて解説する．

患者にとって利益が害を上回る医療を行う原則

- どのような医療行為も利益と害が存在し，予防医療も例外ではない．

- わが国で行われている予防医療の代表として一般市民を対象とした様々な検診があるが，検診の害の例として，不必要な不安，不必要な検査，治療，その合併症，副作用が挙げられる．

- 新薬の開発において臨床試験を行い，利益が害を上回ることを確認するのと同様に，予防医療においても利益が害を上回るというエビデンスが必要である．

予防医療におけるエビデンスの重要性

- 予防医療の対象となるのは基本的に無症状の人であることを忘れてはいけない．

- 何らかの症状を持って医療機関を受診する人に対してわれわれは最善の努力をすることを約束はしても，その人の健康上のアウトカムを改善することを決して保証しない．

- しかし，無症状であり基本的には困っていない人に対して特定の予防医療を積極的にすすめるということは，その人にその予防医療を受ければ（それが生活習慣の変容であっても何らかの検査あるいは薬服用であっても），その人の健康上のアウトカムが改善する可能性が高いことを暗黙的に約束していることになる[4].

- したがって，特定の予防医療をすすめるためには，少なくともその利益が害を上回る可能性が高いという文献上のエビデンスが存在することが求められる．

- しかしながら，その一方で文献上のエビデンスが存在しないことは有効性が存在しないことと同じではないことは覚えておく必要がある．

エビデンス以外の決定要素

- 予防医療におけるエビデンスの重要性にもかかわらず，現実にはエビデンスの吟味が十分でないまま，古くからの慣習，価値観，文化，政治，利益集団によって予防医療に関する意思決定が行われていることが多い．

- 例えば，一般的な健康診断は全死亡率，心血管疾患による死亡率，がんによる死亡率を減少しないというエビデンスが存在するが[5]，定期健診の有効性に対して疑問を抱く人は決して多くないだろう．

- それは定期健診を受けることは社会において古くから行われている当たり前のならわしであり，健診を受けることは自分の健康に責任を持つという意味で正しいことだ，それを推奨するのは良いことだという価値観，文化がその背景にあるかも知れない．

- 地方自治体による1年に1回健診を受けましょうというキャンペーンもその価値観，文化に基づいている可能性がある．

- さらには，労働安全衛生法において事業者は労働者に対して1年に1回は健診を行うこと，そして労働者は健診を受けることが義務と

なっている．労働者の健康を守ることを目的として1972年に制定されたこの法律により，40年以上経過した今でも，画一的な定期健診が全ての事業者，労働者に対する義務として実施されているのが現状である．

- 最後に，健診により利益を得ている集団が存在することも，健診が一般化して当たり前の状態となっている大きな理由の一つであろう．

予防医療における利益相反

- 予防医療に限らず，医療専門職は，患者，地域住民の利益（一次的利益）のために日々，仕事をしている．
- この一次的利益についてのプロフェッショナルとしての判断や行動が，二次的利益によって不当に影響されるリスクを生み出す一連の状況のことを「利益相反」と定義する[6]．
- 患者，地域住民以外に予防医療の利益を受ける集団として，医療機関や製薬・医療機器企業が挙げられる．
- 例えば，健診・人間ドック事業が医療機関の経営上，重要な役割を果たしていることはよく知られており，また，製薬・医療機器企業もその利益のため，予防医療に関する事業を推進している．
- 患者，地域住民にとっての利益が不確か，あるいは利益がないというデータが存在する予防医療を医療専門職が（意識する，しないにかかわらず）医療機関，あるいは製薬・医療機器企業の利益のために行っているとすれば大きな問題であり，医療専門職はそのような状況を省みる必要がある．

患者の自律性を尊重する原則

意思決定の共有（インフォームドコンセント）

- 多くの予防医療は利益が不確かであり，利益

2 意思決定の共有のプロセス（インフォームドコンセント）

患者が意思決定のプロセスにおいて積極的に関われるようにする
病気に対する患者の視点について聴く 患者と良好な関係（パートナーシップ）を構築する
患者との十分な情報共有を保証する
包括的な情報を提供する 説明においてはバイアスが入らないようにする 代替案に関して患者のゴールに沿って解釈する 患者が情報について理解したか確認する
患者の最善の利益を守る
患者が十分に自分の意見を述べられるよう，援助する 患者の最善の利益のための推奨を行う

(Lo B.「Resolving Ethical Dilemmas：A Guide for Clinicians, 5th ed」2013[8]，table3-2より)

が存在するにしても，必ず，ある程度の害，費用を伴う．そして，その利益，害，費用は個々の患者にとって様々である．

- たとえ一般的に利益が大きいと思われる場合においても，利益が害，費用を上回るかの最終判断を下すのは個々の患者である．
- したがって，その利益，害，費用について十分説明し，患者と意思決定を共有することで患者の自律性を尊重する責務があることを臨床医は自覚する必要がある[7]．
- 患者と意思決定を共有するためのプロセス（インフォームドコンセント）を 2 に示す[8]．
- このプロセスにおいて，「包括的な情報を提供する」という項目があるが，一般的に患者と共有すべき情報として，検査や治療がどのようなものか，介入の利益，害，代替案の利益や害が挙げられる．
- しかしながら，わが国における多くの予防医療はその利益・害についての検証や情報共有が不十分なまま行われているのが現状であり，インフォームドコンセントが実施されていない．
- 今後，医療専門職集団，そしてそのメンバーである個々の臨床家が進んでこれらの情報の共有を地域住民，個々の患者に対して行って

いくことを期待したい.

地域全体に対する公衆衛生的アプローチにおける倫理的ジレンマについての考え方

- 予防医療には個々の患者に対するアプローチと地域全体に対するアプローチがある.
- 臨床医は普段, 診察室において個々の患者に対し, 生活習慣の改善などについてアドバイスをしているが, 個々の患者に行動変容を促すことは難しいことが多い.
- その理由として個人の生活習慣は, 社会, 地域のネットワーク, 家族, 友人, 地域, 職場での人間関係に大きく左右されており, さらには, 生活や職場の状態, 例えば農業, 食品生産, 教育, 職場の環境, 失業, 水, 衛生(下水設備), 保健・医療サービス, 住居などの生活や職場の状態が存在し, 個人の健康を決定している.
- これらの健康の社会的決定要因[9]に対しては地域全体に対する公衆衛生的アプローチが必要となる(「危険因子としての"SDH"」の項〈p224〉参照). 臨床医は個々の患者に対するアプローチのみならず, この公衆衛生的アプローチにおいても倫理的ジレンマが存在することを認識し, 考えていくことが求められる. その際に役立つ4つの枠組みを以下, 紹介する[10].

■哲学

- 倫理学は哲学の一分野であるため, 倫理的問題を考える上で哲学的枠組みはしばしば利用される.
- 哲学的枠組みでは公衆衛生的アプローチにおける倫理的ジレンマを分析する際, その介入のアウトカム(功利主義), 個人や集団の人権(自由主義), 何が良い社会といえるか(共同体主義)について考える.

■政治科学

- 公衆衛生的アプローチにおける意思決定において, 政治的な衝突が起こることは少なくない.
- 異なる倫理的視点の根底にある政治的視点の違いについて理解し, 分断や差別を促す方向ではなく, 共通した道徳的視点に基づいた解決策を模索していくことが求められる.

■問題基盤型アプローチ

- 公衆衛生的介入における倫理的ジレンマへの対応として, 介入を正当化するための科学的根拠のレベルをどこまで求めるか, アドボカシーの役割や限界, そして, 地域全体に対する利益と個人の利益とのバランスの3つについて考える問題基盤型のアプローチ法が存在する.

■社会正義(公正性)

- 公衆衛生における社会正義の原則からは, 健康の社会的決定要因, 健康格差, 限りある医療資源の公正な分配について地域, 国内, 世界レベルで議論していくことが求められる.
- これらの問題について, そしてその問題が生じる, あるいは続いている理由について研究することは医療における公正性を理解する上で有用である.

文献

1) Lo B. Chapter 1 Section 1. Fundamentals of clinical ethics. Resolving Ethical Dilemmas : A Guide for Clinicians, 5th ed. Wolters Kluwer Health/Lippincott Williams & Wilkins ; 2013.

2) Lo B. Chapter 2 Section 1. Fundamentals of clinical ethics. Resolving Ethical Dilemmas : A Guide for Clinicians. 5th ed. Wolters Kluwer Health/Lippincott Williams & Wilkins ; 2013.

3) National Commission for the Protection of Human Subjects of Biomedical and Behavioral Research, Department of Health, Education and Welfare. The Belmont Report. 1978. pp4-10.

https://www.hhs.gov/ohrp/regulations-and-policy/belmont-report/index.html

4) Sackett DL. The arrogance of preventive medicine. CMAJ 2002 ; 167 : 363-364.

5) Krogsbøll LT, et al. General health checks in adults for reducing morbidity and mortality from disease. Cochrane Database Syst Rev2012 ; 10 : CD009009.

6) Lo B, et al (eds). Conflict of Interest in Medical Research, Education, and Practice. 2. Principles for identifying and assessing conflicts of interest. National Academies Press ; 2009.
https://www.ncbi.nlm.nih.gov/books/NBK22937/#a2001902bddd00035

7) Sheridan SL, et al. Shared decision making about screening and chemoprevention. a suggested approach from the U.S. Preventive Services Task Force. Am J Prev Med 2004 ; 26 : 56-66.

8) Lo B. Chapter 3 Section 1. Fundamentals of clinical ethics. Resolving Ethical Dilemmas : A Guide for Clinicians. 5th ed. Wolters Kluwer Health/Lippincott Williams & Wilkins ; 2013.

9) Dahlgren G, Whitehead M. Policies and Strategies to Promote Social Equity in Health. Institute for Futures Studies ; 1991. p11.

10) Slomka J, et al. Professionalism and ethics in the public health curriculum. Public Health Rep 2008 ; 123 (Suppl 2) : 27-35.

予防医療の実践／予防医療のジレンマ

保険診療，診療報酬制度との兼ね合い

富塚太郎

医療法人社団プラタナス 桜新町アーバンクリニック
国立がん研究センターがん対策情報センター

◆ 疾病や障害，死亡を避けるためのコストを払うことは，誰もがある程度許容すると思われる．しかしその予防にも検査や介入の合併症などリスクがあり，予防がどれだけ効果的か（もしくは限定的な効果しかないか）について理解するのは，医療関係者でもそう簡単ではない．

◆ これからの予防医療を考えるにあたっては，個人や医療者が負担を感じず，予防医療に参加すること自体にメリットを感じるような報酬構造を，保険診療や診療報酬制度との兼ね合いの中で設計していく必要がある．

健康保険の概要

● 日本の健康保険は，健康保険法にあるように疾病，負傷もしくは死亡または出産に関して保険給付を行うものであり，保険適用となるのは，安全性・有効性が確認された治療とされている．

● 厚生労働省の示すわが国の医療保険制度の考え方では，必要な医療については基本的に保険診療で行われるべきであることとされながら，現状では重症化予防以外の「予防医療」の多くは保険外診療などの保険診療以外の枠組みで提供されることになる．

保険診療と保険外診療

● ここで話題となるのは，診療の中に保険診療と保険外診療が混在する「混合診療」である．一連の診療行為の中に保険診療と保険外診療が混在する「混合診療」は認められていないものの，治療中の疾病又は負傷に対するものではない医療行為としてのインフルエンザ等の予防接種の費用や，疾患の一連の診療以外に患者の自発的な意志で希望した健康診査については，保険診療の一部負担金と自費診療分の自己負担金を同時に徴収することは可能とされている[1]．

予防医療と保険の仕組み

● 本書で解説されているように予防医療が扱う範囲は広範で，予防的介入は数多くあるため，保険診療以外で予防医療の費用を提供する仕組みが複数用意されている．

● 公的資金が全額もしくは一部を負担する予防医療の代表例として，スクリーニングとしてのがん検診は，健康増進法を根拠として市町村による健康増進事業として実施されることが定められている（「スクリーニングプログラム」の項〈p8〉参照）．

● 対象となるがん種は，検診の実施により対象集団の死亡率の減少が期待できる「対策型検診」の対象疾患として胃がん，大腸がん，肺がん，子宮頸がん，乳がんが選択されている（**1**）．

● これ以外のがん種に対するスクリーニングは，個人の選択で「任意型検診」として全額を自己負担し，受けることとされている．

1 がん検診の種類

検診方法	対策型検診	任意型検診
目的	対象集団の全体の死亡率を下げる	個人の死亡リスクを下げる
概要	予防対策として行われる公共的な医療サービス	医療機関・検診機関などが任意で提供する医療サービス
検診対象者	構成員の全員 (一定の年齢範囲の住民など)	定義されない
検診費用	公的資金を使用	全額自己負担
利益と不利益	限られた資源の中で，利益と不利益のバランスを考慮し，集団にとっての利益を最大化	個人のレベルで，利益と不利益のバランスを判断

(平成21年度厚生労働省がん検診受診向上指導事業「かかりつけ医のためのがん検診ハンドブック—受診率向上をめざして」〈http://www.mhlw.go.jp/file/06-Seisakujouhou-10900000-Kenkoukyoku/0000059965_1.pdf〉より)

- 他の例として，予防接種は，予防接種法と政令で定めた疾患について，特に個人が罹患した場合に重篤になる病気の予防だけではなく，社会的に蔓延を防ぐこと(社会防衛)が必要と考えられる疾病に対してのワクチンについて，対象年齢であれば「定期接種(A類疾病)」として市区町村の費用負担で接種できるが，それ以外は任意の自己負担での接種となる.

- また，40歳以上74歳以下を対象とする特定健診は，高齢者の医療の確保に関する法律とその施行令で定められた血糖や脂質などの項目についての健康診査を，市町村や保険者が実施し，一部の負担金のみで受けることができる.

予防医療とインセンティブ

- 以上のような複数の仕組みによって予防医療の費用は提供されているが，課題のひとつは予防医療を受ける人の割合の低さである．この割合の低さには患者側と医療提供者側の課題があり，本稿が扱う費用の支払いや財源と関係している.

- 子宮頸がん検診を例にとると，20歳以上69歳以下で過去2年間での子宮頸がん検診受診率は42.4%(平成28〈2016〉年国民生活基礎調査)であり，半数以上の人は公的資金が費用負担してくれるがん検診が存在しながらも，検診を受けない現実がある.

- その理由として，2016年内閣府がん対策に関する世論調査によると，「受ける時間がない」や「費用負担が大きい」などの他に，「自分は健康であるから必要ない」など根拠のない楽観も大きな部分を占めている.

- より積極的に予防に参加してもらえるように，ただ利用者の費用負担の軽減や予防医療を受ける場所や時間を増やすだけではなく，利用者の行動を変え予防医療の使用を増やすような上手な費用の使用を工夫していく必要がある.

- 例えば，患者に費用のマイナス負担(予防医療を受けると金銭がもらえる)をしてもらう試みや，身体活動を増やすともらえるポイントなどの金銭的インセンティブは日本でも試みられている[2].

- 医療提供者側の課題としては，医療者が予防を積極的に提供しようとしないことがあげられる.

- 予防を提供すると疾病が減少し，患者が減るから医師は予防に積極的ではないという指摘もあるが，それよりもFinebergが指摘するように，臨床医としては予防医療は提供してから効果がでるまで時間がかかり，効果は医師個人が判断できる訳ではなく，全体の統計的な効果として判定されるように，診療のや

りがいが低く，動機付けに乏しいことがあげられる[3].

- 対策としては，単純に予防医療の提供によって得られる報酬を増やすことが効果をあげている.

予防医療における報酬構造

- 医療関連の支出に占める予防医学の割合は，各国ともに非常に低いことが指摘され，同じお金を健康に支出するとしても，いままで治療に偏っていた医療関連の支出配分に対して，「治療」と「予防」のバランスについて再考するというのが世界的なトレンドといえる[4].
- 対策としては，公共の場での喫煙の禁止やたばこ税増税，ソーダ税や砂糖税などのsin tax（悪行税）の導入によって，健康リスクに晒されている人の行動を変えつつ，周囲への影響を低減し，集団内で関連する疾病の発症割合を下げることを期待しながら，その税収

により予防医療への予算を確保する方法も試みられている[5].

- 予防は治療に勝るというフレーズに反対する人は多くないだろう．誰もが疾病を避け，障害や死亡を避けることを希望し，そのためのコストを払うことをある程度許容すると思われる.
- しかしその予防にも検査や介入の合併症などリスクがあり，予防がどれだけ効果的か（もしくは限定的な効果しかないか）について理解するのは，医療関係者でもそう簡単ではない.
- 予防から得られる効果と害を計算して，それに見合ったコストと比較し，予防医療を合理的に購入するのは非常に困難といえる．よって，予防医療は個人や医療者が負担を感じず，予防医療に参加すること自体にメリットを感じるような報酬構造を，保険診療や診療報酬制度との兼ね合いの中で設計していく必要があると思われる.

文献

1) 厚生労働省．「療養の給付と直接関係ないサービス等の取扱いについて」の一部改正について（2016年6月24日・保医発0624第2号）.
   http://www.mhlw.go.jp/file.jsp?id=363703&name=file/06-Seisakujouhou-12400000-Hokenkyoku/0000128581.pdf（最終アクセス 2018/01/26）
2) みずほ情報総研．「複数自治体連携型大規模健幸ポイントプロジェクト実証」の実施について.
   https://www.mizuho-ir.co.jp/company/release/2014/swc1002.html（最終アクセス 2018/01/26）
3) Fineberg HV. The paradox of disease prevention：celebrated in principle, resisted in practice. JAMA 2013；310（1）：85-90.
4) WHO. The Case for Investing In Public Health. 2014.
   http://www.euro.who.int/__data/assets/pdf_file/0009/278073/Case-Investing-Public-Health.pdf（最終アクセス 2018/01/26）
5) Wright A, et al. Policy lessons from health taxes：a systematic review of empirical studies. BMC Public Health 2017；17（1）：583.

COLUMN

価値に基づく医療（value-based practice：VBP）と予防

価値に基づく医療（value-based practice：VBP）のコンセプトは，ある事実を認識し，それをどのように価値づけするかということに関して人（あるいは異なる職種や立場を持つ人）はそれぞれ異なっており，それを前提にある特定の決断事項に関して合意形成を進めていくことにある．

例えば，ここに血糖値が高い人がいたとき，医師であれば，その人が「長生きでいること」「将来重大な健康イベントが発生しないこと」を上位の価値に置きながらその問題に対してアプローチするであろうし，薬剤師であれば，「処方された薬剤をその人が処方どおりに内服してくれること」を上位価値に置きながらアプローチするであろう．

しかし，それらのアウトカムやプロセスが持つ価値は，血糖値が高い当事者にとっても必ずしも高いわけではない．それよりも，「友だち付き合いが続くこと」や「もうどうでもいいや，と思えるくらいに気分がよい瞬間が人生の中で頻繁に訪れること」により高い価値を置くことは十分に考えられる．

そして，医師の考え，薬剤師の考え，当事者の考えはそれぞれ合理的であり，尊重されるべき考えである一方で，その価値観の根幹部分が同じになることはない．だからこそ，「より大切なことと，大切でないこと」が意思決定の関与者間で異なることについて，その違いを尊重し，それぞれ理解し合いながら一つの決め事にかかわっていく姿勢と手順が重要であるということをVBPは謳っている．

VBPのコンセプトとプロセスを「疾患の予防」という健康問題アプローチに適用させてみると，いくつかの興味深い議論が沸き上がってきそうだ．

ある人にある特定の病気が疑われたとき，その病気を見つける，あるいは否定するためにより突っ込んだ検査を行うかどうかということ，もしくは，その人に病気があることが分かったとき，病気を治すための治療をその人が受けるかどうかということを考えるとき，そこには様々な「決断の根拠」と「根拠が持つ価値」が関与する．

そこでその人が検査をするかしないか，治療を受けるか受けないかを判断するための材料を検討する際に，広い社会を巻き込んでいく度合いは小さそうである．一方，「疾患の予防」からイメージされる，喫煙，飲酒，コンドームをしない不特定多数とのセックス，がん検診，ワクチン接種などは，その行動によって行動の主体者個人だけでなく，より広い社会に影響が出そうである．その意味では「個人の選好と選択こそが尊重されるべきである」という主張を私たち社会構成員は受け入れがたいであろう．

反対に，疾患の予防については，個人の選好は尊重されるべきではなく，統治的な規範を守ることができない個人には罰則を与えたり，将来医療を受ける権利に差別を設けたりするべきである，という意見について筆者は反対である．

疾患の予防については，「統治による社会秩序の保持」を高い価値とする行政や組織管理の立場が，通常の診断・治療に比較してより関与することにはなりそうだが，そうだとしてもやはり大切なことは，「お互い解りあえないことについて分かり合う」態度と，「バランスの良い落としどころ」を求めながら，決断に関与する関係者がそれぞれ向き合い，対話を続けるプロセスなのだろうと筆者は考える．

尾藤誠司（東京医療センター総合内科）

索　引

和文索引

あ

アウトカムバイアス　17
悪液質の診断基準　236
アクティブラーニング　351
アスピリンによる子癇前症一次予防　136
アスピリンによる心血管イベント一次予防　134
アスピリンによる大腸がん一次予防　136
アスピリンの予防的内服　133
暑さ指数　232
アドバンス・ケア・プランニング　145, 201, 292
アドバンス・ディレクティブ　145
アルコールのカウンセリング　95

い

胃 X 線検査　42
胃がん検診　43
胃がんスクリーニング　42
胃がんリスク因子　42
胃がんリスク検診　44
異常妊娠の予防　114, 116
依存症候群　99
依存性物質　98
　　――のカウンセリング　98
一次予防　3
胃腸炎　228
胃内視鏡検査　44
イナビル®　298
イヤイヤ期　20
医療・介護関連肺炎　303
医療提供体制　220
医療の経済評価　103
色のシミュレーター　357
院内感染症　252
インフォームドコンセント　361

インフルエンザ　61, 206, 298
インフルエンザウイルス　206
インフルエンザワクチン　61, 292, 302
　　――と卵アレルギー　64
　　――と妊婦　64

う

う蝕　238
　　――予防　237
うっ血性心不全　271
うつ病に関する 2 項目質問票　24
運動のベネフィットとリスク　124

え

栄養機能食品　121
栄養補助食品　121
壊死性筋膜炎　259
壊死性軟部組織感染症　258
壊疽　258
エピジェネティクス　22
エビデンス-診療ギャップ　214, 316
エビデンス・パイプライン　316

お

オセルタミビル　298
おたふくかぜ　72
おたふくかぜ(ムンプス)ワクチン　70

か

外陰上皮内腫瘍　66
介護予防　172
カウンセリング　3, 5, 84, 90, 95, 98
科学的根拠に基づくがん検診推進のページ　7

かくれ脱水　234
過剰医療　213
過剰診断　11
　　――バイアス　17
ガス壊疽　258
価値に基づく医療　367
学校健診　19
家庭医の 9 つの原理　17, 326
ガニエの 9 教授事象　352
加熱式タバコ　93
下部尿路機能障害　253
過労リスク　191
間欠性跛行　274
がん検診　推奨グレード A，B　32
がん検診　推奨グレード D　36
がん検診 I 声明　39
乾性壊疽　258
感染症の曝露後予防　203
感染性体液　205
乾燥弱毒生水痘ワクチン「ビケン」　78
がんと診断された時からの緩和ケア　178
乾布摩擦　299

き

聞き間違えない国語辞典　356
危険な飲酒　95
基礎免疫　75
機能性表示食品　121
キャッチアップスケジュール　48
救急救命士　141
急性散在性脳脊髄炎　53
急性虫垂炎　248
吸入ステロイド薬　286
狂犬病　208
狭心症　268
虚血性心疾患　268
禁煙支援　292
禁煙治療　91

緊急避妊薬　114

く

クォンティフェロン®　305
クラミジア　261

け

ケアバンドル　332
経口避妊薬　115
経口補水(液)療法　229, 231
軽度認知障害　155
激励禁忌神話　182
血液型不適合妊娠　24
結核　305
血糖コントロール　278
健康維持　2
健康増進　2
健康づくりのための睡眠指針 2014
　186
健康の社会的決定要因　17, 224,
　344, 362
検出バイアス　17
検診　13, 32, 36, 39, 42
健診(健康診断, 健康診査)　13, 19,
　22

こ

抗 RANKL モノクローナル抗体製
　剤　166
抗菌薬遅延処方戦略　211
抗菌薬適正使用支援加算　210
口腔がんスクリーニング　40
高血圧　264
　——スクリーニング　265
高血圧緊急症　266
甲状腺がんスクリーニング　36
高浸透圧高血糖状態　282
交通事故予防　194
抗てんかん薬　295
行動変容　84
更年期障害　118
抗微生物薬適正使用の手引き　211
高齢者虐待　174
高齢者虐待防止法　174
高齢者総合機能評価　148
高齢者の QOL　28
高齢者の運転免許制度　195
高齢者のスクリーニング　26

高齢者の転倒予防ガイドライン
　169
高齢者肺炎球菌ワクチン　80, 302
高齢者予防医療のやめどき　30
誤嚥性肺炎　303
子育て世代包括支援センター　25
骨吸収抑制薬関連顎骨壊死　241
骨粗鬆症　165
　——スクリーニング　165
　——予防　165
骨盤臓器脱　120
　——の予防　118
骨盤内炎症性疾患　261
骨盤腹膜炎　261
子ども虐待　110
子どもの事故　112
　——予防　112
コンテキストバイアス　17

さ

サイコロジカル・ディタッチメント
　193
再発性蜂窩織炎　254
ザナミビル　298
サーバリックス®　67
サプリメント　121
サルコペニア　149, 159
三次予防　3

し

志願者バイアス　17
子宮頸がん　66
　——検診　32
　——スクリーニング　38
子宮内膜炎　261
自己選択バイアス　17
自殺企図　188
自殺のリスクファクター　188
自殺予防　188
歯周病　239
　——予防　237
施設での転倒　169
事前指示　145
市中肺炎　302
シックデイ　282
湿性壊疽　258
質調整生存年　104, 105
疾病負荷　126
自転車ヘルメット　196

自動体外式除細動器　142
シートベルト　196
耳鼻咽喉科感染症　242
シムビコート®　286
社会的フレイル　158
周術期合併症予防　197
周術期の呼吸器疾患の管理　200
周術期の心血管疾患の管理　197
周術期の内分泌疾患の管理　201
重症下肢虚血　274
重症低血糖　282
重症無症候性高血圧　266
重要度-自信度モデル　87
手指消毒　300
出血性潰瘍　245
出血性消化性潰瘍　246
出生前診断　24
受動喫煙　90, 243
授乳婦のワクチン接種　50
障害調整生存年　104
小児抗菌薬適正使用支援加算　211
小児の虐待・事故の予防　110
正味利益　6
褥瘡好発部位　162
褥瘡の予防　161
褥瘡のリスク因子　162
ショック指数(SI)　247
暑熱馴(順)化誘発法　128
腎盂腎炎　251
人工呼吸器関連肺炎　303
心臓突然死　128
身体的フレイル　158
身体不活動　124
心肺蘇生教育　141
心不全　271
診療の質　329
診療報酬制度　364

す

膵がんスクリーニング　36
水痘-帯状疱疹ウイルス　77, 207
髄膜炎菌　206
睡眠　191
睡眠 12 箇条　186
睡眠衛生指導　187
スクリーニング　3, 5, 8, 15, 22, 26,
　42
　——の害　10
　——の条件　15
　——の定義　8

——の流れ　8
——プログラム　8
——プログラムマップ　11
スパイロキャラバン　291
スポーツ障害の予防　127

せ

生活習慣改善支援　130
生産性損失　104
正常な死別の悲しみに寄り添う面接　181
正常な悲嘆　181
精巣がんスクリーニング　37
成長曲線　21
性的虐待　209
尖圭コンジローマ　66
先行期間バイアス　16
穿孔性潰瘍　245
潜在性結核感染症　305
喘息　286
先天性風疹症候群　70
全般性不安障害に関する2項目質問票　24
せん妄　170
——の予防　169
前立腺がん検診　9
前立腺がんスクリーニング　36

そ

早期緩和ケア　178
総合診療の包括性　220
早産　308
増分費用効果比　104

た

体圧分散用具　163
体液曝露　203
対策型胃がん検診　42
対策型検診　12
対象喪失　181
帯状疱疹ワクチン　77
——緊急曝露後接種　77
耐性菌発生予防　210
大腸がん検診　32
脱水／栄養不良　231, 234
——小児の場合　231
——成人・高齢者の場合　234
脱水症　235

タバコのカウンセリング　90
タミフル®　298
短時間作用性β_2刺激薬　286

ち

地域アセスメント　338
地域ヘルスプロモーション　346
腟上皮内腫瘍　66
チャイルドシート　196
中耳炎　242
虫垂炎穿孔　248
長時間作用性β_2刺激薬　286
長時間労働　191

て

低栄養　149
——の原因　235
——のリスク　235
低血糖　282
低出生体重児　307
低用量アスピリン(LDA)潰瘍　246
鉄欠乏性貧血　284
てんかん　294
——診療ネットワーク　295
電子タバコ　92
転倒予防　166
転倒リスク要因　167, 170

と

糖尿病　130
糖尿病合併症　278
糖尿病ケトアシドーシス　281
糖尿病足病変　281
動物咬傷　208, 254
トキソイド　47
特定妊婦　24, 111
特定保健用食品(トクホ)　121
突然死　128
トリビック　59, 74

な

生ワクチン　47

に

ニコチン　92
二次予防　3

日本脳炎　52
日本脳炎ウイルス　53
日本脳炎ワクチン　52
——特例スケジュール　55
乳がん検診　34
乳がんスクリーニング　39
乳幼児健診　19
ニューモバックス®NP　80
尿道カテーテル　251
尿路感染症　251
任意型検診　12
人間ドック　12
妊産婦メンタルヘルスケアマニュアル　24
妊娠高血圧症候群　22, 117
認知症の発生予防　155
認知的フレイル　158
妊婦健診　22
妊婦のスクリーニング　22
妊婦のワクチン接種　50

ね

熱性けいれん　309
熱中症　127, 232

の

脳振盪　127
望まない妊娠の予防　114
ノロウイルス　228

は

肺炎　302
肺炎球菌ワクチン　80, 302
肺がん検診　34
バイクヘルメット　196
バイスタンダー　141
廃用症候群　158
ハイリスクアプローチ　4
破傷風　73
——抗体保有状況　74
——トキソイドワクチン　73
——を起こしやすい創傷　75
パネル・マネジメント　335
針刺し事故　203
パール指数　115
パルミコート®　286

ひ

ビスホスホネート製剤　166
ビタミン　121
悲嘆反応　181
ヒトパピローマウイルス（→ HPV）
　38, 66
　　——ワクチン　66
ヒト免疫不全ウイルス　204
避妊法　115
　　——の効果　115
皮膚がんスクリーニング　41
百日咳　57, 209
　　——の発生状況　58
百日咳ワクチン　57
　　——接種スケジュール　58
ヒューマン・シールド　11
費用結果分析　104
費用効果分析　104
費用効用分析　104
　　——の閾値　105
費用最小化分析　104
費用便益分析　104
疲労　191
頻回受診　312
檳榔子　40

ふ

風疹　70
風疹ワクチン　70
不活化ワクチン　47, 49
副鼻腔炎　242
ブースター接種　75
物質依存症　98
不定愁訴　311
ブデソニド・ホルモテロール　286
不眠　184
　　——予防　184
プラークコントロール　240
フルニエ壊疽　258
フレイル　149, 158
ブレーデンスケール　162
プレベナー13®　80
プレホスピタルケア　141

へ

平均余命　27
米国禁煙ガイドライン　88

ヘモフィルス・インフルエンザ菌 b
　型（Hib）　206
ペラミビル　298
ヘルスリテラシー　348

ほ

蜂窩織炎　254
膀胱がんスクリーニング　39
膀胱尿管逆流　253
保険外診療　364
保健機能食品　121
保険診療　364
ホットフラッシュ　119
ポピュレーションアプローチ　4
ホルモン採血検査　118
ホルモン補充療法　118, 119

ま

麻疹　70
麻疹風疹混合ワクチン　70
末梢血管病変　258
末梢動脈疾患　274
　　——による下肢切断　274
慢性心不全　271
慢性閉塞性肺疾患　290
マンモグラフィ　39

み

ミュータンス菌　238

む

無症候性高血圧　266
ムンプス　70
ムンプスワクチン　70

め

メタボリックシンドローム　130

や

野球障害　129
薬剤耐性対策　210
薬剤抵抗性てんかん　297

ゆ

有害な飲酒　95

よ

養護者　174
予後選択バイアス　17
予防医学の住民教育　348
予防医療アシスタント　336
予防医療と保険の仕組み　364
予防医療におけるエビデンス　360
予防医療における利益相反　361
予防医療における臨床倫理　359
予防医療のシステムズ・アプローチ
　335
予防医療のバイアス　15
予防医療のパラドックス　3, 323
予防医療の費用対効果　103
予防医療の優先順位　324
予防介入　2
予防歯科　237
予防接種　3, 5, 47, 52, 57, 61, 66, 70,
　73, 77, 80
　　——における誤解　47
予防的内服　5
余命推定　27

ら

ライフコースアプローチ　22
ラニナミビル　298
ラピアクタ®　298
卵管炎　261
卵管卵巣膿瘍　261
卵巣がんスクリーニング　38

り

リスクコミュニケーション　327
リードタイム効果　16
リハビリテーション栄養　159
リビングウィル　145
リレンザ®　298
臨床倫理　359

れ

レストレスレッグス症候群　185
レボノルゲストレル　114

レングスタイム効果　16

ろ

ロイコトリエン受容体拮抗薬　288
労働者の疲労　191

老年症候群　148
ロタウイルス　228

わ

ワクチン　52, 57, 61, 66, 70, 73, 77,
80, 298, 302, 305
ワクチン接種不適当者　49
ワクチン定期接種　48
ワクチン任意接種　48
ワクチンの同時接種　48

数字・欧文索引

数字

5A　88
5R　88
13価肺炎球菌結合型ワクチン　80
23価肺炎球菌多糖体ワクチン　80

A

A群溶血性連鎖球菌　207, 255
AA（Alcoholics Anonymous）　97
ABC検診　44
ABIM財団　213
advance care planning（ACP）
145, 201, 292
Alvarado Score　248
ambulatory care sensitive
conditions（ACSC）216, 220
——関連因子　220, 224
acute——　216, 228, 231, 234,
237, 242, 245, 248, 251, 254, 258,
261
chronic——　216, 264, 268, 271,
274, 278, 284, 286, 290, 294
vaccine preventable——　216,
298, 302, 305
ARONJ　241
ASA分類　200
At risk　235
AUDIT-C　95
automated external defibrillator
（AED）　142

B

B型肝炎ウイルス　204
behavior modification　84

C

C型肝炎ウイルス　206
CAGE　95
case-finding approach　14
catheter-associated urinary tract
infection（CAUTI）251
——の予防ガイドライン　251
cellulitis　254
CGA7　152
Child-Pugh分類　201
Choosing Wiselyキャンペーン
212
Choosing Wisely Japan　214
choronic obstructive pulmonary
disease（COPD）290
chronic ACSC　216, 264, 268, 271,
274, 278, 284, 286, 290, 294
clinical audit　332
Community As Partnerモデル
339
Community Oriented Primary Care
（COPC）モデル　339
competing demands model　319
comprehensive geriatric
assessment（CGA）150
Confusion Assessment Method
（CAM）170
continuous quality improvement
（CQI）329
conviction-confidence model　87
cost-benefit analysis（CBA）104
cost-consequence analysis（CCA）
104
cost-effectiveness analysis（CEA）
104
cost-minimization analysis（CMA）
104
cost-utility analysis（CUA）104
CRAFT（Community

Reinforcement and Family
Training）99

D

DEATH-SHAFT　151
detection bias　17
diabetic ketoacidosis（DKA）281
disability-adjusted life year
（DALY）104
disease oriented evidence（DOE）
121
disuse syndrome　158
DNAR（Do Not Attempt to
Resuscitate）145
DPTワクチン　57, 73
DPT-IPVワクチン　57
Dr. SUPERMAN　153
DTaPワクチン　58, 73
DV（domestic violence）24

E

end of life discussion（EOLd）179
ePrognosis　27
ePSS　6
evidence-practice gap（EPG）
214, 316
eXchart　332

F

fidelity　318
FIFA11＋　129
Fitz-Hugh-Curtis症候群　261
Fournier gangrene　258
frailty　149, 158
frequent flying　312
frequent use　312
full evaluation　104

G

gangrene 258
General Health Checks 13
Glasgow-Blatchford スコア 246
GMP マーク 123
Group A Streptococcus（GAS）
　207, 255

H

Helicobacter pylori 感染症 42
HELLP 症候群 23
hepatitis B virus（HBV） 204
hepatitis C virus（HCV） 206
Hib ワクチン 206
hormone replacement therapy
　（HRT） 118, 119
human immunodeficiency virus
　（HIV） 204
human papillomavirus（HPV） 38,
　66
　——検査 38
　——ワクチン 66
　——ワクチンの接種勧奨の差し控
　　え 68
hyperosmolar hyperglycemic state
　（HHS） 282

I

incremental cost-effectiveness ratio
　（ICER） 104
　——の閾値 105
inhaled corticosteroid（ICS） 286
insomnia 184

J

JHFA マーク 122

L

latent tuberculosis infection（LTBI）
　305
lead-time bias 16
legacy effect 278
length bias 16
levonorgestrel（LNG） 114
low dose estrogen progestin（LEP）

　116
lower urinary tract dysfunction
　（LUTD） 253
LPM（Learning Partner Model）
　355

M

maintenance 2
MANTRELS Score 248
McWhinney による家庭医の 9 つの
　原則 17, 326
MELD score 201
mild cognitive impairment（MCI）
　155
Mini Nutritional Assessment-Short
　Form（MNA-SF） 235
MR ワクチン 70

N

NSAIDs 潰瘍 245
nursing and healthcare-associated
　pneumonia（NHCAP） 303

O

opportunistic health maintenance
　18
opportunistic prevention 321, 326
oral contraceptives（OC） 115
oral rehydration solution（ORS）
　229
oral rehydration therapy（ORT）
　229, 231
osteoporosis 165

P

P4 Suicidality Screener 188
partial evaluation 104
patient centered medical home
　（PCMH） 323
patient oriented evidence that
　matters（POEM） 121
PCV13 80
PDCA サイクル 354
Pediatric Appendicitis Score 248
pelvic inframmatory disease（PID）
　261
peripheral arterial disease（PAD）

　258, 274
pertussis 57
POLST（Physician Orders for
　Life-Sustaining Treatment） 146
Polypill 139
PPSV23 80
prevention quality indicator（PQI）
　216
prevention 2
preventive medication 5
prognostic selection bias 17
promotion 2
psychological detachment 193

Q

QFT-3G 306
quality-adjusted life year（QALY）
　104, 105

S

SAD PERSONS スケール 189
sarcopenia 149, 159
SCAT（Sports Concussion
　Assessment Tool） 127
self selection bias 17
Shingrix® 79
Social Capital 344
social determinants of health（SDH）
　17, 224, 344, 362

T

T-SPOT 305
Tdap ワクチン 58, 73
TEN-4 Rule 111
Timed Up and Go test 167
Transtheoretical Model（TTM）
　84

U

unprotected sexual intercourse
　（UPSI） 114
urinaly tract infection（UTI） 251
USPSTF（U.S. Preventive Service
　Task Force） 5, 100

V

vaccine preventable ACSC 216, 298, 302, 305
vaccine preventable disease (VPD) 47
value-based practice (VBP) 367

varicella-zoster virus (VZV) 77
Varivax® 78
vesicoureteral reflux (VUR) 253

W

wet bulb globe temperature (WBGT) 232

WIfI 分類 275

Z

Zostavax® 78

〈スーパー総合医〉に関する最新情報は,
中山書店HP「スーパー総合医特設サイト」をご覧下さい
https://www.nakayamashoten.jp/sogo/index.html

スーパー総合医

予防医療のすべて

2018年7月5日　初版第1刷発行 ©
〔検印省略〕

シリーズ総編集───長尾和宏
本巻専門編集───岡田唯男
発　行　者 ─────平田　直
発　行　所 ─────株式会社 中山書店
　　　　　　　　〒112-0006 東京都文京区小日向4-2-6
　　　　　　　　TEL 03-3813-1100（代表）
　　　　　　　　振替 00130-5-196565
　　　　　　　　https://www.nakayamashoten.jp/

装　丁 ─────花本浩一（麒麟三隻館）

印刷・製本　　株式会社 真興社

Published by Nakayama Shoten Co.,Ltd.
ISBN 978-4-521-73908-3　　　　　　　　　　　　　　　　　　　Printed in Japan
落丁・乱丁の場合はお取り替え致します.

・本書の複製権・上映権・譲渡権・公衆送信権（送信可能化権を含む）は株式会社中山書店が保有します.
・JCOPY〈（社）出版者著作権管理機構 委託出版物〉
本書の無断複写は著作権法上での例外を除き禁じられています．複写される場合は，そのつど事前に，（社）出版者著作権管理機構（電話 03-3513-6969, FAX 03-3513-6979, e-mail:info@jcopy.or.jp）の許諾を得てください．

本書をスキャン・デジタルデータ化するなどの複製を無許諾で行う行為は，著作権法上での限られた例外（「私的使用のための複製」など）を除き著作権法違反となります．なお，大学・病院・企業などにおいて，内部的に業務上使用する目的で上記の行為を行うことは，私的使用には該当せず違法です．また私的使用のためであっても，代行業者等の第三者に依頼して使用する本人以外の者が上記の行為を行うことは違法です．

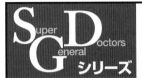

Super General Doctors シリーズ

超高齢社会を支える地域の開業医のためのまったく新しいシリーズ!

スーパー総合医

全10冊
● B5判, 上製, オールカラー, 各巻 280〜400ページ
● 各本体予価9,500円

● 特色
- ▶ かかりつけ医・家庭医・総合医として第一線で活躍するエキスパートが編集・執筆!
- ▶ 従来の診療科目別に拘泥せず, 現場の医療活動をテーマ別・横断的にとらえ, 新しい視点で巻を構成
- ▶ 地域の開業医が日常診療で直面する身近なテーマが中心
- ▶ 地域総合診療という大きいテーマから必要な実践のポイントを厳選して, 簡潔にまとめた診療の指針を収載
- ▶ 視覚的にわかりやすいよう, 図表, イラスト, フローチャートを多用
- ▶ 在宅医療への目配りとして, 高度な機器がなくても可能な検査, 処置, 小手術などに重点を置く
- ▶ トピックスや新しい概念, 診療こぼれ話など, お役立ち情報も満載

●全10冊の構成と専門編集

在宅医療のすべて　定価（本体 9,500 円＋税）
平原佐斗司（東京ふれあい医療生協）

認知症医療　定価（本体 9,500 円＋税）
木之下徹（のぞみメモリークリニック）

高齢者外来診療　定価（本体 9,500 円＋税）
和田忠志（いらはら診療所）

地域医療連携・多職種連携　定価（本体 9,500 円＋税）
岡田晋吾（北美原クリニック）, 田城孝雄（放送大学）

大規模災害時医療　定価（本体 9,500 円＋税）
長 純一（石巻市立病院開成仮診療所）, 永井康徳（たんぽぽクリニック）

コモンディジーズ診療指針　定価（本体 9,500 円＋税）
草場鉄周（北海道家庭医療学センター）

地域包括ケアシステム　定価（本体 9,500 円＋税）
太田秀樹（医療法人アスムス）

緩和医療・終末期ケア　定価（本体 9,500 円＋税）
長尾和宏（長尾クリニック）

予防医療のすべて　定価（本体 9,500 円＋税）
岡田唯男（亀田ファミリークリニック館山）

スーパー総合医の果たす役割　〈近刊〉
名郷直樹（武蔵国分寺公園クリニック）

※タイトルは諸事情により変更する場合がございます.

監　修 ● 垂井清一郎（大阪大学名誉教授）
総編集 ● 長尾 和宏（長尾クリニック）
編集委員　太田　秀樹（医療法人アスムス）
　　　　　名郷　直樹（武蔵国分寺公園クリニック）
　　　　　和田　忠志（いらはら診療所）

お得なセット価格のご案内
全10冊予価合計
~~95,000円~~＋税
セット価格
→ **90,000円**＋税

5,000円おトク!!

※お支払は前金制です. ※送料サービスです.
※お申し込みはお出入りの書店または直接中山書店までお願いします.

中山書店　〒112-0006　東京都文京区小日向4-2-6　TEL 03-3813-1100　FAX 03-3816-1015
https://www.nakayamashoten.jp/